Modern Nasal Drug Delivery System:
Foundation and Application

鼻腔药物制剂
基础与应用

赵应征　主编

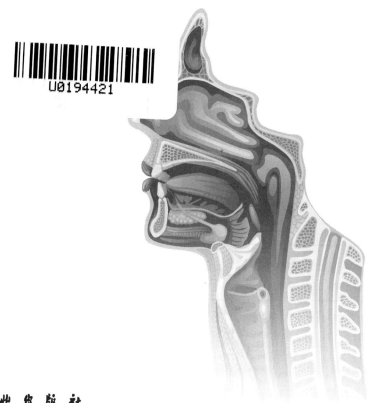

化学工业出版社
·北京·

本书对鼻腔给药制剂的研究与开发进行了全面的论述，内容涉及：鼻腔给药系统发展概述、鼻腔的生理结构和吸收机制、常见的鼻腔药物制剂剂型和制备技术、鼻腔药物制剂新技术、鼻脑通路新技术、实验动物技术、鼻腔给药系统的临床应用、影响药物鼻内吸收的因素、鼻腔给药系统的热点问题和应用前景。

本书适用于从事药物制剂研究的相关人员及相关专业的院校师生。

图书在版编目（CIP）数据

鼻腔药物制剂：基础与应用/赵应征主编. —北京：
化学工业出版社，2016.3
ISBN 978-7-122-25674-4

Ⅰ.①鼻… Ⅱ.①赵… Ⅲ.①鼻内投药-制剂学-研究 Ⅳ.①R943

中国版本图书馆 CIP 数据核字（2015）第 272760 号

责任编辑：杨燕玲　张　赛　　　　　　　　　装帧设计：史利平
责任校对：宋　玮

出版发行：化学工业出版社（北京市东城区青年湖南街 13 号　邮政编码 100011）
印　　刷：北京永鑫印刷有限责任公司
装　　订：三河市胜利装订厂
787mm×1092mm　1/16　印张 19¾　字数 493 千字　　2016 年 5 月北京第 1 版第 1 次印刷

购书咨询：010-64518888（传真：010-64519686）　　售后服务：010-64518899
网　　址：http://www.cip.com.cn
凡购买本书，如有缺损质量问题，本社销售中心负责调换。

定　　价：79.00 元

编写人员名单

主　　编　　赵应征

副 主 编　　鲁翠涛　　杨　伟　　白　骅　　虞希冲　　肖　健

参编人员　　赵应征　　鲁翠涛　　杨　伟　　白　骅　　虞希冲　　肖　健　　王东兴

　　　　　　王海彬　　蔡　琳　　田吉来　　徐荷林　　高慧升　　徐艳艳　　厉　星

　　　　　　戴单单　　吕海峰　　陈丽娟　　林　敏　　金蓉蓉　　蒋　曦　　沈小童

　　　　　　张　明　　林　倩　　于文泽　　田福荣　　毛凯丽　　林　丽　　傅红兴

　　　　　　吴　疆　　张宏宇　　姜义娜　　胡淑平

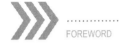

前　言

　　随着近几十年对鼻腔给药研究的深入和拓展，人们在鼻腔制剂、递送机理和药物效应等研究上取得了长足的进步，但在递送效率和递送剂型方面仍然存在不足和未解的疑问。 对鼻腔给药的研究多见于专业杂志，少见专门的书籍较系统地阐述鼻腔给药、递送机理和途径及其制剂特点、应用等。 基于此，我们在已有资料和研究成果的基础上系统地介绍有关鼻腔制剂表征、药效、递送机制和进展等，希望为鼻腔给药的研究和应用提供帮助。

　　鼻腔具有独特的解剖结构，不仅是机体重要的呼吸器官，也是重要的给药途径。传统的鼻腔药物制剂主要用于鼻腔疾病的局部治疗和部分疾病的全身治疗。 随着现代制剂技术的飞速发展，微纳米载体技术已成功应用于鼻腔药物制剂中，提升了传统鼻腔制剂的有效性、安全性和稳定性。 此外，鼻腔给药装置的改进也促进了鼻腔药物制剂的快速发展和普及。鼻腔给药途径是一种有别于静脉给药、口服给药等的给药方式，鼻腔给药可以作为某些药物进入体内的替代途径，可以改善药物动力学过程，获得平稳、安全持久的药物递送效果。鼻腔给药作为无创性给药方式，是便捷、安全、依从性高的药物递送途径。因此，鼻腔给药途径在某些情况下可作为静脉注射、口服和肌内注射的替代途径。

　　目前，鼻腔药物制剂已从最早的散剂、滴鼻剂发展到鼻腔喷雾剂、粉雾剂等。现代药理学研究证明了鼻腔存在直接入脑的通路，如鼻腔嗅区和三叉神经，印证了中医古籍中有关采用鼻腔给药治疗脑部急症的疗法，体现了中医药在鼻腔制剂脑部疾病治疗领域中的前瞻性和先进性。 随着人口老龄化，阿尔茨海默病、帕金森综合征、脑部神经胶质瘤等中枢神经系统疾病的发生日渐增多，由于血脑屏障的存在，多数药物由血液入脑效果不佳，寻找脑靶向药物治疗技术及其制剂已成为全世界医疗工作者关注的热点。 随着现代制剂技术、功能性材料和给药装置的不断完善和发展，鼻腔给药作为一种安全高效的给药途径，必将给现代医学治疗技术的提升带来新的机遇和挑战。

　　本书基于鼻腔药物制剂国内外最新研究进展，简明扼要地介绍了鼻腔解剖学结构和生理学功能，详细阐述了鼻腔药物制剂现状、鼻腔药物制剂新技术、鼻腔入脑的通路和机制、鼻腔制剂研究所用的实验动物技术和疾病模型、鼻腔给药装置和鼻腔制剂的临床应用等，探讨了鼻腔药物制剂的热点问题和应用前景。本书内容系统翔实，图文并茂，文字精炼，可读性强，可以作为药学及其相关专业的研究人员或学者的参考书。

由于水平、编撰时间有限，书中难免出现疏漏，希望广大专家与读者提出宝贵意见，以便进一步修改与提高。

赵应征
2015 年 10 月

目 录

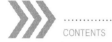

第一章

概 论

（百骅 肖健 蔡琳 蒋曦）

第一节 引言

一、血脑屏障的存在限制药物自外周进入中枢神经系统

中枢神经系统（central nerve system，CNS）包括大脑和脊髓，不仅是神经活动的中心，也是神经系统最复杂的部分。为维持人体稳定的环境，CNS 与血液之间存在多种生物膜屏障——血-脑脊液屏障、脑-脑脊液屏障和血-脑屏障等生物膜屏障。这些生物膜在生理状态下对血液中成分有选择性地通透，比如水、葡萄糖、氨基酸等营养性物质和一部分蛋白质类物质。生物膜的致密性限制了绝大部分药物分子的自由通透，为维持脑内环境的稳定起着非常重要的作用。在疾病状态下，血脑屏障部分或全部开放，可能导致血液中某些成分进入脑内，对脑的内环境影响巨大，对药物的进入却是非常有益的。

血脑屏障限制药物进入脑内。对于很多有益的治疗药物，尤其是用于脑部疾病治疗的药物，必须能够透过或绕过血脑屏障，并在脑细胞内或细胞外液达到有效浓度才能发挥疗效。然而，血脑屏障的存在使得常规给药途径进入脑内的药物浓度较低，限制了脑部疾病的治疗。虽然某些小分子药物静脉注射给药后能穿过血脑屏障到达脑实质，但可能会导致药物在周围器官产生副作用。肽类和蛋白质的生物大分子药物因分子量大或亲水性强导致血脑屏障通透性差，静脉或腹腔注射时往往需要较高的剂量才能达到治疗脑部疾病所需药物浓度，其起效时间延后。除少数多肽外，生物大分子药物（尤其是大分子蛋白质）胃肠道给药，很容易被胃肠道的酶类和肝脏的细胞色素 P450 降解，从而失去活性。生物大分子药物可以通过脑室内或鞘内注射给药，即将药物直接注入脑脊液。随脑脊液弥散于脑室、脊髓中央管、蛛网膜下腔和血管周隙。由于脑-脑脊液屏障功能很弱，药物从脑脊液进入脑组织细胞外液要比从血液中进入脑组织容易得多。然而，采用以上药物递送方法进行多剂量给药具有损伤性，风险大，并且需要丰富的手术经验，难以推广。因此，开拓新的药物传递系统和新的给药途径以突破血脑屏障，将药物定向分布于中枢系统治疗靶点的研究已是目前研究的重点。

二、鼻腔给药发展

经鼻入脑给药系统的新颖性在于用一种无创伤性的给药方法迅速将药物直接从鼻黏膜递送到脑部，绕过血脑屏障，用以治疗中枢神经系统的疾病，提高疗效同时可以减少全身循环中的药物量，降低副作用。由于安全性高，鼻腔给药系统提高了患者的依从性。应用鼻腔药物制剂治疗脑部疾病在医学中具有悠久的历史，很早就被应用。汉代《伤寒杂病论》中采用鼻腔给药治疗急症，其治"卒死"系以"韭捣汁，灌鼻中"，开窍回苏；《世医得效方》用细辛末吹鼻，治疗暗风卒倒不省人事；《本草纲目》中用巴豆油纸拈，燃烟熏鼻，治疗中风、痰厥、气厥、中毒等病症；中医学更有"纳鼻而通十二经"的理论；中国西藏古时就有把檀香木和芦荟提取物吸入鼻腔止吐的记载。《中国药典》（2010年版）中载有通关散，以鼻腔给药治疗中风、昏厥；中药制剂中用清开灵滴鼻剂治疗中风、昏厥。此外，北美印第安人通过鼻腔吸食一种树叶的粉末来治疗头痛。在印度医学古籍中鼻腔给药也是早已被人们认识的一种治疗途径，而且鼻烟作为提神剂、鼻腔吸食可卡因和多种致幻剂早已为当地人们熟知。

经鼻入脑给药方法由阿尔茨海默病研究中心的 William H. Frey II 在 1989 年首次提出并获得专利。随后，大量的研究表明，经鼻入脑途径的治疗方法可以有效地递送药物进入中枢神经系统，具有治疗神经系统疾病和失调的潜力。研究发现，通过鼻腔给予胰岛素和胰岛素类似物可以改善阿尔茨海默病患者和帕金森病患者的记忆力和情绪。经鼻腔给药后，药物直接进入脑脊液或者直接从鼻腔黏膜进入大脑，从而发挥类似于胰岛素样生长因子-1（IGF-1）的作用。鼻腔给予胰岛素现已成为一种治疗阿尔茨海默病的有效策略。经鼻给予胰岛素后剂量依赖性提高患者的注意力、记忆力和认知功能。除了胰岛素外，其他肽类药物的鼻腔给药在人体上也被证明有效。例如，一个氨基酸活性依赖性的神经保护蛋白（ADNP）肽片段已进入临床二期试验，用于轻度认知障碍和精神分裂症的治疗。经鼻腔给予多肽激素-催产素同样可以直接入脑，提高人的认知功能，减少恐惧和焦虑。有研究发现，鼻腔给予神经生长因子后，有利于提高脑缺血模型大鼠的神经保护作用，减少老年痴呆症模型小鼠的 tau 蛋白过度磷酸化。此外大鼠实验表明，$3.5\sim14.2kb$ 的质粒 DNA 经鼻腔给药都能成功地传递到大鼠大脑。

应用模型动物的药代动力学和药效学研究表明，体积小的亲脂性分子，如可卡因、吗啡和雷替曲塞等，可以经鼻腔给药后到达啮齿类动物的大脑。可卡因的起效可以在鼻腔给药几分钟内观察到可卡因的效应，而此时血液中药物尚未被检出，表明鼻腔内存在药物直接递送进入大脑的途径。

尽管经鼻入脑的给药方式在治疗中枢神经系统疾病中有较大的开发前景，但是通过鼻腔给药方式直接进入脑内的效率还是非常低，仅接近总药量的 0.1%。许多因素都会对经鼻入脑的药物剂量产生影响，除了药物的理化性质和应用剂型的因素，鼻黏膜的生理和病理条件也会影响药物的吸收率和疗效。通过前体药物策略、生物黏合剂及递送载体等药物制剂技术，可以有效提高药物在鼻腔内的渗透性，延长药物在鼻腔的滞留时间，增加脑内的药量。对于大分子药物而言，如果能通过鼻腔给药系统将药物递送到脑内病灶并达到有效的治疗剂量，有望使一些已被"放弃"的药物重新利用起来，发挥脑内治疗作用。

三、鼻腔给药的优点和缺点

相对于静脉给药、肌内注射、口服给药和鞘内注射等方式，鼻腔给药在安全性、依从性方面有突出的优势，改善药物入血和入脑的有效性。鼻腔给药的优势主要体现以下几个方面：

① 鼻腔内丰富的血管丛为药物吸收入血提供直接的途径，克服静脉给药和口服给药的不足，改善药物生物利用度和动力学过程。

② 药物经鼻腔直接吸收进入血液，避免了消化道对药物的破坏和肝脏的首关效应，能获得比口服给药更好的性价比和更高的药效。

③ 对许多药物而言，鼻腔给药的吸收率和血浆浓度与静脉给药相当，优于皮下注射和肌内注射。

④ 鼻腔临近脑，鼻腔给药能快速提高脑部和脊髓的治疗药物浓度使脑脊液内的药物浓度超出血浆浓度。一般而言，小分子量、结构简单的亲脂性分子在接近生理 pH 值时容易跨过生物膜屏障。

⑤ 鼻腔给药具有安全、方便、无痛和简单等特点，鼻腔给药避免了侵入性装置和方法，适用于所有患者的给药，患者的依从性好。

尽管鼻腔给药具有明显的优势和发展前景，但仍然存在一些缺点有待克服。比如，鼻腔给药的药物和剂型对鼻腔内组织和细胞的损伤，尤其是对嗅神经和纤毛运动的损伤作用。某些制剂成分造成鼻腔上皮细胞水肿，而致鼻腔黏膜萎缩、过敏反应等副作用。此外，某些药物，尤其大分子生物活性物质反复鼻腔给药可能导致相应的抗体产生，致使出现抗药性。比如，胰岛素反复鼻腔给药可以导致胰岛素抗体产生，导致胰岛素药效减弱。此外，生物大分子经鼻腔给药入脑效率仍然很低，这也是生物大分子鼻腔给药的主要难点。

第二节　鼻腔给药制剂的应用和发展

鼻腔给药作为一种安全、便捷和无创的给药方式，其应用剂型已经成为诸多研究机构和制药企业争相开发的对象，有着巨大的市场前景。鼻腔给药制剂对局部疾病有广泛的应用，目前已经有多种药物制剂在市场上销售，但绝大部分的药物属于鼻腔疾病治疗药物，全身性疾病和中枢神经疾病治疗的制剂或产品相对较少。常见的鼻腔给药制剂如表 1-1 所示。

表 1-1　用于治疗非过敏性鼻炎的鼻用药物

药物分类	非过敏性鼻炎适应证	使 用 剂 量
激素类药物 倍氯米松 布地奈德 环索奈德 氟替卡松 莫米松 曲安西龙	此类药物中仅倍氯米松和氟替卡松有明确的适应证，主要作用在于改善喷嚏、瘙痒和充血症状	每侧鼻孔，喷鼻 2 次/天，若出血则停药
抗组胺类药物 氮䓬斯汀 奥洛他定	氮䓬斯汀有明确适应证，改善喷嚏、瘙痒和充血症状	每侧鼻孔，喷鼻 2 次/天
抗胆碱药物 异丙托溴铵	改善鼻腔溢液	每侧鼻孔，喷鼻 2~3 次/天

摘自：Schroer B, Pien LC. Nonallergic rhinitis: common problem, chronic symptoms. Cleveland Clinic journal of medicine, 2012, 79 (4): 285-293.

鼻腔制剂不仅用于鼻腔疾病的治疗，还用于脑部疾病的治疗。鉴于鼻腔的特殊解剖结构和脑组织的密切联系，已有制剂用于神经中枢疾病的治疗研究。如利用鼻腔给药方式将胰岛素递送至脑组织中治疗老年性痴呆，获得了较好的治疗效果。尽管如此，目前真正应用鼻腔给药的制剂还仅限于小分子化学药物或中药。生物大分子的鼻腔给药制剂较少，更多的鼻腔给药靶向脑组织递送制剂仍停留在实验室研究阶段。一些有潜力的生物大分子，目前对包括猴子、家兔、大鼠、小鼠等多种动物进行了实验研究。从药效学角度评价药物的有效性，因为即使是同一药物，由于不同实验室的给药剂量差别悬殊，从数十纳克到数百微克不等，导致药效不同。虽然鼻腔更适合蛋白质类药物入脑，但是入脑的效率仍然很低。具体的制剂和药物见表1-2。

除局部和脑部疾病治疗外，鼻腔给药还用于治疗某些全身性疾病。如糖尿病、肥胖等疾病的治疗。目前，在糖尿病的治疗中研究最多的药物是胰岛素和GLT。研究证实鼻腔给予某些内分泌多肽，能明显改善内分泌疾病症状。如给予胰岛素降低血糖。其他药物鼻腔给药治疗疾病详见表1-2。

表1-2　用于全身性疾病的鼻腔制剂的上市产品

药　物	适　应　证	剂　型	生　产　商
鲑降钙素(Karil 2001 I. E.)	骨质疏松症	溶液剂(喷雾)	Novartis Pharma(退市)
去氨加压素(minirin nasenspray)	抗利尿激素	溶液剂(喷雾)	Ferring Arzneimitted
布舍瑞林(profact nasal)	前列腺癌	溶液剂(喷雾)	Avertis Pharma
那法瑞林(syntocinon)	子宫内膜异位症	溶液剂(喷雾)	Pharcacia
缩宫素	诱导哺乳	溶液剂(喷雾)	Novartis Pharma
普罗瑞林	甲状腺诊断		Sanofi-sythelabo Aventis Pharma

鼻腔内有丰富的淋巴组织，常被用于进行疫苗研究。鼻腔给予某些疫苗，免疫反应明显增强，增加抗体的产生量和效率，因此鼻腔制剂可以增强疫苗的免疫效率。此外，脂质体或脂质成分可有效地增强抗体的产生。现在已有多种鼻用疫苗被用于临床，详见表1-3。

表1-3　已经上市的部分鼻用疫苗产品

疫苗(产品名称)	剂　型	状　态	制　造　商
人类流感疫苗	病毒体喷雾剂	上市后退市	Berna biotech
马流感病毒疫苗	滴鼻剂	上市	Heska
猪支气管炎博德特菌疫苗	滴鼻剂	上市	AddisonBiological laboratory
猫支气管炎博德特菌疫苗	悬浮液滴鼻剂	上市	intervet
人类流感疫苗	喷雾剂	上市	MedImmune Inc
猫里西病毒、疱疹病毒和细小病毒属三合一疫苗	滴鼻剂	上市	Heska

表1-2至表1-3改自：Arun Kumar Singh, Anita Singh, N. V Satheesh Madhav. NASAL CAVITY: a promising transmucosal platform for drug delivery and research approaches from nasal to brain targetting. Journal of Drug Delivery & Therapeutics，2012，2 (3)：22-33。

第三节　鼻腔给药研究内容和方法概述

鼻腔给药研究的主要内容包括制剂工艺、制剂表征、递送机理、递送效果、治疗效果以及毒性评价等方面。

鼻腔给药后的药物动力学研究和药效学研究，可以选择不同的方法。传统方法中，在体原位鼻腔灌流、脑组织匀浆、微透析技术和放射性同位素标记法等方法是研究药物在体内的代谢或者药物在鼻腔吸收的经典方法。随影像技术的发展，CT 和 MRI 先后用于鼻腔给药后的药效、药动、机理和靶向效率等研究中。近年来，光学影像技术如近红外荧光成像技术，可以让研究者更加直观地观察药物在体内的分布特征和代谢路径，但是这些技术是从平面角度展示药物的递送途径。最近出现了适用于小型动物的 micro-MRI 和荧光成像和 X 光混合成像技术，以及光学三维成像技术，可以让研究者清晰地观察到药物进入组织的途径及空间分布量。

第四节　鼻腔给药制剂开发和应用前景

鼻腔给药途径在安全性、依从性方面有突出的优势，但在有效性和稳定性方面有所欠缺。近年来，随制剂材料和制剂技术的发展，新的材料和新剂型不断涌现。如新出现的改性壳聚糖，作为制剂材料，可以增加制剂在鼻腔的滞留时间，促进药物在鼻腔的吸收。脂质体作为一种兼容性良好的剂型，也得到了前所未有的发展，能显著地提高鼻腔入脑的递送效果。纳米技术在制剂和材料学方面的进展，使人们获得了众多的纳米颗粒，这些纳米颗粒可以携带小分子的多肽通过鼻腔进入血液和脑组织，但是对于生物大分子蛋白，纳米颗粒的递送效果目前还不太理想。

提高药物制剂在鼻腔的递送效果而不导致鼻腔毒性，已成为大家的共识。科学家们正在寻找鼻腔黏附力强、促进吸收、组织兼容性高、无毒可代谢的新材料制备制剂，以求改善鼻腔给药的有效性和安全性。

参考文献 ▶▶

［1］ Schroer B，Pien LC. Nonallergic rhinitis：common problem，chronic symptoms. Cleveland Clinic journal of medicine，2012，79（4）：285-293.

［2］ Arun Kumar Singh，Anita Singh，N. V Satheesh Madhav. Nasal cavity：a promising transmucosal platform for drug delivery and research approaches from nasal to brain targetting. Journal of Drug Delivery & Therapeutics，2012，2（3）：22-33.

［3］ Hillery AM，Lloyd AW，Swarbrick J. Drug delivery and targeting USA and Canada Taylor & Francis Inc，2005.

第二章

鼻腔给药的解剖学基础

（赵应征　戴单单　徐荷林　张宏宇）

　　鼻腔是一个复杂的器官，由骨性结构围绕形成腔体，表面覆盖有皮肤，内腔覆盖有黏膜。鼻腔的结构可分成三个功能区：鼻前庭、呼吸部和嗅部。鼻前庭区主要起到过滤和净化作用，几乎无吸收的作用。呼吸区主要起到湿润空气和分泌作用，吸收部分外来物质。鼻嗅部（区）分布有大量的嗅觉神经末梢，主要负责嗅觉，同时也是入脑的通道。药物在鼻腔的吸收、跨膜转运和递送通道、疫苗的免疫等主要和鼻腔内的血管系统、鼻腔相关淋巴组织、嗅神经和三叉神经有关。鉴于鼻腔结构和药物在鼻腔的吸收有密切的关系，同时也是理解和研究药物在鼻腔内递送机理的基础，本章就鼻腔给药吸收、代谢和排泄有关的结构作简单的介绍（图 2-1）。

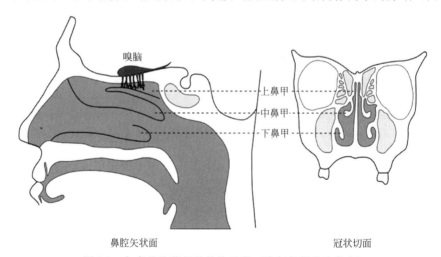

鼻腔矢状面　　　　　　　　　　　　冠状切面

图 2-1　与鼻腔给药相关结构示意（浅灰色部分为鼻窦）

摘自：Jansson B. Models for transfer of drugs from he nasal cavity to the central nervous system. Uppsala University，2004.

第一节　鼻腔大体解剖特点

一、鼻腔骨性结构

　　鼻腔是动物的重要器官，有较为复杂的解剖结构。人体鼻腔被鼻中隔分成左右两侧，每侧鼻腔又分为鼻前庭和固有鼻腔。与药物吸收有关的主要是固有鼻腔，也是通常意义上的鼻腔，前界为鼻内孔，后界为后鼻孔。鼻腔由内、外侧和顶、底四壁骨性结构组成（图 2-2）。

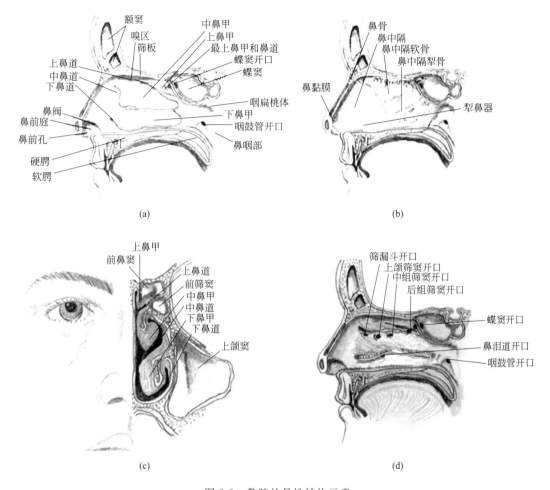

图 2-2　鼻腔的骨性结构示意

（a）为鼻中隔；（b）为鼻腔侧壁、下壁和上壁；（c）和（d）为鼻甲和鼻道分布图。

摘自：Gizurarson S. Anatomical and histological factors affecting intranasal

drug and vaccine delivery. Curr Drug Deliv，2012，9（6）：566-582.

① 内侧壁即鼻中隔，主要由鼻中隔软骨和筛骨正中板构成。

② 顶壁呈穹隆状，前段倾斜上升，为鼻骨和额骨鼻突构成；后端倾斜向下，即蝶窦前壁；中段水平，即为分隔颅前窝的筛骨水平板，有筛孔，属颅前窝底的一部分，又名筛板。嗅神经及其附属结构通过筛孔出入颅腔，是药物进入中枢神经系统的门户之一。

③ 底壁位于硬腭的鼻腔面，与口腔相隔。前 3/4 由上颌骨腭突构成，后 1/4 由腭骨水平部构成。在药物的鼻腔吸收中可以忽略，尤其是鼻腔给药入脑时。

④ 外侧壁主要由筛骨及上颌骨的内侧壁组成。从下向上有三个呈阶梯状排列的长条骨片，依次称为下、中、上鼻甲。各鼻甲的外下方均有一裂隙样空间，对应地依次称为下、中、上鼻道。上鼻甲是三个鼻甲中最小的一个，亦属筛骨结构，位于鼻腔外侧壁上后方，前鼻镜检查一般看不到上鼻甲。蝶窦开口于上鼻甲后端的后上方的蝶筛隐窝，后组筛窦则开口

于上鼻道。中鼻甲属筛骨的一部分，为筛窦内侧壁的标志，附着于筛窦顶壁和筛骨水平板的连接处。中鼻道有两个隆起，前下者呈弧形峻状隆起，称钩突，其后上者称筛泡，属筛窦结构，内含1~4个气房。两个突起之间有一半月形裂隙，名半月裂孔，此孔向前下扩大和外上扩大呈漏斗状，名筛漏斗，额窦、前组筛窦及上颌窦均开口于此。中鼻甲、中鼻道及其附近的区域统称为窦口鼻道复合体。下鼻甲是位置最靠前、最大的鼻甲，其前端接近鼻阈，后端距咽鼓管咽口1~1.5cm。下鼻甲肿胀或肥厚时可引起鼻塞，也可影响咽鼓管功能出现耳聋、耳鸣等耳部症状。下鼻道前上方有鼻泪管的开口。下鼻道外侧壁前端靠近下鼻甲附着处骨质最薄，是上颌窦最佳穿刺部位。

二、鼻腔的血管分布

1. 动脉系统

鼻腔动脉主要来自颈内动脉系统的分支眼动脉和颈动脉系统的分支上颌动脉，详见图2-3。

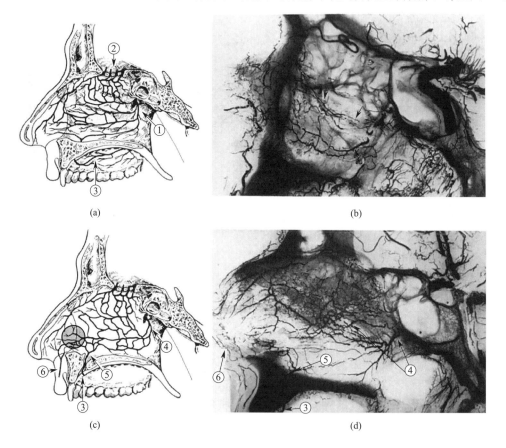

图2-3　鼻腔动脉供应示意图和X线成像

（a）为鼻腔侧壁血管供应：①鼻后外侧动脉分支；②筛板前动脉和后动脉的广泛吻合；③软腭动脉。

（b）为鼻腔侧壁血管侧面光X线成像，箭头所示为矢状缝脑内注射后鼻后外侧动脉分支。

（c）为鼻中隔血管供应，（d）为鼻中隔血管侧面X线成像：③腭大动脉；④蝶腭动脉鼻中隔后支；

⑤鼻腭动脉；⑥上唇动脉鼻中隔分支，灰色圆圈为利特尔区。

摘自：Osborn AG. The nasal arteries. AJR American journal of roentgenology, 1978, 130 (1)：89-97.

（1）眼动脉　眼动脉自视神经管入眶后分出筛前动脉和筛后动脉。两者穿过相应的筛前孔和筛后孔进入筛窦，均紧贴筛顶横行于骨脊形成的凹沟和骨管中，然后离开筛窦，进入颅前窝，沿筛板前行穿过鸡冠旁小缝进入鼻腔。

（2）上颌动脉　上颌动脉是颈外动脉较粗终支，经下颌颈与蝶下颌韧带之间进入颞下窝，再向前内经翼外肌的两肌头之间入翼腭窝。通常有五大主要分支，依次是上牙槽后动脉、眶下动脉、翼管动脉、腭降动脉和蝶腭动脉。眶下动脉及其分支蝶腭动脉和腭大动脉供应鼻腔，其中蝶腭动脉是鼻腔血供的主要动脉。

① 蝶腭动脉。经蝶腭孔由翼腭窝进入鼻腔外侧壁。并分支为鼻后外侧动脉和鼻中隔后动脉，在翼腭窝的内侧，蝶腭孔处可以找到蝶腭动脉和蝶腭神经，在其后外侧可发现穿行翼管开口并向外走行的翼管神经、动脉。鼻后外侧动脉在中鼻甲后端分出下鼻甲动脉、中鼻甲动脉，少部分有上鼻甲动脉的分支。下鼻甲动脉向前下走行进入下鼻甲，中鼻甲动脉在中鼻甲的后端进入中鼻甲，并在中鼻甲内侧的黏膜下沿中鼻甲的下缘向前走行。下鼻甲动脉在中鼻甲动脉分支的下方发出，在中鼻道后端向前向下走行，一般分成两支，一支沿下鼻甲根部向前走行，另一支沿下鼻甲游离缘向前走行。其分支的部位有所不同，一部分人群在接近下鼻甲的部位分出两支，一部分人则在中鼻甲后端由鼻后外侧动脉直接分出两支。鼻中隔后动脉经蝶腭孔进入鼻腔，先沿内上走行，经蝶窦开口的前下方到鼻中隔后部。有大部分在该处分为上、下两支，其余小部分在进入鼻中隔后分为上、下两支，上支沿鼻中隔中部向前与筛前、后动脉及鼻中隔动脉的下支吻合，下支分布于鼻中隔后下部和鼻底部。

② 腭降动脉。起自上颌动脉，从上颌动脉发出后呈弧形向内下方下降，腭降动脉紧贴腭大神经前外侧与腭大神经一起进入翼腭管，上颌窦裂孔后方有向前下方的沟与蝶骨翼突和腭骨垂直部相接，共同构成翼腭管。由于翼腭管的位置恒定，沿腭降动脉向上外侧追踪，即可找到位于其上方、与腭降动脉构成锐角的蝶腭动脉。

2. 静脉系统

鼻腔内静脉一般和同名动脉伴行。鼻腔前部、后部和下部的静脉汇入颈内、外静脉，鼻腔上部静脉则经眼静脉汇入海绵窦，亦可经筛静脉汇入颅内的静脉和硬脑膜窦（图2-4）。例如，前后筛动脉汇集到眼静脉，软腭静脉和腭大静脉汇集于翼丛，这些静脉通过眼静脉和

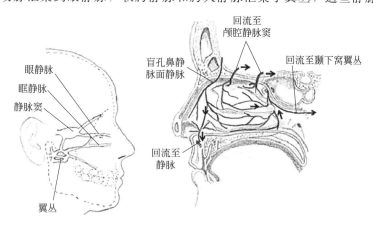

图 2-4　鼻腔静脉回流示意

摘自：Gizurarson S. Anatomical and histological factors affecting intranasal drug and vaccine delivery. Curr Drug Deliv，2012，9（6）：566-582.

翼丛和海绵窦相通，因此，药物被吸收进入静脉时有可能进入颅内海绵窦回流到血液中。

鼻腔内的静脉系统与其他部位的静脉在微血管结构上有所不同。鼻腔黏膜下微血管形成血管网，微血管结构不同于呼吸道其他部位的微血管。鼻腔微血管是一类高度发展的容量血管系统或血管窦，这在支气管内是缺乏的。由于依附于骨性结构，充血期间，微血管扩张，向鼻腔扩张导致鼻腔狭窄或堵塞。鼻腔血管有许多动静脉吻合，这在下呼吸道也是没有的。鼻腔血管在充血时呈环状改变，增加鼻腔循环，这也不同于下呼吸道微循环。

鼻腔的微循环结构包括动静脉吻合、毛细血管和静脉窦等微结构（图2-5）。在微静脉窦壁有一层平滑肌，其收缩和舒张可以引起血管容量的改变。然而，它也可能在静脉窦的出口处的阀门样静脉收缩时或增大入口处的动静脉吻合时膨胀。这些可以改变静脉窦的容积，但是如何调节这些微血管尚不是很清楚。鼻腔的微循环结构在鼻腔给药制剂中对药物的吸收产生影响。

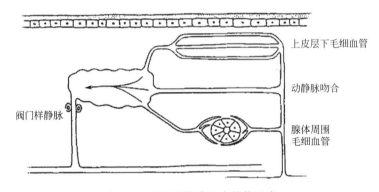

图2-5 鼻腔动静脉吻合结构示意

摘自：Widdicombe J. Microvascular anatomy of the nose. Allergy，1997，52（40 Suppl）：7-11.

三、鼻腔相关淋巴组织

鼻腔相关淋巴组织（NALT）围绕着鼻腔和口腔，被称为韦氏环，这是非寻常的M-细胞簇或淋巴小体和淋巴组织，包括淋巴管、淋巴结的组合。鼻腔相关淋巴组织，主要有分布于鼻腔黏膜的毛细淋巴管、前淋巴管和淋巴收集管以及分布于咽喉部位的淋巴结构成（图2-6）。淋巴组织在鼻腔内部的分布也是不均匀的，鼻腔嗅区黏膜淋巴管相对细小且稀疏，呼吸区淋巴管较粗大、丰富而且检出率较嗅区高。鼻窦口周围淋巴管密度从外向里增加，上颌窦的自然开口处密度最大，鼻窦腔内的淋巴管较鼻腔的丰富。中鼻甲和下鼻甲的微淋巴管密度相差甚少，微淋巴管多位于黏膜上皮下的固有层的组织间隙内，成丛状排列。

鼻腔淋巴系统起自鼻甲和鼻道的毛细淋巴管，淋巴收集管在鼻甲的表面走行，进入侧面咽后淋巴结。淋巴毛细管起于上中下鼻甲、鼻前庭和鼻腔底部，3支前淋巴收集器位于鼻甲中下方黏膜内，穿过鼻咽侧壁形成2条淋巴收集管，在咽喉脂肪组织内沿咽侧壁下行。收集管合并后在口咽水平又分成侧支和中间支。淋巴收集管侧支向前略下降，向后转90°在外侧颈外动脉内侧到达第一节淋巴结，进入咽侧淋巴结。咽侧淋巴结处有面动脉经过。收集管内支则在颈外动脉侧面下降，发出侧支到面动脉沿面动脉下降。该支在颈外动脉内侧下行，并分成两支，一支进入咽后淋巴结，另一支则绕过它在下降至颈内和颈外动脉分叉处分成两支。前支进入颈二腹肌下淋巴结，后支则进入咽后淋巴结链。

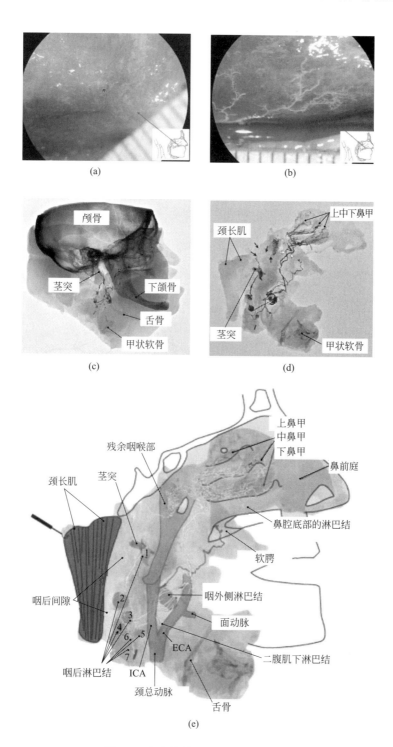

图 2-6　鼻腔的淋巴组织分布与回流

（a）和（b）为在手术解剖镜下观察到的下鼻甲的淋巴管和氧化铅灌注的淋巴管；（c）为头颈部内侧 X 线
成像显示的淋巴管通路。（d）为头颈部软组织 X 线成像，包括鼻腔、鼻甲和颈部，显示淋巴通路。
（e）为鼻腔的淋巴管和淋巴结。

摘自：Pan WR，Suami H，Corlett RJ，Ashton MW. Lymphatic drainage of the nasal fossae and nasopharynx：
preliminary anatomical and radiological study with clinical implications. Head Neck，2009，31（1）：52-57.

内侧收集管下降一段距离后在咽侧淋巴结上方分成两支，其中一条分支进入咽侧淋巴结，另一支则绕过它跨过颈内动脉进入三级咽后淋巴结。起自鼻咽部的黏膜淋巴毛细管和鼻甲、底部和鼻前庭的淋巴毛细管在鼻腔侧壁和鼻咽部吻合。淋巴毛细管淋巴由中鼻甲的前淋巴管收集。起始鼻咽部淋巴管网在前淋巴管水平集中，并在靠近蝶骨的侧翼状板时穿过咽颅底筋膜，转变为淋巴收集管，沿咽后壁的咽后间隙下行。在茎突水平，淋巴收集管进入咽后淋巴结链的一级淋巴结。该淋巴链有 6 个大小不等的淋巴结，每个淋巴结多条输入和输出淋巴管，排成两行，3 个为内侧，另外 3 个靠外侧。淋巴结大小不一，2～9mm，淋巴管在软腭的下方向前水平进入咽侧壁并从后方进入咽侧淋巴结。除淋巴管注入咽后淋巴结外，鼻前庭的皮肤和鼻腔内的淋巴还注入到下颌下淋巴结（图 2-7）。笔者的研究团队在大鼠鼻腔给药时于下颌下淋巴结中检出高浓度的药物，也证实了这一点。

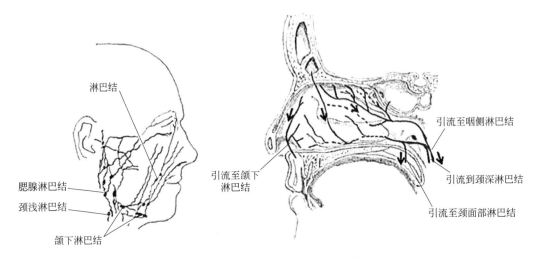

图 2-7　鼻子周围淋巴回流和鼻腔侧壁的淋巴回流

摘自：Gizurarson S. Anatomical and histological factors affecting intranasal drug and vaccine delivery. Curr Drug Deliv，2012，9（6）：566-582.

四、鼻腔神经支配和分布

鼻腔内除分布有血管丛、淋巴组织外，也分布有高密度的神经末梢和神经纤维（图 2-8）。这些神经包括嗅神经、三叉神经和迷走神经，从神经类型来分，有感觉神经（传入神经纤维）和自主神经（传出神经）。

1. 嗅神经

嗅神经（olfactory nerve）又称第一对颅神经，但实际上是分布在嗅黏膜上的神经细胞的突起（图 2-9）。包括人类在内的绝大多数哺乳类动物具有发达的嗅觉，依赖于鼻腔顶部的嗅区黏膜中高密度的嗅神经末梢，除嗅觉功能外，嗅区神经末梢也是药物进入脑组织的通路之一。嗅区黏膜内嗅细胞是一种双极神经元，一端与外环境接触，另一端在固有层内形成嗅神经，穿过筛板进入嗅球。嗅细胞的轴突延伸形成无髓鞘的嗅神经纤维，多条嗅神经纤维穿行在黏膜下层，交叉成丝状，形成约二十余条神经束，称嗅丝。嗅丝排列成内外两组，穿过筛孔，入颅前窝，穿过硬脑膜、蛛网膜和软脑膜，最终到达嗅球。嗅丝穿经脑膜时，包被于三层脑膜形成的管状鞘中，鞘与嗅丝向下延续于鼻腔，硬脑膜延续至鼻腔

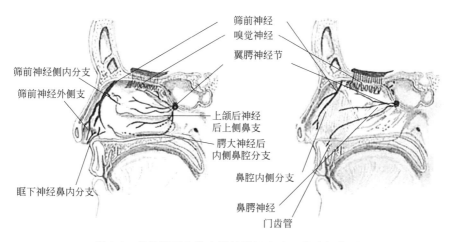

图 2-8　鼻腔侧面和鼻中隔的神经支配（鼻腔矢状面）

摘自：Gizurarson S. Anatomical and histological factors affecting intranasal drug
and vaccine delivery. Curr Drug Deliv，2012，9（6）：566-582.

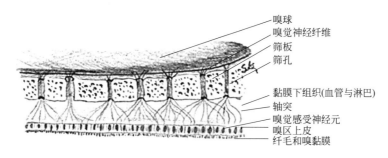

图 2-9　嗅神经的解剖示意

摘自：Gizurarson S. Anatomical and histological factors affecting intranasal
drug and vaccine delivery. Curr Drug Deliv，2012，9（6）：566-582.

的骨膜，蛛网膜和软脑膜延续为神经被膜。蛛网膜下腔沿神经周围间隙延续至鼻腔，与鼻腔黏膜的组织间隙相通。另外，围绕嗅神经束的间质液又与蛛网膜下隙的脑脊液相通。正是由于嗅黏膜与脑存在直接转运通路，为药物进入脑内提供解剖学基础。在解剖学上，鼻腔和脑之间存在着可以绕过血脑屏障的直接通路。鼻腔给药后药物分子可以通过嗅部黏膜沿着包绕在嗅神经束周围的连接组织或嗅神经元的轴突到达脑脊液或脑部，或是通过围绕嗅神经束的间质液经脑脊液进入中枢神经系统，因而药物可绕过血脑屏障进入中枢神经系统，从而发挥其治疗作用。

2. 三叉神经

三叉神经是混合神经，包括感觉神经和运动神经（图 2-10）。与鼻腔给药相关的主要是鼻腔的三叉神经感觉末梢。感觉神经来自三叉神经第一支（眼神经）和第二支（上颌神经）的分支。

（1）眼神经　眼神经在三支中最小，只含有一般躯体感觉纤维，眼神经向前进入海绵窦外侧壁，经眶上裂入眶，分布于额顶部、上睑和鼻背皮肤，以及眼球、泪腺、结膜和部分鼻腔黏膜。由其分支鼻睫神经分出筛前神经和筛后神经，与同名动脉伴行，进入鼻腔后分布于鼻中隔和鼻腔外侧壁上部的一小部分和前部。泪腺神经和额神经主要分布于泪腺、上睑和额顶部皮肤。鼻睫神经与鼻腔给药直接相关，在上直肌的深面，越过视神经上方达眶内侧壁。此神经分出许多分支，分别分布于眼球、蝶窦、筛窦、下睑、泪囊、鼻腔黏膜和鼻背皮肤。

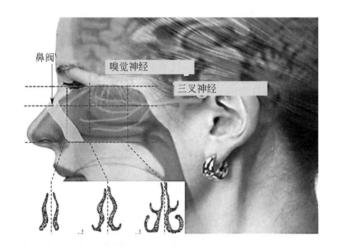

图 2-10　鼻腔内三叉神经在鼻腔的分布

摘自：Djupesland PG，Messina JC，Mahmoud RA. The nasal approach to delivering treatment for brain diseases：an anatomic，physiologic，and delivery technology overview. Therapeutic delivery，2014，5（6）：709-733.

（2）上颌神经　上颌神经也是一般躯体感觉神经，自三叉神经节发出后，立即进入海绵窦外侧壁，之后经圆孔出颅，进入翼腭窝，再经眶下裂入眶，续为眶下神经。上颌神经分支分布于上颌各牙、牙龈、上颌窦、鼻腔和口腔的黏膜以及睑裂间的面部皮肤以及部分硬脑膜。其分支眶下神经、颧神经、上牙槽神经主要分布于皮肤、泪腺、牙龈和上颌窦位，与鼻腔给药后药物的吸收关系不大。上颌神经主干行经翼腭窝上方时发出翼腭神经，向下连于翼腭神经节，进入鼻腔分为鼻后上外侧支和鼻后上内侧支，主要分布于鼻腔外侧壁后部、鼻腔顶和鼻中隔及腭扁桃体。

3. 自主神经

自主神经分为交感神经和副交感神经，鼻黏膜血管的舒缩及腺体分泌均受自主神经控制。在鼻腔内的血管受自主神经调节非常明显。目前，对鼻腔内的神经分布报道较少，鼻腔内详细的分布还不是很清楚。

五、鼻腔黏膜

鼻腔黏膜的表面积很大，人体鼻黏膜面积为 $150\sim180cm^2$，这大大增加了药物吸收的有效表面积。鼻腔上部的黏膜比各鼻窦内黏膜厚，血管密集，是药物吸收的主要区域。鼻黏膜表层上皮细胞的微绒毛与小肠绒毛相似，进一步增加了药物吸收的有效面积；鼻黏膜上皮细胞下层有丰富的毛细血管、静脉窦、动静脉吻合支和毛细淋巴管，并彼此交织成网状。药物经鼻腔毛细血管吸收后，直接进入体循环，而不经过肝-门脉系统，避免了肝脏的首关效应（又称首关效应），因而鼻腔给药是药物吸收进入血液循环的替代途径。鼻黏膜表面覆盖着黏液层，是由黏蛋白、电解质、脂类、溶菌酶、细菌分解物和水形成的一层连续的膜，它起着防止异物进入的屏障作用。鼻黏膜表面的纤毛摆动对于清除鼻腔内异物、保持鼻腔清洁具有重要意义。

　　鼻腔黏膜覆盖于整个鼻腔的骨性结构上，鼻腔黏膜的结构厚薄、细胞种类、超微结构密度等随着位置有所不同。比如在鼻腔的上部纤毛稀疏、腺体数量少，而靠近下部和后部的纤毛增多，纤毛粗大，腺体很少。在鼻腔中部则纤毛细胞增加、杯状细胞处于中间值，这与不同位置的功能有关（图 2-11）。

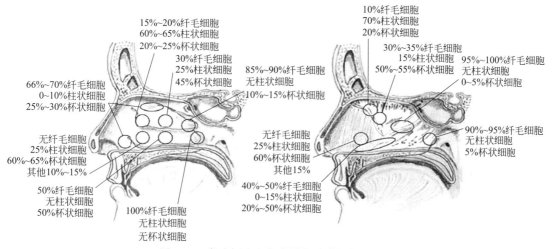

图 2-11　鼻腔侧壁和鼻中隔的黏膜的结构分布

摘自：Gizurarson S. Anatomical and histological factors affecting intranasal drug and vaccine delivery. Curr Drug Deliv，2012，9（6）：566-582.

第二节　鼻腔黏膜组织的组织学特征

　　鼻腔黏膜分为上皮层和固有层。上皮层在鼻腔黏膜的外侧，固有层附着于骨性结构。上皮细胞层包含多种细胞，包括纤毛细胞、非纤毛细胞、杯状细胞和基底细胞。固有层大致分成表浅腺体层、血管层和深部腺体层（图 2-12）。此外，在鼻腔黏膜中还有淋巴系统和免疫细胞。

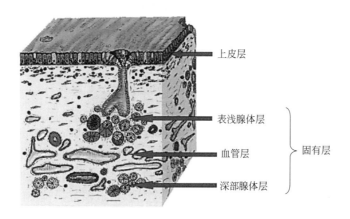

图 2-12　鼻腔黏膜结构示意

摘自：Watelet JB，Van Cauwenberge P. Applied anatomy and physiology of the nose and paranasal sinuses. Allergy，1999，54 Suppl 57：14-25.

一、黏膜上皮组织学特征

鼻腔的前 1/3 位为复层方形上皮，向外逐步移行为鼻孔的常规皮肤。鼻腔中后 2/3 则为假复层纤毛柱状上皮，柱状细胞分为纤毛细胞和非纤毛细胞（杯状细胞和基底细胞）。与大多数的上皮组织类似，鼻腔上皮组织的细胞间有紧密连接，这限制了水溶性药物跨过上皮细胞层转运。

黏膜上皮层中 80％的细胞为纤毛细胞，柱状细胞和杯状细胞之比大约为 5∶1，纤毛细胞的表面覆盖有从基底伸出的纤毛。细胞浆内含有较多的线粒体，为纤毛的摆动提供能量。上皮细胞间通过三种细胞类型的连接：黏附连接蛋白，紧密连接蛋白和隙缝连接蛋白相互连接。黏附连接蛋白包括带状连接、斑点连接和半桥粒。紧密连接沿着上皮细胞顶端的侧缘形成一个选择性渗透的带状抵御屏障，可以阻挡细胞间隙中离子、大分子和水的活动。隙缝连接节点允许细胞间直接交换。底细胞是专属细胞的前体细胞，专属细胞可以转移至网眼边缘。通常，他们位于基底膜，但在组织一侧，专属细胞可以产生更高的表达。

基底膜是可渗透的，不仅可以流动而且允许特殊物质渗透通过黏液纤毛层。将基底膜描写为半透膜更准确。毛细血管穿透基底膜，液体不需要透过基底膜可以直接进入这些毛细血管。鼻腔的基底膜与其他部位的基底膜在通透性方面略有不同（图 2-13）。

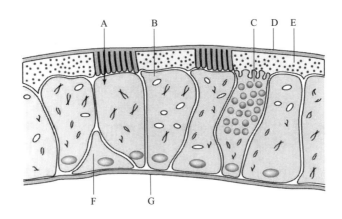

图 2-13　鼻腔上皮细胞的细胞类型
A—纤毛；B—非纤毛细胞；C—杯状细胞；D—黏液凝胶层；
E—溶胶层；F—基底层细胞；G—基底膜
摘自：M. Alagusundaram, B. Chengaiah1, K. Gnanaprakash1, S. Ramkanth1, C. Madhusudhana
Chettyl, D. Dhachinamoorthi. Nasal drug delivery system-an overview.
Int. J. Res. Pharm. Sci., 2010, 4 (1): 454-465.

嗅区黏膜上皮仅占整个嗅黏膜的小部分，但对药物转运入脑过程非常重要。鼻嗅区的上皮比呼吸部的黏膜上皮要厚 1～2 倍，嗅细胞胞体在上皮的中部或深层位置。在其下方有支持细胞，是鼻腔上皮的第二类型细胞。这些支持细胞围绕嗅细胞，紧密连接支持细胞和嗅神经细胞，嗅细胞的单树突终于嗅泡。嗅觉轴突穿过黏膜形成嗅束，嗅束由雪旺细胞和神经周细胞围绕，神经周细胞间的空隙形成神经周隙，是蛛网膜下腔的延续（图 2-14）。该途径与细胞轴突转运一起转运药物入脑。

电镜下鼻腔黏膜的上皮细胞具有较多的纤毛分布于鼻腔侧，在细胞浆内分布有大量的线

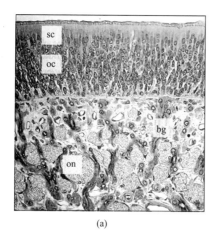 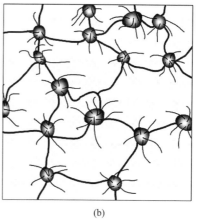

图 2-14 鼻嗅区上皮组织结构

（a）为大鼠的嗅黏膜，嗅上皮的表面。（b）为带纤毛的嗅细胞。bg—鲍曼腺；

on—嗅神经细胞；sc—支持细胞；oc—嗅细胞的细胞核。

摘自：Jansson B. Models for transfer of drugs from he nasal cavity to the

central nervous system Uppsala University，2004.

粒体、丰富的分泌颗粒和低电子密度颗粒，自表面向下逐步减少（图 2-15）。上皮细胞之间呈现复杂的连接方式。

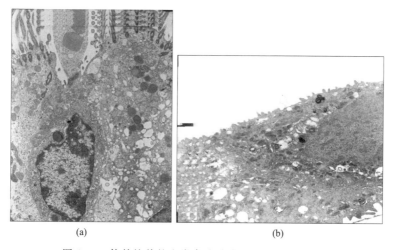

图 2-15 体外培养的人类鼻腔黏膜上皮细胞超微结构

（a）为气-液界面模型培养的鼻腔黏膜上皮细胞，电镜下可见气相表面有纤毛，

胞浆内有丰富的分泌颗粒和低电子密度区。在底部可见紧密连接结构。

（b）中表面膜包含较多的突起，基底侧则有多种复杂的细胞间连接。

摘自：Roh H-J，Goh E-K，Wang S-G，Chon K-M，Yoon J-H，Kim aY-S. Serially

Passaged Normal Human Nasal Epithelial Cells：Morphology and Mucous Secretory

Differentiation. J Rhinol，1999，6（2）：107-112.

鼻腔黏膜大部分属于假复层柱状毛上皮，上皮表面有从纤毛细胞生长出来的纤毛，每个纤毛细胞有 100～300 根纤毛，在鼻中隔和甲骨处分布最多可达 1000 个，纤毛长 5～6μm，直径约 0.2μm。部位不同密度、长度和直径均不同。鼻腔纤毛密度以鼻腔下部最为密集，随着向鼻腔上部推移，纤毛密度逐渐减小。在鼻窦内，窦口周围的纤毛比较密集，窦内黏膜表面为纤毛细胞与分泌型细胞混合存在（图2-16）。

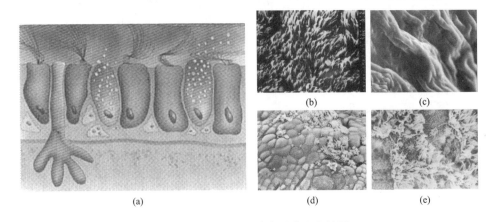

图 2-16　鼻黏膜纤毛分布示意和电镜图

（a）为鼻腔内纤毛的位置示意；（b）为鼻底黏膜纤毛密度形态电镜扫描图；
（c）为嗅区黏膜纤毛密度形态电镜扫描图；（d）为鼻腔上部黏膜纤毛密度形态
电镜扫描图；（e）为鼻腔中部黏膜纤毛密度形态电镜扫描图。

二、鼻腔相关淋巴组织

　　鼻腔黏膜内丰富的淋巴管是收集血管漏出物和间质液的重要途径。淋巴管在正常中、下鼻甲黏膜内主要分布在浅表黏膜下，大多数分布上皮层下，少部分分布于黏膜下腺体周围，有明显的高密度区与低密度区。有些淋巴管呈膨胀状态，另外一些则处于压扁的状态，呈裂缝样管腔。淋巴管为无厚壁结构的空腔，腔内无血红细胞，形态多样，可呈圆形、椭圆形、闭塞条索状、扩张状或多角形。鼻腔淋巴管的结构特征与其他部位略有不同。筛窦内的淋巴管网主要在上皮层下方，淋巴管有典型的鹿角样结构，呈水平分布，具有盲端。这些淋巴管并不形成链状淋巴管，官腔内并无瓣膜结构。完整的淋巴管在上皮层下通过交通淋巴管汇集到黏膜下收集管中，成丛状排列（图2-17）。笔者认为，鼻腔黏膜淋巴的这种特征有利于药物进入淋巴系统而在鼻腔组织内快速弥散，并且可能逆流，具有双向流动特征。

三、鼻腔组织的血管系统组织结构

　　鼻腔丰富的血管丛，包括动脉和静脉，其特征和其他组织相差无几，本章不再赘述，具体结构详见有关书籍。

四、腺体

　　在鼻腔的鼻甲、底部有丰富的腺体。黏膜固有层内包含表浅腺体和深部腺体，前者位上皮层下，后者则在血管层下。固有层腺体有浆液性、黏液性和混合性腺体，它们的腺管均开口于上皮层，腺泡有肌上皮细胞围绕。

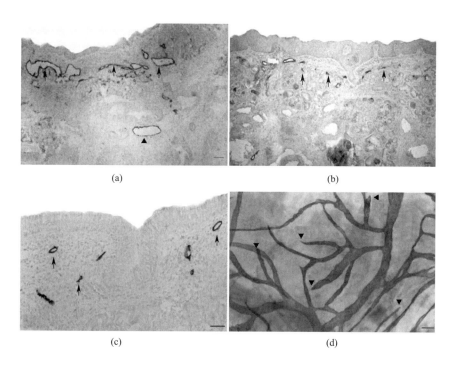

图 2-17　人鼻腔淋巴管的组织学特征

（a）、（b）、（c）分别是正常的人下鼻甲、中鼻甲和筛窦粘膜下淋巴管，

小淋巴管（黑色箭头）主要分布在浅表的黏膜上皮层下方；大的淋巴收集管

（三角形）散在分布于黏膜下组织，呈垂直分布。（d）为完整粘膜下淋巴管成丛状排列。

摘自：Kim TH, Lee SH, Moon JH, Lee HM, Lee SH, Jung HH. Distributional

characteristics of lymphatic vessels in normal human nasal mucosa and sinus mucosa.

Cell Tissue Res, 2007, 327（3）：493-498.

五、鼻腔神经组织结构

鼻腔内神经纤维主要是感觉神经和自主神经，包括 A、C 型无髓鞘神经纤维和有髓鞘神经纤维。这些神经纤维在鼻腔中有不同的分布。小直径和低电导的 C 型无髓鞘神经纤维负责传递感觉信息。这些纤维聚集成 Remak 束，它们之间有雪旺细胞分隔，并具有物种的差异，多数神经元平均发出两条轴突形成一束，如在大鼠三叉神经中多于 20 条轴突聚成束，形成神经束。

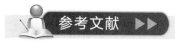 参考文献 ▶▶

［1］ Agu R, MacDonald C, Cowley E, Shao D, Renton K, Clarke DB, et al. Differential expression of organic cation trans-porters in normal and polyps human nasal epithelium：implications for in vitro drug delivery studies. International journal of pharmaceutics, 2011, 406（1-2）：49-54.

［2］ Jansson B. Models for transfer of drugs from he nasal cavity to the central nervous system. Uppsala University, 2004.

［3］ Widdicombe J. Microvascular anatomy of the nose. Allergy, 1997, 52（40 Suppl）：7-11.

［4］ Pan WR, Suami H, Corlett RJ, Ashton MW. Lymphatic drainage of the nasal fossae and nasopharynx：preliminary anatomical and radiological study with clinical implications. Head Neck，2009，31（1）：52-57.

[5] Lung MA，Wang JC. An anatomical investigation of the nasal venous vascular bed in the dog. J Anat，1989，166：113-119.

[6] Kim TH，Lee SH，Moon JH，Lee HM，Lee SH，Jung HH. Distributional characteristics of lymphatic vessels in normal human nasal mucosa and sinus mucosa. Cell Tissue Res，2007，327（3）：493-498.

[7] M. Alagusundaram，B. Chengaiah1，K. Gnanaprakash1，S. Ramkanth1，C. Madhusudhana Chetty1，D. Dhachinamoorthi. Nasal drug delivery system-an overview. Int. J. Res. Pharm. Sci，2010，1（4）：454-465.

[8] Watelet JB，Van Cauwenberge P. Applied anatomy and physiology of the nose and paranasal sinuses. Allergy，1999，54（57）：14-25.

[9] Pan WR，Suami H，Corlett RJ，Ashton MW. Lymphatic drainage of the nasal fossae and nasopharynx：preliminary anatomical and radiological study with clinical implications. Head Neck，2009，31（1）：52-57.

[10] Osborn AG. The nasal arteries. Am J Roentgenol，1978，130（1）：89-97.

[11] Roh H-J，Goh E-K，Wang S-G，Chon K-M，Yoon J-H，Kim aY-S. Serially Passaged Normal Human Nasal Epithelial Cells：Morphology and Mucous Secretory Differentiation. J Rhinol，1999，6（2）：107-112.

[12] Gizurarson S. Anatomical and histological factors affecting intranasal drug and vaccine delivery. Curr Drug Deliv，2012，9（6）：566-582.

[13] Hosemann W，Draf C. Danger points，complications and medico-legal aspects in endoscopic sinus surgery. GMS Current Topics in Otorhinolaryngology-Head and Neck Surgery，2013，（12）. doi：10. 3205/cto000098.

第三章

鼻腔给药的生理学基础

（赵应征　戴单单　金蓉蓉　肖健　林丽）

鼻腔作为上呼吸道的一部分，紧临颅腔，与脑组织有密切的关联。在嗅觉、调控行为、调节呼吸和发音等方面有重要的功能。鼻腔发挥不同功能依赖于解剖学结构、生理学功能和分子生物学功能。鼻腔各部分黏膜由于结构的不同具有不同的功能，鼻嗅区上皮中神经纤维发达，主要负责嗅觉和中枢神经的联系，呼吸区则主要负责对吸入空气处理、对环境中的物质进行反应，包括免疫反应。

鼻腔黏膜的复杂组织结构和环境直接接触后可能导致局部组织强烈改变，尤其是细胞间的紧密连接、跨膜转运相关蛋白质的表达等有明显改变。这也是影响药物跨膜转运的重要因素。本章就鼻腔的生理功能和分子生物学一并进行介绍。

第一节　鼻腔的生理功能

鼻前庭部分除了过滤作用外，其他作用相对较弱。呼吸区则是鼻腔中最大的部分，也是鼻腔的主要部分，其黏膜富含毛细血管，承担着对吸入气体的加工，药物可由此吸收进入体循环。鼻嗅区位于上鼻甲以上部分，面积约 $10cm^2$，有着丰富的神经纤维，紧贴筛板之下，药物可由此吸收进入中枢神经系统。

一、呼吸功能

鼻腔为呼吸空气的通道，有调节吸入空气的温度、湿度，滤过和清洁作用，可以保护下呼吸道黏膜，使吸入空气适应生理学要求，有利于肺泡内氧和二氧化碳的交换。

（1）通道作用　由于鼻腔特殊的解剖结构，吸气时气流呈抛物线（经中鼻甲内侧之鼻腔顶，再折向下方后由后鼻孔）进入咽腔。呼气时部分气流则以抛物线经前鼻孔呼出，由于后鼻孔大，前鼻孔小，致部分气流不能同时呼出，而在鼻腔内形成旋涡气流渐次呼出，以使气流在鼻腔中增加了与鼻腔鼻窦黏膜接触的机会。鼻腔的通道作用和气流特点，在鼻腔给药时会明显影响对药物在鼻腔的分布，不同鼻腔给药装置因其受气流影响也将产生不同的分布。

（2）滤过清洁作用　鼻前庭的短而硬的鼻毛对粉尘有阻挡滤过作用。较细微的尘埃、细菌、药物制剂进入鼻腔后，被黏膜表面的黏液毡粘住（黏液中有溶菌酶），再经纤毛运动向后送达鼻咽腔，经口腔吐出或咽下。鼻黏液纤毛系统的清洁作用是人体上呼吸道重要的机械性保护功能，它通过纤毛输送的方式将吸入的尘埃、细菌等有害物质从鼻腔、鼻窦内排出体外。

（3）温暖和湿润作用 鼻腔黏膜的面积较大，且有丰富的海绵状血管组织，具有敏感的舒缩能力，每日可放出约293J，使吸入的冷空气迅速变暖，调节至30～33℃，再经咽、喉调节至与正常体温相近后入肺。鼻黏膜富有腺体，需要时一昼夜可分泌约1000ml液体，用以提高空气的湿度，防止呼吸道黏膜干燥，使黏膜的纤毛运动得以正常维持。

二、嗅觉功能

含气味的气体分子随吸入气流到达鼻腔嗅沟处，与嗅黏膜接触，溶解于嗅腺的分泌物中，刺激嗅细胞产生神经冲动，经嗅神经到达嗅球、嗅束，再到达延髓和大脑中枢产生嗅觉。

三、反射机能

鼻腔内神经丰富，常出现一些反射现象。如喷嚏，系三叉神经或嗅神经受刺激后而引起先有深吸气，继之强呼气的一阵气流从鼻咽部经鼻腔喷出的动作，可将鼻腔内刺激物清除，是一种保护性反射。鼻腔制剂或药物进入鼻腔刺激神经产生喷嚏，导致药物大量清除。

四、共鸣

鼻腔是重要的共鸣器官，发音在喉，共鸣在鼻，以使声音洪亮而清晰。若鼻腔因炎症肿胀而闭塞时，发音则呈"闭塞性鼻音"。若腭裂或软腭瘫痪时，发音时鼻咽部不能关闭，则呈"开放性鼻音"。

第二节　鼻腔内环境

鼻腔作为与外界直接接触的腔道，有独特的鼻腔内环境。与其他腔道类似，具有腔道内环境，包括pH、菌群、黏液环境等。这些因素是研发者在设计鼻腔给药制剂时需要考虑的因素。

一、黏液成分

鼻黏膜表面覆盖有一层黏液层，是由鼻腔前部的浆液和黏液腺体分泌形成，类似于胃表面的结构。鼻黏液分泌物是一种复杂的混合物，包括大约95%的水、2%的黏蛋白、1%的盐、1%的其他蛋白质（白蛋白、免疫球蛋白、细胞壁溶解酶和乳铁蛋白）和<1%的类脂（表3-1）。鼻黏液中的免疫球蛋白能显著提高鼻腔免疫能力，对抗吸入的细菌和病毒。鼻腔每天分泌的黏液量为20～40ml，pH值为5.5～6.5，是蛋白水解酶的最适pH值。黏液层大约5μm厚，由2层组成：下面的溶解层和上面的凝胶层。这两层的黏性都能影响黏膜纤毛清除率。

黏蛋白是鼻黏液产生黏性的主要成分，由蛋白质主链和寡糖侧链组成（图3-1）。由于静电相互作用以及氢键、盐桥等物理交联作用，使得寡糖侧链之间以及部分分子之间形成网状结构，一部分未交联蛋白质分子作为可溶性成分介于网状结构之中，形成黏稠状态。聚合物要黏附在黏膜上必须先与鼻黏液作用或渗透到达鼻黏膜上皮细胞表面。黏蛋白是一种异型大分子，由 $10\%\sim30\%$ 的肽和 $70\%\sim80\%$ 的低聚糖组成。黏弹性是鼻黏液最主要的物理化学性质，依赖于黏蛋白、水、其他离子成分等。水或 pH 值能明显改变黏弹性。黏蛋白结构的改变也能改变药物通过基质的扩散能力，因为黏蛋白的更新限制了鼻腔制剂在黏液层的滞留时间。

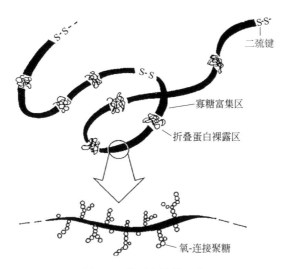

图 3-1　黏蛋白结构示意

摘自：Hillery AM, Lloyd AW, Swarbrick J. Drug delivery and targeting USA and Canada Taylor & Francis Inc，2005.

表 3-1　鼻腔黏液中的各类成分

分　类	成　分
糖复合物	黏膜糖蛋白、葡糖氨基聚糖类
蛋白质类	白蛋白、IgG、分泌型和非分泌型 IgA、乳铁蛋白
蛋白水解酶	溶菌酶、酸性/碱性磷酸酶、三磷酸腺苷酶、葡萄糖-6-磷酸酶、萘丁酸酯酶
	中性内肽酶、氨肽酶、羧肽酶、γ-谷氨酰转肽酶、
脂类	磷脂、三酰甘油、游离脂肪酸、胆固醇
核酸类	DNA/RNA

二、pH 及其调节

成人鼻腔通道的温度为 34℃。正常压力在 101.325kPa（标准大气压）左右。鼻腔前部平均 pH 值为 6.40，鼻腔后部平均 pH 为 6.27，前腔 pH 范围为 $5.17\sim8.13$，后腔为 $5.20\sim8.00$。鼻腔的生理 pH 值是 $5.5\sim6.5$，鼻腔黏液会自动调节进入物质的 pH 至生理状态，以防止鼻黏膜的感染和损伤。但是在感染者中，由于细菌的存在，使 pH 值发生相应的改变。

鼻腔黏液或分泌物的 pH 值可以影响鼻腔黏膜纤毛的活动及鼻腔溶菌酶的活性，这已经引起众多医学专家的关注，但是正常鼻腔黏液的 pH 值至今仍有争论，一般认为 pH 值为 $5.5\sim6.5$，有研究发现，我国人鼻腔 pH 值正常范围为 $6.4\sim7.2$。国外资料一般认为正常鼻腔 pH 值为 $5.5\sim6.5$，产生这种差别的原因可能有三：一是测定方法不同；二是饮食结构不同，我国人以植物蛋白膳食为主，欧美人以动物蛋白膳食为主；三是不同种族之间 pH 值也可能不一样，这有待进一步研究证实。

三、菌群

鼻腔为细菌生活提供了一个有氧环境。细菌连同灰尘和吸入的颗粒一起，通过鼻黏液进入咽喉部，并进入胃液被破坏，部分进入血液和中枢神经组织，最终进入血液被代谢。黏液含有许多防御物质包括溶菌酶、免疫球蛋白和防御因子等，对致病菌有预防作用。

鼻通道环境的生理、病理状态与菌群的生长密切相关。细菌在干燥气候、寒冷的气候或空气污染较严重的环境下明显增加；感冒和流感时引起的充血性鼻炎，使呼吸困难，适合细菌的生长；当机体免疫系统变弱时，会促进细菌扩散。细菌在不同动物之间有明显的差异，在狗鼻腔内的细菌主要以链球菌、奈瑟球菌为主（检出率100%），其次为葡萄球菌、大肠杆菌和芽孢杆菌等。而马则以放线菌、霉菌为主。水牛鼻腔则检出葡萄球菌、曼氏杆菌、大肠杆菌等。正常人类的鼻腔常出现链球菌、葡萄球菌、大肠杆菌和克雷伯杆菌，但是检出率均在40%以下，而水泥厂工人的鼻腔则检出莫拉克斯菌（51.24%）和白色念珠菌（37%），其次为粪链球菌、大肠杆菌和克雷伯杆菌。细菌种类随工作环境变化和疾病等改变，如哮喘患者的鼻腔细菌种类虽然没有大的变化，但是检出发生变化（表3-2）。

表 3-2　哮喘组与对照组鼻腔中细菌种类分析

菌　群	例数($n=144$)	
	哮喘组百分数/%	对照组百分数/%
葡萄球菌属	93(91.18)	42(100)
奈瑟菌属	8(7.84)	4(9.52)
阳性杆菌	16(15.69)	21(50)
非发酵菌属	2(1.96)	7(16.67)
肠杆菌属	6(5.88)	8(19.05)
链球菌	5(4.5)	5(11.90)
微球	1(0.98)	4(9.52)

某些细菌会对一些药物进行代谢，如金黄色葡萄球菌对青霉素的分解代谢。这些细菌对多肽类、氨基酸类药物可能有代谢作用。因此，经鼻腔给药要充分考虑鼻腔微生物环境对药物吸收代谢的影响。

四、鼻腔内屏障

鼻腔内黏膜内上皮细胞、分泌细胞、神经细胞和毛细血管细胞间由紧密连接、间隙连接构成鼻腔和血液之间的屏障、鼻腔和中枢之间的屏障，构成鼻腔-血液、鼻腔-脑的屏障。虽然，鼻腔黏膜有特殊的结构和血液与中枢神经系统相通，但鼻腔内某些物质，包括药物并不能很有效地进入血液和脑组织，这种鼻腔-血液屏障、鼻腔-脑屏障部分或选择性通透某些药物。相比于血脑屏障，这些屏障可能有较好的通透性，但对药物分子的通透性仍然有选择性。

第三节　鼻黏膜吸收、排泄、分泌和代谢

鼻腔独特的解剖结构和生理特点，构成了鼻腔内药物吸收的基础。鼻腔制剂吸收部位主要包括鼻甲骨和部分鼻中隔在内的呼吸道区域，吸收区细胞表面具有大量微小绒毛，增加了药物吸收的有效表面积。鼻腔给药不仅可用作鼻腔局部治疗，而且还可以起到治疗和预防全身性疾病的作用。

一、鼻腔黏膜的吸收和渗出

鼻腔黏膜的表面积很大，人体鼻黏膜面积约为 $150cm^2$，可大大增加药物吸收的有效表面积。鼻腔上部的黏膜比各鼻窦内黏膜厚，血管密集，是药物吸收的主要区域。鼻黏膜表层上皮细胞的微绒毛与小肠绒毛相似，大大增加了药物吸收的有效面积；鼻黏膜上皮细胞下层有丰富的毛细血管、静脉窦、动静脉吻合支和毛细淋巴管，并彼此交织成网状。药物经鼻腔毛细血管吸收后，直接进入体循环，而不经过肝-门脉系统，避免了肝脏的首关效应，因而是药物吸收进入血液循环的良好途径。

鼻腔黏膜作为体内环境和外环境的交界面。在生理状态下，鼻腔黏膜对鼻腔内容物或环境中进入的物质也有部分的吸收，这些吸收依靠不同的机制。笔者实验室对鼻腔的吸收进行检测，发现大鼠仰卧位时，鼻腔黏膜对生理的吸收的效率约为 $1\mu l/min$，加入 5%、10% 和 20% 的甘露醇后，鼻腔吸收不再进行，而是渗出增加，说明鼻腔存在明显的吸收和渗出的倾向，并且依赖于鼻腔内外的渗透压。

二、鼻腔黏膜的分泌

鼻腔黏液由杯状细胞每天分泌 $0.3ml/(kg \cdot d)$。与泪液相似，分泌的黏液＋电解质组成是高渗的。同时可溶性 IgA（sIgA）、乳铁蛋白、激肽释放酶等也出现在分泌物中。sIgA 的分泌具有日夜周期，白天分泌要低于夜间。上皮来源的分泌物中包含抗氧化剂和抗菌物质。

三、代谢酶种类及其作用

在鼻腔的细胞中也存在多种代谢酶类，虽然其活性不如胃肠道的代谢酶，但也能对药物的代谢产生影响，也是避免口服首关效应的途径之一。鼻腔内存在的各种酶，参与鼻腔与外界、鼻腔与机体之间物质代谢的调节，并帮助维持鼻腔生理状态的稳定。

鼻黏膜中的蛋白酶和氨肽酶，均可降解蛋白质和多肽类药物，影响药物的稳定性。虽然鼻腔中的氨肽酶远远少于胃肠道内，但多肽可能与鼻腔内的免疫球蛋白形成复合物，增大分子质量，降低渗透性。肽类和蛋白类药物可由于鼻黏膜中的氨肽酶和蛋白水解酶的作用而影响疗效，加入蛋白酶抑制剂可以减少药物的水解。在亮氨酸脑啡肽的鼻腔制剂中加入贝他定（乌苯美司，氨肽酶抑制剂）后，可完全抑制药物的降解。

鼻腔细胞内还存在细胞色素 P450 酶系（CYP）。众所周知，细胞色素 P450 酶系对药物在体内的影响巨大，鼻腔的细胞中表达多种细胞色素 P450，这些酶有其相应的代谢产物。主要类型有 CYP2G2、CYP2G1、CYP1A1、CYP1A2 、CYP2B1/2 等，可对诸如尼古丁等药物的鼻腔给药产生影响。同时，鼻腔黏膜的酶屏障能产生一种"首关效应"。研究表明，鼻腔中的 NADPH-细胞色素酶和 P450 酶的含量较肝脏高出 3～4 倍，活性较高。

除此之外，糜蛋白酶、纤维蛋白溶解酶对维持鼻腔正常生理功能也非常重要，维持鼻腔局部的微循环畅通。氰化物代谢酶硫氰酸酶以高活性水平是存在于鼠类鼻腔上皮。

四、鼻腔排泄与黏膜纤毛运动

黏液纤毛系统不仅对清洁吸入的空气和排除鼻腔异物有重要的作用，对于鼻腔制剂中的药物吸收也具有极大的影响。鼻腔黏膜杯状细胞及浆黏液细胞产生的分泌液在纤毛表面覆盖形成具有双层结构的黏液毡，这层黏液是纤毛运动的必要条件，并对纤毛和黏膜上皮产生保护作用，因此称之为黏液纤毛系统。鼻黏膜表面的纤毛摆动频率（ciliary beat frequency，CBF）是反映纤毛运动状况的重要指标，正常纤毛摆动频率约为 $10 \sim 15\,Hz$，每个摆动周期由与黏液运动同向的有效摆动、与黏液运动反向的复位摆动和相对静止的休息期组成（图3-2）。鼻黏膜表面的众多纤毛以 1000 次/min 左右的速度向后摆动，对鼻黏膜表面物质的清除速率为 $3 \sim 25\,mm/min$（平均为 $6\,mm/min$），这对清除鼻腔内异物、保持鼻腔清洁具有重要意义，同时也对鼻腔给药时药物在鼻腔内的保留时间有很大影响，进而影响了黏膜表面药物的吸收。黏液毡由于纤毛运动、自身牵引力及吞咽动作，使其不断向下向后移动至鼻咽部，然后被咽下或咳出。黏液毡的移动方向及速度与黏膜上皮纤毛活动有密切关系，鼻腔前 1/3 部的黏液毡移动迟缓，约每 $1 \sim 2\,h$ 更新一次，而其后 2/3 部则甚活跃，黏液毡约每 $10\,min$ 更新一次。此外，正常成人鼻腔的 pH 范围在 $6.6 \sim 7.1$，也是鼻腔制剂药物吸收的限制条件之一。

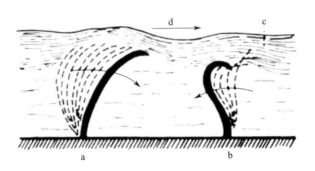

图 3-2　纤毛的运动模式

五、鼻黏膜的吸收机制

环境中物质或药物有两种方式穿过鼻黏膜：①通过亲水性的细胞间隙；②通过鼻黏膜中的脂质载体通道。由于细胞间隙的粒径一般为 $0.4 \sim 0.8\,nm$，因此粒径大于 $0.8\,nm$ 的生物分子不能自由通过细胞间隙。鼻腔上皮细胞旁通透性与肠道相似，因此小分子疏水性分子可以主动通过细胞间隙扩散进入，这种扩散主要依靠鼻腔上皮细胞两侧的药物浓度差来完成，而多数的常规小分子亲脂性药物可通过跨细胞膜主动转运，遵从菲克第一定律进行弥散。药物的解离程度是影响药物跨细胞膜扩散的重要因素。多数的肽类、氨基酸在鼻腔通过相应的载体转运可以跨过上皮细胞膜。此外，内吞过程也是药物通过上皮细胞的重要机制。采用鼻腔给药的药物大部分分子质量超过 1kD，可通过内吞跨过上皮细胞。但是也有通过细胞旁通路跨过上皮细胞层的，如 FITC-Dextran（3kD），仅有一小部分能通过内吞方式跨膜转运。分子质量超出 10kD 的 FITC-Dextran 很难通过上皮层，除非使用吸收促进剂。

目前研究证实，药物通过鼻黏膜吸收的途径主要包括两种：细胞途径和细胞旁路途径。细胞途径可以分三种不同类型（图3-3）：

①上皮细胞的被动扩散作用。药物的分子大小、弱酸弱碱性药物的解离度及其所处环境的 pH 都是影响上皮细胞被动扩散的重要因素。

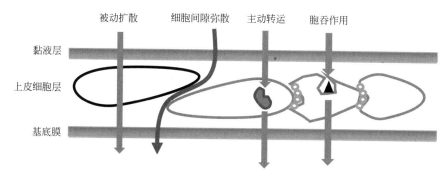

被动扩散　　细胞间隙弥散　　主动转运　　胞吞作用

黏液层

上皮细胞层

基底膜

图 3-3　药物通过鼻腔生物膜屏障的主要类型

②载体介导的药物跨膜转运。鼻黏膜细胞的细胞膜上发现 P-糖蛋白、有机阳离子、多巴胺转运蛋白、氨基酸等载体，这些载体在鼻黏膜吸收的细胞途径中发挥重要的介导作用。

③细胞内吞过程。一部分药物，尤其是大的颗粒或大分子物质，需要通过细胞膜的内陷，将其吞入细胞，然后才能穿过细胞到达另一侧。鼻腔上皮组织对于颗粒的摄取大部分由微褶细胞介导完成的。微褶细胞（membranous/microfold cell）是黏膜免疫系统中一种特化的抗原转运细胞，其主要功能是摄取并呈递抗原（尤其是颗粒性抗原）至其下游的免疫细胞。由于鼻腔存在免疫组织，因此，应用鼻腔纳米制剂进行疫苗接种是黏膜免疫的首选途径之一。

细胞旁路途径是大部分小分子、亲水性物质通过细胞间隙被动扩散到达相邻鼻黏膜上皮细胞的方式。通过细胞旁路途径被动扩散的亲水物质是沿浓度梯度进行的，其在上皮细胞的吸收率可以用菲克第一定律来解释。一般认为，极性分子质量小于 1kD 的药物通过细胞旁路途径穿透鼻腔上皮细胞层。此外，肌动蛋白在细胞旁路途径渗透方面发挥重要的控制作用。

参考文献 ▶▶

［1］　Bogdanffy MS. Biotransformation enzymes in the rodent nasal mucosa：the value of a histochemical approach. Environ Health Perspect，1990，85：177-186.

［2］　Deshpande VS，Genter MB，Jung C，Desai PB. Characterization of lidocaine metabolism by rat nasal microsomes：implications for nasal drug delivery. Eur J Drug Metab Pharmacokinet，1999，24（2）：177-182.

［3］　Reed CJ. Drug metabolism in the nasal cavity：relevance to toxicology. Drug metabolism reviews，1993，25（1-2）：173-205.

［4］　Sarkar MA. Drug metabolism in the nasal mucosa. Pharm Res，1992，9（1）：1-9.

［5］　Uno Y，Uehara S，Murayama N，Yamazaki H. CYP2G2，pseudogenized in human，is expressed in nasal mucosa of cynomolgus monkey and encodes a functional drug-metabolizing enzyme. Drug Metab Dispos，2011，39（4）：717-723.

［6］　Rambotti MG，Altissimi G，Spreca A. Enzyme-ultracytochemical study of adenylate and guanylate cyclases in normal and pathologic human nasal mucosa. Eur J Histochem，2004，48（3）：299-308.

［7］　Giger R，Nicoucar K，Kurt AM，Grouzman E，Lacroix JS. Study of the enzyme peptidyl peptidase IV in nasal mucosa］. Schweiz Med Wochenschr，2000，125：99S-101S.

［8］　Ohkubo K，Lee CH，Baraniuk JN，Merida M，Hausfeld JN，Kaliner MA. Angiotensin-converting enzyme in the human nasal mucosa. Am J Respir Cell Mol Biol，1994，11（2）：173-180.

［9］　Smith TJ，Guo Z，Hong JY，Ning SM，Thomas PE，Yang CS. Kinetics and enzyme involvement in the metabolism of

4-(methylnitrosamino)-1-(3-pyridyl)-1-butanone (NNK) in microsomes of rat lung and nasal mucosa. Carcinogenesis, 1992, 13 (8): 1409-1414.

[10] Randall HW, Bogdanffy MS, Morgan KT. Enzyme histochemistry of the rat nasal mucosa embedded in cold glycol methacrylate. The American journal of anatomy, 1987, 179 (1): 10-17.

[11] Borgo M, Conti A. Respiratory nasal mucosa in senescence. 2. Histochemical data on some enzyme activities. Minerva otorinolaringologica, 1965, 15 (11): 177-182.

[12] Sasaki Y. Effects of Ki, Mgc12, and Cac12 on the Enzyme Activity of the Nasal Mucosa. Jibi inkoka Otolaryngology, 1964, 36: 837-840.

[13] Shapiro BL. Enzyme histochemistry of embryonic nasal mucosa. The Anatomical record, 1970, 166 (1): 87-97.

[14] Washington N, Steele RJ, Jackson SJ, Bush D, Mason J, Gill DA. Determination of baseline human nasal pH and the effect of intranasally administered buffers. Int J Pharm, 2000, 198 (2): 139-146.

[15] Hillery AM, Lloyd AW, Swarbrick J. Drug delivery and targeting USA and Canada Taylor & Francis Inc, 2005.

第四章

鼻用制剂递送途径和机制

（鲁翠涛　杨伟　金蓉蓉　厉星　林敏）

第一节　概述

一、血脑屏障限制药物的通透

血脑屏障（blood brain barrier）是机体内部屏障之一，由介于血循环与脑实质间的软脑膜、脉络丛的脑毛细血管壁和包于血管壁外的胶质细胞、周细胞所组成（图4-1）。血脑屏障对于阻挡病原生物和其他毒性大分子物质由血循环进入脑组织和脑室起到重要的保护作用。由于血脑屏障的存在，大部分药物包括生物大分子物质不能有效跨过血脑屏障。外源性物质由血液进入脑组织主要是通过扩散或载体转运，只有少数脂溶性的小分子药物可以经扩散透过血脑屏障，高达95%的药物静脉给予时，都会被血脑屏障阻挡，使药物难以到达中枢神经系统产生疗效。即使少数药物或外源性物质能通过血脑屏障，第二道防卫机制（即多药外排转运蛋白）也会减弱或消除药物对大脑组织的作用。

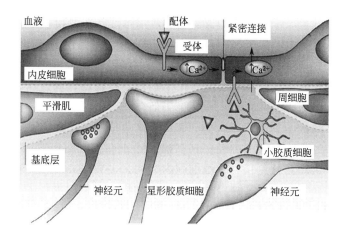

图4-1　血脑屏障主要结构

摘自：Abbott NJ，Ronnback L，Hansson E. Astrocyte-endothelial interactions at the blood-brain barrier. Nat Rev Neurosci, 2006, 7（1）：41-53.

血脑屏障成为静脉注射、口服和肌内注射给药治疗中枢神经系统疾病的瓶颈。即使部分药物进入脑组织，也会伴随较为严重的副作用。尽管脑源性神经营养因子（BDNF）、生长因子类等生物大分子药物具有修复和治疗神经系统退行性疾病的作用，但是由于血脑屏障的限制，静脉注射给药后很难达到理想的入脑效果，需要大剂量给药才可能达到较好的效果，但其在血循环中的长期滞留却会导致全身性不良反应。多数研究者着眼于将药物进行改造，比如使用病毒载体、穿膜肽、免疫靶向技术等，以求跨过血脑屏障或开放血脑屏障，促进药物入脑，其结果是向脑组织中引入了可能带来损伤的物质，如病毒载体。尽管靶向制剂经静脉给药后可达到较好的入脑效果，但其风险也很大。采用局部脑室植入方法可以提高脑内药物浓度。也有研究报道利用高渗溶液、血管活性物质、药物进行结构修饰以增强脂溶性等方法或增加血脑屏障的开放程度。这些方法具有一定的损伤性，同时血脑屏障的开放也会让血液成分无选择性地进入脑内，最终对脑功能产生不良影响。目前，临床针对中枢神经系统疾病的治疗往往需要长期给药，因此皮下及静脉注射生物大分子药物显然不适用于治疗中枢性慢性疾病。

二、鼻腔给药绕过血脑屏障直接入脑

鼻腔给药的安全性和绕过血脑屏障直接入脑的特点，为大部分药物治疗中枢性疾病提供了一条途径。鼻腔黏膜与脑存在直接转运通路，使得一些外源性的物质可以绕过血脑屏障，避开肝脏的首关效应及胃肠道中酶的作用而直接入脑，赋予了脑靶向鼻腔药物制剂的独特优势。药物从鼻腔到达中枢神经系统主要涉及嗅神经通路、三叉神经通路、脉管系统、脑脊液和淋巴管相关通路等。目前，利用鼻腔给药治疗中枢神经系统疾病的研究多集中于帕金森病、阿尔茨海默病、脑瘤、癫痫和失眠等。

三、鼻腔入脑途径较复杂

鼻腔给药途径用于替代静脉注射、肌内注射和口服给药等途径治疗各种疾病，尤其是中枢性疾病具有明显的优势。随着技术的发展，鼻腔给药递送机制研究也随之深入，科学家们利用鼻腔灌流、影像学技术、电子显微镜和组织病理学等研究手段，揭开药物自鼻腔递送入脑、入血和进入鼻腔相关淋巴组织的机理。

由于鼻腔和脑组织毗邻，存在入脑的解剖学基础，鼻腔途径成为绕过血脑屏障的给药途径。因此，对鼻腔入脑的机制研究较多，但也仍然存在有待解决的问题。经典的入脑途径主要是嗅神经及其相关结构。鼻腔给药入脑的递送机制包括多种递送通道。鼻腔和脑组织之间有嗅神经联系，嗅神经作为一条颅神经，其末梢广泛分布于鼻腔上部，感受来自环境的微小气味，将信号传至脑组织，此途径为神经细胞内途径。多数研究认为此通路是药物递送入脑的主要途径。近年来研究发现三叉神经也可能是鼻腔给药入脑的重要途径。在鼻腔的中下部和侧壁分布有三叉神经，三叉神经也可作为鼻腔给药入脑的递送通路，但是关于三叉神经通路的机制还不太清楚，是否存在类似于嗅神经的递送结构和机制将药物直接递送入中枢神经系统还有待进一步研究。

通过三叉神经和嗅神经的细胞内途径转运药物是相当危险的，尤其是有活性的生物大分子，可能导致沿途神经细胞内信号激活而致细胞损伤。递送机制研究主要是针对不同制剂的研究。药物或者制剂经鼻腔给药后，通过多种机制进入相应的通道或通路中，进入目标组织。除细胞内传递机制外，在神经中还存在神经鞘膜、束膜和神经束间隙等也可以作为药物递送的通道。目前，大多数的研究者将目光聚集在鼻腔嗅区的神经通路，对其他的通路的研究相对较少，尤其是神经内空间，如神经束膜间隙等是否可能作为直接递送入脑的通路少见文献报道。神经周围间隙以及与其相邻的血管周隙等解剖学结构为药物递送进入脑内提供了方便。最近的研究也表明，血管周隙可能也是递送药物重要通道。

改善药物体内代谢动力学行为，是鼻腔给药的另一重要作用。鼻腔丰富的毛细血管网，是药物吸收入血的解剖学基础。药物跨过上皮细胞层和基底膜层，弥散分布到血管、毛细淋巴管周隙。一方面，药物沿着血管周隙等进入脑实质的间质液中进而弥散入脑组织，另一方面药物穿过毛细血管内皮细胞和淋巴毛细管进入脉管系统管腔内，然后被逐步收集进入血液。进入血液的部分药物，根据药物的性质不同，如脂溶性较大的药物也会穿过血脑屏障进入到中枢神经系统。部分进入淋巴管的药物也可能进入脑脊液，通过脑脊液-间质液交流，进入脑实质内。

除此以外，药物自鼻腔给药进入脑内还有其他途径，包括药物跨过鼻腔的上皮细胞层后弥散至颅底硬脑膜和软脑膜，并进入脑脊液中，通过脑脊液和脑实质之间的互相通路，弥散进入脑实质。图 4-2 列举了鼻腔给药递送机制有关的途径，图 4-3 显示了详细的鼻腔吸收入血、入脑的途径和相关结构。目前对鼻腔给药递送机制的研究尚存在诸多不确定问题，比如神经束间隙是否与脑内组织的细胞间隙或者血管周隙连通等。

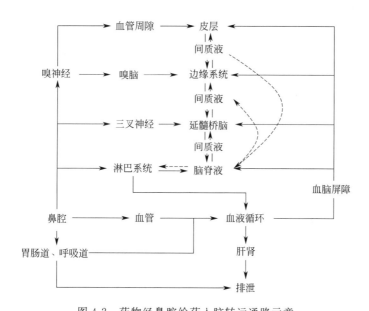

图 4-2　药物经鼻腔给药入脑转运通路示意

红线部分为吸收进入脑组织或血液；黑色实线表示自鼻腔消除的途径；
蓝色实线表示淋巴系统回流至血液；蓝色虚线表示脑脊液和脑实质之间的交流。

第二节　鼻腔入脑的鼻嗅区通路

虽然目前对于经鼻腔给予的药物如何进入中枢神经系统的机制与通路尚未完全达成共

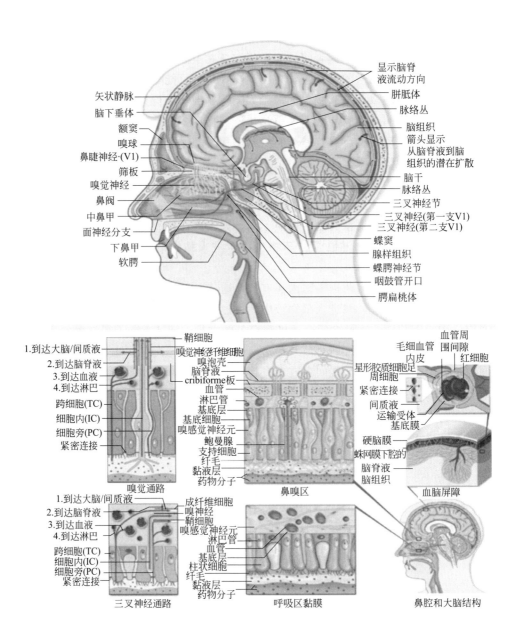

图 4-3　鼻腔给药后药物进入脑内各通路详细示意

摘自：Djupesland PG，Messina JC，Mahmoud RA. The nasal approach to delivering treatment

for brain diseases：an anatomic，physiologic，and delivery technology overview.

Therapeutic delivery，2014，5（6）：709-733.

识，但是有大量证据显示，人体的鼻-脑通路主要包括神经通路、血管通路和淋巴管通路。根据药物的理化性质、处方工艺、制剂类型、给药装置等不同，这些通路有可能是共同起作用，也可能是以一个通路为主导在起作用。目前研究较透彻的通路包括：嗅神经通路、三叉神经通路、血管系统、脑脊液和淋巴管相关通路。药物经鼻腔给药后进入中枢神经系统的途径如图 4-2 及图 4-3 所示。

一、嗅神经通路

1. 药物通过嗅神经纤维

嗅神经途径存在于鼻腔上部的嗅觉区，其中嗅觉受体神经元（ORN）穿插在支持细胞、微绒毛细胞，以及基底细胞之中，其树突分布在上皮黏液层中，轴突贯穿于固有层和筛板，穿过蛛网膜下腔终止于嗅球，经过嗅球的神经网络发散投射到嗅束、前嗅核、梨状皮质和杏仁核等下丘脑多个脑区。嗅觉受体神经元接受周边环境信息，并将产生的神经冲动传递到中枢神经系统，以此感受嗅觉变化。

嗅觉受体神经元具有维持细胞内环境动态平衡的独有特性，尤其在药物分子经鼻腔进入中枢神经系统时对维持细胞内环境的平衡起到了重要作用。由于直接与外部环境中的毒素接触，每3～4周嗅觉受体神经元会由上皮层中的基底细胞分化再生更新。在嗅觉受体神经元成熟过程中，血脑屏障分泌的一些功能蛋白如蛋白水解酶、紧密连接蛋白、流出转运蛋白等在鼻腔通路中的功能部分缺失。因此，在嗅觉受体神经元恒定的换代过程中，可以认为通往中枢神经系统的鼻屏障处于开放状态。包裹嗅觉受体神经元的嗅鞘细胞在神经元轴突换代、再生长及髓鞘再生过程中起着重要的作用。而且，有趣的是髓鞘细胞会建立一个充满液体的持续性神经束膜通路，无论受体神经处于衰退还是换代过程都保持开通状态。

嗅神经和嗅黏膜解剖结构的特点，为药物经鼻嗅区进入中枢神经系统提供了保障。鼻腔给予多种的示踪剂，包括辣根过氧化物酶、量子点等，观察到药物或示踪剂进入嗅脑，并向大脑分布。有研究表明，大多数亲神经的病毒（狂犬病毒和疱疹性口炎病毒）、亲脂性小分子、金属离子、甾体激素和蛋白质以及麦芽凝集素-辣根过氧化物酶（WGA-HRP）等嗅觉受体神经元的受体物质，都是依靠嗅觉受体神经元的细胞内通路递送入脑。亲神经病毒或者药物被神经元轴突末梢摄取，随轴浆流动，在嗅神经元细胞内转运至嗅球，最后到达嗅脑区域（包括嗅球及大块前脑区）。金属离子（如 Al^{3+}、Ca^{2+}、Cd^{2+}、Ni^{2+} 等）也通过嗅神经途径到达脑部。研究发现，毒性物质苯并芘、黄曲霉素 B 也通过嗅神经途径入脑。此外研究表明，^{3}H-亮氨酸、染料伊文思蓝以及辣根过氧化物酶也是经由嗅神经途径吸收入脑。

鼻腔经荧光示踪剂追踪研究证明，嗅觉神经通路是鼻腔传递的重要组成部分，从观察中枢神经系统中药物的浓度可以看到嗅球中药物浓度最高，且嗅上皮和嗅球在药物浓度上存在较强的正相关。鼻腔给予量子点 30min 后，量子点出现在嗅脑中，主要分布于嗅球前端边缘，1h 后进入嗅球，并向嗅球深层转移，2h 则鼻腔内荧光下降，24h 嗅脑内仍然可见荧光，并在大脑组织切片内观察到量子点荧光。粒径较大的物质或制剂也能通过嗅神经进入嗅脑。中国科学院高能物理研究所证实 Fe_2O_3 纳米颗粒（280nm）经嗅神经路径进入脑组织中（图4-4）。从图中观察到 Fe_2O_3 纳米颗粒组小鼠嗅球微区中 Fe 分布明显高于对照组。荧光标记的胰岛素可以通过鼻嗅区黏膜进入嗅束内，并且在嗅束中有高密度的分布，进入小球细胞层分布于细胞内（图4-5）。尽管此结果不能说明药物鼻腔给药后在药物传递过程中经嗅神经纤维摄取进入细胞内，但至少说明药物在鼻腔给药后进入嗅脑的可能途径是经神经纤维的胞吞作用进入细胞内而进行传递的。同位素标记的生物大分子如 IGF、NGF、BDNF 等鼻腔给药，嗅脑的含量或放射性活度均很高。嗅神经离断后，^{201}Tl 和 ^{54}Mn 进入嗅脑的转运利用度明显下降，给药侧嗅脑内的放射性活度几乎消失了一半。这些说明嗅神经在鼻腔给药入脑过程中有重要的作用（图4-6）。

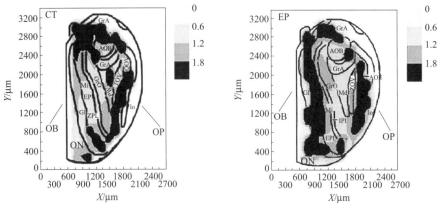

图 4-4　280nm Fe₂O₃ 颗粒单次鼻腔滴注后在小鼠嗅球中的分布

颜色越深，表示分布密度越高。左图对照组；右图 280nm Fe₂O₃ 纳米颗粒组。

摘自：Wang B, Feng WY, Wang M, Shi JW, Zhang F, Ouyang H, et al. Transport of intranasally instilled fine Fe₂O₃ particles into the brain: micro-distribution, chemical states, and histopathological observation. Biol Trace Elem Res, 2007, 118 (3): 233-243.

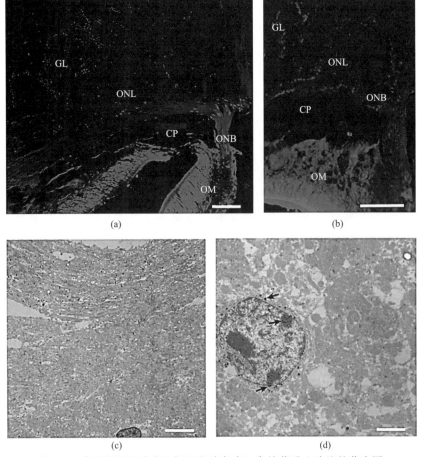

图 4-5　荧光标记和纳米金标记的胰岛素经鼻给药进入嗅脑的荧光图

（a）和（b）为荧光标记的胰岛素鼻腔给药进入嗅束图示，ONB 为嗅束；OM 为嗅区黏膜；CP 为筛板；ONL 为嗅神经层；GL 为小球层。（c）和（d）为纳米金标记的胰岛素鼻腔给药在嗅束和小球层球旁细胞内分布，上面的箭头线为在细胞浆内，中间箭头显示为分布在核内；下面的箭头则显示沿细胞核膜分布。

摘自：Renner DB, Svitak AL, Gallus NJ, Ericson ME, Frey WH, 2nd, Hanson LR. Intranasal delivery of insulin via the olfactory nerve pathway. J Pharm Pharmacol, 2012, 64 (12): 1709-1714.

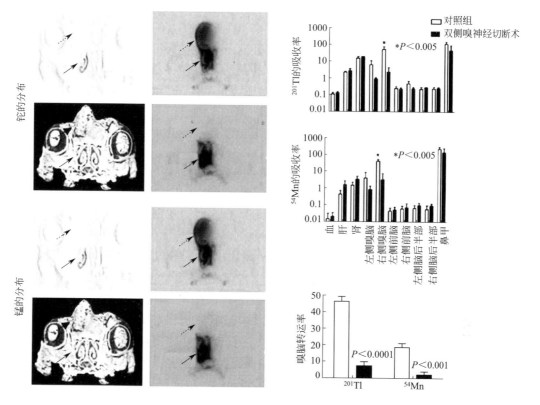

图 4-6　嗅神经切断对同位素铊和锰鼻腔给药进入嗅脑的影响

（左图为铊和锰给药 3h 在鼻腔和嗅脑内的分布，虚线箭头表示嗅脑组织，实线箭头表示鼻腔）

摘自：Kinoshita Y，Shiga H，Washiyama K，Ogawa D，Amano R，Ito M，et al. Thallium transport and the evaluation of olfactory nerve connectivity between the nasal cavity and olfactory bulb. Chem Senses，2008，33（1）：73-78.

2. 药物或标记物通过嗅区进入嗅脑的机制

由嗅神经通路转运的药物分子，借助胞饮或扩散作用，经黏膜上皮嗅神经元受体细胞临近区域进入支持细胞和腺细胞，或穿过细胞间隙进入细胞间液。目前发现药物经嗅神经通路入脑的机制分为两种：嗅黏膜上皮途径和嗅神经途径。

（1）嗅黏膜上皮途径　药物分子经吸收进入嗅黏膜上皮的支持细胞和腺体，或穿过细胞间隙进入细胞间质液。药物分子到达固有层后，经嗅神经束周围间隙转运进入脑脊液。嗅黏膜上皮途径的特点为：起效比嗅神经途径快，通常几分钟内即可起效。大多数小分子药物（如可卡因、利多卡因、多巴胺、头孢氨苄、5-氟尿嘧啶、双氢麦角胺、胰岛素、β-脑啡肽、舒血管肠肽等），都是通过嗅黏膜上皮途径吸收入脑。

嗅黏膜上皮途径主要存在两种转运方式：细胞内转运和细胞侧转运。前者主要是在柱状细胞内，通过受体介导的细胞吞噬方式或被动扩散方式进行转运；后者主要是通过柱状细胞之间的紧密连接或柱状细胞与嗅觉神经元之间的缝隙，以被动扩散方式进入脑内。利用放射性物质进行鼻腔吸收的实验表明，给药后很快就在嗅球、大脑和脑干区检测到放射性，说明放射性物质是经嗅黏膜上皮细胞间隙吸收后，沿嗅神经元经胞外转运进入嗅球和脑脊液的。

有报道称，将放射性标记的四种羧酸类化合物（苯甲酸、4-氯苯甲酸、邻苯二甲酸和水杨酸）滴入小鼠单侧鼻腔，观察其在脑部转运情况。放射性检测结果发现，给药鼻腔对侧的嗅球放射性水平远低于同侧嗅球，如果预先破坏小鼠鼻腔嗅觉神经上皮，将导致嗅球对放射性化合物的摄取量减少。有人研究了放射性标记的二氢麦角胺大鼠鼻腔给药后的脑部摄取情况，并与该药静脉注射的结果相比较。结果表明，鼻腔给药后嗅球中的药物浓度是静脉注射的 51 倍，脑其他部位药物浓度也是静脉注射的 3～7 倍。另一项研究发现，相对分子质量为 3000 的荧光素右旋糖酐（FD）大鼠鼻腔给药后，可以通过嗅觉上皮细胞吸收，并于 15min 内转运至嗅球。这些研究表明，嗅球是药物从鼻腔递送入脑的重要通络之一。

（2）嗅神经途径　嗅上皮独特的生理结构使药物通过嗅神经细胞外或细胞内通路传递到中枢神经系统成为可能。嗅区上皮中，药物或标记可以通过内吞和胞饮作用进入嗅觉受体细胞，并利用嗅神经通路经细胞间轴突转运至嗅脑。小鼠的乙肝病毒和疱疹病毒即以这种方式进入中枢神经系统。凝集素标记的辣根过氧化物酶鼻腔给药后也通过这种方式进入。细胞外的递送机制涉及鼻腔上皮细胞之间的药物分子快速移动，药物经鼻腔给药后只需要几分钟到 30min 就可以到达嗅球或中枢神经系统的其他部位。众所周知，轴突转运物质可以逆向和顺向转运。逆向转运速度依赖于所转运物质的特性，可以快至 20～400mm/天，也可以慢至 0.1～4mm/天，转运速率也与不同动物模型有关。胞饮囊泡、溶酶体和线粒体参与了逆行转运过程，其速率与顺行转运相似。金纳米粒在猴和家兔的嗅神经转运的速率均较慢。^{198}Au 从鼻腔嗅黏膜进入脑脊液，脑脊液和嗅脑中的放射性含量是最高的。电镜扫描检测^{198}Au 在嗅神经中的移动速度大约为 2.5mm/h。尽管药物、标记物或病原体可在轴突内转运，但是某转运机制还不是很清楚。

嗅鞘细胞建立的神经束膜通路中，药物递送机制涉及"整体流动"机制［如图 4-7(b) 所示］。而在轴突发生去极化、相邻轴突之间动作电位的传递过程中引起结构的改变也能推动药物在这些通路中的传递。细胞内通路递送机制涉及药物通过被动扩散、受体介导或吸附性胞吞作用等摄入嗅觉受体神经元分子，这一过程通常需要若干小时至若干天，才能到达嗅球和其他脑区。

如图 4-7 所示，经鼻腔给药后，药物（蓝色圆圈）接触到鼻腔黏膜，鼻黏膜是由三叉神经和嗅神经支配的。鼻黏膜由鼻上皮组成，其中含有多种类型的细胞，鼻黏膜中包含有血管、神经轴突、腺体和结缔组织。图 4-7(a) 为呼吸区域，纤毛上皮细胞和上皮细胞分泌黏液的杯状细胞形成黏液纤毛清除机制，在此基础上清除从黏膜层到鼻咽部的外来物质。在鼻腔呼吸区上皮和嗅觉上皮存在的三叉神经末梢传递化学感受信息到中枢神经系统。在嗅觉区，嗅觉受体神经元穿插在支持细胞和基底细胞之间形成了嗅上皮细胞。药物可以通过鼻腔黏膜输送到中枢神经系统，主要通过进入固有层中的血管周围的通道（虚线血管周围间隙）或通过细胞外或细胞内机制，可能涉及嗅神经和三叉神经（虚线箭头）。与嗅觉上皮细胞相比，呼吸道上皮细胞的血液供应较丰富，使之成为适用于鼻腔给药全身吸收的理想场所。图 4-7(b) 为固有层区域，药物可进入由嗅觉神经包围着的嗅鞘周围细胞组的渠道，在那里它们可以进入脑脊液（CSF）和嗅球（虚线箭头）。图 4-7(c) 为脑脊液区域，药物可通过庞大的整体流动机制和药物与大脑间液混合而进入整个大脑（虚线箭头）。药物在到达大脑迅速分布于中枢神经系统后也能进入脑血管周围的空间。进入鼻黏膜血管周围的空间的药物，可以被大脑清除。药物在这些相同的途径以相反方向流动，涉及从中枢神经系统到周边的溶质清除机制和途径。

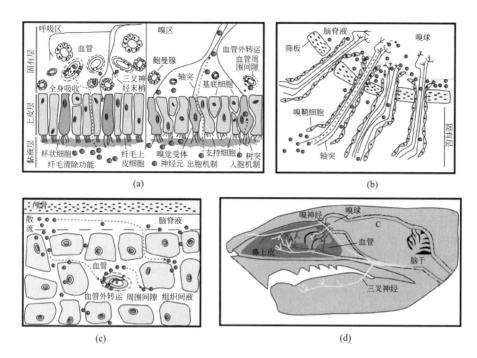

图 4-7　药物在鼻腔和中枢神经系统中的分布途径

摘自：SHYEILLA V DHURIA，LEAH R HANSON，WILLIAM H FREY Ⅱ. Intranasal delivery to the central nervous system：mechanisms and experimental considerations. J Pharm Sci，2010，99（4）：1654-1673.

二、三叉神经通路

三叉神经通路是药物经鼻入脑的另一条途径，支配着呼吸区上皮和嗅上皮，是进入中枢神经系统的桥梁。三叉神经主要由脑桥进入中枢神经系统，但也有一小部分的三叉神经也终止于嗅球。其感觉神经支分布于鼻黏膜，药物经鼻给予后很可能与三叉神经直接接触并被吸收；实际上，在呼吸区域和嗅上皮组织内分布着的三叉神经末梢，可将接收到周围环境的化学感应信息传递到中枢神经系统。

三叉神经在呼吸上皮层有两个位点可以穿行进入大脑：脑桥附近的前破裂孔和嗅球附近的筛板，创建了鼻腔给药到达尾部和喙部脑区的两个切入点。研究发现，经鼻给予[125]I-IGF-1后，在三叉神经分支、三叉神经节、脑桥和嗅球等区域可观察到高放射性。但值得注意的是，嗅神经通路上亦可发现较高的放射性（图 4-8）。由于三叉神经通路有一部分是通过筛板进入大脑，和旁边的嗅觉通路很接近，因此很难分辨经鼻给药到达嗅球和其他大脑区域是通过嗅神经通路还是三叉神经通路，或是两条通路都有涉及。后续研究发现，经鼻给予其他蛋白质和多肽，如 NT-4、BDNF、干扰素-β1b(IFN-β1b)、VEGF、EPO 下视丘分泌素-1 和类肽等，三叉神经的放射性水平与经鼻给予[125]I-IGF-1 的结果相似（图 4-9）。在三叉神经及其相邻结构中均发现药物的含量高于其他部位（除嗅脑及其相邻结构外），包括相邻的硬脑膜、桥脑、延髓和高位脊髓。这些部位的药物浓度同时也高于嗅脑，为嗅脑的 2～3 倍。虽然放射性研究不能证明一定是三叉神经通路起到递送作用，但是有其他研究发现，药物经鼻给药后分布在脑尾部区域（如脑干和小脑区），这些结果表明三叉神经是参与药物递送的，但是这条通路的递送机制是否与嗅神经的递送机制相似还不清楚。

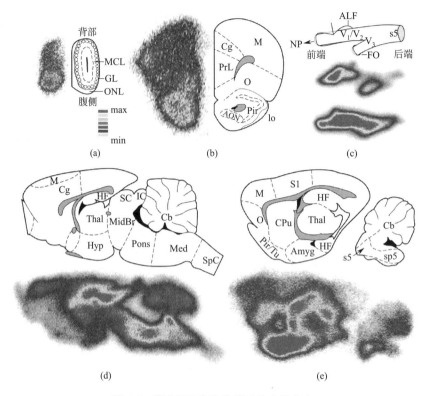

图4-8 ^{125}I-IGF鼻腔给药后脑内的分布

（a）为^{125}I-IGF-1嗅脑内的分布；（b）为^{125}I-IGF-1在前脑部分分布；（c）为^{125}I-IGF-1
三叉的分支分布；（d）和（e）为矢状切片，药物在脑内的分布。

目前，可以肯定的是：三叉神经纤维可以参与药物入脑的传递，对鼻腔给药递送入脑过程有重要的作用。尽管对三叉神经参与鼻腔给药递送入脑的研究已有10余年，但是对鼻腔给药沿三叉神经递送入脑的机制还是不清楚。鼻腔内给予辣根过氧化物酶，可进入三叉神经纤维，再由此向三叉神经节传递，并进入三叉神经核，逆行转运至下丘脑，再由此部位向各脑区转运。因此，三叉神经纤维可能具有类似于嗅神经纤维的传递机制。

三、血管通路

呼吸区黏膜含有密集的毛细血管，血流丰富，药物分子可通过呼吸区黏膜吸收进入毛细血管，亦可经血流丰富的鼻黏膜或通过嗅区的固有层吸收进入血液循环，然后通过血脑屏障进入脑脊液或脑组织。

一般来说，经鼻腔给药后，大部分药物通过鼻黏膜下的毛细血管吸收进入全身循环。鼻黏膜分布着丰富的血管，其血液供应主要来自颈总动脉的上颌分支、眼部分支及面部分支三条分支动脉。嗅黏膜的血液供应主要来自于眼动脉的小分支，而呼吸黏膜的血液供应主要来自于上颌动脉的一条大分支动脉。与嗅黏膜相比，呼吸黏膜上分布的血管密度较大，是药物吸收进入血液循环的理想部位。呼吸黏膜的血管壁由连续

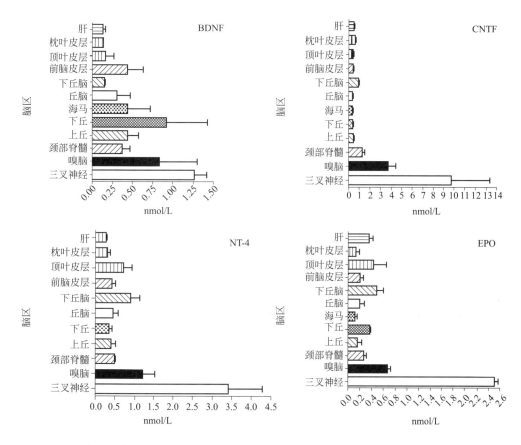

图 4-9　NT-4、BDNF、EPO 和 CNTF 鼻腔给药后 25min 各脑区含量变化

的孔状内皮细胞组成，可以吸收经鼻给药的小分子和大分子药物进入体循环。相比大分子亲水性药物，小分子脂溶性药物更容易穿透血脑屏障，通过血液循环进入中枢神经系统。此外，药物也可以通过逆流转运的方式，在进入鼻腔静脉后，迅速进入颈总动脉，继而到达大脑和脊髓。然而，通过血液循环进行全身给药所带来的副作用（例如通过肝脏或肾脏消除的药物的副作用以及其他不良反应）和限制条件（如血脑屏障、药物和血浆蛋白的结合率、血浆蛋白酶对药物的降解率等），都是目前值得注意的问题。

　　越来越多的研究表明，药物经鼻腔吸收进入中枢神经系统的机制与血管或血管周隙有关联。血管周隙由血管最外层和周围组织的基底膜相连而成，在大脑起着淋巴系统的作用。神经源性物质正是通过大脑血管周围间隙进入脑脊液，而从脑实质间质液中被清除。已有实验证明，脑实质内或脑脊液中放射性示踪剂、印度墨水和 β 淀粉样蛋白，都是通过进入脑血管周隙被清除的。物质也可以通过血管周隙进入脑内，鼻腔给予荧光示踪剂后，荧光标记物快速进入大鼠脑内血管周隙，包括颅底的大血管周隙、软脑膜（图 4-10，图4-11）。血管周隙是连接鼻腔和脑实质的通道，脑脊液中的物质或药物可以沿着血管周隙进入脑实质，而脑实质中间质液内物质可以通过此途径进入脑脊液，然后回流到鼻腔淋巴系统。因此药物可以通过血管周隙自鼻腔进入中枢，相反地也可以从脑实质出来。

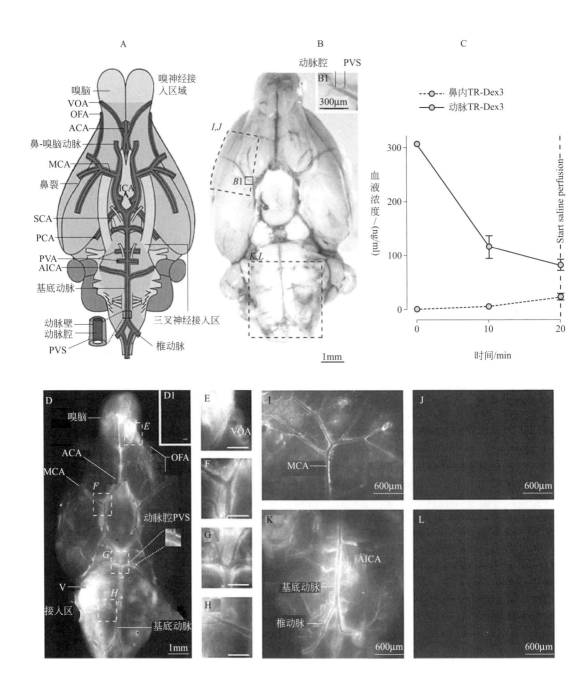

图 4-10　鼻腔给药后沿血管周隙扩散至脑部

A 为大鼠脑的腹侧面血管及三叉神经、嗅神经并行的血管周隙示意图；B 为未给药大鼠未灌注大脑腹侧面观察区域（I～L），许多血管管腔被血管周隙围绕（B1）；C 为鼻腔给药和动脉内注射 15min 后荧光标记物在血浆中的浓度，TR-Dex3 鼻腔给药后血浆浓度明显小于动脉内；D 为鼻腔给药后大脑腹侧面体外荧光图，代表性荧光图在嗅脑、三叉神经入脑干处和腹侧面血管周隙；E～H 为相应区域的放大图片；外侧脑表面也有明显的荧光，但动脉内给药未见荧光（I，J）。脑后部血管显示同样现象（K，L）。ACA：大脑前动脉；MCA：大脑中动脉；PCA：大脑后动脉；AICA：小脑下前动脉；ICA：颈内动脉；OFA：嗅眶动脉；PVA：后腹动脉；PVS：血管周隙；SCA：小脑上动脉；TR-Dex3：德克萨斯红标记的右旋糖酐；VOA：腹侧嗅动脉。

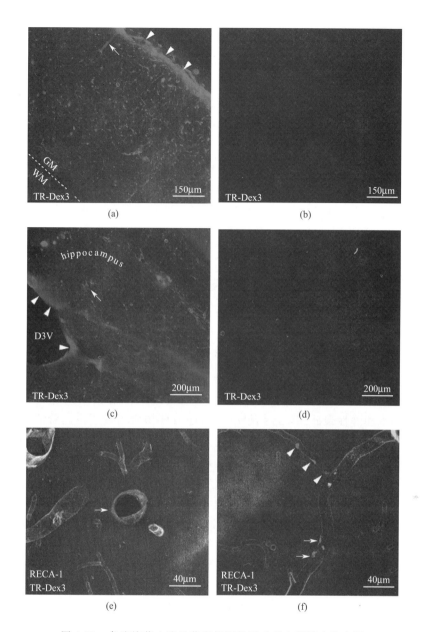

图 4-11　鼻腔给药入脑后荧光标记物沿毛细血管进入脑实质

（a）为鼻腔给药后软脑膜出现明显荧光；（c）为背侧第三脑室背侧周围也可见明显荧光；

（b）和（d）为 A 和 C 的对照；（e）、（f）分别为岛叶皮层和海马的荧光图，可见标记物沿着或围绕血管排列。

摘自：Lochhead JJ，Wolak DJ，Pizzo ME，Thorne RG. Rapid transport within cerebral perivascular spaces underlies widespread tracer distribution in the brain after intranasal administration. J Cereb Blood Flow Metab，2014.

　　由鼻腔进入脑血管外周隙内的药物转运机制，不仅依赖于药物的简单扩散，动脉的搏动也能够为其提供驱动力。当血管内压力增大时挤压血管周隙，推动间质液流动，由此产生的“血管周围泵”可以解释为什么药物能迅速再分配到整个大脑。鼻腔给药后，药物可以立即进入鼻腔血管周隙，也可以到达大脑后进入血管周隙，此后观察到药物广泛分布到中枢神经系统各个区域，这些都可以归结为血管周隙传递机制。一些研究表明，鼻腔给药后即使通过生理盐水灌注除去血液，依然可以检测到高浓度的药物存在于脑血管壁和颈动脉血管壁，表明鼻腔给予后的药物确实可以到达脑血管的周围空隙中。

四、脑脊液和淋巴管相关的通路

解剖学上，鼻腔淋巴管位于筛板和鼻腔黏膜之间，和硬脑膜直接接触，这为脑脊液通过淋巴管通路提供了结构基础。在鼻嗅区，由嗅鞘细胞构成的嗅神经周围间隙，一直处于开放状态，围绕嗅神经束的间质液又与蛛网膜下隙的脑脊液相通。这些解剖学特征为脑脊液和鼻腔的淋巴交换奠定了基础。

硬脑膜延续为神经外膜，蛛网膜和软脑膜分别延续为神经束膜和神经内膜，蛛网膜下腔沿神经外膜和束膜之间空隙（神经间隙）延续至颅神经，是脑脊液外排的通道。早期研究结果显示，鼻腔给予普鲁士蓝后，在嗅神经、三叉神经外膜充满普鲁士蓝颗粒，神经纤维间隙也存在散在的普鲁士蓝颗粒，说明蛛网膜下腔和颅神经内空隙相通。淋巴系统常与颅脑神经伴行，包括三叉神经及其分支——下颌神经、舌神经、嗅神经、视神经、面神经和前庭耳蜗神经。如在近端颅神经外膜内可见淋巴管走行，而在远端颅神经淋巴管则靠近神经鞘。人、猴子、啮齿类动物、猪和羊中，脑组织和鼻腔通过淋巴系统及其终端进行物质交流，如将印度墨水或弹性聚硅酮注射进入蛛网膜下腔后，在鼻黏膜、口咽黏膜、鼻甲和嗅神经周围间隙均能发现印度墨水和弹性聚硅酮，经扫描电镜确证两种物质出现于淋巴管腔内。除此以外，弹性聚硅酮在三叉神经和局部迷走神经内膜内空隙中出现（图 4-12）。结果表明，鼻腔内沿嗅神经、三叉神经走行的淋巴管和毛细淋巴管是作为脑脊液外流的通道之一。

鼻腔内分布淋巴管、毛细淋巴管和蛛网膜下腔有着解剖学直接联系，可作为脑脊液外流的通道之一。颅神经内的间隙是病毒和细菌进入中枢神经系统重要通路，同样也是药物进入脑组织的重要通路，尤其是嗅神经。早在 1937 年，鼻腔滴入肺炎细菌后发现细菌沿着神经周隙进入中枢系统，鼻腔的淋巴相关组织是部分患者感染细菌性脑膜炎的重要通路之一。后来发现，神经内腔隙也是病毒进入中枢神经系统的重要通路。药物经鼻腔给予后，经过以上这些途径到达中枢神经系统，完成从鼻腔通道到脑脊液，再到大脑组织间隙及大脑血管周围间隙并分布于整个大脑的过程。一些药物被证实是经这些途径进入脑脊液中。许多研究证明鼻腔给药可以直接进入脑脊液，然后分布于脑与脊髓。许多药物鼻腔给药后快速出现在脑脊液中，如雌激素、尼莫地平、催产素、石杉碱甲等，这些药物鼻腔给药在脑脊液中均能检出较高浓度的药物。但是脑脊液内药物是否全部直接来自于脑脊液相关的通路尚未可知。某些脂溶性药物可以通过鼻腔吸收入血，快速跨过血脑屏障进入脑内，并弥散于脑脊液中。另外，通过其他途径进入脑组织的药物通过血管周隙进入脑脊液中，也是脑脊液中药物的来源之一。通过脑脊液相关途径进入脑内的机制与药物的分子量、脂溶性和解离程度有关。因此，并不是所有的药物可以通过此途径进入脑内，如 ^{125}I-IGF 鼻腔给药后，在脑脊液中不能检测到放射性信号。

进入脑脊液的药物可能通过血管周隙进入脑实质。脑实质中并无实际意义上的淋巴管，药物是通过微血管周围间隙及其基底膜间隙进行脑内间质液和脑脊液之间物质交换方式进入脑实质的。在脑实质中，血管周围间隙存在于血管内皮细胞和星形胶质终足突起之间，形

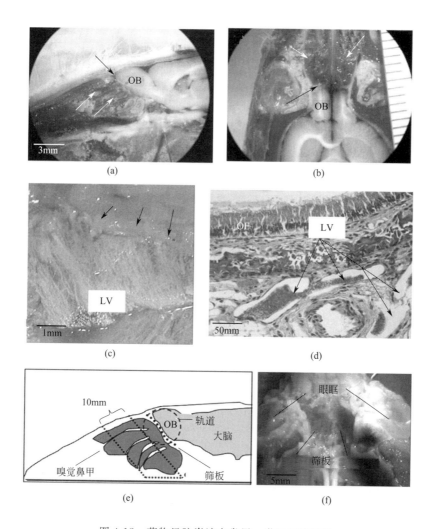

图 4-12　药物经脑脊液向鼻甲、淋巴系统转运

OB：嗅脑；LV：淋巴管；OE：嗅上皮；红色箭头所指为筛板；（a）和（b）为伊文思蓝
脑室内注射后进入鼻甲的图示，白色箭头为鼻甲；（c）为黄色弹性聚硅酮经蛛网膜下腔注射后进入
鼻甲淋巴示意图；（d）9 日龄大鼠鼻腔组织切片弹性纤维酮充满淋巴管（实验过程中黄色变为暗黑色）；
（e）为组织切片方法；（f）为上述图片筛板结构。

摘自：Nagra G，Koh L，Zakharov A，Armstrong D，Johnston M. Quantification of
cerebrospinal fluid transport across the cribriform plate into lymphatics in rats.
Am J Physiol Regul Integr Comp Physiol，2006，291（5）：R1383-1389.

成连续的鞘膜包绕血管。早期研究表明，蛛网膜下腔或脑室内注入 HRP 后，6min 内可出现在脑实质内微血管外周空隙中。研究发现血管周围间隙的构成细胞-星形胶质细胞的水通道蛋白 4（AQP4）基因沉默后抑制了脑内间质液的清除。蛛网膜下腔脂溶性和水溶性示踪剂（TXR 和 TMR）可沿血管周围间隙快速进入脑实质内，这种沿血管进入脑实质的过程与示踪剂的脂溶性、分子量有关（图 4-13，图 4-14）。在颅内出血模型中，标记的血液成分红细胞或胎牛蛋白注射于尾状核，两者均能沿着脑实质内的血管周隙传播，并出现于远隔区域，包括对侧大脑半球、脑干等部位。这些结果表明，脑内微血管或毛细血管外间隙可作为脑脊液中物质进入脑实质的通道。药物一旦进入血管外间隙便可在脑实质内运动，弥散至全脑各部位。这种脑实质内的物质交换通路是否和颅神经相连接一直是人们关注的焦点。以往研究表明^{125}I-IGF鼻腔给药后经三叉神经进入脑内时，脑脊液中未检测到IGF的放射性信号，提示大分子药物沿三叉神经进入脑时，由脑脊液入脑的可能性较小，可能存在其他途径入脑。鉴于神经纤维或神经纤维束自颅外经换元后进入颅内，神经纤维周隙可能与血管周围间隙相连。

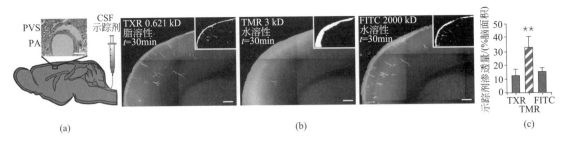

(a)　　　　　　　　　　　　　　　　　(b)　　　　　　　　　　　　　(c)

图 4-13　不同分子量的荧光示踪剂进入脑实质中

（a）为注射部位：小脑延髓池；（b）为示踪剂德克萨斯红、四甲基罗丹明标记的右旋糖酐（3kD）

和 FITC-右旋糖酐（2000kD）进入脑皮层深度；（c）为进入脑实质的百分比。

摘自：Rangroo Thrane V，Thrane AS，Plog BA，Thiyagarajan M，Iliff JJ，Deane R，et al.

Paravascular microcirculation facilitates rapid lipid transport and astrocyte signaling in

the brain. Scientific reports，2013，3：2582.

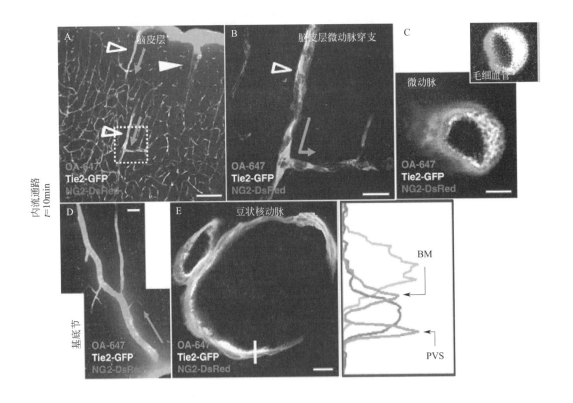

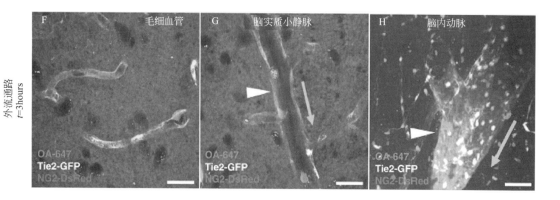

图 4-14 荧光示踪剂通过血管周隙自脑脊液进入脑实质

在 Tie2-GFP；NG2-DsRed 双报告小鼠模型（自带荧光）的小脑延髓池内注射荧光剂，直接显示动脉和静脉。A 和 B 注射 OA-647 沿动脉穿支进入脑皮层并沿着 GFP$^+$/NG2-DsRed$^-$ 血管走行，空箭头显示 Tie2-GFP$^+$/NG2-DsRed$^+$ 的血管，实心箭头表示 Tie2-GFP$^+$/NG2-DsRed$^-$ 的血管（＋表示阳性，－表示未表达）。C 图脑脊液中荧光示踪剂沿血管周隙、血管内皮细胞和平滑肌细胞层之间的基底膜移动。D 图大量的示踪剂沿动脉穿支进入基底节和下丘脑内。E 图豆状核动脉周围血管分布。F～H 图 OA-647(45kD) 注射后 3h 进入间质液堆积在毛细血管（F 图），进入脑实质的小静脉（G）和堆积在大脑中内静脉和腹外侧尾静脉鼻腔。黄色箭头为间质液清除方向。

摘自：Iliff JJ，Wang M，Liao Y，Plogg BA，Peng W，Gundersen GA，et al. A paravascular pathway facilitates CSF flow through the brain parenchyma and the clearance of interstitial solutes，including amyloid beta. Science translational medicine，2012，4 (147)：147ra11.

鼻腔与脑脊液之间的通路对于药物治疗脑部疾病至关重要。研究表明，经鼻腔给予的药物可以直接递送到脑脊液，随后分布到大脑和脊髓，而进入体循环的药物并不多。不少药物经鼻腔给予后可以迅速到达脑脊液。当然，进入脑脊液的速度和程度取决于药物分子的脂溶性、分子量和电离程度等综合性质。通过评估药物进入脑脊液分布程度可研究鼻腔药物制剂脑靶向的机制。例如，药物浓度从脑脊液到脑组织、从脑脊液分布到远离嗅球的脑区呈递减的趋势，与鼻给药后经由脑脊液通路进行分布一致。药物从血管周隙进入鼻腔和脑组织的血管周隙依靠脑脊液进行连接。药物通过此途径进入脑脊液与药物的分子量有关。即使是合适的药物分子从鼻腔嗅区黏膜血管周隙进入脑脊液，在脑实质中也未必能检测到。因为由血管周隙或神经周隙在递送药物进入脑实质，可能更取决于药物的水溶性和分子量。此外，三叉神经通路在药物鼻腔给药后分布到远离嗅球的脑部区域也起到了重要作用。但目前尚缺乏有效实验手段区分出药物是经过哪一条通路经鼻进入中枢神经系统。

第三节 药物经鼻入脑的机制及通路的追踪

尽管研究报道很多，但药物自鼻腔上皮层传递至中枢神经系统各个区域的通路及机制尚未研究透彻。针对老鼠和猴的实验研究发现，经鼻给予 ^{125}I 标记的蛋白质会沿着嗅神经通路、三叉神经通路从嗅上皮分别到达嗅球和脑干，再从这两个区域向中枢神经系统其他区域扩散。经鼻给予的药物要远距离传递至中枢神经系统内部并分布到各个区域至少需要三个传递步骤：①药物跨越鼻道"上皮屏障"（呼吸区及嗅区上皮层）传递；②药物自鼻黏膜传递到大脑切入点（嗅神经通路、三叉神经通路连接中枢的位点）；③药物从大脑的切入点传递到中枢神经系统其他区域。

一、跨越鼻上皮屏障

药物跨越鼻腔上皮屏障（嗅区或呼吸区上皮细胞）主要通过细胞内或细胞外通路。药物跨越嗅区上皮细胞的细胞内通路转运途径包括嗅感觉神经元（OSN）的内吞作用、嗅感觉神经元细胞和三叉神经节细胞的细胞内通路；细胞外转运途径包括由固有层通往大脑的嗅神经束和三叉神经束周围的神经膜、血管和淋巴通路的扩散和对流。如图 4-15 所示，嗅感觉神经元可内吞特定的病毒（如疱疹病毒、脊髓灰质炎病毒、棒状病毒）以及辣根过氧化物酶（HRP）、麦芽凝集素-辣根过氧化物酶（WGA-HRP）和鼻腔内的白蛋白之类的大分子物质，并使其以胞内转运的方式沿着轴突转运至嗅球。辣根过氧化物酶可以以内吞形式被嗅觉神经元所摄取，而麦芽凝集素-辣根过氧化物酶多被嗅感觉神经元吸附性地内吞。而细胞内通路跨越上皮屏障，主要是通过内吞作用进入周边上皮细胞表层的三叉神经，随后通过胞内转运作用转运至脑干或以胞吞形式跨越呼吸区上皮层的其他细胞到达固有层（图 4-16）。正如嗅感觉神经元内的观察结果所示，经鼻给予的麦芽凝集素-辣根过氧化物酶经机体内部转化，自三叉神经元间转运至脑干。鼻腔内的病毒和细菌也可沿三叉神经通路转运至中枢神经系统。

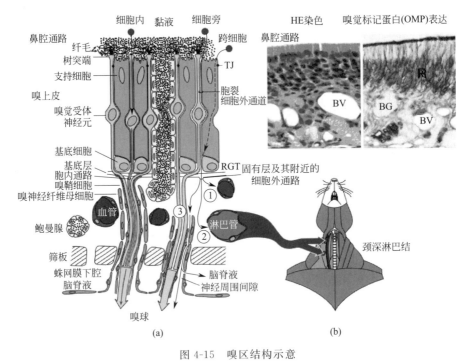

图 4-15　嗅区结构示意

摘自：Jeffrey J Lochhead, Robert G Thorne. Intranasal delivery of biologics to the central nervous system. Adv Drug Deliv Rev，2012，64（7）：614-628.

通过胞外通路跨越嗅区或呼吸区上皮细胞的方式，主要通过细胞间扩散转运至固有层。对某些灵长类动物，如对猴等鼻腔给药后发现，除了以胞内通路方式被嗅感觉神经元摄取，

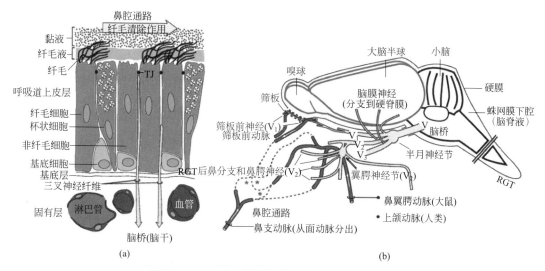

图 4-16　三叉神经结构与鼻腔呼吸区的脉管系统

摘自：Jeffrey J. Lochhead，Robert G. Thorne. Intranasal delivery of biologics to the central nervous system. Adv Drug Deliv Rev，2012，64（7）：614-628.

辣根过氧化物酶也可穿越胞内通路中的裂口直至嗅球。家兔的离体嗅上皮细胞内可产生 $40\Omega \cdot cm^2$ 的电阻（电阻值可以反映其相对易渗透通过屏障的性质），而鼻腔给予的药物转运上皮细胞后可产生 $261\Omega \cdot cm^2$ 的电阻。上皮细胞间是否紧密连接直接决定了细胞的渗透性。通过组织学研究，嗅上皮细胞间存在紧密连接，但其紧密度、连续性和渗透性仍未深入研究。随着基细胞分类重排，取代嗅上皮细胞间的嗅感觉神经元/支撑细胞和呼吸区的纤毛/杯状细胞，嗅上皮细胞间发生正常再生和凋亡过程，导致紧密连接的细胞重排和松动。类似小肠上皮细胞，鼻腔嗅区和呼吸区的上皮细胞的重排和取代过程可使上皮细胞间产生间隙，便于大分子药物通过细胞旁路通道转运至固有层。

二、药物经鼻黏膜传递到脑

药物自鼻黏膜传递至脑的过程主要通过细胞内通路和细胞外通路转运至嗅球或脑干。物质转运至固有层的胞外环境的方式包括：①吸收入血，然后进入血液循环；②吸收进入淋巴管，再转运至颈部淋巴结；③胞外扩散或神经束（尤其是神经元旁或血管旁间隙）的对流传递，继而传递进入脑内。

当物质跨越鼻黏膜上皮细胞进入固有层，即可迅速吸收入血并进入血液循环，继而透过血脑屏障或血-脑脊髓液屏障进入中枢神经系统。鼻腔脉管系统可使鼻腔给予的药物在固有层聚集，有效阻止药物进入中枢神经系统。鼻腔内的小静脉和小动脉虽然连续却缺乏渗透性，而且有些鼻黏膜上皮细胞可表达紧密连接蛋白。但嗅黏膜固有层的血管在硝酸镧（分子质量为 139D）和伊文思蓝（分子质量为 961D）中均能渗透显色。伊文思蓝注入老鼠尾静脉，其呼吸区和嗅区均能呈蓝绿色（呼吸区呈色较嗅区深），而嗅球和皮质未染色。因血清中同时存在游离的伊文思蓝和大量已和白蛋白结合的伊文思蓝。因此，认为伊文思蓝蛋白结合物不能通过呼吸区和嗅区进入脑内，而游离伊文思蓝可以渗入血管而吸收入血。某些小分子物质可经过鼻腔血管吸收进入血液循环到达脑组织，同时也可在神经束外扩散。

鼻腔黏膜内未吸收入血的药物通过固有层内的鼻淋巴血管汇集至颈部深层淋巴结。很多鼻腔给予的染料和蛋白，都会有一部分聚集至颈部深层淋巴结。注射入蛛网膜下隙脑脊液的染料可在嗅神经旁隙呈色，并通过嗅黏膜汇集至颈部深层淋巴结。大分子化合物（如伊文思蓝-白蛋白、^{125}I标记的白蛋白）注射入脑脊液或脑后室，会聚集在大脑中动脉的血管旁隙和颈部深层淋巴结。当注射高岭土或丙烯酸盐封闭筛板后，再于脑室内注入^{125}I标记的白蛋白，淋巴内的浓度大大降低。以微注射方式注入人尸体脑脊液隔室，结果显示脑脊液和淋巴血管之间存在连通。这些研究表明，蛛网膜下隙、鼻黏膜和颈部深层淋巴结之间存在着连通通道。

药物跨过上皮细胞进入固有层后，通过淋巴系统进入颈部深层淋巴结，同时进入中枢神经系统发挥药效。很早就有研究报道，鼻腔给予亚铁氰化钾和氨基枸橼酸铁后，可迅速转运至嗅神经周围的鞘细胞旁隙。最新研究发现，鼻腔给予荧光标记的葡聚糖（分子质量为3kD），几分钟后在固有层和嗅球最外层的嗅神经束中有相似的神经元旁分布。颅骨神经（如嗅神经和三叉神经）的神经旁隙与蛛网膜下隙脑脊液间可允许某些物质转运，为其自鼻腔至中枢神经系统的转运提供了一条新途径。药物经鼻腔给药后进入蛛网膜下隙的脑脊液后，可沿脑脊液通路弥散至更远的区域。但是，不是所有经鼻腔转运至中枢神经系统的蛋白都可在脑脊液中检测出来（如^{125}I标记的胰岛素样生长因子-1，尽管老鼠鼻腔给药后显著转运入脑，可并不出现在小脑延髓池的脑脊液样品中表达，表明脑脊液并不是药物经鼻腔入脑的唯一通道）。

三、药物经入脑区域转运至其他中枢神经系统区域

药物通过胞内传递（如药物转化、摄取至嗅感觉神经元周边的二级神经元突触或三叉神经元细胞）或胞外传递（如大脑血管旁间隙的广泛分布，药物入脑区域周边的扩散以及自血管旁间隙至脑实质的扩散）方式，自入脑区域（嗅球或脑干）转运至其他中枢神经系统区域。^{125}I标记的蛋白（如IGF-1，INF-β1b）在中枢的分布和脑内的代谢情况显示，胞外药物可沿嗅神经和三叉神经迅速地自鼻黏膜上皮细胞转运至嗅球和脑干。这些蛋白自入脑区域分布至较远的其他中枢神经系统区域，是药物在大脑血管旁间隙中再分布的结果。有人推测药物在大脑血管旁间隙中按照心肌搏动的频率扩散和聚集，可在其周围产生相应的药物扩散。不同的研究者曾试着通过模拟这一过程来研究药物分布方向和特点，但得到的结果却各不相同。此外研究发现，将腺病毒或荧光标记的脂质体注入纹状体后，血压和心率的增加可导致腺病毒的衣壳或荧光标记的脂质体在脑内大面积分布，这表明这些大分子物质通过血管旁间隙在脑实质内进行分布，当然亦有其他传递通路的可能性。有研究者认为，神经元祖细胞自室周区域转运至嗅球时的迁移管路也在分子自鼻腔至脑的转运过程中起着重要的作用。研究发现，鼻腔给予^{125}I标记的降钙素和红细胞生成素后，迁移管路的横断面可显著地改变其在脑内的浓度。

鼻腔给药是目前研究最多的黏膜给药途径，虽然用药没有口服方便，而且可能会对鼻黏膜产生一定的刺激，但对于那些目标受体位于CNS且疗效与脑功能有关的药物，比如用于帕金森病、阿尔茨海默病或偏头痛的药物，尤其是常规给药途径下脑内药物浓度极低的药物，经鼻黏膜递送入脑给药途径具有很大的优势，可以极大地促进药物转运至脑，使其更好地发挥疗效。与当前使用的其他方法如脑室内给药相比，鼻腔给药这种

非侵入性给药方法更简单、更安全，但鼻腔给药需要克服一些障碍，如鼻腔的生理条件、药物的理化性和制剂的稳定性等因素。多项研究表明，可以通过使用前药、酶抑制剂、吸收促进剂、黏膜黏着剂、微纳米载体和血脑屏障开放技术等介导鼻腔给予的药物入脑，为脑部疾病的治疗提供一种有效的策略。

参考文献 ▶▶

[1] 吴红兵，胡凯莉，蒋新国．药物经鼻入脑转运的方法及研究进展．2008 年中国药学会学术年会暨第八届中国药师周论文集，2008.

[2] Djupesland PG, Messina JC, Mahmoud RA. The nasal approach to delivering treatment for brain diseases: an anatomic, physiologic, and delivery technology overview. Therapeutic delivery, 2014, 5 (6): 709-733.

[3] 尹芳蕊，陈春英，董元兴，吴刚，高愈希．量子点经嗅觉通道进入中枢神经系统的可视化过程．科学通报，2010, 55 (7): 547-552.

[4] SHYEILLA V. DHURIA, LEAH R. HANSON, WILLIAM H. FREY II. Intranasal delivery to the central nervous system: mechanisms and experimental considerations. J Pharm Sci, 2010, 99 (4): 1654-1673.

[5] Lochhead JJ, Wolak DJ, Pizzo ME, Thorne RG. Rapid transport within cerebral perivascular spaces underlies widespread tracer distribution in the brain after intranasal administration. J Cereb Blood Flow Metab, 2014, 35 (3): 371-381.

[6] Jeffrey J. Lochhead, Robert G. Thorne. Intranasal delivery of biologics to the central nervous system. Adv Drug Deliv Rev, 2012, 64 (7): 614-628.

[7] Wang B, Feng WY, Wang M, Shi JW, Zhang F, Ouyang H. Transport of intranasally instilled fine Fe2O3 particles into the brain: micro-distribution, chemical states, and histopathological observation. Biol Trace Elem Res, 2007, 118 (3): 233-243.

[8] Kinoshita Y, Shiga H, Washiyama K, Ogawa D, Amano R, Ito M. Thallium transport and the evaluation of olfactory nerve connectivity between the nasal cavity and olfactory bulb. Chem Senses, 2008, 33 (1): 73-78.

[9] Renner DB, Svitak AL, Gallus NJ, Ericson ME, Frey WH, 2nd. Intranasal delivery of insulin via the olfactory nerve pathway. J Pharm Pharmacol, 2012, 64 (12): 1709-1714.

[10] Rake G. The Rapid Invasion of the Body through the Olfactory Mucosa. J Exp Med, 1937, 65 (2): 303-315.

[11] Illum L. Transport of drugs from the nasal cavity to the central nervous system. Eur J Pharm Sci, 2000, 11 (1): 1-18.

[12] Thorne RG, Emory CR, Ala TA, Frey WH, 2nd. Quantitative analysis of the olfactory pathway for drug delivery to the brain. Brain Res, 1995, 692 (1-2): 278-282.

[13] Vallee R B, Bloom G S. Mechanisms of fast ans slow axonal transport. In: Cowan W M, Shooter E M, Stevens C F, Thompson R F. Annual Review of Neuroscience. Annual Reviews Inc., 1991, 14: 59-92.

[14] Czerniawska A. Experimental investigations on the penetration of 198Au from nasal mucous membrane into the cerebrospnal fluid. Acta Otolaryng, 1970, 70: 58-61.

[15] Rake G. The Rapid Invasion of the Body through the Olfactory Mucosa. J Exp Med, 1937: 65 (2): 303-315.

[16] Watanabe I, Ikeda M. Communicatory routes connecting the middle ear, the inner ear and the subarachnoid space via perineural space. Acta Otolaryngol, 1985, 99 (3-4): 428-436.

[17] Hansen HC, Helmke K. The subarachnoid space surrounding the optic nerves. An ultrasound study of the optic nerve sheath. Surgical and radiologic anatomy : SRA, 1996. 18 (4): 323-328.

[18] Hansen HC, Lagreze W, Krueger O, Helmke K. Dependence of the optic nerve sheath diameter on acutely applied subarachnoidal pressure - an experimental ultrasound study. Acta ophthalmologica, 2011, 89 (6): e528-532.

[19] Ludemann W, Berens von Rautenfeld D, Samii M, Brinker T. Ultrastructure of the cerebrospinal fluid outflow along the optic nerve into the lymphatic system. Childs Nerv Syst, 2005, 21 (2): 96-103.

[20] Weller RO，Djuanda E，Yow HY，Carare RO. Lymphatic drainage of the brain and the pathophysiology of neurological disease. Acta Neuropathol，2009，117（1）：1-14.

[21] Zakharov A，Papaiconomou C，Djenic J，Midha R，Johnston M. Lymphatic cerebrospinal fluid absorption pathways in neonatal sheep revealed by subarachnoid injection of Microfil. Neuropathol Appl Neurobiol，2003，29（6）：563-573.

[22] Sakka L，Coll G，Chazal J. Anatomy and physiology of cerebrospinal fluid. European annals of otorhinolaryngology, head and neck diseases，2011，128（6）：309-316.

[23] Walter BA，Valera VA，Takahashi S，Ushiki T. The olfactory route for cerebrospinal fluid drainage into the peripheral lymphatic system. Neuropathol Appl Neurobiol，2006，32（4）：388-396.

[24] Koh L，Zakharov A，Nagra G，Armstrong D，Friendship R，Johnston M. Development of cerebrospinal fluid absorption sites in the pig and rat：connections between the subarachnoid space and lymphatic vessels in the olfactory turbinates. Anat Embryol（Berl），2006，211（4）：335-344.

[25] Johnston M，Zakharov A，Koh L，Armstrong D. Subarachnoid injection of Microfil reveals connections between cerebrospinal fluid and nasal lymphatics in the non-human primate. Neuropathol Appl Neurobiol，2005，31（6）：632-640.

[26] Johnston M，Zakharov A，Papaiconomou C，Salmasi G，Armstrong D. Evidence of connections between cerebrospinal fluid and nasal lymphatic vessels in humans，non-human primates and other mammalian species. Cerebrospinal fluid research，2004，1（1）：2.

[27] Johnston M，Armstrong D，Koh L. Possible role of the cavernous sinus veins in cerebrospinal fluid absorption. Cerebrospinal fluid research，2007，4：3.

[28] Rennels ML，Gregory TF，Blaumanis OR，Fujimoto K，Grady PA. Evidence for a 'paravascular' fluid circulation in the mammalian central nervous system，provided by the rapid distribution of tracer protein throughout the brain from the subarachnoid space. Brain Res，1985，326（1）：47-63.

[29] Iliff JJ，Wang M，Liao Y，Plogg BA，Peng W，Gundersen GA，et al. A paravascular pathway facilitates CSF flow through the brain parenchyma and the clearance of interstitial solutes，including amyloid beta. Sci Trans Med，2012，4（147）：147ra11.

[30] Rangroo Thrane V，Thrane AS，Plog BA，Thiyagarajan M，Iliff JJ，Deane R，et al. Paravascular microcirculation facilitates rapid lipid transport and astrocyte signaling in the brain. Scientific reports，2013，3：2582.

[31] Yin J，Lu TM，Qiu G，Huang RY，Fang M，Wang YY. Intracerebral hematoma extends via perivascular spaces and perineurium. Tohoku J Exp Med，2013，230（3）：133-139.

[32] He G，Lu T，Lu B，Xiao D，Yin J，Liu X，et al. Perivascular and perineural extension of formed and soluble blood elements in an intracerebral hemorrhage rat model. Brain Res，2012，1451：10-18.

[33] Jones HC，Taylor CM. Absorption of the cerebrospinal fluid and intracranial compliance in an amphibian，Rana pipiens. J Physiol，1984，353：405-417.

[34] Weller RO，Kida S，Zhang ET. Pathways of fluid drainage from the brain--morphological aspects and immunological significance in rat and man. Brain Pathol，1992，2（4）：277-284.

[35] Thorne RG，Emory CR，Ala TA，Frey WH，2nd. Quantitative analysis of the olfactory pathway for drug delivery to the brain. Brain Res，1995，692（1-2）：278-282.

[36] Nagra G，Koh L，Zakharov A，Armstrong D，Johnston M. Quantification of cerebrospinal fluid transport across the cribriform plate into lymphatics in rats. Am J Physiol Regul Integr Comp Physiol，2006，291（5）：R1383-1389.

[37] Mathison S，Nagilla R，Kompella UB. Nasal route for direct delivery of solutes to the central nervous system：fact or fiction？ J Drug Target，1998，5（6）：415-441.

[38] Chen XQ，Fawcett JR，Rahman YE，Ala TA，Frey IW. Delivery of Nerve Growth Factor to the Brain via the Olfactory Pathway. J Alzheimers Dis，1998，1（1）：35-44.

[39] Thorne RG，Pronk GJ，Padmanabhan V，Frey WH，2nd. Delivery of insulin-like growth factor-I to the rat brain and spinal cord along olfactory and trigeminal pathways following intranasal administration. Neuroscience，2004，127（2）：481-496.

［40］ Vaka SR，Sammeta SM，Day LB，Murthy SN. Delivery of nerve growth factor to brain via intranasal administration and enhancement of brain uptake. J Pharm Sci，2009，98（10）：3640-3646.

［41］ Filippidis A，Fountas KN. Nasal lymphatics as a novel invasion and dissemination route of bacterial meningitis. Med Hypotheses，2009，72（6）：694-697.

［42］ Sakka L，Coll G，Chazal J. Anatomy and physiology of cerebrospinal fluid. European annals of otorhinolaryngology，head and neck diseases，2011，128（6）：309-316.

［43］ Thorne RG，Frey WH，2nd. Delivery of neurotrophic factors to the central nervous system：pharmacokinetic considerations. Clin Pharmacokinet，2001，40（12）：907-946.

［44］ Kincaid AE，Hudson KF，Richey MW，Bartz JC. Rapid transepithelial transport of prions following inhalation. J Virol，2012，86（23）：12731-12740.

［45］ Dal Monte O，Noble PL，Turchi J，Cummins A，Averbeck BB. CSF and blood oxytocin concentration changes following intranasal delivery in macaque. PLoS One，2014，9（8）：e103677.

［46］ Born J，Lange T，Kern W，McGregor GP，Bickel U，Fehm HL. Sniffing neuropeptides：a transnasal approach to the human brain. Nat Neurosci，2002，5（6）：514-516.

［47］ Sakane T，Akizuki M，Taki Y，Yamashita S，Sezaki H，Nadai T. Direct drug transport from the rat nasal cavity to the cerebrospinal fluid：the relation to the molecular weight of drugs. J Pharm Pharmacol，1995，47（5）：379-381.

［48］ In't Veen JP，van den Berg MP，Romeijn SG，Verhoef JC，Merkus FW. Uptake of fluorescein isothiocyanate-labelled dextran into the CSF after intranasal and intravenous administration to rats. Eur J Pharm Biopharm，2005，61（1-2）：27-31.

［49］ Sakane T，Akizuki M，Yamashita S，Sezaki H，Nadai T. Direct drug transport from the rat nasal cavity to the cerebrospinal fluid：the relation to the dissociation of the drug. J Pharm Pharmacol，1994，46（5）：378-379.

［50］ Wang Q，Chen G，Zeng S. Pharmacokinetics of Gastrodin in rat plasma and CSF after i. n. and i. v. Int J Pharm，2007，341（1-2）：20-25.

第五章

鼻腔给药的影响因素

（赵应征　张明　沈小童　王海彬　徐艳艳）

人类的鼻腔虽然不是很大，但由于有鼻甲和皱褶的存在，其实际表面积可达 $150cm^2$。鼻腔各部位的黏膜性质是不一样的，鼻孔部的黏膜厚，甚至带有一定的角质层，不利于药物吸收。而鼻腔后部的黏膜极薄（$0.1\mu m$），黏膜下层也具有丰富的血管丛，所以药物的吸收和运转都很快，同时分布有神经、鼻腔相关淋巴组织等组织，也参与药物的吸收、分布、代谢和排泄的过程。凡是能够影响这些过程的因素均能影响药物鼻腔吸收动力学过程和药效学结果。这些因素包括药物本身的理化性质、给药行为、药物剂型、鼻腔的病理状态、鼻腔解剖学和生理学条件以及外部环境等。

第一节　鼻腔给药技术对给药效果的影响

鼻腔给药的吸收效果受多种因素的影响，包括给药体积和速度、给药时间、麻醉和位置的影响。鼻腔作为给药部位，同时也是呼吸道的一部分。呼吸运动导致气流出入，鼻腔给药时呼吸运动导致药物在鼻腔内分布，同时可能吸入气管和肺部，可能经咽喉部吞入消化道。由于解剖学特点，药物在鼻腔的不同部位可能导致药物吸收途径不同，因此能导致药动学和药效学的结果不同，固定的位置和给药方法是获得良好效果的保证。此外，给药体积的多少也明显影响药物的吸收和分布，过多导致吸入呼吸道、吞入消化道，过少导致每次给药后药物在鼻腔内的分布位置可能不同。这些因素可能单独或共同影响药物经鼻腔给药后的效果。

一、给药体积和速度的对鼻腔给药效果影响

临床上或实验研究中鼻腔给药的剂型有多种，多数剂型属于液态或流体状态，给药时尤其是溶液剂或液体制剂滴入鼻腔时，其容积可能影响药物在鼻腔内的分布从而影响药物自鼻腔向血液和脑分布程度。一般而言，人鼻腔的容积较大，给药容量在 $0.25\sim0.3ml$ 比较合适，少数的临床应用中达到 $1ml$。对动物而言鼻腔容积较小，在给药时的相对极限容积偏大（相对于其体重），一般为 $10\sim20\mu l$。按一定时间间隔多次滴入，持续 $10\sim20min$。尽管这样，鼻腔给药的体积和速度能影响药物在鼻腔内和组织内的分布。如图 5-1 所示，采用同位素铈标记药物，不同容积的药物滴入小鼠鼻腔内，发现药物分布随体积增加发生改变，

剂量增加时肺内和躯干部分的放射性百分比（与总给药剂量相比）逐步增加，药物进入头部的放射性物质百分比则逐步减少，食管、胃、气管中也相对较少。给药量越少吸入肺部的越少，颅内分布就越多。然而，由于药物的溶解度等原因，药物的体积往往控制在 $20\mu l$ 之内。

药物给药速度、时间间隔和每次给药量的影响也较大。如上所述，给药体积明显影响药物的分布，因此，每次的给药量和时间间隔需要控制。大多数文献的药物经鼻腔给药时的速度为 $1\sim2\mu l/min$，时间控制在 20min 以内。笔者实验室研究结果显示大鼠鼻腔对生理盐水的吸收速度大约在 $1\mu l/min$ 左右，据此，我们认为给药速度按 $1\mu l/min$，间隔时间为 2min 最为合适，能让药物在鼻腔内充分吸收，体积以 $10\mu l$ 最合适。但是在另一些研究中，按照 $1.5\mu l/5min$ 速度鼻腔给予 ^{125}I-IGF，仍然发现消化道和胃内有高放射性。因此，在动物实验时单次给药最好进行气管插管。临床鼻腔滴入或喷入时，尽量避免呼吸。

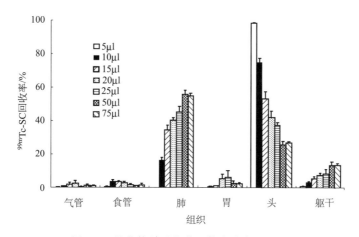

图 5-1 给药体积对给药后体内分布的影响

给药体积和速度对鼻腔给药产生明显的影响，但不同体积给药后不同时间对吸入肺和吞入胃肠道的含量仍然较高。如图 5-2 所示，给药体积一定时，鼻腔给药进入不同组织的量也会不同，进入消化道的量随时间延长在胃内和肠内依次出现，小容积（$10\mu l$）给药完毕后肺内则逐步下降，说明鼻腔给药时短时间内吸入肺内的量较大，但大容积给药依然维持较高的水平。如果进行鼻腔给药脑靶向研究时建议小容量给药，如果鼻腔给药进行入血研究时则给药量可偏大些。这些现象由大体积给药和鼻腔内吸收速度不匹配造成，大体积给药导致过多的溶液被吸入肺部或被鼻腔黏膜纤毛排出咽喉部吞入消化道。

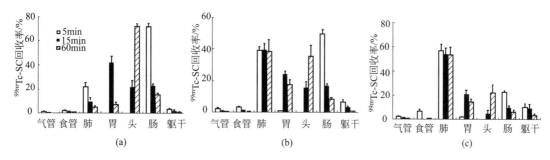

图 5-2 不同给药体积鼻腔给药后不同时间对药物分布的影响

（a）为 $10\mu l$ 给药体积；（b）为 $25\mu l$ 给药体积；（c）为 $75\mu l$ 给药体积

二、麻醉对鼻腔给药的影响

临床的鼻腔给药可以在清醒状态下给药，但对动物实验需要在麻醉状态下给药，麻醉药物对鼻腔给药后标记物或药物在组织内的分布有影响，麻醉状态下进入肺部的标记物或药物明显多于非麻醉状态，在头部、食管、胃和躯干内，不同麻醉药产生不同的作用，但麻醉状态减少了消化道内的药物或标记物浓度（图 5-3），说明麻醉药可能影响鼻腔给药后药物或标记物的分布。因为，麻醉药可能抑制纤毛运动、减弱咽喉反射和消化道平滑肌的蠕动，故此进入消化道的药量减少。尽管麻醉药物抑制呼吸，但是使呼吸变深且抑制咳嗽反射导致标记物或药物吸入肺部，增加了肺部标记物分布。

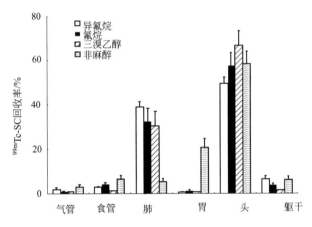

图 5-3　麻醉药物对鼻腔给药后组织分布的影响

三、给药的体位因素影响

鼻腔给药时头部的位置也能影响药物的分布。如图 5-4(a) 所示，大鼠仰卧位时，头朝下、水平位和头朝上，对肺内药物的分布无明显影响，但是水平位时脑部放射性百分比则是最高的，说明鼻腔的位置影响脑内分布，鼻腔的位置对进入组织的药量产生显著的影响。动物实验研究的证据也说明了这一点，大鼠鼻腔给药时，仰卧位鼻腔与水平线成 90°时药物的吸收比俯卧位鼻腔呈水平位时药物进入脑脊液的量增加 1 倍，说明大鼠鼻腔于仰卧位可增加

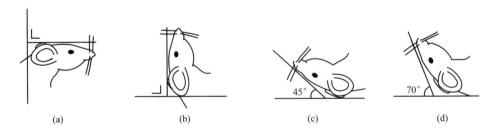

图 5-4　大鼠仰卧位时鼻腔给予氢化可的松吸收入脑脊液的影响

摘自：van den Berg MP，Romeijn SG，Verhoef JC，Merkus FW. Serial cerebrospinal

fluid sampling in a rat model to study drug uptake from the nasal cavity.

J Neurosci Methods，2002，116（1）：99-107.

进入血浆和脑脊液药量，而其他位置如与水平成 45°和 70°时较多药物被吸收进入脑脊液，以 45°为最佳［图 5-4，图 5-5(b)、(c)、(d)］。这是因为，鼻腔给药时进入脑脊液和血液的大部分通路在鼻腔的鼻甲、嗅区、鼻中隔及侧面黏膜，在仰卧位给药物时，分布于鼻腔中上部较多。在人的鼻腔给药时剂型喷入鼻腔时，药物在鼻腔内的分布不同，主要在下鼻甲和中鼻甲前部和中部时，可能影响药物分布组织不同，导致效果不同，但是目前尚无临床证据支持这种观点。

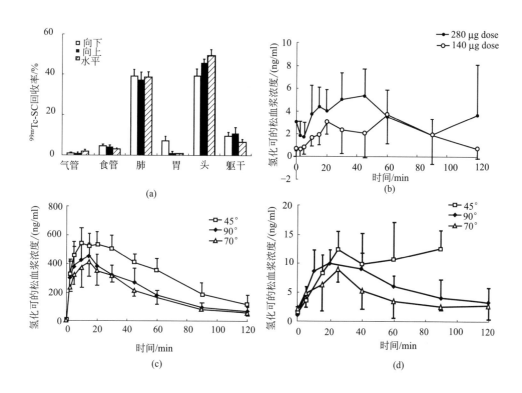

图 5-5 鼻腔位置对组织分布的影响

(a) 为小鼠鼻腔给药仰卧位的鼻腔位置对组织分布的影响；(b) 为大鼠仰卧位头 90°位置对脑脊液药物含量与给药剂量关系；(c)、(d) 为不同鼻腔角度对血浆药物浓度和脑脊液内浓度的影响。

图 5-1，图 5-2，图 5-3，图 5-5(a) 摘自：Southam DS，Dolovich M，O'Byrne PM，Inman MD. Distribution of intranasal instillations in mice：effects of volume，time，body position，and anesthesia. Am J Physiol Lung Cell Mol Physiol，2002，282（4）：L833-839.

图 5-5(b)、(c)、(d) 摘自：van den Berg MP，Romeijn SG，Verhoef JC，Merkus FW. Serial cerebrospinal fluid sampling in a rat model to study drug uptake from the nasal cavity. J Neurosci Methods，2002，116（1）：99-107.

四、人体鼻腔给药的方法和装置的影响

在人类鼻腔给药方法中许多时候执行了错误的给药方法，如图 5-6 所示，通常鼻腔给药时站立仰头，滴入鼻腔，此时药物液进入鼻腔会沿着鼻腔的下部流入咽喉部，进入消化道。正确的给药方法则是仰卧位，头朝下，滴入药液，保持仰卧位 30s、侧卧位左右两侧各保持 30s、再保持仰卧位 30s，目的是使药物在鼻腔内充分的接触鼻腔黏膜，

促进吸收。

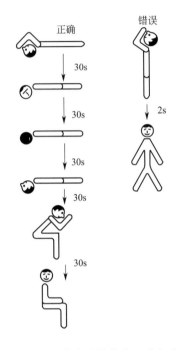

图 5-6　人体鼻腔给药的正确方式
摘自：Hillery AM，Lloyd AW，Swarbrick J. Drug delivery and targeting
USA and Canada Taylor & Francis Inc，2005.

　　鼻腔给药装置对鼻腔制剂的沉积部位有至关重要的影响。鼻腔前部纤毛清除慢，药物与黏膜接触时间长，但此部位黏膜渗透性差。鼻腔后部纤毛清除快，药物停留时间短，但渗透性比前部高。因此，可以通过调整鼻腔给药装置，选择药物的沉积部位。例如，对于需要缓慢吸收的药物，鼻腔给药装置应保证药物沉积在鼻腔前部；需要快速起效的药物，鼻腔给药装置应保证药物沉积在鼻腔后部。目前市场上最常用的是顶端喷雾泵，喷出的药液均匀向上，因此给药剂量不能完全到达有效吸收部位，部分药液会被吞咽。有研究认为，理想的喷头应是侧向的，药物可完全到达鼻甲，吸收更完全。通过使用传统喷雾器及三种呼吸动力吸入装置（液体吸入装置、液体鼻脑通路给药装置、粉末吸入装置）在同一健康受试者给药 $0\sim2min$ 后，发现药物在鼻腔内的分布不同，使用液体吸入装置及其鼻脑给药通路装置时药物在鼻腔内分布较为广泛。7 位健康受试者用这种给药装置自给药 2min 后，药物在鼻甲广泛地分布。给药剂量的 30% 和 80% 的药物分别在中鼻甲上部约 1/3 和 2/3 的区间被处置；给药剂量的 15% 药物在中鼻甲底部 1/3 被发现；给药 2min 后，只剩少量（5%）的药物被处置或被清理到鼻咽处（图 5-7）。

　　鼻腔给药装置对于药液粒径的控制起到重要作用。根据鼻腔解剖学结构，粒径大的药物颗粒主要沉积于上呼吸道；粒径小的药物颗粒可被吸入肺部；只有粒径在 $5\sim10\mu m$ 时药物颗粒主要沉积在鼻腔中被吸收。因此通过鼻腔给药装置的设计，可以有效控制药液粒径，对于发挥鼻腔制剂效果起到重要的作用。

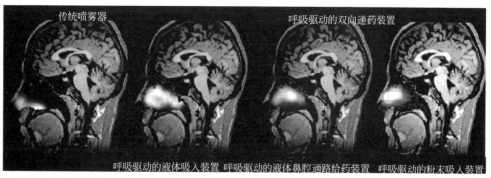

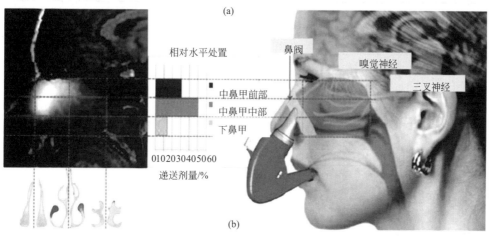

图 5-7　不同制剂和装置鼻腔给药后标记物在鼻腔的分布和可能的吸收途径

（a）为不同的鼻腔给药装置鼻腔给药时标记物在鼻腔内的分布；同一试用者经鼻给药后药物

在鼻腔中初始分布。（b）为呼吸驱动™液体鼻脑通路给药装置给药后鼻腔内初始水平分布。

摘自：Djupesland PG，Messina JC，Mahmoud RA. The nasal approach to delivering treatment for brain diseases：an anatomic，physiologic，and delivery technology overview. Therapeutic delivery，2014，5（6）：709-733.

第二节　影响鼻黏膜吸收的解剖学和生理学因素

一、解剖因素

　　鼻腔的解剖生理学因素是药物经鼻吸收的最主要影响因素（见表5-1）。鼻腔的解剖结构决定了药物经鼻吸收后在鼻部的沉积部位和吸收表面积的大小，鼻内纤毛运动的频率和黏液流动速度等决定了药物在鼻腔内的停留时间和清除半衰期。

　　鼻腔内的不同解剖结构在鼻腔给药时对药物的吸收、分布、代谢和排泄有明显的差别（表5-2）。如鼻中隔与鼻甲黏膜的吸收存在差异，以鼻中隔的吸收较好。鼻黏膜表面有大量纤毛，纤毛通过不停摆动来清除异物。当药物进来时，也被当作异物而清除，因此纤毛的摆动速率对药物的吸收有很大影响。鼻腔纤毛的分布是不均匀的，在鼻腔前部分布较少，而在后部则较多，药物接触鼻腔前部组织不容易被排除，而在后部则容易被排除。鼻腔黏膜会不停地分泌一些黏液，以湿润和净化吸入的空气，这往往使药物与黏膜上皮细胞被一层黏膜隔开。鼻腔黏膜分泌的黏液含有较多的酶类，对药物，包括生物大分子有明显的影响。因此黏液分泌的量、黏液的黏度都对药物的吸收有一定影响。

表 5-1 鼻黏膜对药物吸收的解剖学和生理学影响因素

解剖学	生理学	其他相关因素
1. 鼻腔的容积和长度	1. 神经调节和血流速度	1. 病理状况
2. 鼻上皮的表面积	2. 鼻黏液流动速度	2. 心理条件
3. 鼻孔至鼻腔的弯曲角度	3. 纤毛运动频率	3. 环境因素
4. 鼻甲的结构	4. 鼻黏液及其组分	
5. 鼻中隔的存在	5. 黏膜的酶及组分	
6. 细胞的结构		

表 5-2 鼻腔不同部位的解剖结构特征及其对药物渗透的影响

部　　位	结　构　特　征	渗　透　性
鼻前庭	上皮细胞分层、鳞状、角质化	渗透性差
鼻中庭	经上皮区,前部有分层的鳞状细胞,后部有带微绒毛的假复层细胞	由于表面积小、前部存在分层的细胞,因而渗透性较差
呼吸区(下、中、上鼻甲)	假复层带纤毛的柱状细胞,表面有微绒毛,表面积较大。血流丰富,可调节吸入气体的温度和湿度	由于吸收面积较大而且血管丰富,是渗透性最好的区域
嗅觉区	与眼和三叉神经上颌分支连接可直达脑脊液	药物可直达脑脊液
鼻咽	上部存在纤毛细胞,下部存在鳞状上皮细胞	与鼻道连接

二、生理学因素

1. 神经调节和血流速度

鼻腔血管的收缩和舒张直接影响药物的吸收。当刺激交感神经时引起鼻腔血管的收缩，导致鼻腔血流减小，降低药物的吸收入血；而刺激副交感神经时引起鼻腔血管舒张，导致鼻腔血流增加，增加药物的吸收。动物实验表明，通过刺激相应的神经，可以调节鼻腔血管的收缩和舒张，影响药物吸收入血，但增加药物入脑的量。此外，血流速度还受外部环境因素、病理状况、药物作用和心理等多方面因素的影响。由于鼻腔直接和外环境相通，受到环境影响较大，如环境温度变化较大时，鼻腔的血流也存在差异。

2. 黏膜纤毛清除率和纤毛摆动

鼻腔黏膜表面覆盖着一层柱状纤毛，正常情况下纤毛协调一致地摆动，将黏液和黏附在鼻黏膜表面的物质排到鼻咽处，最后进入胃肠道，这是鼻腔正常的防御机制。上呼吸道的功能之一是防止有害物质（过敏原、细菌、病毒、毒素等）到达肺部，当这些有害物质或药物黏附或溶解于鼻腔黏液膜内时，通过鼻咽部被排出，其速度称为黏液纤毛清除率（mucociliary clearance，MCC），是反映纤毛正常生理功能的重要指标。黏液适宜的物理化学性质和纤毛的最佳运动状态是有效和高效 MCC 所必需的，受到多种环境和病理状态的影响（见表 5-3）。

纤毛运动状态及其分布差异，影响药物在鼻腔内的分布和滞留时间。钙离子浓度与纤毛运动有紧密联系，钙离子浓度降低，将导致纤毛运动功能减弱丧失。药物在鼻腔中的清除也受药物沉积部位的影响，药物沉积在鼻后部要比在鼻腔前部清除得快，这是因为鼻后部有很多纤毛，在鼻前部则较慢；另外，药物沉积位置与药物的剂型有密切关联。鼻腔喷雾比滴鼻剂更多沉积在鼻前部，使得喷雾剂型的清除率较慢。鼻黏膜纤毛的清除功能导致药物与鼻黏膜的接触时间很短，药液从鼻腔清除的时间是 20～30min。减弱黏膜纤毛清除率可增加药物与黏膜的接触时间，从而增加药物吸收；反之，增加黏膜纤毛清除率，药物的吸收会减少。为延长药物在鼻腔内的滞留时间，可使用生物黏附聚合物增加制剂的黏度。目前常采用淀粉、壳聚糖、白蛋白、二乙氨基葡聚糖凝胶（DEAG-Sephadex）等生物黏附性物质制成微球、微囊、凝胶制剂和脂质体等，增加药物的吸收。

表 5-3　影响鼻黏膜清除率的一些病理因素

病 理 因 素	鼻黏膜清除
原发性纤毛运动障碍	受损：纤毛缺乏或者运动障碍
哮喘	增加：炎症性过程和刺激；减少：上皮损坏
囊性纤维化	受损：黏液脱水酶
病毒和病菌感染	中间物：纤毛掉落和黏液性质改变
糖尿病	受损：脱水酶和微血管损坏

3. 酶的降解

鼻腔给药虽然避免了胃肠道和肝脏的首关效应，但在鼻腔或者是鼻上皮细胞鼻组织中存在或分泌大量的代谢酶使得部分药物被代谢，自身也存在有关消除现象在鼻腔上皮细胞中发现羧基酯酶、醛脱氢酶和环氧化物水解酶等，会降解在鼻腔黏膜的药物。已有研究表明，细胞色素-P450 同工酶能酶解药物，如可卡因、尼古丁、酒精和减充血剂；蛋白水解酶（氨基肽酶和蛋白酶）被认为是阻碍肽类药物吸收的重要因素，如人鼻腔灌洗液对胰岛素的降解作用，降解速度达到 0.02mg/min。鼻黏液中的外来生物代谢酶也可能影响鼻制剂的药物代谢动力学和药效学。因此，鼻腔给药也存在首关消除现象，制剂中加入相关酶抑制剂可达到降低首关消除的目的。

4. 鼻黏液及其组分

鼻黏膜表面覆盖有一层黏液层，是由鼻腔前部的浆液和黏液腺体的分泌液组成。鼻黏液分泌物是一种复杂的混合物，包含多种物质，如水、多种酶类和磷脂类。其中蛋白质类物质对药物的吸收产生明显的影响，包括酶对蛋白质类药物和肽类物质产生代谢效应。鼻腔内降解酶降低鼻腔给药的药物生物利用度，这就是鼻腔给药的肽类物质的生物利用度不高的原因之一。如果这些多肽是通过细胞外通路而不与细胞内酶接触，则对多肽的生物利用度影响不大。然而，小分子的多肽对鼻腔黏膜中的内肽酶不敏感，而大分子的多肽则敏感。因此，这些酶的存在对蛋白质和多肽类药物经鼻腔给药后的生物利用度有明显的影响。

黏蛋白是鼻黏液产生黏性的主要成分，由蛋白质主链和寡糖侧链组成。聚合物要黏附在黏膜上必须先与鼻黏液作用或渗透到达鼻黏膜上皮细胞表面。黏弹性是鼻黏液最主要的物理性质，依赖于黏蛋白、水、其他离子成分等，水或 pH 值能明显改变其黏弹性。黏蛋白结构的改变也能改变药物通过基质的扩散能力，因为黏蛋白的更新限制了鼻腔制剂在黏液层的滞留时间。鼻黏液中的类脂成分具有表面活性剂的作用，不仅有利于增加药物的稳定性，还有助于增加鼻黏膜对于药物的渗透性。

5. 鼻腔内 pH 值

药物在鼻黏膜的跨膜转运还与药物的 pK_a、吸收部位的 pH 和制剂的 pH 有关。制剂的 pH 必须保持药物的稳定性，并尽量保证药物处于非解离状态。鼻腔制剂的 pH 与鼻黏膜

pH 相差过大，可直接引起鼻腔黏膜炎症反应。因此，应保证鼻腔制剂的 pH 与人体鼻腔黏膜的 pH 相似（鼻腔黏膜的 pH 5.0～6.5）。有学者评估了溶液 pH 值对鼻腔黏膜的影响，他将药物溶解在磷酸盐缓冲液中（pH 值为 2～12），观察到 pH 值为 3～10 时，大量的蛋白质和酶从细胞中释放但没有损害细胞；而 pH 值低于 3 或高于 10 时，观察到细胞内和细胞膜受到损害。

鼻腔疾病对黏膜 pH 产生明显的影响。通常，慢性鼻窦炎时 pH 值 7.5，过敏性鼻炎 pH 值 6.4 或 5.4 以下。适宜的鼻黏液 pH 值可使鼻纤毛功能处于正常状态，可以与鼻黏液输送时间联合评价鼻纤毛运动功能状况，慢性鼻窦炎时功能是较差的。在选择制剂、制备工艺和给药时应当考虑疾病导致的局部 pH 的变化。鼻黏液溶菌酶有杀菌和促进鼻纤毛运动的作用，适宜 pH 值可以使溶菌酶活性维持在较高水平，在慢性鼻窦炎时溶菌酶活性也是比较低的。

第三节　影响药物经鼻入脑的生理因素

药物需要经过黏液层和上皮细胞后产生中枢神经系统效应，可以通过被动扩散到达细胞内，亲脂性药物特别容易进入，而那些分子质量超过 1kD 的化合物（如肽类和蛋白质）一般是通过细胞内吞来转运。此外，跨细胞转运也可以通过由存在于鼻黏膜黏液上的有机阳离子转运蛋白和氨基酰转运蛋白来完成。相反，细胞旁途径主要负责转运小分子药物，它发生在相邻的上皮细胞之间，药物通过亲水性的孔道和紧密连接上皮细胞之间的缝隙进入。影响鼻腔吸收率的因素主要包括鼻腔的生理因素和药物的理化性质。

一、血流量

鼻腔黏膜血管丰富，血流量对药物在鼻腔吸收有显著的影响。增加血流量可以使更多的药物进入体循环，且大多数药物都是通过扩散途径来吸收药物，因为血流量能保持吸收部位血管内外的药物浓度梯度。血管舒张和血管收缩能影响血流量，也能影响药物的吸收程度。这些影响因素已经有一些研究报道，表明缩血管物质-去氧肾上腺素减少了鼻腔血流从而抑制了乙酰水杨酸进入体循环的吸收；含去甲肾上腺素的制剂却能促进神经肽鼻腔靶向给药进入中枢神经系。这种血管收缩剂能够增加药物鼻腔靶向给药到中枢神经系统是因为限制药物吸收进入体循环和增加直接转运入中枢神经系统的药物量。根据这些研究，表明通过血管收缩减少血流量可用来减少药物被吸收入血。但是反复给药时，局部血管持续处于收缩状态，显然对鼻腔黏膜的功能不利。

二、转运和外排系统

鼻腔给药中所涉及的组织转运系统对于药物吸收进入中枢神经系统至关重要，也是目前鼻腔给药系统最具潜力的研究领域之一。目前，多药耐药蛋白的转运已在人类呼吸道和鼻腔嗅黏膜得到确定，主要包括大量疏水性和两亲性药物的转运。P-糖蛋白是一种外排转运蛋白，它存在于纤毛上皮细胞和人类嗅区黏膜下层，研究表明 P-糖蛋白对预防药物从鼻黏膜吸收流入中枢神经系统发挥着很重要的作用（如图 5-8）。

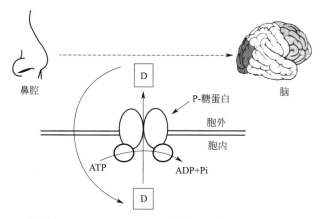

图 5-8　P-糖蛋白（P-glycoprotein）抑制药物从鼻黏膜递送到中枢神经系统

三、脑内药物外排系统

鼻腔给药入脑的药物可能经脑脊液通过淋巴系统回流到血液循环系统。脑脊液主要由脉络丛分泌，有少部分脑脊液由间质液排泄构成。脑脊液产生后通过多种途径排泄至血液循环（图 5-9），在脑室内向首尾方向运动，通过第四脑室开口向小脑延髓池排泄。脑脊液也在蛛网膜下腔内进行循环利用。在蛛网膜下腔内，脑脊液流向静脉窦的蛛网膜颗粒而被吸收入血。部分脑脊液被鼻腔黏膜、嗅神经、三叉神经、视神经、面神经和前庭耳蜗神经等颅神经鞘吸收，此后被淋巴系统吸收。在脊髓蛛网膜下腔，脑脊液被硬膜外静脉窦和脊神经鞘膜吸收进入淋巴系统。

研究已经证明中枢神经通过脑脊液可以沿着嗅神经周围间隙进入鼻腔淋巴系统，回流至

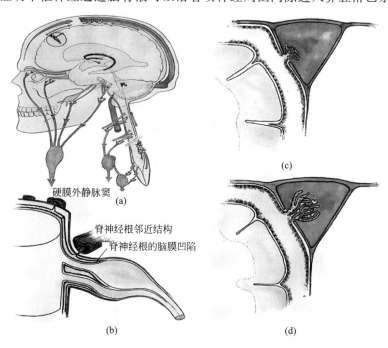

图 5-9　脑脊液-鼻腔淋巴的外排示意

（a）为脑内的药物通过多种途径进入循环；（b）为脊髓蛛网膜下腔脑脊液被蛛网膜绒毛，和脊神经鞘膜。

颈部深部淋巴结，然后进入血液循环。去肾上腺素、一氧化氮合酶抑制剂 LNME 可以使脑脊液外流增加，相应地脑脊液中药物也会被带出中枢系统。由此可见鼻腔给药入脑的药物可以通过脑脊液的外排而排出脑外，在此过程中鼻腔淋巴系统起到了关键的作用。

四、其他影响因素

经鼻给药入脑后，药物的清除也受年龄和性别的影响，其他的因素，如遗传因素（基因组成）、生理节律、种族差异等也会影响药物排泄的特征。

性别差异：指人的男女性别差异。

年龄的差异：新生儿、婴儿、青壮年与老年人的生理功能存在差异。

种族差异：指不同的生物种类，如白种人、黑种人和黄种人等不同的人之间的差异，以及同一种人在不同的地理区域和生活条件下形成的差异。

遗传因素：体内参与药物代谢的各种酶的活性可能引起的个体差异等。

第四节　疾病对鼻腔给药的影响

机体或鼻腔组织处于创伤和炎症等病理状态时，鼻腔黏液的分泌及纤毛的运动会发生变化。通常黏液分泌速率越大或纤毛运动越快，药物黏膜吸收的生物利用度越低。一方面，鼻腔的局部疾病，如过敏性鼻炎、慢性鼻炎等，会影响鼻腔黏液的分泌、纤毛的运动和鼻黏膜通透性，药物在鼻腔中的滞留时间也会发生相应的改变，从而影响药物的鼻黏膜吸收。同时，鼻腔发生病理改变后，会改变黏膜的 pH 值，也会影响药物吸收。甚至普通感冒也能改变药物在鼻腔内的清除速率，从而改变药物的吸收。此外，炎症细胞（嗜中性粒细胞和嗜酸性粒细胞）的出现能明显改变鼻黏液分泌物的组成和物理性质。当这些细胞死亡或局部分解，它们释放的 DNA 分子能通过黏合黏液糖蛋白或分泌物中的其他蛋白质改变黏液的黏弹性。死亡的炎症细胞释放的物质能继续调节鼻腔黏液的分泌。另一方面，全身性疾病也对鼻腔的吸收产生明显的影响，尤其是鼻黏膜血管硬化或堵塞疾病，如糖尿病、高血压、动脉粥样硬化等能引起血管病变，导致局部血流量减少，局部代谢异常等改变。

一、鼻腔本身疾病

药物或标记物的黏膜清除率受鼻腔病理条件的影响。主要疾病状态包括鼻炎、鼻窦炎、哮喘、普通感冒、花粉症、鼻息肉和肖格伦综合征和卡塔格奈综合征。另外，环境因素，如潮湿、温度、污染均可以影响鼻腔的清除率。普通感冒的黏膜高分泌状态和继发充血期，给药后 25min 少于 10% 的给药剂量仍在鼻腔，而在充血期则有 90% 的药物在给药后 90min 仍存在于鼻腔内。这将导致药物在鼻腔内非常规吸收，对那些强效且较窄治疗窗的药物而言这是不能接受的。解决的方法主要为在制剂配方中加入血管收缩剂，以改善药物吸收剧烈波动的现象。

过敏性鼻炎同样也影响鼻腔的血管通透性，在动物过敏性鼻炎的模型中，鼻腔血管对伊文思蓝的通透性增加，也造成鼻腔上皮通透性增加。利用蛋白质组学技术研究了患有过敏性鼻炎的患者鼻涕的蛋白质，发现五个蛋白明显上升，APOA2、α2-巨球蛋白、APOA1、α1-抗胰蛋白酶和补体 C3 分别上升 9.7、4.5、3.2、2.5 和 2.3 倍，除了鼻腔炎症反应相关蛋白外，其他的都是一类来自血清的蛋白，出现在鼻涕中，说明在过敏性鼻炎时鼻腔血管的通透性增加足以让大分子的蛋白质进入鼻涕内。过敏性鼻炎可能导致局部水肿，尤其是血管周围组织的水肿，可能减少药物进入血管。

对鼻腔损毁较为严重的鼻腔疾病，如萎缩性鼻炎，可能减少药物的吸收，因为鼻腔组织结构变薄，血液供应减少等病理变化导致药物转运和分布减弱。笔者实验室采用硫酸锌损毁大鼠鼻腔1周后，药物经鼻腔吸收入血和入脑量明显降低，说明鼻腔的损毁对鼻腔吸收有显著的影响。鼻腔疾病可能影响药物的吸收和分布，但目前尚无研究证据支持在鼻腔疾病状态下鼻腔给药入脑、入血的研究报告。

鼻腔内菌群的改变，可导致感染性鼻腔疾病或其他疾病伴发的感染，在消化道的菌群对药物有明显的代谢作用，那么在鼻腔内菌群发生变化时，是否也像消化道一样对药物进行代谢呢？笔者认为，鼻腔内细菌或致病菌对某些药物有代谢作用。

二、全身性疾病

在全身性疾病中，如糖尿病、心血管疾病、肥胖以及更年期综合征等均可能影响鼻腔的结构，尤其是能引起血管病变，影响鼻腔对药物的吸收。激素对鼻腔有明显的作用，激素性鼻炎与代谢性内分泌状态有关。雌激素是最常见的激素，在孕期、月经初潮期、经期以及使用口服避孕药常见鼻腔充血，这将影响药物的吸收和分布。动脉粥样硬化的血管会增厚与变硬，内壁出现斑块，这是由于胆固醇、血小板附着所造成的隆起。血管内腔变窄，使得血液循环不顺畅，继续恶化下去就会完全堵塞，从而血流量降低，影响药物的吸收。糖尿病可以引起毛细血管基底膜增厚、微血管内皮细胞增生，容易引起血流量降低。糖尿病引起血管病变是全身性的，包括鼻黏膜血管。高血压患者血管重构导致动脉顺应性减退，几乎波及所有组织器官，治疗期间虽能降低血压，但血流储备却难以恢复，因此对经鼻腔途径给药后药物的吸收造成影响。其他全身性疾病也影响药物的吸收，例如：结核病、麻风（汉森病）、系统性红斑狼疮、遗传性出血性毛细血管扩张、韦格纳肉芽肿和结节病等，这些疾病出现鼻黏膜水肿、鼻窦炎、鼻出血、结节性肉芽肿等病理改变。

三、神经系统疾病

鼻腔与外界环境直接接触，多种物质或病原体均可进入鼻腔，损毁嗅神经和三叉神经等，影响药物进入中枢神经、血液循环。病毒是引起神经损伤的主要原因之一，引起多发性神经炎、脑膜炎、脑脊髓炎等。这些病毒包括甲型流感病毒、疱疹病毒、脊髓灰质炎病毒、副黏病毒、疱疹性口炎病毒、狂犬病毒、副流感病毒、腺病毒、乙型脑炎病毒、西尼罗河病毒、基孔肯雅病毒、拉克罗斯病毒和鼠肝炎病毒等，尤其是亲神经性病毒对神经的损伤较大。同时，病毒感染可以引起黏膜的破坏，导致黏膜屏障改变，如流感病毒感染后，破坏鼻咽部黏膜，也能影响药物透过。此外，外界环境污染物的吸入也能造成神经损伤而引起吸收改变。

中枢神经系统疾病也能影响鼻腔的组织结构和功能，进而影响药物吸收的过程。阿尔茨海默病、帕金森病和脑中风等，使得嗅觉功能下降。这些疾病可能影响嗅脑或嗅泡的功能，导致嗅觉功能下降，可能通过向鼻腔排泄毒性蛋白，如阿尔茨海默病模型中，鼻腔黏膜中发现有 Aβ 蛋白，该蛋白能损伤嗅神经细胞，导致药物入脑的其中一条通路功能减弱。

第五节 药物理化性质、剂型和给药装置的影响

当药物通过鼻腔给药进入鼻腔后，药物粒子必须透过鼻黏液层以及鼻黏膜上皮细胞层才能被吸收进入全身血液循环或者直接进入中枢神经系统发挥药物的治疗作用。如表 5-4 所示，药物理化性质、药物制剂和剂型、给药装置等因素都会影响鼻腔制剂中的药物吸收，从而影响鼻腔制剂的生物利用度。

表 5-4 药物理化性质、药物制剂和剂型、给药装置对于鼻黏膜药物吸收的影响

药物的理化性质	药物制剂和剂型	给药装置和方法
1. 药物脂溶性	1. 制剂中药物浓度	1. 给药体积
2. 药物分子量	2. 剂型	2. 液滴的大小或固体颗粒的大小
3. 表面电荷	3. 药物制剂黏度和密度	3. 沉积的位置
4. 药物溶液 pH 值	4. 药物制剂 pH 值	4. 给药装置的特性
5. 药物溶液渗透压	5. 药物制剂表面张力	5. 进入食管的损失
	6. 吸收促进剂	
	7. 其他制剂辅料	

一、药物的理化性质

药物的脂溶性、相对分子质量、电荷、溶液 pH 值和渗透压等，会影响药物透过鼻黏膜层吸收进入全身血液循环或者中枢神经系统的效果。此外，由于鼻黏膜表面存在黏液层，因此黏液和药物之间的相互作用以及药物通过黏液（包括在疾病状态下）的扩散系数对于药物的吸收也具有重要的影响。

1. 药物的分子量

药物分子量影响药物在鼻腔的吸收，一般来讲鼻腔给药的药物分子量较高时，药物粒子就较难被吸收。对于脂溶性药物，分子量的影响相对较小。分子质量低于 600D 的脂溶性药物，其经鼻黏膜吸收的效率主要取决于药物的解离常数。而对于分子质量低于 600D 的非脂溶性药物，其经鼻黏膜吸收的效率主要是由药物的分子量所决定。当药物的分子质量低于 300D 时，药物制剂溶液能够快速有效地透过鼻腔黏膜上皮细胞膜被吸收。有文献报道，一些小分子的药物（如布托菲诺）经鼻腔给药后的生物利用度接近于静脉注射的生物利用度（100％）。当药物的分子质量高于 300D 时，药物分子的吸收难度就明显增加，特别是分子质量高于 1000D 的亲脂性药物，几乎不能通过鼻腔给药发挥治疗效果。一些分子质量在 1000～3400D 的药物，如维生素 B_{12}、加压素、醋酸那法瑞林等，其上市的鼻腔制剂（喷雾剂或者溶液剂）的生物利用度较低，只有约 10％。对大分子物质，鼻腔黏膜不能通透或很少通透，需要借助吸收促进剂完成穿透。如 4.1kD、9kD 和 17.5kD 的右旋糖酐和分子质量为 6kD、9kD 和 17.2kD 的碱性右旋糖酐均不能通过家兔鼻腔黏膜，在促进剂甘胆酸钠的作用下，右旋糖酐可以进入家兔血液中，但进入血液的右旋糖酐量与分子量并未出现相关性（图 5-10）。因此，当药物的分子质量大于 1000D 时，需要依靠特殊的药物递送系统或加入吸收促进剂（或称促渗剂）等辅料，才能使得药物的生物利用度达到临床用药的要求。

鼻腔黏膜吸收与一定范围内药物分子量呈负相关，其吸收百分比和分子量呈对数线性关

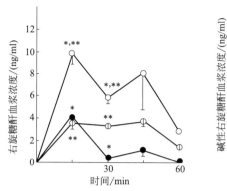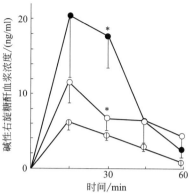

图 5-10　不同分子量右旋糖酐在家兔鼻腔给药后进入加血液量和分子量的关系

左图：●右旋糖酐 9kD；○右旋糖酐 4.1kD；◐右旋糖酐 17.5kD。＊P<0.05，＊＊P<0.01，
与右旋糖酐 4.1kD 比较。右图：●碱性右旋糖酐 9kD；○碱性右旋糖酐 6kD；◐碱性右旋糖酐 17.2kD。
＊P<0.05，与右旋糖酐 6kD 比较。

系。研究比较了不同分子量的药物与鼻腔吸收的影响，分子量增加 380 倍导致鼻腔吸收下降到 1/43。比较 PEG600、PEG1000 和 PEG2000 在大鼠鼻腔黏膜和口服吸收程度后，发现吸收百分比和药物分子量呈负相关。利用分子质量大于 4kD 的四种 FITC 标记的右旋糖酐在鼻腔给药后，在脑脊液中检测到荧光标记的右旋糖酐，且脑脊液中浓度随分子量增加而降低。另外，研究也发现多肽类物质、ACTH/MSH（4-10）、加压素和胰岛素鼻腔给药后脑脊液中曲线下面积与分子量成反比。可见，随着药物分子量的增加，药物在鼻黏膜的吸收效率随之减小，特别对于大分子的蛋白或多肽类药物，其在鼻黏膜的吸收效率甚至可以降到 1％～2％。图 5-11 列举了药物分子量与其在鼻黏膜的吸收效率的关系。

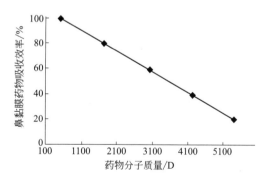

图 5-11　药物分子量与鼻黏膜药物吸收效率的关系

2. 药物的脂溶性

药物的脂溶性也是影响鼻腔药物制剂吸收效率的一个重要的因素。随着药物脂溶性的增加，药物分子在鼻黏膜被吸收的效率也随之增加。蒋新国等以脂溶性不同的盐酸地尔硫草和对乙酰氨基酚为模型药物，用大鼠鼻腔在体循环法研究了它们在不同 pH 值条件下的鼻黏膜吸收速度常数，同时也测定了相应条件下的正辛醇-水分配系数。结果表明，正辛醇-水分配系数大的药物容易在鼻腔吸收，且药物鼻腔吸收速度常数与正辛醇-水分配系数间有良好的线性关系，提示鼻腔黏膜的性质与多数生物膜相似，脂溶性大的药物容易通过，而亲水性

药物的通透性则较差。

因此对于极性药物，药物的油水分配常数是影响药物经鼻黏膜吸收的主要因素。药物的油水分配常数与鼻腔药物制剂在鼻黏膜吸收进入脑脊液的药物浓度的线性关系见图 5-12。药物的油水分配系数会随着药物分子结构的改变而变化。如酯化的 L-酪氨酸相比于 L-酪氨酸母药来说，具有更高的分配系数，因此从理论上说，经鼻腔给药后药物的穿膜效率以及生物利用度都要较母药高，但是实际上，药物的经鼻吸收效率却是相似的。一些药物如乙酰水杨酸、苯甲酸等即使在鼻腔黏膜中完全以离子形式存在，仍具有一定能力的穿膜转运的能力。说明药物在鼻腔内跨过鼻腔生物膜时，并非按照单一的跨膜转运模式进行，油水分配系数并不是影响药物跨膜转运的唯一因素。如酯代 L-酪氨酸经鼻腔给药后是通过载体介导的主动转运，其生物利用度和母药相似。

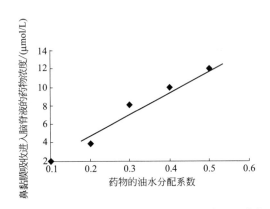

图 5-12　药物油水分配系数与鼻黏膜吸收进入脑脊液的药物浓度关系

尽管鼻腔黏膜也有一定的亲水性特征，但是在正常鼻腔黏膜中脂溶性的成分所占比例较高，因此脂溶性药物比亲水性药物的鼻黏膜吸收效率显著提高。据文献报道，脂溶性药物如纳洛酮、丁丙诺啡、睾丸素、乙炔雌二醇、阿普洛尔、普萘洛尔、黄体酮、喷他佐辛、芬太尼、(S)-UH301、NXX-066、尼莫地平和褪黑素等经鼻腔给药后进入血液，药物能够快速有效地透过鼻腔黏膜上皮细胞层组成的生理屏障而被吸收，生物利用度几乎为 100%，药代动力学参数几乎和其静脉给药后的药代动力学参数相同。阿昔洛韦原料药亲水性强，经鼻腔给药后生物利用度较低。但阿昔洛韦的前药形式脂溶性好，经鼻腔给药后吸收效率以及生物利用度要比阿昔洛韦原料药明显提高。因此，脂溶性高的药物制备成鼻腔制剂，可以作为静脉给药途径的一种有效的替代给药方式，并且增加患者的依从性。

药物的脂溶性也影响药物进入中枢神经的效率。水溶性药物甲氨蝶呤鼻腔给药较静脉给药进入中枢的效率高。研究发现，具有不同油水分配系数的磺胺类药物静脉注射 60min 后，脑脊液（cerebrospinal fluid，CSF）中的药物浓度极低且无明显差异，而鼻腔给药 60min 后脑脊液中的药物浓度均显著高于静脉注射，并且随药物脂溶性增加而增加。因此研究结果证明一定范围内药物随着脂溶性增加，其从鼻黏膜吸收直接入脑的效率增加。脂溶性强的药物经鼻腔吸收后迅速进入体循环，透过血脑屏障也能进入中枢神经系统。研究神经肽 MSH/ACTH、加压素（vasopressin）和胰岛素的鼻腔给药脑部递送，鼻腔给药较静脉注射能明显增加脑部药物浓度。

3. 药物的解离常数

药物的解离常数是影响鼻腔药物制剂吸收效率的又一个重要因素。药物分子在非离解

pH 条件下吸收最好，部分解离时吸收较好，但药物分子如果完全解离后，吸收效果最差。药物非解离部分的多少，取决于药物的 pK_a 和鼻黏液的 pH 值。一般正常人鼻腔黏膜的 pH 值在 5.0～6.5，因此只有药物 pK_a 数值在一定范围内的药物经鼻腔给予后才能够透过鼻黏膜被吸收。一些药物如氨基比林、水杨酸等，经鼻腔给予后药物的吸收效率与这些药物分子的解离度有较大的关系。氨基比林的吸收效率随着药物 pH 的增加而增加，与理论预测值相符，而水杨酸经鼻腔给药后的吸收效率却与理论预测值相差较大。这种现象有可能是药物的透黏膜转运途径不同造成的，水杨酸是穿过脂溶性的生物膜屏障被吸收的，然而氨基比林是通过不同的性质的转运途径被吸收的。苯甲酸类药物的吸收也跟水杨酸类药物的吸收相似，与理论预测值相差较远，一般苯甲酸类药物在 pH＝7.19 时，99.9% 的药物分子是呈离子状态，但是相关的药代动力学参数显示，仍有 10% 的药物穿过了黏膜上皮细胞组成的生物膜屏障而被吸收。因此，离子型的化合物也能渗透穿过鼻腔黏膜被吸收，从而发挥治疗效果。

4. 药物的溶解度

药物的溶解度也是影响鼻腔药物制剂吸收效率的一个重要的因素。目前对于鼻腔制剂中药物的溶解度与药物透鼻黏膜的吸收效率之间的关系并没有明确地阐释。由于鼻腔的分泌物大多都是含水的，因此药物分子必须具有一定的溶解度才能够在鼻腔内被溶解分散。

对于鼻腔制剂而言，在鼻粉剂和混悬剂等鼻腔微粒制剂中的药物溶出度是影响药物吸收的重要因素。沉积在鼻孔中的药物在吸收前必须先溶解，如果药物在鼻孔中仍以微粒状态存在，它可能会被鼻纤毛清除或者不能被吸收。一般来说鼻腔给药的药物剂型大多数是以溶液剂的形式为主，药物分子溶解在溶液剂中经鼻腔给药后被鼻黏膜吸收从而发挥治疗效果。由于鼻腔给药相比于胃肠道给药来说给药量相对较少，因此药物溶解度太低或者要求给药剂量较大的药物就很难通过鼻腔给药的方式发挥治疗作用，所以必须在难溶性的药物处方中加入一定量的增溶剂，以增加药物的溶解度。

鼻腔制剂通常使用的增溶剂主要是潜溶剂或表面活性剂，但这两种方法对鼻黏膜的毒性较大。近年来，环糊精及其衍生物作为增溶剂或鼻吸收促进剂的研究引起人们的关注，环糊精是含有 6～8 个葡萄糖单元的环状低聚糖，可与脂溶性药物形成包含物，以增加它们的水溶性，而且环糊精可直接作用于上皮细胞，从而增加水溶性药物如肽类和蛋白质对黏膜的通透性。Gu 等将前列腺素 E1（PGE1）和 HP-β-环糊精制备成复合物，显著增加了 PGE1 溶解度和化学稳定性。鼻腔给药后快速起效（达峰时间 3～4min），血压迅速下降，有明显的量效关系，结果与静脉注射接近，且该制剂鼻纤毛毒性较小。

当药物是以粉末剂的形式经鼻腔给药时，药物透鼻黏膜吸收就分为溶解和吸收两个过程。粉末剂药物进入鼻腔后就必须先在鼻腔的黏液层中溶解然后才能被吸收。因此，鼻腔制剂处方中对于难溶性药物的颗粒或粉末需要配合应用一定量的增溶剂，以便提高难溶性药物的溶解度，使经鼻腔给药后在血液或者其他组织中的药物浓度能达到有效治疗浓度以上，从而发挥药效。

除了增溶剂能够增加药物溶解度的方法外，还可以将难溶性的药物设计成亲水性的前药或者将难溶性的药物制成药物盐的形式，增加药物在鼻腔中的溶解度，使难溶性的药物及其制剂能够通过鼻腔给药而发挥治疗效果。

5. 药物的粒径和表面电荷

药物的粒径和形态决定了药物在鼻腔中的溶出度。药物应有合适的粒径和形态，减少鼻腔的异物感和对鼻腔的刺激性。对于鼻腔制剂而言，药液颗粒的粒径在 $5\sim10\mu m$ 时，可以沉积在鼻腔中，随后被吸收；药液颗粒的粒径$<5\mu m$ 时，会被吸入肺部，尽管也会发挥药效，但是达不到鼻腔给药的目的。因此鼻腔制剂中的药液颗粒或药物粒子必须控制在一定的粒径范围内，才能使得药物沉积在鼻腔内，从而被鼻黏膜吸收，发挥疗效。

此外，鼻腔制剂中的药液颗粒或药物粒子的粒径也会影响其入脑的效率。微乳粒径多在 100nm 以下，具有热力学稳定性，经鼻腔给药后可到达脑部。有研究报道，微乳可作为地西泮鼻腔制剂的载体，鼻腔给药后绝对生物利用度可达 50%。将药物制备成微乳后鼻腔给药，嗅球内药物含量可以达到静脉注射途径给药含量的 3 倍；而且脑组织和脑脊液中的血药浓度曲线下面积（AUC）显著高于静脉注射途径。结果表明，微乳作为鼻腔制剂的载体，可通过鼻脑通道，使更多的药物到达脑部。微球是另一种鼻腔给药较好的微粒载体，其粒径大小也和鼻腔黏膜的吸收效率有关，$10\mu m$ 以下的微球容易分布到支气管处，微球粒径太大时，又容易沉着在纤毛较少的鼻腔前部，因此用于鼻腔制剂的微球粒径一般控制在 $40\sim60$ μm。目前研究较多的是可降解淀粉微球、海藻酸钠微球、白蛋白微球和明胶微球。

此外，由于鼻黏膜带有负电荷，因此表面带有正电荷的药物粒子容易与鼻黏膜结合，吸收速率较大。例如，将药物包裹到表面带正电的脂质体中，可以更好地发挥鼻黏膜生物黏附作用，延长药物在鼻腔内的滞留时间，提高其吸收效率。

二、药物剂量和剂型的影响

1. 药物的剂量

在静脉给药、口服或其他非鼻腔途径给药时，同一药物的给药剂量进入机体的药物量会产生差别。多数药物在鼻腔内的吸收效率与其药物浓度成正比关系，如对胰岛素、美克法胺和安乃近等给药剂量和吸收量关系的研究表明，药物剂量和血药浓度曲线下面积（AUC）之间线性良好，提示吸收机制为被动扩散。但也有少数药物例外，如氨基比林在鼻腔内的吸收效率与鼻腔内的药物浓度无关，水杨酸的鼻腔吸收率甚至随鼻腔内的水杨酸浓度增加反而下降。一般给药途径的制剂都是随着药物剂量的增加，药物的吸收和疗效也会增加。

2. 药物的剂型

应用的药物剂型明显影响药物吸收、体内分布和消除过程。在鼻腔给药时，剂型影响更加突出，包括制剂本身材料、辅料、制剂的物理特性以及药物本身的药物特性等均可以明显影响药物体内过程和药效。关于制剂剂型对药物动力学行为的影响参见相关章节。本节着重介绍辅料、制剂特性和给药装置对鼻腔给药体内过程的影响。

（1）滴鼻剂　滴鼻剂是以药物的溶液直接滴入鼻腔给药的制剂。该剂型制备简单、成本低，是常用的鼻腔制剂之一。滴鼻剂滴入鼻腔后药物大部分沉积在鼻腔后部，由于鼻纤毛的清除功能，药液在鼻腔内滞留时间仅有 $15\sim30min$，而且滴鼻剂存在定量不精确、药液在鼻腔分布不均匀、易从鼻腔流失等不足，在一定程度上影响了药物的吸收和疗效。

（2）喷雾剂　喷雾剂是不含抛射剂，仅通过雾化装置借助压缩空气产生的动力使药液雾化并喷出的一种剂型。鼻腔喷雾后药物沉积在鼻腔前部，分散均匀并以微小的液滴与鼻黏膜接触，延长了药物在鼻腔内的滞留时间，有利于吸收和提高生物利用度。目前喷雾剂应用越来越广泛，其优点是雾滴较细，在鼻腔内分布均匀、不易流失、吸收快、生物利用度高。有人以兔为模型动物，考察了双氢麦角碱不同液体剂型鼻腔给药后的生物利用度，喷雾剂的生物利用度明显高于滴鼻剂。

（3）气雾剂　气雾剂常用于肺部吸入给药。有学者考察了尼古丁鼻用气雾剂给药用于戒烟的效果，通过检查不同剂量下的药时曲线及系列生理指标，表明了尼古丁鼻气雾剂的实用性和有效性。与尼古丁口香糖比，尼古丁鼻气雾剂具有起效快、依从性好的特点。但气雾剂也存在一些缺点，例如气雾剂中含有抛射剂，会造成环境污染。此外，气雾剂必须使用耐压容器，生产工艺也较复杂。因此，气雾剂目前在鼻腔制剂中应用不如喷雾剂普遍。

（4）粉末制剂　粉末制剂又称粉剂，是将药物与辅料混合成均匀的、粒径符合要求的粉末后，直接吸入或通过特定的装置喷入鼻腔给药的一种剂型。对于稳定性差，不能开发液体制剂和混悬液的药物，则可开发成鼻腔粉末制剂。

鼻腔粉末制剂优点是不含防腐，药物稳定性好。但是，并非所有的药物都适合制备成鼻腔粉末制剂。药物是否可以开发成鼻腔粉末制剂主要取决于药物的溶解性、颗粒大小、气体动力特性以及药物/辅料对鼻腔的刺激性。Ishikawa 等报道了不溶性粉末制剂经鼻腔给药后的吸收情况。结果表明，不溶性粉末制剂有效延长了药物在鼻腔的作用时间，例如异硫氰酸荧光素（FITC）-右旋糖酐的碳酸钙粉末制剂可以显著提高主药的生物利用度。

（5）凝胶剂　凝胶剂是在药物的溶液中加入水溶性高分子聚合物以增加溶液黏度，达到增加药物在鼻腔的保留时间、提高生物利用度的目的。凝胶剂在鼻腔内的滞留时间较长，因此一般比液体制剂有更高的生物利用度。而且凝胶剂黏稠度高、黏附性强，滞留时间长，其优点是到鼻后部的药量减少，从而减弱了鼻咽部的异物感。国外已开发了维生素 B_{12} 凝胶剂作为处方药。研究发现，聚丙烯酸、聚乙烯醇、卡波姆等基质的亲水凝胶可以延长药物与鼻黏膜的接触时间，有利于提高生物利用度。鼻腔给药的阿替洛尔凝胶剂吸收速度快，相对生物利用度高达 109.71%。有研究考察了血管升压素及其类似物的黏性透明质酸钠凝胶剂在大鼠鼻腔的吸收。结果表明，相对分子量在 $3.0×10^5$ 以上的 1% 透明质酸钠溶液（黏度 $≥$ 20.3mPa·s）对药物吸收有促进作用。

（6）微球　微球是目前研究最多的一种鼻腔给药的微粒制剂。微球能通过调节和控制药物的释放速度从而实现药物的长效释放，同时又能保护蛋白质或多肽类大分子药物不被降解。然而不同高分子材料制备的微球也有着不同的药物释放特性和生物黏附性。鼻腔内微球的作用机制主要包括：①微球的亲水凝胶性质能吸取鼻黏膜表面水分，导致上皮细胞膜短暂性缺水，使细胞间隙增大，有利于生物大分子药物的通过；②微球表面带有正电荷，能与带负电荷的鼻黏膜结合从而促进药物吸收；③微球具有生物黏附性，可延长药物在鼻黏膜表面的滞留时间，增加药物吸收。

有报道，应用溶剂蒸发法制备了透明质酸、甲壳胺及透明质酸/甲壳胺的硫酸庆大霉素微球；用复凝聚法制备了透明质酸/明胶微球，并对上述微球的体外释药曲线进行了比较，同时对各种微球的黏附性进行了考察，发现联合应用透明质酸和甲壳胺可发挥透明质酸的生物黏附性与甲壳胺的促黏膜渗透性，提高鼻腔制剂的生物利用度。有报道，用乳化交联法制备了褪黑素淀粉微球，粒径在 $30～60\mu m$。体外实验表明，兔鼻腔给药 2h 后，仍有 80% 的药物在给药部位，而溶液剂只有 30%。体内实验结果褪黑素淀粉微球的绝对生物利用度为 84.07%。体内外释药具有良好的相关性。

（7）微粒和毫微粒　有报道，用喷雾干燥的方法分别制备了载有牛血清白蛋白的淀粉、明胶、甲壳胺和 Carbopol 微粒，粒径为 $2～4\mu m$。进而采用培养的 Calu-3 细胞考察包载牛血清白蛋白的不同微粒黏附性及其对细胞因子释放的影响，并用孔径 $0.45\mu m$ 的滤膜考察了体外不同微粒释放牛血清白蛋白的差异。结果表明，淀粉和明胶微粒释放牛血清白蛋白快，但黏附性不如甲壳胺和 Carbopol 微粒，并且甲壳胺和 Carbopol 微粒能促进牛血清白蛋白透过 Calu-3 细胞，甲壳胺和淀粉微粒能引起 Calu-3 细胞释放 IL-6 和 IL-8。有报道，以胰岛素为模型药物，将其分别与壳聚糖硫醇盐、壳聚糖和甘露醇制备成微粒，经大鼠鼻腔给药后，测得的绝对生物利用度分别为 $(7.24\pm0.76)\%$、$(2.04\pm1.33)\%$ 和 $(1.04\pm0.27)\%$。结果表明，壳聚糖硫醇盐（thiolated chitosan）微粒是一种较好的肽类药物鼻腔给药的载体。

（8）脂质体　利用脂质体可以将药物包封于磷脂或类脂（如卵磷脂、胆固醇等）双分子层形成具有生物膜通透性的泡囊结构中。脂质体具有类似生物膜的结构和很好的细胞亲和性，体内可降解，并且基本没有毒性和免疫原性。脂质体是一种良好的药物载体，应用其作为鼻腔制剂，不仅能有效减少药物对鼻腔的刺激性和毒性，增加药物疗效，并可使药物通过磷脂双分子层控制药物释放速率，克服气雾剂吸收快及必须频繁给药的缺陷。Jung 等制备了几种烟碱的脂质体前体制剂进行大鼠鼻腔给药，10min 后即达到血浆峰浓度，吸收迅速，血浆中的烟碱浓度、平均滞留时间（MRT）和血浆半衰期（$t_{1/2}$）比其乳剂和溶液剂的 MRT 和 $t_{1/2}$ 都显著提高。Law 等报道了脂质体对去氨加压素的负载能力及其经鼻黏膜渗透能力。由于鼻黏膜带有负电荷，因此表面带正电荷的脂质体比表面带负电荷的脂质体具有更大的生物黏附性，因而在鼻黏膜的滞留时间更长，渗透性能充分发挥，因此可以在较长时间内保持有效的血药浓度。

（9）乳剂　乳剂也是一种常用的鼻腔制剂，除了应用于脂溶性小分子药物外，有人也尝试应用鼻腔给予的乳剂递送大分子药物。有报道，将胰岛素加入到水相中制备水包油（O/W）或油包水（W/O）的乳剂。经大鼠鼻腔给药后，W/O 的乳剂中胰岛素吸收增加，这是因为小部分的油滴随着胰岛素存在于水相中，增加了胰岛素的吸收；而当油滴组成外相时，如 W/O 乳剂中，胰岛素的吸收无明显的增加。

（10）微乳　有报道，以月桂酸酯为乳化剂、聚山梨酯-80 为表面活性剂、丙二醇和乙醇为增溶剂制备一种地西泮鼻腔微乳。经大鼠鼻腔喷雾给予地西泮鼻腔微乳，2～3min 后即可达到血浆峰浓度，药物吸收迅速，其生物利用度为 50%。有学者制备了尼莫地平鼻腔微乳，动物鼻腔实验表明 1h 即达到血药浓度峰值，绝对生物利用度为 32%。鼻腔制剂在嗅球的药物浓度为其静脉注射的 3 倍。此外，鼻腔给药后药物在脑组织和脑脊液中所占的比例明显高于静脉注射时药物在脑组织和脑脊液中所占的比例。

总之，选择合适的药物剂型，对于保证鼻腔内有效药物浓度、加速药物鼻黏膜吸收和提高药物的生物利用度至关重要。尽管同一种药物理论上可以制成不同的鼻腔给药剂型，但并不意味着这些剂型在临床应用中都能达到预期效果。在鼻腔制剂开发过程中，药物剂型的设计应根据药物本身、适应证、患者群体、市场需求等因素决定。

3. 药物制剂的物理化学特性

由于鼻腔独特的解剖和生理学特点，药物制剂的物理化学特性对药物的吸收效率以及生物利用度会有较大的影响。

（1）药物制剂 pH 值　鼻腔黏液的 pH 值为 5.5～6.5，是蛋白水解酶的最适 pH。鼻腔制剂的 pH 能够影响鼻腔局部的 pH 环境，从而影响药物的鼻黏膜吸收效率。为了避免鼻腔制剂对鼻腔的刺激，鼻腔制剂的 pH 值应尽量与鼻腔黏膜的生理 pH 值接近。

此外，药物制剂的 pH 还应具有抑制鼻黏膜表面微生物生长的作用。一般当鼻黏膜表面的 pH 处于弱酸性时，鼻腔中的病原性微生物的生长就能够被有效抑制。因此，鼻腔制剂 pH 应保持一定的弱酸性，在保证鼻腔制剂的药物吸收效率同时抑制鼻腔内病原微生物的生长，从而减少对于鼻黏膜的影响。

鼻腔的分泌物中存在着对 pH 比较敏感的溶菌酶。溶菌酶是一种专门作用于微生物的细胞壁的水解酶，又称胞壁质酶。溶菌酶可以选择性地分解微生物的细胞壁，而不破坏其他组织。最早有关溶菌酶的报道的是 1907 年 NicoHe 首次发表的枯草芽孢杆菌溶解因子。1922 年，Flemmning 在人的鼻涕、唾液和眼泪中发现强力的溶菌活性成分，并命名为溶菌酶（lysozyme）。1967 年，研究者应用 X 线衍射方法揭示了溶菌酶的结构。此后人们发现溶菌酶广泛地存在于高等动物组织及分泌物、植物及各种微生物中。

溶菌酶的活性与环境中的 pH 有着较大的关系。当鼻腔环境中的 pH 从酸性转变为碱性时，鼻腔分泌物中溶菌酶就会失活，从而导致鼻腔中的微生物滋生，引发细菌性感染。因此在设计鼻腔制剂处方时，应调整 pH 值，尽量与鼻腔黏膜的生理 pH 值接近，从而维持鼻腔内溶菌酶的活性，减少药物制剂对鼻腔黏膜正常生理环境的影响。

（2）药物制剂渗透压　鼻腔制剂的渗透压应该维持在 $285 \sim 310 \mathrm{mOsm/L}$，以避免对鼻黏膜产生刺激。有学者研究了渗透压对胰泌素（secretin）吸收的影响，当氯化钠的浓度为 $0.462 \mathrm{mol/L}$（pH＝3）时，药物鼻黏膜吸收达到最大值。虽然高渗和低 pH 值条件可以使药物鼻腔吸收量增加，但长期用药可导致鼻黏膜产生不可逆的损伤，反而会使药物吸收减少。研究发现，鼻黏膜结构在高渗和低 pH 值条件下发生改变，上皮细胞出现褶皱，表明鼻黏膜出现一定程度的损伤。使用山梨醇替代氯化钠作为渗透调节剂的实验研究也证明了上述结果。因此，鼻腔制剂最好以 $308 \mathrm{mOsm/L}$ 的等渗溶液给药，以减少药物对于鼻黏膜的刺激，增加用药的安全性。

（3）药物制剂黏度　鼻腔制剂应当具有一定的黏度，以保证药物制剂经鼻腔给药后能够和鼻腔黏膜保持一定的接触时间，使得药物被充分吸收。一般随着药物制剂黏度的增加，药物经鼻腔给药后与鼻黏膜的接触时间延长，药物渗透穿过鼻黏膜的效率增加。有报道，在青霉胺溶液中加入 2％羟丙基纤维素，生物利用度由 11.7％增加到 20％。

但是药物制剂的黏度也不能太高，因为黏度过高会改变黏膜正常的功能，降低鼻腔纤毛的运动以及纤毛的清除率，从而影响鼻腔的正常生理功能。因此，为了兼顾药物的吸收效率和鼻黏膜安全性，鼻腔制剂处方中添加的生物黏附性辅料的选用和剂量要经过严格计算。

生物黏附剂是通过吸水膨胀或表面润湿后与鼻黏膜紧密接触，从而产生生物黏附作用，延长药物在鼻腔的作用时间。常用的生物黏附材料有：淀粉、明胶、葡聚糖、聚左旋乳酸、壳聚糖及其衍生物、卡波姆、黄原胶等。研究发现，壳聚糖 2 位伯氨基衍生物如：壳聚糖-半胱氨酸偶合物、壳聚糖-巯基醋酸偶合物、壳聚糖-聚丙烯酸偶合物、壳聚糖-EDTA 偶合物等，具有更强的生物黏附性，对于鼻黏膜的促吸收进作用更强。

三、鼻腔制剂辅料

鼻腔制剂常用辅料有增溶剂、抗氧化剂、防腐剂、缓冲剂、保湿剂、生物黏附剂、稳定剂、吸收促进剂等。考虑到鼻腔制剂辅料在改变药物透过鼻腔黏膜吸收效率的同时有可能引起鼻黏膜的刺激，因此鼻腔制剂辅料的选择必须保证：①能够保持药物的功能；②对鼻黏膜刺激性小，不引起鼻黏膜损伤。

鼻腔制剂的辅料选用应进行预试验，以评价该辅料对于鼻黏膜的影响。鼻腔制剂辅料的鼻黏膜毒性试验一般采用处方中未加主药的空白制剂进行。

（1）缓冲剂　在鼻腔制剂中可以使用各种常规的缓冲系统，缓冲系统的缓冲能力可以用缓冲容量衡量。一般的鼻腔制剂给药体积较小，鼻腔分泌物可能改变制剂的 pH 值，影响药物非解离型的浓度。因此，鼻腔制剂所用的缓冲系统应具备较高的缓冲容量，从而维持鼻腔制剂的 pH 值。

（2）抗氧剂　为了保持药物稳定性，鼻腔制剂中通常加入抗氧剂来避免药物的氧化降解。常用的抗氧剂有焦亚硫酸钠（sodium metabisulfite）、亚硫酸氢钠（sodium bisulfite）、维生素 E（Vitamin E）等。一般抗氧剂使用剂量应很小，不能影响药物吸收，也不应有鼻腔刺激性。此外在选用抗氧剂时，还应考虑抗氧剂与其他辅料、生产设备、包装材料等之间的相互作用。

（3）防腐剂　由于大部分鼻腔制剂为多剂量应用的制剂，为了抑制微生物生长，鼻腔制剂中需要加入防腐剂。但是大多数防腐剂对鼻纤毛均有不同程度的毒性，如含汞的防腐剂硫柳汞，对鼻纤毛的毒性很大，会对鼻黏膜产生不可逆的损伤。氯丁醇、对羟基苯甲酸酯类、三氯叔丁醇、氯己定等防腐剂对鼻纤毛的毒性相对较小，且作用可逆。乙二胺四乙酸（EDTA）作为防腐剂，对鼻黏膜的影响最小。目前鼻腔制剂常将 0.01% 新洁尔灭与 0.05% EDTA 合用，以降低防腐剂的毒性。

（4）保湿剂　许多过敏性疾病和慢性疾病常引起鼻黏膜干燥。鼻腔制剂中的一些添加剂也会刺激鼻腔，导致鼻黏膜变硬，因此鼻腔制剂中需要加入一定量的保湿剂，防止鼻黏膜细胞的脱水，避免或减少对鼻黏膜的刺激。鼻腔制剂中常用的保湿剂有甘油（glycerin）、山梨醇（sorbitol）和甘露醇（mannitol）。

（5）稳定剂　为了保证鼻腔制剂中的药物稳定性，需要加入稳定剂。一些常规有机溶剂如乙二醇、乙醇，二乙二醇乙醚、中链甘油酯和 labrasol（saturated polyglycolyzed C8-C10 glyceride）等，可以作为稳定剂，增强药物的稳定性。此外，表面活性剂、环糊精（如 HP-β 环糊精）与亲脂性吸收促进剂联用，也可以作为药物的稳定剂，但是组合应用稳定剂的筛选必须考虑其对鼻腔刺激性的影响。

（6）吸收促进剂　为了增加药物在鼻黏膜的渗透能力，鼻腔制剂处方中需要加入一定量的吸收促进剂（又称促渗剂）。吸收促进剂的选择必须考虑对鼻生理功能的影响。此外，鼻腔制剂的其他辅料也会影响吸收促进剂的作用。鼻腔制剂中常用的吸收促进剂的详细阐述见后文。

参考文献 ▶▶

［1］　Southam DS, Dolovich M, O'Byrne PM, Inman MD. Distribution of intranasal instillations in mice: effects of volume, time, body position, and anesthesia. Am J Physiol Lung Cell Mol Physiol, 2002, 282（4）: L833-839.

［2］　Shi J, Perry G, Berridge MS, Aliev G, Siedlak SL, Smith MA, et al. Labeling of cerebral amyloid beta deposits in vivo using intranasal basic fibroblast growth factor and serum amyloid P component in mice. J Nucl Med, 2002, 43（8）: 1044-1051.

［3］　van den Berg MP, Romeijn SG, Verhoef JC, Merkus FW. Serial cerebrospinal fluid sampling in a rat model to study drug uptake from the nasal cavity. J Neurosci Methods，2002，116（1）：99-107.

［4］　Fisher AN，Brown K，Davis SS，Parr GD，Smith DA. The effect of molecular size on the nasal absorption of water-soluble compounds in the albino rat. J Pharm Pharmacol，1987，39（5）：357-362.

［5］　Bray J，Robinson GB. Influence of charge on filtration across renal basement membrane films in vitro. Kidney international，1984，25（3）：527-533.

［6］　Sakka L，Coll G，Chazal J. Anatomy and physiology of cerebrospinal fluid. European annals of otorhinolaryngology，head and neck diseases，2011，128（6）：309-316.

［7］　Tomazic PV，Birner-Gruenberger R，Leitner A，Obrist B，Spoerk S，Lang-Loidolt D. Nasal mucus proteomic changes reflect altered immune responses and epithelial permeability in patients with allergic rhinitis. J Allergy Clin Immunol，2014，133（3）：741-750.

［8］　Florian Sachse，Wolfgang Stoll. Nasal surgery in patients with systemic disorders. J GMS Curr Top Otorhinolaryngol Head Neck Surg，2010，1：103-115.

［9］　van Riel D，Verdijk R，Kuiken T. The olfactory nerve：a shortcut for influenza and other viral diseases into the central nervous system. J Pathol，2015，235（2）：277-287.

［10］　Djupesland PG，Messina JC，Mahmoud RA. The nasal approach to delivering treatment for brain diseases：an anatomic，physiologic，and delivery technology overview. Therapeutic delivery，2014，5（6）：709-733.

［11］　Hillery AM，Lloyd AW，Swarbrick J. Drug delivery and targeting USA and Canada Taylor & Francis Inc，2005.

［12］　丁维明，李眉，李桂玲. 鼻腔给药系统的研究新进展. 中国新药杂志，2005，14（4）：413-416.

［13］　杨莉，高颖昌，赵志刚. 鼻腔给药的研究进展. 中国药学杂志，2006，41（22）：1685-1688.

［14］　梅丹，毛世瑞. 鼻黏膜给药制剂的最新研究进. 中国药剂学杂志，2008，6（2）：63-71.

［15］　Shiv Bahadur Kamla Pathak. Physicochemical and physiological considerations for efficient nose-to-brain targeting. Drug Delivery，2012，9（1）：19-31.

［16］　Illum L. Nasal drug delivery-possibilities，problems and solutions. J Control Release，2003，87（1-3）：187-198.

［17］　Zhao YZ，Lu CT，Li XK，et al. Ultrasound-mediated strategies in opening brain barriers for drug brain delivery. Expert Opin Drug Deliv，2013，10：987-1001.

［18］　Jansson B，Hägerström H，Fransén N，et al. The influence of gellan gum on the transfer of fluorescein dextran across rat nasal epithelium in vivo. Eur J Pharm Biopharm，2005，59（3）：557-564.

［19］　Jansson B，Ajork E. Visualization of in vivo olfactory uptake and transfer using fluorescenin dextran. J Drug Target，2002，10（5）：379-386.

［20］　Bahadur S，Pathak K. Physicochemical and physiological considerations for efficient nose-to-brain targeting. Expert Opin Drug Deliv，2012，9（1）：19-31.

［21］　Wang Jian，Tabata Y，Morimoto K. Aminated gelatin microspheres as a nasal delivery system for peptide drugs：Evaluation of in vitro release and in vivo insulin absorption in rats. J Control Release，2006，113：31-37.

［22］　Law S L，Huang k J，Chou H Y. Preparation of desmopressin containing liposomes for intranasal delivery. J Control Release，2001，70（3）：375-382.

［23］　Gizurarson S，Bechgaard E. Study of nasal enzyme activity towards insulin. In vitro. Chem Pharm Bull（Tokyo），1991，39（8）：2155-2157.

［24］　Shao Z，Krishnamoorthy R，Mitra AK. Cyclodextrins as nasal absorption promoters of insulin：mechanistic evaluations. Pharm Res，1992，9（9）：1157-1163.

［25］　Ahsan F，Arnold JJ，Meezan E，Pillion DJ. Mutual inhibition of the insulin absorption-enhancing properties of dodecylmaltoside and dimethyl-beta-cyclodextrin following nasal administration. Pharm Res，2001，18（5）：608-614.

第六章

鼻腔给药常用研究方法

（鲁翠涛　林敏　蒋曦　林倩　姜义娜）

第一节　鼻腔给药研究的方法概述

鼻腔给药作为给药途径被逐步地开发和利用，研究者们利用各种方法研究鼻腔给药后的药动学、药效学和入脑递送途径和机制等。制剂和药效学研究方面，病理组织学技术和分子生物学技术是非常普遍的技术，也是非常成熟的技术，用来检查组织微观改变以评价药物干预的疗效、观察药物组织中分布等。研究技术包括普通的 H&E 染色、免疫组化技术、免疫荧光技术和免疫电镜技术，根据不同实验要求观察显微结构和超微结构，了解药物的分布、疗效、机理和毒性等方面内容。分子生物学技术，包括常用的 Western blot、Northern blot 技术，以及当下的基因组学、蛋白质组学和代谢组学技术常用于鼻腔给药研究。在药物疗效研究和制剂研究方面，常用到多种分子生物学技术。比如研究药物的干预作用机制，常用到 Westernblot 技术、基因沉默、基因敲入和敲除技术，在分子水平阐释机理。在研究药物递送机理时，常常会用到免疫组化或免疫荧光技术。实际上，在研究药物的递送机理、药效、药动学时并不是单一地运用一种技术，而是利用分子生物技术、病理组织学技术等多种技术，验证研究假设。

在制剂药动学方面，从早期的鼻腔灌流开始，研究者逐步利用先进的现代技术，诸如局部微透析技术、近红外荧光活体成像技术、X线和荧光联合成像技术等，对鼻腔制剂的体内过程进行研究。早期灌流技术研究鼻腔给药是经气管逆行插管灌流，可以在有限的时间内间接地考察药物含量，但具有巨大创伤性，不利于长时间观察。利用放射性核素标记药物或制剂成分，可以敏感地观察到进入血液或脑内的药物含量，这也是目前动物实验中经常采用的方法，但是该方法不适用于人体的研究。

动态的观察或检测药物在体内分布和药效是药物研究中的重要内容，目前众多的技术可以应用于鼻腔给药研究。随着技术的发展，动态研究在体研究脑内药物含量已成为可能，包括脑脊液和脑实质内的药物含量。小脑延髓池穿刺技术，可以连续地采集脑脊液。近年发展起来的脑微透析技术可采集脑内小分子药物样本，借助它能动态地研究鼻腔给药药物在特定组织或血液中的含量。最近，科学家发明了近红外荧光活体成像技术，借助近红外荧光试剂在可见光下激发发射近红外荧光，荧光被仪器捕获并成像。这项技术的出现可以让人们追踪到荧光物质的行进路线和靶向部位，实现研究方法的质的飞跃。但是这项技术仍存在明显的缺点，其二维成像导致无法定位荧光的具体深度，因此不能进行三维定位。为克服此缺点，科学家们开发了可以观察定位荧光示踪剂的三维定位和成像技术，即将 X 线和荧光的联合成像，尽管它改善了二维平面的定位问题，但仍不能完全解决该问题。荧光断层成像技术的发展解决了药物或示踪剂的三维定位问题，它的成像性能可以与单光子发射计算机断层成像术相媲美。近年来，核磁共振成像和 CT 技术在动物实验中广泛应用，尤其适用于小动物成像，大大提高在体研究药物的分布和机体内部生理学指标改变等研究效率。这些技术的应用令人们更直观地观察到鼻腔给药后药物或示踪剂的行走路线，并且可以采用半定量的方式对观察的图像进行检测和统计，比以往研究方法具有直观、实时、定性和定量结合等特点。

虽然以上技术具有前所未有的优势，但是这些技术的应用成本却很昂贵。此外，这些技术各自存在缺点，因此在鼻腔给药研究中可以根据具体情况选合适的技术。

第二节　离体黏膜或细胞培养模拟鼻腔通透性

鼻腔给药具有避免肝脏首关消除、吸收快以及生物利用度高等优点，因此越来越多的研究者开始关注鼻腔制剂的研发。鼻腔黏膜上皮细胞单层细胞培养模拟鼻腔的结构，用于研究和筛选药物在鼻腔给药吸收研究或通透性研究。单层上皮细胞培养技术是常见鼻腔给药和制剂的筛选手段。药物研发的高投资、长周期、高风险等特点，使得在制剂研发早期对化合物鼻腔吸收、代谢特点以及毒性的研究显得非常重要，通过建立鼻黏膜上皮细胞模型来模拟鼻腔通透性意义重大。

一、鼻腔黏膜上皮细胞培养优缺点

人类鼻腔组织可以通过尸检、刮取、外伤手术等方式取样，其中以活体鼻腔黏膜刮取最为方便，但是取样量少且不稳定。手术可获得大量样本组织，但是手术获取的组织或细胞大多数有疾病背景或基因背景。可利用此法得到鼻腔上皮细胞进行体外培养。在鼻腔给药及其制剂研究中被广泛应用的鼻腔上皮细胞培养技术，在大规模筛选、毒性评价和通透性评价方面具有明显的优势。鼻黏膜上皮细胞模型具有以下优点：①取材于人或动物鼻腔组织；②实验条件可控，重复性好；③适合于药物转运途径和吸收机理的研究；④试验操作简单，利于药物快速筛选。

然而，鼻腔上皮细胞培养技术在药物通透性、代谢、电生理和毒性等方面研究中的应用很有前景，近年来该技术多数用于药物鼻腔毒性的体外筛选。该技术仍存在一些缺点：①细胞来源于不同的个体，其遗传背景、疾病，以及供体的生活环境的不同会影响实验的结果；②细菌污染是鼻腔上皮细胞培养的常见现象；③细胞传代数限制。尽管有这些缺点，原代鼻腔上皮细胞相比于其他细胞更适合用于药物通透性实验，因其可形成单层上皮细胞层并分化形成杯状细胞和纤毛细胞，更接近自然状态。

鼻黏膜上皮细胞模型在一定程度上可模拟体内条件而被广泛用于药物吸收机制、代谢特点以及纤毛毒性等研究，这从细胞水平揭示了药物和制剂与机体的作用机制，对新制剂的研发具有重要意义。但其仍存在一定的局限性，如体外细胞模型与体内情况的差异性、细胞分化的不稳定性等。因此，在建立鼻黏膜上皮细胞模型时，应根据试验目的，选择适宜的培养方法和培养条件，以得到客观可靠的实验结果，在必要情况下可用离体或在体试验加以佐证，以确保所用细胞模型的有效性。

二、鼻腔黏膜上皮细胞系来源和应用特点

目前，用于模拟体内过程或状态的鼻腔上皮细胞系和原代细胞有多种来源，多数来自人类，也有来自牛和大鼠。种类上有正常的上皮细胞和永生化的上皮细胞。这些细胞系在根据不同实验目的选用，常用的是来源于人的原代上皮细胞。如选择 RPMI2650 细胞系，既不表达纤毛细胞和杯状细胞的标志物，也不形成精密连接蛋白，故此细胞系不能用于通透性研究，但可以用于模拟上皮细胞的代谢研究。表 6-1 列举了部分常用的鼻腔上皮细胞系。

表 6-1 鼻腔上皮细胞系来源和应用

细胞系	来源	主要应用或优缺点
BT	牛鼻甲	
NAS2BL	大鼠鼻腔鳞状细胞癌	
Calu-3	人肺腺癌	通透性研究
16HBE140	人类正常气管上皮细胞	通透性研究
RPMI2650	人类鼻腔鳞状细胞癌	代谢研究不用于通透性研究
HNEC	人类鼻甲黏膜	均可,但有传代限制

摘自：Cho H-J, Termsarasab U, Kim JS, Kim D-D. In vitro Nasal Cell Culture Systems for Drug Transport Studies. Journal of Pharmaceutical Investigation，2010，40（6）：321-332.

三、原代鼻腔黏膜上皮细胞模型的建立

模拟鼻腔黏膜功能的细胞系有多种，其中原代人类鼻黏膜上皮细胞应用最广泛，能模拟人类鼻腔的真实状态。在此，将详细介绍有关人类原代鼻腔上皮细胞的培养技术。

鼻黏膜上皮细胞模型的建立主要采用两种培养方法，即液液界面培养法（liquid-covered culture，LCC 法）[如图 6-1(a)]，LCC 法即将细胞全部浸没在培养基中，细胞通常呈扁平或鳞片样外形。气液界面培养法（air-liquid interfaced，ALI 法）[如图 6-1(b)]，即将细胞上层暴露于空气中，从细胞的下层供给细胞所需的营养成分，此培养模式模拟了气道上皮细胞的生长环境，细胞在形态学、细胞极性以及离子通道和受体表达等方面更接近正常机体细胞。

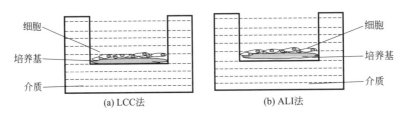

图 6-1　LCC 法和 ALI 法单层上皮细胞培养

摘自：鼻黏膜上皮细胞模型的建立及在鼻腔给药系统评价中的应用. 药物生物技术，2009.

1. 液液界面培养法

用刮勺在志愿者的中鼻甲和下鼻甲表面刮取组织，样本置于有划痕的塑料培养皿中（有助贴壁），每份样本包含一小团细胞悬浮在黏液中，镜下观察估计获得的细胞数目。每个培养皿至少有 6 个视野有纤毛细胞，如果不够，继续刮取。每孔加入 1ml 的含添加剂的 199 培养液（M-196-S）34℃培养。添加剂包括 25mmol/L HEPES 缓冲液，0.15% 的碳酸氢钠、0.3% 的牛血清白蛋白、2.0% 胎牛血清、100U/ml 青霉素和 100μg/ml 的链霉素。1~17h后，弃去培养基，换液。

2. 气液界面培养法

鼻腔黏膜上皮细胞培养技术：一般的鼻腔上皮细胞培养的细胞来源于人类鼻腔。首先采用鼻腔刷刷取人鼻腔黏膜。在刷取细胞之前，每一位参与者需将鼻腔内任何附着物清除。直径3mm 的气管细胞刷在鼻中隔和下鼻甲上刷两次，取样培养。取样过程：用消毒的巴斯德吸管从刷尖部轻柔振荡分离样本。细胞悬液在离心力 114g，室温下离心 5min。细胞沉淀物 2ml 转移到含 100IU/ml 青霉素、100g/L 链霉素和 100g/L 两性霉素 B（原代细胞抗生素）的上皮生长培养基重悬，接种于消毒的涂有胶原的塑料长颈瓶内。24h 后移除培养基和未贴壁细胞，换液。未贴壁细胞移入另一长颈瓶中，继续培养。重复此过程，每 2d 换液一次，直至细胞模型建立。

上皮细胞贴壁成功后，培养至铺满 80%。胰蛋白酶消化贴壁细胞，将之接种于长颈瓶中，此时不再需要原代细胞抗生素。当细胞铺满培养瓶时可用于膜片钳、电阻抗等实验研究。

上皮细胞的分化：冻存的鼻腔上皮细胞复苏后培养于培养瓶中，此后接种于包被有10μg 人胎盘Ⅳ型胶原蛋白的膜嵌套植入板（Snapwell inserts，孔径 0.4μm）上，每个植入板接种 24.75×10⁴ 个细胞。分化液为含 50% DMEM 的上皮细胞生长培养基（德国，BEGM），上皮细胞表面和基底侧同时接触培养液直至铺满，此后细胞暴露于顶层空气界面（apical air interface，AAI）。一旦进行 AAI，细胞层上方表面用温热的 0.01mol/L 磷酸盐缓冲液（PBS）每周洗两次。实验通常在 AAI 后 2～3 周内进行实验（图 6-2）。

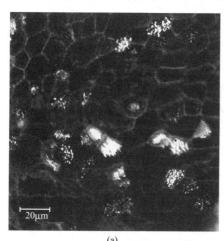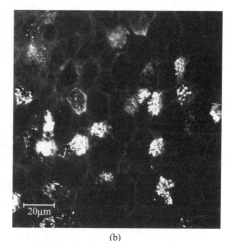

图 6-2 人鼻腔单层上皮细胞培养的免疫组化特征

（a）和（b）分别是正常人和鼻腔囊性纤维化患者的鼻腔上皮细胞 AAI 后 3 周的免疫组化图。

摘自：de Courcey F，Zholos AV，Atherton-Watson H，Williams MT，Canning P，Danahay HL，et al. Development of primary human nasal epithelial cell cultures for the study of cystic fibrosis pathophysiology. Am J Physiol Cell Physiol，2012，303（11）：C1173-1179.

3. 持续体外灌流培养法

近年来，为研究鼻腔对纤毛运动，研究者开发了一种持续灌流培养技术。即在液-液培养法和气-液培养法的基础上，将分离的上皮细胞培养在聚对苯二甲酸乙酯膜上 2 周左右，将培养原代上皮细胞移入灌流室内，以一定速度灌流，用于研究鼻腔上皮细胞的纤毛运动和药物的影响（灌流装置如图 6-3 所示）。后来研究利用去上皮细胞的羊膜作为支撑物，用于原代上细胞培养，结果显示在去上皮的羊膜上培养原代上皮细胞比在人工合成膜上培养要好得多（图 6-4）。

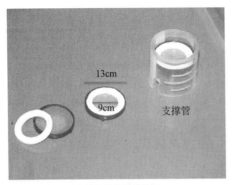
(a) 固定培养基膜的环

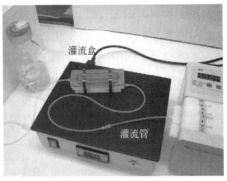
(b) 灌流装置(包括灌流盒和灌流仪器)

图 6-3　灌流培养原代鼻腔上皮细胞装置

摘自：Dimova S，Vlaeminck V，Brewster ME，Noppe M，Jorissen M，Augustijns P. Stable ciliary activity in human nasal epithelial cells grown in a perfusion system. Int J Pharm，2005，292 (1-2)：157-168.

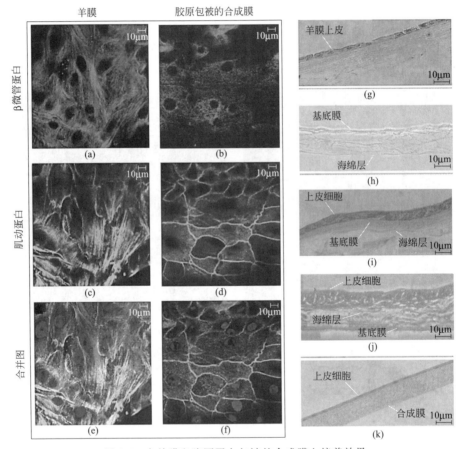

图 6-4　在羊膜和胶原蛋白包被的合成膜上培养效果

合成膜为聚四氟乙烯膜，图中蓝色为 DAPI 染色的细胞核。(g) 为完整的羊膜；(h) 为去上皮羊膜；
(i) 为在羊膜去上皮侧上培养 7d 的上皮细胞；(j) 为在羊膜底膜侧培养 7d 的上皮细胞；
(k) 为在人工合成膜上培养的上皮细胞。

摘自：EVEN-TZUR N，JAFFA A，GORDON Z，GOTTLIEB R，KLOOG Y，EINAV S，et al. Air－Liquid Interface Culture of Nasal Epithelial Cells on Denuded Amniotic Membranes. Cellular and Molecular Bioengineering，2010.

4. 三维鼻腔上皮细胞培养法

在上述鼻腔黏膜上皮细胞培养技术的基础上，发展了一种三维培养技术。分离得到的鼻腔上皮细胞经液-液界面培养后，用 0.025% 胰蛋白酶-EDTA 消化培养细胞，上皮细胞转移至预铺有胚胎成纤维细胞的培养板上（插入式培养皿），在底侧加入 2ml 培养液，在表面和基底侧加入含有 EGF 的培养液。然后表面暴露于空气，制备 ALI 模型。

5. 鼻腔上皮细胞生长特点

原代鼻腔上皮细胞培养时增殖能力明显衰减。贴壁细胞 3d 形成细胞岛，7d 快速铺满直径 10cm 培养皿，形成单层上皮细胞层（图 6-5），传至第 3 代仍然能快速增殖，每一代能扩增 20~40 倍。第四代上皮细胞增殖能力迅速减弱，每个细胞还出现大的空泡（图 6-6）。因此，原代鼻腔上皮细胞的培养有严格的传代数限制（表 6-2）。

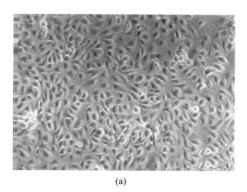
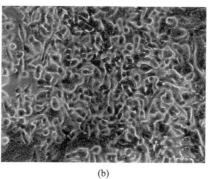

(a)　　　　　　　　　　　　　　(b)

图 6-5　鼻腔上皮细胞培养 7d 时相位差图

（a）为第一代鼻腔上皮细胞，显示典型的上皮外形（200 倍）。

（b）为第二代鼻腔上皮细胞（200 倍），鼻腔上皮细胞在 9d 时铺满 90% 培养皿。

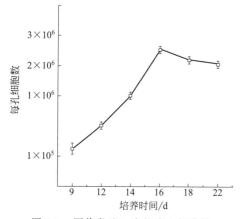

图 6-6　原代鼻腔上皮细胞生长曲线

表 6-2　原代鼻腔上皮细胞培养的细胞

代数	细胞数(×10)	分泌细胞/%
第一代	4.1±0.4	34.3±3.1
第二代	2.6±0.5	36.6±1.5
第三代	1.9±0.3*	32.9±2.4
第四代	细胞不生长	

注：* 表示 $P<0.05$，与第一代比较。

图 6-5，图 6-6，表 6-2 摘自：Roh HJ，Goh EK，Wang SG，Chon KM，Yoon JH，Kim aYS. Serially Passaged Normal Human Nasal Epithelial Cells：Morphology and Mucous Secretory Differentiation. J Rhinol，1999，6（2）：107-112.

四、原代鼻腔上皮细胞培养的影响因素与应用

原代鼻腔上皮细胞培养受多种因素的影响，包括培养基、培养皿、防护罩、合成膜、胶

原蛋白基质及其凝胶。在培养过程中，培养皿（或培养板）的表面对细胞功能和形态有明显的影响。因此，根据实验目的选择合适的材料非常重要。如塑料培养皿上上皮细胞生长非常快，很快铺满培养皿。随培养时间的延长、细胞逐渐变扁平呈鳞片状，可见有稀疏的纤毛和分泌颗粒附着。对药物通透性研究，铺满培养瓶、皿或板的单层鼻腔上皮细胞必须接种于有空隙的聚合膜上，通透性研究结果有赖于单层上皮细胞层的形成。这些膜材包括聚对苯二甲酸乙二酯膜、聚碳酸酯和聚乙酯等，由于对这些膜上的纤维进行观察非常困难，因此，常用跨上皮电阻率（transepithelial electrical resistance，TEER）或以亲水性物质通透性来评价上皮细胞层的通透性。此外，也可采用自然的生物膜作为培养载体，如羊膜。

胶原蛋白包被和胶原蛋白层对鼻腔上皮细胞的培养和分化有重要的作用。细胞外基质胶原、葡糖氨基聚糖类和糖蛋白等影响细胞的分化，但对于胶原蛋白的作用仍然存在争议。有报道认为厚的胶原蛋白层可能导致假复层。也有相反的结果，即包被胶原蛋白对上皮细胞生长和分化并没有太大的影响，但商品化的胶原蛋白 CD24 表现出良好促分化和生长的作用。

细胞培养基和添加的成分影响上皮细胞的贴壁、增殖和分化。比如，人鼻腔上皮细胞培养时加入血浆对细胞生长和分化有影响，在培养早期（<24h）加入对细胞贴壁有益，但长时间孵育时则导致细胞增殖和分化减弱。

原代鼻腔上皮细胞主要用于药物在鼻腔内的通透性研究、包括药物在鼻腔黏膜上皮的转运机制、药物在病理状态下通透性研究、药物的代谢和药物毒性筛选等多项实验。

五、离体鼻腔黏膜

体外 V-C 扩散池法所用试验装置和方法同透皮吸收试验法，试验中以鼻黏膜代替离体皮肤进行，数据处理也相同，鼻黏膜通常来源于羊或兔。

第三节　鼻腔灌流方法和应用

鼻腔灌流是鼻腔疾病的一种常用护理方法，主要用于对鼻腔的清洗。鼻腔灌流技术最初是建立在动物身上的一种研究手段，采用经食管鼻腔插管的方法进行循环灌流给药，研究药物经鼻腔给药吸收的动力学过程，尤其是药物的吸收过程。鼻腔灌流可应用于不同的动物种类，如狗、羊、猫和啮齿类动物。除研究经鼻腔给药的吸收动力学过程外，鼻腔灌流给药也可与其他技术联合研究血液中药物的药物动力学过程。

一、经气管插管至鼻腔的灌流

该技术是最早的鼻腔灌流方法，该方法的建立使得鼻腔给药后的药物吸收过程的研究得到突破，但也存在一些缺点，如实验结果会有所偏差。

灌流方法：戊巴比妥钠（5mg/kg）或水合氯醛麻醉大鼠后，做颈部正中切口，分离气管，在甲状软骨下方，做一横切口，向心方向插入一根聚乙烯管用于呼吸，向头端方向插入另一根软管进入后鼻孔，结扎固定。使用蠕动泵按设定速度向鼻腔灌入含药物的灌流液或对照灌流液。循环灌流一定时间，取灌流液测定残余药量，计算吸收量。此方法中，灌流软管是经食管插入至后鼻孔位置（图 6-7）。

　　鼻腔灌流方法为研究药物经鼻腔吸收提供较好的实验方法,但是经气管或食管插管,具有创伤性,动物不能存活,不利于后期的研究。此方法用于鼻腔给药时,灌注液浓度和灌流量是影响吸收的主要因素。另外,该方法在灌流时可以造成灌流液回流至口腔溢出,尤其在灌流速度较快时,容易造成结果不稳定。

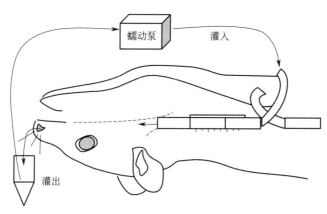

图 6-7　鼻腔灌流实验示意
(箭头方向表示灌流方向)

二、经口鼻腔插管灌流法

　　由于上述经典的灌流方法存在明显缺点,因此有学者对此方法进行了改进,建立一种无创性家兔鼻腔灌流方法,该法避免了经气管插管至鼻腔灌流的缺点,采用经口腔插管的灌流技术。

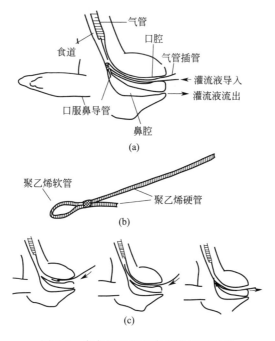

图 6-8　家兔经口逆行鼻后孔插管示意

摘自:Dondeti P Development of a new non-surgical perfusion technique to evaluated
nasal drug delivery. UNNERSITY OF RHODE ISLAND,1991.

灌流方法：家兔2～3kg，经75mg/kg氯胺酮麻醉后，灌流期间补充一次麻醉（1h后）。经口进行气管插管，保证家兔在灌流过程中呼吸畅通。将两段长短不同的硬管用一根软管连接并绑定（如图6-8所示），将此管子插入口腔进入食管大约15cm，然后将之缓慢抽回，使另一硬管进入后鼻孔位置，固定。通过该硬管灌入少量的生理盐水，使之自鼻孔自然流出。此法通过口腔，巧妙地进行鼻腔插管灌流。但是在技术上，可能造成左右侧鼻腔的无法区分，可能带来不同的结果；由于是盲插，硬管可能损伤鼻腔内部结构。同时，该方法对于小型动物，如大鼠和小鼠，其操作难度较大。笔者曾在大鼠上进行技术改进，证明其方法是可行的。

三、经口鼻腔灌流和前鼻孔封堵模型

上述方法的致命缺点均是灌流液的外漏，通过后鼻孔回流进入食管、气管或经口腔溢出。另外，从鼻腔灌流出来的液体，也可以沿着鼻孔自然纹路和毛发流失，造成灌流液的丢失和药物总量丢失。为避免这种缺点，研究者再一次改进灌流方法，采用经口后鼻孔逆行鼻腔灌流的同时，对灌流的前鼻孔进行插管和封堵，确实减少了部分灌流液的丢失。然而，在前鼻孔封堵、灌流速度过大和灌入管和流出管管径不匹配的情况下，仍有可能出现后鼻孔灌流液溢流（图6-9）。笔者认为，在经口鼻后孔插管和前鼻孔封堵的基础上，对经口的插管头端进行处理，使之能够适应后鼻孔的大小，更好地堵塞后鼻孔，从而提高实验结果的准确性。

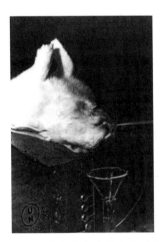

图6-9　改良的鼻腔灌流术示意

四、鼻腔灌流技术的应用

自建立较稳定的鼻腔灌流技术后，该技术被广泛地应用于鼻腔制剂的研究和某些鼻腔疾病的实验研究，通过鼻腔灌流含有药物的液体，计算药物被吸收后残留的药物含量，获得鼻腔吸收的动力学过程。另外，鼻腔灌流技术也被应用于鼻腔疾病的病理学及生理学研究。

1. 鼻腔给药后的吸收动力学和药效学研究

不同药物的物理化学性质相差大，某些药物在碱性环境中结合型分子较多，另一些药物则在酸性环境中结合型分子较多。给药时采用一些措施改变鼻腔pH环境，有利于提高药物的吸收。但是通过局部吸入碱性或酸性试剂调整环境，可能带来鼻腔内各部位改变不均匀，导致吸收的差异。而鼻腔灌流则能较均匀地改变鼻腔环境，因此可采用传统的灌流方法研究

鼻腔环境对药物吸收入脑的影响，如 pH 值对灌流药物吸收入脑的影响。使用灌流技术可以稳定地控制鼻腔的外环境一直处于稳定水平，排除了外界 pH 值波动带来的干扰。经气管进行鼻腔灌流研究 pH 值对美普他酚在鼻腔吸收进入脑脊液和血液的影响的实验获得了满意的结果。灌流液为 pH＝6.5 时，美普他酚在脑脊液中含量较 pH＝7.5 时高。改良的经口鼻腔灌流往往被用于研究某些药物的鼻腔吸收效率和药效学。如胰岛素，按 10IU/kg 剂量将胰岛素溶于 0.05％的胆酸盐中，以 10ml/h 速率灌注，持续 7h。结果显示，鼻腔灌流开始后，胰岛素灌流组能明显降低血浆葡萄糖的水平，然而对照组则抑制处于稳定的血糖水平，经口逆行鼻腔灌流加封堵模型可稳定地降低血糖（图 6-10），说明逆行鼻腔灌流加封堵可以使胰岛素在鼻腔的吸收更稳定。经口鼻腔灌流技术不但具有无创性优点，还减少了灌流液中胰岛素的丢失，提高了胰岛素降糖效率。

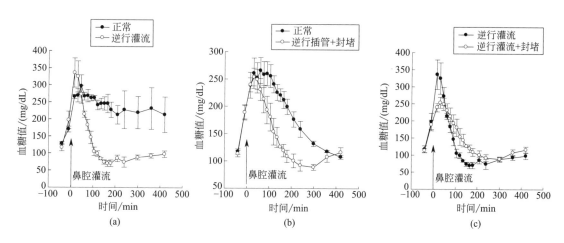

图 6-10　不同鼻腔灌流模型灌流胰岛素对家兔血糖的影响

（a）为经口逆行鼻腔灌流胰岛素的血糖改变；（b）为经口逆行鼻腔灌流胰岛素加上前鼻孔封堵；

（c）为两种灌流胰岛素模型对血糖的影响。

摘自：Dondeti P Development of a new non-surgical perfusion technique to evaluated nasal drug delivery. UNNERSITY OF RHODE ISLAND，1991.

2. 鼻腔灌流用于鼻腔疾病研究

鼻腔疾病中，某些疾病常需要进行鼻腔清洁或治疗，如萎缩性鼻炎、变应性鼻炎。变应性鼻炎大鼠模型中，鼻腔灌流用于研究鼻腔血管通透性。尾静脉注射伊文思蓝后经鼻腔灌流，发现灌流液中的伊文思蓝含量明显高于正常组。由于伊文思蓝对正常血管不通透，可以认为在变应性鼻炎时鼻腔血管的通透性增加，血液成分外漏增加，同时可能导致药物进入血管的机率增加。

第四节　鼻腔给药后组织样本采集方法和检测技术

一、脑脊液的采集

由于鼻腔给药后，药物可以进入血液，也可以进入中枢神经系统，其中脑脊液常常是某些药物进入脑实质的重要通路，所以检测脑脊液中的药物含量对鼻腔给药而言非常重要，常常作为判别药物入脑效率的指标之一。但是对于小动物，如常见的大鼠和小鼠，其脑脊液总量低，大鼠最多达 $500\mu l$、小鼠最多则达 $300\mu l$ 左右，抽取脑脊液一次，往往影响脑组织的功能，需要及时的补充。脑脊液的采集方法有多种，包括经小脑延髓池穿刺术和经椎间盘蛛网膜下腔穿刺术，这些对大动物操作较容易。随着实验动物小型化和分子生物技术的发展，多数转基因鼠为小鼠，在这种趋势下，小脑延髓池穿刺术显得尤为困难（图 6-11）。

① 小脑延髓池穿刺术采集操作方法。将大鼠麻醉后，固定于脑立体定位仪上，剔除颈背部毛，消毒。做一正中切口，暴露颅底肌肉，钝性分离颈二腹肌，并牵拉向两边。将小鼠躯干下放，与头部呈 135°角，自然暴露小脑延髓池。使用已经处理成尖的毛细管，向侧方进行穿刺，利用毛细现象自然采集小鼠的脑脊液。但由于每次采集大鼠脑脊液仅 $100\sim150\mu l$，抽出后若无足够脑脊液补充，正常颅内压难以维系，故本法虽然能够测定大鼠给药后一定时间脑脊液中的药物浓度，但因受脑脊髓液体积的限制不能对同一动物连续取样；同时，由于大鼠抽出脑脊液后，正常颅内压难以维持，受制于脑脊液体积的限制，只能得到给药后一定时间点的脑脊液内药物浓度，不能获得药物在脑脊液中随时间而变化的完整数据，也难以区分不同脑组织中药物分布的差异。因此，此法已经较少应用在脑靶向研究中。

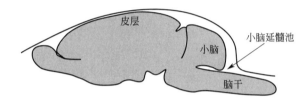

图 6-11　小脑延髓池的解剖位置示意

（箭头表示穿刺位置）

② 硬脊膜开放法。对大鼠的脑脊液采集方法，除了小脑延髓池穿刺外，研究者采用手术划破硬脑膜直接采集以及侧脑室插管采集，这些方法导致脑脊液受血液污染并且对动物损伤严重。

③ 蛛网膜下腔或小脑延髓池埋管法。为研究脑脊液内药物含量或动力学过程，进行小脑延髓池的埋管或蛛网膜下腔埋管以进行连续采样。在 L6 和 S1 椎骨之间，分离韧带，暴露硬脊膜，27G 静脉留置针插入硬脊膜进入蛛网膜下腔，有澄清的液体进入收集管内。此方法也可以在头颅部收集脑脊液。在小脑延髓池埋管略显繁琐，手术方法同小脑延髓池的穿刺术，不同的是在暴露出硬脊膜后，同样利用静脉留置针插入小脑延髓池将之缝合固定在肌肉上，逐层缝合（图 6-12）。

二、组织匀浆法

该法简便易行，可了解给药后特定时间点药物在脑组织的分布情况。大鼠静注给药或鼻腔给药后，分别在不同时间点取血，随即处死，并取不同脑组织（如脑脊液、嗅球、小脑等），称重后捣成匀浆，经样品预处理后测定药物含量。但值得注意的是，为了避免实验动物的个体差异，一般要求动物的样本量较大且必须在固定时间点处死动物，因此无法获得同一动物不同时间点的连续数据。此外，为了提高检测灵敏度，上述方法中还常配合药物同位素标记的技术。

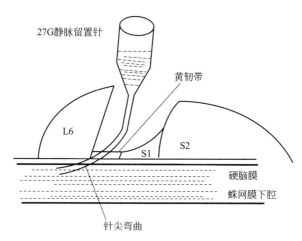

图 6-12　蛛网膜下腔穿刺采集脑脊液示意

摘自：Wang X，Kimura S，Yzaw T，Satou T，Hasegw K，Endo N. New cerebrspinal fluid sampling by lumbar puncture in rats-repeated measurements of nitre oxide metabolites in CSF. 51st Annual Meeting of the Orthopaedic Research Society. Poster No：1308.

三、微透析法

微透析技术是一种将灌流技术和透析技术相结合，以透析原理作为基础的在体取样技术。该技术通过在非平衡条件下进行灌流，使流出的透析液中待测化合物的浓度低于它在探针膜周围样品基质中浓度。灌注埋在组织中微透析探针时，组织中待测化合物沿浓度梯度逆向扩散进入透析液，被连续不断地带出，从而实现连续多次、多部分、多组分同时取样，并可利用后续检测仪器进行药物检测和组织内活性物质检测（图 6-13）。微透析法的主要优点在于连续采集清醒或麻醉状态下动物的体液或者特定组织细胞间液，得到的样品能够用来检测相关内源性物质或药物的浓度变化。几乎所有的器官均可以用微透析技术检测生理过程、病理生理过程以及药物的干预过程，尤其适合于鼻腔给药后入脑的研究，可以连续监测药物含量及其在组织中的活性变化，同时还可观察受试动物清醒状态下的神经行为学变化，可以做到"一箭三雕"。微透析技术可以结合高效液相、质谱、电化学等高灵敏度仪器检测微量药物变化，具有其他方法无法比拟的优点。

微透析法可测定中枢神经系统中游离药物的浓度，因其损伤性小且可对同一动物连续取样等优点而日益受到重视。相比较，通过鼻腔灌流方法、组织匀浆法获得的药物含量是基于不同个体，数据离散度大，浪费大量的动物样本，不仅不符合动物实验的优化趋势，获得的数据也不能反映清醒状态下药物在体内的动态过程。微透析技术的出现解决了该问题，不但能在受试动物清醒状态获得连续的药物动态变化，而且可以结合整体的药效学观察，进行药动-药效联合研究，更准确地反映鼻腔制剂的药效和药动学。

微透析法的具体操作：首先选择适合目标器官和考察药物或生理活性物质的微透析管以及微透析灌流液，对动物进行麻醉和其他必要处理后施行插管术。如果对象为如在脑组织，需要借助脑立体定位仪将透析管套管埋植于目标组织中，采用牙科水泥进行封固。在透析前将微透析管进行活化处理，然后插入套管，设定灌流速度进行灌流。收集灌流液，进入后续分析处理。

微透析技术具有明显的优势，但是微透析技术本身也存在缺点。科学进步使微透析的探

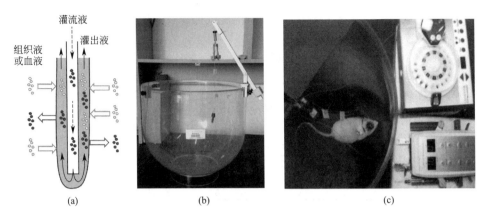

图 6-13　微透析的原理图和灌流装置

（a）为原理图；（b）、（c）为灌流装置示意图：微透析系统由微透析泵、微透析探针、

微透析样品收集器三部分组成。

管变得越来越小，可以应用于小型动物。常见问题有：①微透析技术本身是一种创伤性技术，比如植入探管会改变局部组织的结构从而导致微循环的障碍、组织的代谢率和生理功能有所下降，其中血流量的改变可能导致药物进入局部组织的能力减弱。在慢性灌流过程中这种作用更加明显，局部组织的炎症反应可能破坏生物膜屏障，如血脑屏障，导致血液成分或药物进入微透析液引起实验误差。②微透析的时间分辨率和空间分辨率较低，通常透析的时间间隔为几分钟，并非实时的数据或这段时间内的平均水平；透析针管径也是大小不一，从几百微米到几毫米不等。③微透析技术的透析效率取决于微透析管灌流速率。微透析时回收率的测定取决于灌流速度，流速越低回收率越高，但是流速低则收集时间延长，时间分辨率下降。因此，实验时要求对流速进行优化调整。

四、样品的检测技术概述

1. 放射性同位素标记法

放射性同位素标记法是利用放射性核素及其标记物作为示踪剂来研究生物体内各种物质吸收、分布、代谢、排泄（ADME）规律的一种方法。利用放射性同位素示踪技术可以追踪药物经鼻给药后在体内的分布情况，比较血液与脑脊液中药物的浓度。该技术最重要的两个特点：一是与被示踪的物质有同一性，即放射性核素与其同种元素的非放射性核素在化学和生物学行为上具有高度一致性，不致扰乱和破坏体内外生理过程的平衡状态；二是与被示踪的物质有可区别性，放射性核素的原子核不断衰减，发出能被放射性探测仪所探测的射线，从而实现对标记物的定量及定位。放射性核素的这两个特点使其与其他方法相比具有不可比拟的优越性。此外，放射性同位素示踪技术还具有灵敏度高、专属性强、适用性广、检测方法简便等优点，因此在药物 ADME 研究中得到了广泛的应用。

2. 光谱法和色谱法

光谱分光光度法和光谱-色谱联用技术自 20 世纪 80 年代以来一直应用于鼻腔药物制剂领域的研究。Sakane T 等采用高效液相法和荧光检测器观察了头孢氨苄经不同途径（鼻腔滴注、静脉注射、腹腔注射）给药后 15 min 和 30 min 时脑脊液和血浆中药物浓度，结果显示血浆中药物浓度无显著差别，但脑脊液中药物浓度有显著差异，鼻腔给药后脑脊液中药物浓度比静脉注射或腹腔注射高出几十倍。

3. 液相色谱-串联质谱法（LC-MS/MS）

液相色谱-串联质谱法（LC-MS/MS），以液相色谱作为分离系统，串联质谱为检测系统。样品在液相色谱部分和流动相分离，被离子化后，经质谱的质量分析器将离子碎片按质量数分开，经检测器得到质谱图。利用液相色谱-串联质谱法（LC-MS/MS）可以测定药物经鼻腔给药后在体内各组织、器官的浓度。如有学者采用液相色谱-串联质谱法（LC-MS/MS）来研究卡巴拉汀脂质体经鼻腔给药后在大鼠体内的药代动力学。

4. 电化学检测技术

鼻腔给药制剂递送药物至中枢神经系统，引起中枢神经系统递质的变化。以帕金森病为例，说明神经递质的电化学检测过程。采用微透析活体取样技术收集脑纹状体细胞外液（如图 6-14 所示），做相关前处理后，优化实验条件使混合标准品去甲肾上腺素（NE）、五羟吲哚乙酸（5-HIAA）、高香草酸（HVA）、多巴胺（DA）和 5-羟色胺（5-HT）可得到良好的分离，其他杂质不干扰测定结果。混合标准品和样品的色谱图分别如图 6-15、图 6-16 所示，NE、5-HIAA、HVA、DA、5-HT 的内标保留时间分别为 5.12min、6.84min、8.82min、12.87min 和 30.15min。整个色谱可在 35min 内完成。

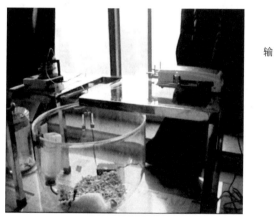
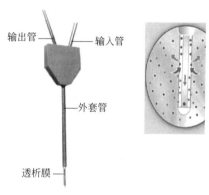

图 6-14　微透析活体取样收集脑纹状体细胞外液

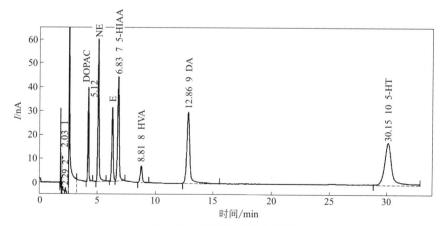

图 6-15　标准品 HPLC 色谱

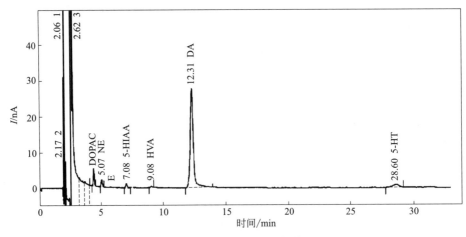

图 6-16　脑组织 HPLC 色谱图

NE 去甲肾上腺素；5- HIAA5-羟吲哚乙酸；HVA 高香草酸；DA 多巴胺；5-HT5-羟色胺。

第五节　组织病理学和分子生物学技术

　　鼻腔给药是继口服给药之后的重要给药途径之一，已被公认是一种有效且可靠的胃肠外给药途径。随着人们对其认识的不断深入，利用鼻腔制剂避开肝脏首关效应发挥全身作用或中枢神经系统疾病治疗作用的研究方向，越来越得到人们的关注。人们对鼻腔给药途径的浓厚研究兴趣促进了鼻腔给药实验动物技术的飞速发展，从大鼠、兔等小型实验动物到犬、猪等大型实验动物的建模，逐渐延伸到跟人类鼻腔结构相似的灵长类动物模型、人类离体组织、细胞模型和人类尸体模型等研究。不仅是动物模型的发展，实验动物模型的评价、鼻腔给药治疗后的动物预后评价也越来越完善。随着对鼻腔给药实验动物模型的治疗，相应的实验检测方法也应运而生，如对鼻腔实验动物进行自发活动、悬尾实验、强迫游泳等行为学检测；取鼻腔实验动物组织样本脱水、包埋、切片后进行 HE 染色、免疫组化检测等被广泛应用。

一、组织形态学技术

　　组织病理学技术是常用的组织形态学技术，常被用于评价药物对组织形态改善作用或毒性，是一种直观的方法。

1. HE 染色

　　HE 染色又称苏木素-伊红染色法，是普通光学显微镜观察与鉴别细胞凋亡与细胞坏死的一种染色方法（图 6-17）。HE 染色方法及步骤如下：石蜡切片依次进入二甲苯、梯度酒精、水进行脱蜡水化后，进行苏木素染色（细胞核着色）和伊红染色；细胞则经甲醇固定后染色。酒精梯度脱水，二甲苯透明后树脂封片观察。根据不同的实验要求进行调整，要求颜色艳丽对比突出。尤其是鼻腔黏膜切片染色，往往会浸泡于甲酸或 EDTA 中脱钙，可能导致着色上的差异。HE 染色需要注意以下事项。

　　① 脱蜡。切片脱蜡后才能染色，且脱蜡应彻底。脱蜡好坏主要取决于二甲苯的温度和时间，如果二甲苯是用过一段时间，切片又比较厚，室温低应增加脱蜡时间，脱蜡不净是导

致染色不良的重要原因之一。

② 染色。根据实际情况，通过预实验得到最佳染色时间。一般情况下，新配的苏木素染液中只需染 1～3min，应根据染片的多少，逐步把染色时间延长。新配的伊红染色快，切片染色不宜过长，应根据染切片的多少逐步延长染色时间。

③ 脱水。染色后通过各级酒精脱水，从低浓度到高浓度。低浓度酒精对伊红有分化作用，切片经过低浓度时要短，向高浓度逐渐延长脱水时间，脱水不彻底，会使切片发雾，在显微镜下组织结构模糊不清。

④ 透明与封片。切片染色脱水后必须经二甲苯处理，使切片透明，才能用树胶封片。应引起注意的是，二甲苯纯度不纯致使切片不够透明，会影响切片质量。

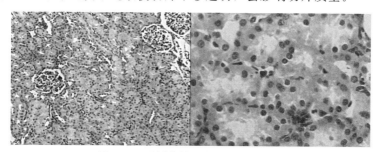

图 6-17　不同倍镜下 HE 染色的细胞

2. 免疫组化

免疫组化是利用免疫学中抗原抗体结合反应原理，用特异性抗体（单克隆或多克隆）检测组织、细胞内相应的抗原物质，形成抗原-抗体复合物；此复合物上带有事先标记的标记物，通过与标记物相对应的检测系统，如酶底物显色反应可使之呈现某种颜色，从而可检测组织细胞内的抗原，以达到诊断、鉴别诊断和研究的目的。由于免疫组化具有操作简单、特异性强、敏感性高、定位准确、形态与功能相结合等特点而被广泛应用于医药学研究。切片处理同上，抗原修复后，按照 SP 法或者 SABC 法进行染色。良好的免疫组化染色切片是正确判断染色结果的基础和前提。由于免疫组化染色过程中存在很多步骤或环节，每一个步骤或环节都可能影响到染色的最终结果。此外，药物、动物模型等也显著影响染色结果（图6-18）。虽然免疫组化染色存在各种各样的问题，但从染色的结果看，一般可分为三类：无色片（即无阳性信号）、弱阳性和"杂音"染色片（有阳性信号）。

3. 免疫荧光技术

近年来，免疫荧光技术发展迅速，在蛋白定位和机理研究方面贡献突出。免疫荧光技术的方法和技术同免疫组化，不同之处在于使用荧光物质标记的二抗。免疫荧光较免疫组化更加敏感，但是由于荧光容易猝灭，导致免疫荧光无法进行半定量分析，仅用于定位某些蛋白位置。免疫荧光一般采用免疫双标、三标的方法进行染色，配合共聚焦显微镜能清晰地观察到蛋白质或目标粒子的位置关系（图 6-19）。

4. 扫描电镜技术

扫描电镜技术对细胞或组织的超微结构评价尤其重要。鼻腔给药治疗某些疾病时，可能会产生细胞的超微结构的改变，如鼻腔给药后的鼻腔上皮的形态改变、纤毛形态改变、神经元的形态改变等。扫描电镜技术也用于鼻腔给药后药物、制剂或标记物的追踪及其在细胞内的分布。目前，扫描电镜技术主要用于鼻腔给药后的毒性研究。

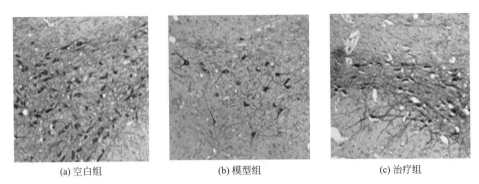

(a) 空白组　　　　　　　(b) 模型组　　　　　　　(c) 治疗组

图 6-18　经 bFGF 脂质体鼻腔给药对酪氨酸羟化酶的免疫组化染色结果

对各组大鼠进行麻醉、灌流、固定、取脑，脑组织取出后置于 4% 多聚甲醛缓冲液中固定 24h，
然后进行包埋、切片，对黑质-纹状体部位进行酪氨酸羟化酶（TH）的免疫组化染色，
用 DAB 显色后观察细胞的阳性反应。染色后，空白组（a）可见大量免疫染色阳性细胞，
胞质丰富；模型组（b）阳性细胞含量减少，轴突断裂明显；治疗组（c）较模型组而言，
阳性细胞数量有所增加。

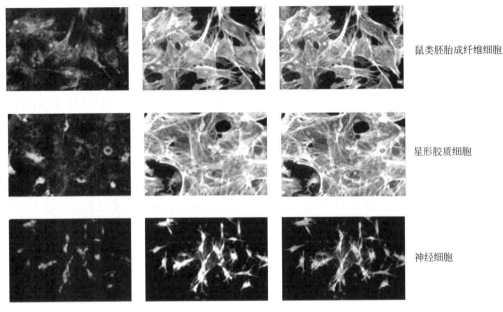

鼠类胚胎成纤维细胞

星形胶质细胞

神经细胞

图 6-19　不同组织的免疫荧光图

第一栏为 Cy3 或 Alexa488 标记的 Aβ 蛋白分布（红色）；第二栏为相应的细胞标蛋
白（绿色标记）；第三栏为合并的图，其中蓝色为 DAPI 染色的细胞核。

摘自：Mandrekar S，Jiang Q，Lee CY，Koenigsknecht-Talboo J，Holtzman DM，Landreth GE.
Microglia mediate the clearance of soluble Abeta through fluid phase macropinocytosis. J
Neurosci，2009，29（13）：4252-4262.

二、分子生物学基本技术

蛋白质印迹技术是分子生物学、生物化学和免疫遗传学中常用的一种实验方法（图 6-20）。
该技术的基本原理是通过特异性抗体对凝胶电泳处理过的细胞或生物组织样品进行着色，通过
分析着色的位置和着色深度获得特定蛋白质在所分析的细胞或组织中的表达情况的信息。

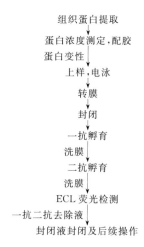

组织蛋白提取

蛋白浓度测定，配胶

蛋白变性

上样，电泳

转膜

封闭

一抗孵育

洗膜

二抗孵育

洗膜

ECL 荧光检测

一抗二抗去除液

封闭液封闭及后续操作

图 6-20　Western-blot 实验基本操作流程

（1）样品制备　相应仪器试剂如下所示：Western 及 IP 细胞裂解液、PMSF、玻璃匀浆器、Vortex 涡旋仪、4℃离心机、96 孔板、BCA 蛋白试剂盒、上样缓冲液等。

（2）SDS-PAGE 电泳及电转　电泳和电转是整个 Western-blot 实验成功的关键，所需的试剂繁多，主要有以下几种：配胶所需试剂（双蒸水、10％SDS 溶液、30％聚丙烯酰胺溶液、pH6.8 tris-HCl、pH8.8 tris-HCl、10％过硫酸铵、TEMED）、所需上样的蛋白样品、蛋白标记（marker）、微量进样器、电泳设备（电泳仪、电泳槽、电转槽等）、电泳液、电转液等。

（3）封闭、孵育一抗和二抗　此过程所需的试剂及仪器有：孵育盒、5％脱脂奶粉或 BSA 溶液、相应蛋白的一抗、内参一抗、二抗、TBS 溶液、TBST 溶液等。

（4）蛋白显影检测　通常是采用 ECL 发光试剂盒（A 液和 B 液 1∶1 混合）。

（5）操作步骤

① 组织样品提取（冰上操作）。

② 蛋白浓度测定（BCA 法）。

③ 蛋白变性。

④ 配胶上样以及电泳。根据目的蛋白的分子量大小选择合适的凝胶浓度，再配制 SDS-PAGE 的分离胶（即下层胶）和浓缩胶（也称堆积胶、积层胶或上层胶）。

⑤ 转膜。最常用于 Western-blot 的转移膜主要是硝酸纤维素膜（NC 膜）和聚偏二氟乙烯膜（PVDF 膜），此外，也有尼龙膜、DEAE 纤维素膜用于蛋白印迹。几种膜不同性质的对比见表 6-3。

表 6-3　不同膜性质的对比

性质	PVDF 膜	NC 膜	尼龙膜
背景	低	低	较高
蛋白结合能力	$100\sim200\mu g/cm^2$	$80\sim100\mu g/cm^2$	$>400\mu g/cm^2$
机械强度	强	干时脆	软而结实
溶剂抗性	强	差	差
使用前处理	甲醇润湿	缓冲液润湿	缓冲液润湿
价格	高	较低	低

⑥ 封闭。为了避免作为检测试剂的特异性第一抗体与膜发生非特异性结合，使非特异

性背景提高，需对膜上的潜在结合位点进行封闭处理。

⑦ 一抗、二抗孵育，按照实验要求进行抗体孵育。

⑧ ECL 发光（见图 6-21）。

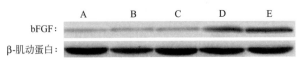

图 6-21 Western-blot 条带图

图中 A 是空白对照组，即正常 SD 大鼠；B 是尾静脉注射 bFGF 溶液组；
C 是尾静脉注射 bFGF 脂质体组；D 是经鼻腔给 bFGF 溶液组；E 是经鼻腔给 bFGF 脂质体组。

三、组学技术

代谢组学、蛋白质组学和基因组学技术在生物学和医学研究中被广泛应用，主要用于筛选新的疾病相关靶点、研究机理等。蛋白质组学技术在鼻腔黏膜上皮的蛋白表达方面的应用，有助于鼻腔给药后跨膜机制的研究、机理的探讨。蛋白质组学技术已从早期的 2D 电泳技术发展到蛋白质芯片技术和现在的质谱鉴定技术。对组织进行蛋白质组学鉴定，有助于鼻腔制剂药效的研究。基因组学技术的发展，可以从基因水平解释药物的作用，用于疾病的诊断、预后等方面研究。代谢组学技术对于了解药物在体内的代谢、机体的代谢改变等方面提供有价值的信息。

由于组学技术没有统一的标准，各家开发公司采用的标准不一致、分析的工具不一致，导致分析结果的不一致，所以在分析药物干预结果时可能有出入。比如蛋白质组学和基因组学，市场上芯片性能不同、分析工具和标准各不相同，其结果有所不同。

四、神经行为评价

鼻腔给药的主要目标之一是对中枢神经系统疾病进行治疗和预防，这势必影响到中枢神经系统的功能。其中，神经行为学的改变可以反映动物或人的精神状态和神经功能。因此，对神经行为学的检测能反映药物的效果。下面对几种常用的神经行为学方法进行简单介绍。

1. 嗅觉检测

鼻腔疾病、中枢性神经疾病均能影响鼻腔的嗅觉，如阿尔茨海默病在早期就出现了嗅觉的减退。鼻腔给药递送药物入脑时有可能损伤或抑制嗅神经导致嗅觉的丧失。对嗅觉的检测，主要采用动物或人对某种气味刺激的主动寻找或躲避的行为，包括临床常用的采用醋酸等刺激物测试嗅觉。在动物实验中，通常采用食物的埋藏实验测试动物的嗅觉，同时结合自发活动测试嗅觉的改变。

埋藏食物小球实验（buried food pellet test，BFPT）是最常用于检测动物嗅觉功能的方法，使用找寻食物小球等待时间进行数据统计分析，即从小鼠被随机放置于盒子中开始，到小鼠揭开食物小球并用它的前爪或牙齿抓住食物小球的时间。小鼠 5min（300s）内未找到食物小球，即被移走。通常以 300s（5 次测试的平均值）内未找到食物小球作为判定小鼠存在嗅觉功能障碍的标准。但是不同的物种可能嗅觉的敏感度不同，狗的嗅觉相对敏感些，常规实验动物中，大鼠的嗅觉灵敏。因此，对于不同动物的实验，该标准可能需要调整。

此外，对嗅觉测试也可以采用双瓶实验。

2. 自发活动评价

自发活动行为的测试是神经科学领域中获得动物的安静状态、神经行为遗传学及脑功能相关参数的基本手段。活动行为监测是观察生存健康的主要生理指标。活动行为测试已经渗透到大多数啮齿类动物相关的各项研究，并已扩展到非人灵长类动物等的研究，用于研究灵长类的时间生物学、营养学、毒理学范畴。自发活动是常用的行为学检测手段，通常采用自发活动仪记录并分析动物或人类的活动规律。测定自发活动行为的方法有很多种，如红外线光束、超声波、视频分析、电压金属板、运动传感器、植入遥感勘测传送装置等定量评价行为活动方法。近年来研发了一批新装置，发展了一批具有较多优点的新方法。在实验中，现在使用较多的是自发活动仪测定动物的自发活动。动物被放入安静的测定箱后，适应（或不适应）后，视频记录动物的活动整个过程，然后通过分析软件，提取数据进行统计，如图6-22 所示。

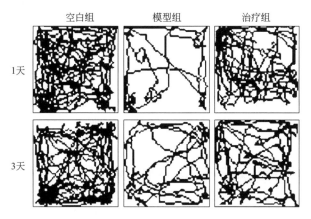

图 6-22 不同组别大鼠脑缺血自发行为学评价轨迹

3. 学习记忆评价

简单学习不需要在刺激和反应之间形成某种明确的联系，又称为非联合型学习，习惯化和敏感化属于这种类型的学习。而经典条件反射和操作式条件反射则属于联合型学习。

经典条件反射是指在动物实验中采用某种刺激和动物的某种生理功能进行关联，形成条件反射。如将光或声音与食物进行关联，形成条件反射。任何无关刺激与非条件刺激结合应用，都可以形成条件反射。

操作式条件反射比较复杂，它要求动物完成一定的操作。例如，采用自给药系统，大鼠踩在杠杆上时，即得到食物，并且得到一次给药（成瘾性药物）。然后，在此基础上进一步训练动物，强化这种得到食物的方式。在训练完成后，动物若有需要，就会去踩杠杆而得食。

根据学习记忆的特点而设计的学习记忆测试方法，包括测试空间记忆测试方法，如Morris 水迷宫（图 6-23）、八臂迷宫等，利用某种线索定位某种刺激（八臂迷宫中的食物或水迷宫中的平台位置）。另外则是利用对电刺激和声、光的联系，设计了避暗、穿梭箱、跳台等设备。针对具体方法，不同实验室有不同的实验方案和统计方法。

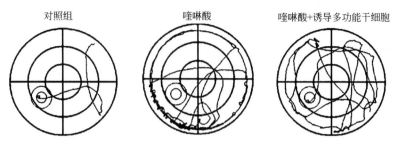

(a) 水迷宫内大鼠的游泳轨迹，QA+iPSC组大鼠花较少的时间搜索站台

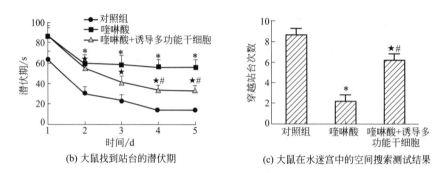

(b) 大鼠找到站台的潜伏期

(c) 大鼠在水迷宫中的空间搜索测试结果

图 6-23　Morris 水迷宫检测学习记忆

* $P<0.05$ 和 * $P<0.05$，与对照组比较；★ $P<0.05$，与喹啉酸＋诱导多功能干细胞 (b) 或喹啉酸比较 (c)。

摘自：Mu S，Wang J，Zhou G，Peng W，He Z，Zhao Z，et al. Transplantation of induced pluripotent stem cells improves functional recovery in Huntington's disease rat model. PLoS One，2014，9 (7)：e101185.

第六节　动物模型制备和评价技术

近年来，随着鼻腔制剂研究的深入，经鼻给药治疗人类疾病的动物实验研究也越来越完善。目前用于鼻腔制剂的动物模型根据其发挥治疗作用部位可以分为局部治疗、全身治疗、脑靶向治疗的疾病动物模型。随着时代不断发展，人们对各种疾病认识的不断深入，脑部疾病的治疗渐渐成为众专家学者热议的重大话题。中枢神经系统（central nervous sysem，CNS）的疾病包括脑肿瘤、中枢神经系统感染、阿尔茨海默病、帕金森综合征、癫痫、周期性偏头痛、脑缺血、精神分裂症和脑卒中等。目前，常见的中枢神经系统疾病的动物模型包括阿尔茨海默病动物模型、帕金森动物模型、脑缺血动物模型等。本节将介绍适用于鼻腔制剂研究的典型动物疾病模型。

一、动物的选择

实验动物是用于实验的动物的统称，系指经人工培育、对其携带的微生物及寄生虫实行控制，遗传背景明确或来源清楚，用于科学研究、教学、生物制品或药品鉴定以及其他科学实验的动物。它们来源于野生动物或家畜家禽，包括实验动物、家畜、家禽和野生动物，但又不同于野生动物和家畜家禽。实验动物作为人的替身，被应用于各种疾病机理的探讨、治疗方法的研究、药物治疗效果和安全性的评价，也在军事医学、放射医学和航天科学中发挥重要作用。作为生命科学必不可少的研究对象和材料，实验动物在鼻腔给药的研究进程中起到了决定性的作用。尽管能用于鼻腔给药的动物种类较多，但是不同种属间的动物存在差异，如鼻腔容积、鼻腔表面积、鼻腔比表面积、上呼吸道形状、嗅上皮细胞面积、鼻甲的数量以及形状等。因此在进行鼻腔给药研究时，应充分重视实验动物种类的选择，才能获得相对更科学的数据。

医学研究的根本目的是要探索人类疾病的发病机制，寻找预防及治疗方法。因此，动物的物种进化程度在选择实验动物时应该是优先考虑的问题。在可能的条件下，鼻腔给药研究应尽量选择鼻腔结构、功能、代谢均与人类相近的动物做试验。虽然实验动物和人类之间存在着某些相同的生物学特性，但是由于生活环境不同，生物学特性也存在许多相异之处。研究者在选择动物用于实验之前，应充分了解各种实验动物的生物学特性。通过实验动物与人类鼻腔之间特性方面的比较，做出恰当的选择。

选用鼻腔解剖、生理特点符合实验目的要求的实验动物做试验，是保证试验成功的关键。实验动物具有的某些解剖和生理特点，为实验所要观察的器官或组织等提供了很多便利条件。

选用适合鼻腔制剂药物性质和实验给药方案的实验动物。不同种系的实验动物对同一实验因素或者同一药物的反应有其共同的一面，但是也存在对同一因素或者某一种药物的敏感性不同，有的甚至会出现特异质反应，因此在鼻腔制剂研究中应注意不同动物对经鼻递送药物的敏感性，选择合适的实验动物。再者不同种系的动物鼻腔容积大小不一，给药剂量以及剂型都影响药物在鼻腔内的吸收，因此，选用动物应考虑给药剂量方案与实验动物鼻腔容积相匹配原则。

选择人兽共患疾病的实验动物是因为有些疾病的致病因素不仅对人类而且对动物也造成相似的影响。由此提供的动物模型其临床过程、病理变化与人类相似，更便于鼻腔制剂研究。常用研究动物如下。

1. 青蛙、蟾蜍

蟾蜍和青蛙属两栖纲，无尾目，蟾蜍属蟾蜍科，青蛙属蛙科。青蛙和蟾蜍形态结构相近，头部略成三角形，口位于头的前缘，头背面前端两侧的一对小孔为外鼻孔，其内腔为鼻腔，有鼻瓣可以启闭。因为蟾蜍和青蛙上腭的纤毛与哺乳动物的鼻腔黏膜纤毛相似，所以在鼻腔制剂研究中，常用蟾蜍和蛙的在体上腭法和离体上腭法考察药物或制剂对纤毛的毒性，以及纤毛对药物或制剂的清除率。有研究用在体蟾蜍上腭模型方法测定普萘洛尔、硫酸庆大霉素、乙酰氨基酚、盐酸普罗帕酮等 8 种药物的纤毛毒性，其结果表明：此方法测定结果不仅与离体动物模型法结果一致，且具有可以测定混悬剂中药物的纤毛毒性的优点，该方法简便易行，适用面广，结果可靠，是一种比较理想的鼻纤毛毒性评价方法。

2. 小鼠

小鼠的特点是数量大、价格低、易操作，缺点是鼻腔容积小，只适合溶液剂，而固体剂型难以给药。小鼠鼻腔给药采用微量进样器，鼻腔给药的容量一般为 5～10μl。小鼠虽然价低易得，但因为鼻腔容积小、难以给药等缺点，在动物实验研究中应用较少。但是有一些疾病如帕金森、记忆力障碍、脑缺血损伤、变应性鼻炎等模型易在小鼠身上建成，且建模重复性好、稳定性高，也常用于鼻腔制剂研究中。

3. 大鼠

大鼠是鼻腔制剂研究中应用最广泛的实验动物。大鼠嗅觉发达，味觉较差，对饲养环境中的粉尘、氨气和硫化氢等因素极为敏感。大鼠鼻腔容积约为 $0.25cm^3$，因此给药的容量为 $25\sim50\mu l$。常用大鼠做鼻腔在体循环灌流、鼻腔毒性实验（纤毛毒性和黏膜毒性）、脑部微透析等，考察药物鼻腔给药后在脑脊液中的浓度及在脑组织中（大脑、小脑、嗅球、嗅区）的分布、推断药物从鼻腔给药靶向到脑的吸收通路。

4. 豚鼠

豚鼠易过敏，常用于免疫学实验。通过建立豚鼠变应性鼻炎的动物模型，考察制剂对变异性鼻炎的治疗作用。可取鼻腔分泌液涂片进行 Wright 染色（美蓝伊红染色法），观察测定鼻黏膜中组胺含量、评价药物或制剂对豚鼠鼻黏膜组织形态学和鼻黏膜超微结构的影响。

5. 家兔

家兔的鼻腔容积约 $6cm^3$，可用于半固体或固体制剂的鼻腔给药研究，如乳膏剂、干粉吸入剂等，也可剥离鼻腔黏膜考察药物对鼻腔黏膜的透过性。家兔采血量大，采血时间长达 4h，因此经常用于鼻腔药物制剂的药代动力学研究。

6. 犬

比格犬价格较昂贵，体重 $8\sim12kg$，采血长度可达 12h，采血量可达 3ml/次，可用于鼻腔药物制剂的药代动力学和生物利用度的研究。剥离其鼻腔黏膜，考察药物对鼻腔黏膜的透过性，也可用于研究药物对鼻腔血管循环的影响（灌流量和血压）。比格犬鼻腔容积大约 $20cm^3$，可用于固体制剂的鼻腔给药研究，如鼻腔粉雾剂。

7. 其他动物

猪的鼻黏膜表面积较大，来源充足，相对于羊和兔取材方便，猪的鼻黏膜多从屠宰场获得。牛的鼻黏膜面积较大，可用牛的离体鼻腔黏膜测定制剂与黏膜的黏附力，牛的鼻腔黏膜多来源于屠宰场。羊的性格温顺、鼻孔大、成本较高，常做离体实验，如剥离鼻腔黏膜考察药物对鼻腔黏膜的透过性，羊的鼻腔黏膜多从屠宰场获得。猴的生理特点与人类较接近，但价格昂贵。常用恒河猴做在体实验，其鼻腔容积约 $8cm^3$。

二、常见动物模型建立

1. 鼻窦炎模型

上颌窦、筛窦、额窦和蝶窦的黏膜发炎统称为鼻窦炎（nasosinusitis）。鼻窦炎是鼻窦黏膜的非特异性炎症，为一种鼻科常见多发病。鼻窦炎可分为急性和慢性两类，以鼻塞、头痛、多脓涕为主要特征；慢性化脓性鼻窦炎以多脓涕为主要表现，可伴有轻重不一的鼻塞、头痛及嗅觉障碍。目前鼻窦炎模型常用动物主要有大鼠、小鼠、兔、羊等。

（1）慢性鼻窦炎

① 选取雄性 C57BL/6 小鼠，氯胺酮（80mg/kg）和盐酸赛拉嗪（15mg/kg）进行腹腔注射麻醉，仰卧固定。

② 将膨胀海绵片置入大鼠左侧鼻腔，距离前鼻孔约 15mm，位于窦口鼻道复合体处，

③ 于两眼之间的鼻背上开一个 5mm 的正中切口，将膨胀海绵放置于窦口鼻道复合体处，用定量滴管滴加一滴 $10^6CFU/ml$ 脆弱拟杆菌标准菌株混悬液。

④ 整个手术过程约持续 10～15min，小鼠清醒后回笼标准环境饲养。

⑤ 于术前及术后 3 天、4 周、8 周、12 周内眦静脉/腹主动脉取血查血常规，白细胞水平升高。

（2）急性鼻窦炎

① 选取 4～5 周龄的 16～18g 的健康雄性 C57BL/6 小鼠，氯胺酮（80mg/kg）以及盐酸赛拉嗪（8mg/kg）进行腹腔注射麻醉，仰卧固定。

② 左侧鼻腔置入修剪适宜的，大小约 2mm×3mm×20mm 的棒状膨胀海绵，滴加 20～25μl $1.2×10^9$CFU/ml 的肺炎链球菌菌液于膨胀海绵上。

③ 待动物麻醉药效过去，清醒后回笼标准环境饲养。

（3）模型评价

鼻窦炎动物模型造模成功后，有一系列相关的模型评价方法，一般分为血常规白细胞计数、组织学分析等定性评价方式和鼻窦黏膜上皮厚度和面积测定、杯状细胞数的统计等定量评价方式。白细胞计数与红细胞计数一样，可用普通的血细胞计数器，也可用电子血细胞计数器计数。

① 细胞计数具体方法

a. 用干净的微量血红蛋白吸管吸取动物末梢静脉血 20mm³，擦去管尖端外部的余血；

b. 立即挤入盛有 0.4ml 白细胞稀释液的小试管内，充分摇匀；

c. 将混悬液滴 1 小滴入计数池；

d. 静置 3min，待白细胞下沉后，在低倍镜下数四角 4 个大方格的白细胞数；

e. 白细胞总数计算：4 个大方格的体积为 4/10mm³，血液稀释倍数为 20 倍［冰醋酸（纯）200ml，用蒸馏水加至 1000ml］。故 4 格白细胞数的总和×4/10×1/20＝1/50mm³ 的白细胞总数，4 格白细胞总数×50＝1mm³ 的白细胞总数。

注：在稀释液内加入少许结晶紫或美蓝，呈浅紫色，用来识别白细胞。

② 白细胞分类计数和类型鉴定

a. 采血。常取动物末梢静脉血滴于载玻片的一端。

b. 取 1 片边缘光滑平整的玻片作推片，先放血滴前方，两者成 30°～35°角，将推片稍向后拉，并左右移动使血滴形成一线。

c. 将推片由一端向另一端平稳地推进，用力须均匀，直至血液推尽为止。推片角度的大小可控制血片的厚薄，角度大、移动快则血片厚，相反则血片薄。应移动稍快，不加压力地将血液推成薄膜。

d. 将推好的血片置于空气中完全干燥。一般良好的血片应有头、体、尾 3 部分，血膜开始端较厚，末端较薄，玻片两侧及两端都有适当空余部位。

e. 染色。将血片需染色的部分两端用蜡或蜡笔画一条线，防止染液流出。把血片放在染色架上或平台上，滴瑞氏染液 5～7 滴，盖满整个血膜，1min 后加等量磷酸缓冲液。在常温下染色 10min，用水冲洗。将染好的血片直立于空气中，待镜检。

f. 计数方法。采用细胞计数方法。

g. 取一张已染好的血片，在显微镜下红细胞呈橘红色，中央色淡；白细胞核呈紫红色，嗜中性粒细胞呈浅红紫色或粉红色；嗜酸性粒细胞呈亮红色；嗜碱性粒细胞呈暗紫色；淋巴细胞浆呈浅蓝色；单核细胞浆呈极浅蓝色。也可以采用染色方法进行辨别。

③ 鼻腔灌洗液细菌培养

一般于造模后 10～12 周，将实验组和空白组的小鼠麻醉后处死。切开小鼠气管，插入细导管朝向后鼻孔方向，用 0.2ml 灭菌生理盐水经细导管缓慢冲洗鼻腔，在前鼻孔处收集冲洗液，以对数稀释（1：10^4）后分别接种于血琼脂糖培养皿作细菌培养。实验组小鼠的鼻腔灌洗液均培养出肺炎链球菌，克隆数量级在 10^7CFU/ml。空白组小鼠鼻腔灌洗液均未培养出肺炎链球菌。

④ 切片组织染色定性及定量分析

将预先包埋好的鼻窦黏膜组织进行切片，分别予以不同染色处理（结果如图 6-24 所示）。苏木-伊红染色可显示鼻窦黏膜组织病理改变，包括嗅感觉神经元、多型核中性粒细胞（polymorphonuclear neutrophils，PMN）浸润和上皮细胞等结构；免疫组化染色能显示黏膜内的中性粒细胞等。此外，不同的染色可显示其他组织或细胞，包括 Masson-Trichrome 染色后黏膜下胶原纤维等。

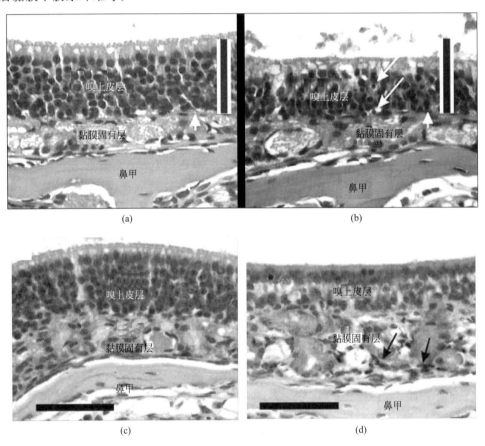

图 6-24　鼻窦黏膜组织不同染色情况

(a) 和 (b) 为黏膜组织内的嗅感觉神经元 H&E 染色图；(c) 和 (d) 为鼻黏膜下中性粒细胞免疫染色图。(a) 和 (c) 为正常组织图，(b) 和 (d) 为芝麻霉菌毒素染毒组。

摘自：Islam Z，Harkema JR，Pestka JJ. Satratoxin G from the black mold Stachybotrys chartarum evokes olfactory sensory neuron loss and inflammation in the murine nose and brain. Environmental health perspectives 2006；114（7）：1099-1107.

2. 过敏性鼻炎

过敏性鼻炎（allergic rhinitis）又称变应性鼻炎，是鼻腔黏膜的变应性疾病，并可引起多种并发症，是各种过敏性疾病中发病率最高的疾病。按照发病的持续时间来分，可以分为季节性鼻炎、常年性鼻炎和间歇性鼻炎。鼻痒、反复性打喷嚏和流涕及鼻塞是过敏性鼻炎的临床典型症状。当过敏者与过敏原接触后，体内会产生免疫球蛋白 E（IgE）。IgE 形成后就吸附在嗜碱性细胞表面，当再次接触同一过敏原时，IgE 与过敏原结合，激活嗜碱性细胞内的酶，释放出组胺、白三烯、慢反应物质等介质，作用于某些组织，而引起一系列症状。目前用于过敏性鼻炎动物模型研究的实验动物主要有大鼠、小鼠、兔子、豚鼠等。

（1）大鼠过敏性鼻炎模型的建立

① 选取 6～8 周龄的健康雌性 BALB/c 小鼠，每只腹腔注射 $100\mu l$ 含有 0.1mg/ml 卵白蛋白以及 40mg/ml Al(OH)$_3$ 的生理盐水混悬液进行初次致敏。

② 初次致敏后第 7 天进行强化致敏，相同的剂量进行腹腔注射。

③ 在初次致敏后第 14 天开始，每只小鼠每天一次用 15mg/ml 的卵白蛋白生理盐水溶液 $10\mu l$ 滴鼻给药。

④ 观察第 21 天起滴鼻给予 $10\mu l$ 卵白蛋白生理盐水溶液后，小鼠打喷嚏及搔鼻的次数，记录 30min。目前也有用 Wistar 大鼠建立的过敏性鼻炎动物模型。

（2）模型评价

① 行为学评价。目前较为通用的鼻炎动物模型的行为学评分标准如下定义：在鼻炎模型完成后，每次致敏动物结束，观察其鼻痒程度的行为学变化，时长 30min。详细指标见表 6-4。

表 6-4　过敏性鼻炎的行为学评价指标

症状	评分	症状	评分
骚鼻轻擦鼻几次	1分	11 个以上	3分
抓挠鼻面部不止	2分	流涕	
喷嚏		位于鼻前孔范围	1分
1～3 个	1分	超过鼻前孔	2分
4～10 个	2分	满面	3分

② 免疫组化评价（免疫组化图见图 6-25）。在多种炎性介质作用下，黏附分子可使内皮细胞与嗜酸性细胞、嗜碱性细胞核中性粒细胞产生黏附作用。ICAM-1 和 VCAM-1 作为免疫球蛋白超家族的成员，对变应性炎症中的嗜酸性细胞的聚集有重要的调控作用。ICMA-1 是淋巴细胞相关抗原-1（LFA-1）的配体，当嗜酸性粒细胞表面的 LFA-1 受到刺激时会迅速上调，与内皮细胞表达的 ICAM-1 相互作用，助于嗜酸性粒细胞的黏附。VCAM-1 主要在细胞因子活化的血管内皮细胞表面表达，其能介导淋巴细胞和白细胞与内皮细胞的黏附作用，并能把嗜酸性细胞选择性黏附至内皮细胞。VCAM-1 在变应性鼻炎动物模型鼻黏膜固有层的血管内皮细胞有较强的表达。

③ 鼻黏膜 HE 染色。鼻中隔黏膜 HE 染色能显示毛细血管大小的情况，运用 Mias-2000 图形分析系统对鼻黏膜中毛细血管的大小进行分析，求出每组动物的血管面积、周长、最大直径的平均值，进行统计比较。一般来说，与正常对照组相比，模型对照组毛细血管面积均值、周长均值显著增高。HE 染色观察小鼠鼻黏膜组织学差异（如图 6-26 所示），模型组[图 6-26(b)]鼻黏膜的水肿、炎症细胞浸润、上皮脱落、渗出物和嗜酸性粒细胞的数量均比空白组[图 6-26(a)]要严重，显示动物模型的组织学结果符合过敏性鼻炎的病理学特征，该造模流程可以成功建立过敏性鼻炎动物模型；另外，经鼻腔给药治疗后[图 6-26(c)和图 6-26(d)]，嗜酸性粒细胞的数量下降，黏膜水肿减轻，表明药物能够缓解过敏性鼻炎对鼻黏

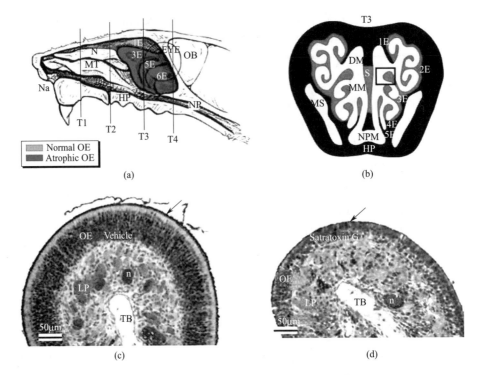

图 6-25 鼻黏膜中嗅感觉神经元表达免疫组化图

（a）为组织取材横断面 T3 的位置；（b）为组织检测所在的位置。（c）和（d）为 OMP 抗体的免疫组化染色（嗅感觉神经元标志物），（c）为正常神经元；（d）为 SG 暴露时嗅感觉神经元丢失。图中英文缩写如下：ONL：嗅神经层；NPM：鼻咽道；S：鼻中隔。DM：背侧近中隔气道；HP：硬腭；LP：黏膜固有层；MM，中部气道；MS：上颌窦；TB，鼻甲。

摘自：Islam Z，Harkema JR，Pestka JJ. Satratoxin G from the black mold Stachybotrys chartarum evokes olfactory sensory neuron loss and inflammation in the murine nose and brain. Environmental health perspectives，2006，114（7）：1099-1107.

膜的损害程度。

④ 血清 IL-4、SIgE 测定。通常与空白组比较，模型对照组豚鼠血清 IL-4、SIgE 含量显著升高，经鼻腔给药治疗后，血清 IL-4、SIgE 的含量能明显降低。

3. 流感

流行性感冒（influenza）简称流感，是由流感病毒引起的一种急性呼吸道传染病，传染性强，发病率高，容易引起暴发流行或大流行，主要通过含有病毒的飞沫进行传播，人与人之间的接触或与被污染物品的接触也可以传播。典型的临床特点是急起高热、显著乏力、全身肌肉酸痛，而鼻塞、流涕和喷嚏等上呼吸道其他症状相对较轻，秋冬季节高发。本病具有自限性，但在婴幼儿、老年人和存在心肺基础疾病的患者容易并发肺炎等严重并发症而导致死亡。由于流感病毒不断变异，致使研发出的疫苗很快失效，从而导致了流感病毒的流行。研究流感病毒最为重要的环节之一，就是针对其建立合理的动物模型。目前用于流感动物模型研究的实验动物有小鼠、沙鼠、大鼠、鹅、雪貂、猴等。早期的流感模型都是在雪貂上建立的，但是国内雪貂较少，实验成本高，取材不易，现已在小鼠上建立了比较成熟的流感模型。

（1）模型的建立 选用 8～12 周龄体重为 20～25g 的健康雄性 C57BL/6 小鼠，用异氟烷轻度麻醉后植入 20 号静脉留置针，缓慢滴入 $50\mu l$ PBS 缓冲液配置的浓度为 1×10^5 PFU/

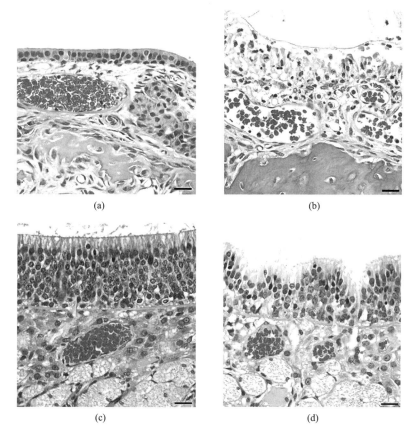

图 6-26　2，3-乙酰基丙酮所致大鼠鼻黏膜上皮 HE 染色图

（a）为正常上鼻甲的移行上皮；（b）为 2，3-乙酰基丙酮所致大鼠上鼻甲上皮坏死，
有中性粒细胞浸润；（c）为正常神经上皮；（d）为 2，3-乙酰基丙酮所致神经上皮损伤，
出现细胞丢失，核固缩。标尺长度＝20μm。

摘自：Hubbs AF，Cumpston AM，Goldsmith WT，Battelli LA，Kashon ML，Jackson MC，
et al. Respiratory and olfactory cytotoxicity of inhaled 2，3-pentanedione in Sprague-Dawley
rats. The American journal of pathology，2012，181（3）：829-844.

ml 的甲型流感病毒 H1N1。每天观察小鼠的症状和体征，10 天后脱颈处死，取肺组织观察。

（2）模型评价　记录感染前后体重的变化，肺组织 HE 染色病理切片观察。

4. 哮喘模型

支气管哮喘（bronchial asthma，简称哮喘），是一种以嗜酸性粒细胞浸润、肥大细胞反应为主的气道慢性炎症性疾病。目前多数研究支持哮喘的气道炎症属于变应性炎症。对于易感者，此类炎症可导致气道高反应性，并可引起不同程度的、广泛的、可逆性气道通气障碍。临床上表现为突然的、反复发作的喘息，伴有哮鸣音的呼气性呼吸困难、胸闷或咳嗽，可自行或治疗后缓解。若长期反复发作可使气道平滑肌增生、气道基底膜增厚、气道黏膜上皮下纤维化增殖、腺体增生、胶原沉积等，导致气道重塑。气道重塑是诱发气道高反应性和哮喘慢性化的主要原因。支气管哮喘是一种世界范围内最常见的慢性呼吸道疾病，全球约有1.6 亿患者，我国患病率为 1％～4％，最保守估计全国的支气管哮喘约在 1000 万人以上。鉴于支气管哮喘已经成为严重的公共卫生问题，人们对其的研究也越来越重视，目前已经建

立了多种实验动物模型，常用的模型动物有小鼠、大鼠、豚鼠、兔等。

（1）模型的建立

① 选取 6～8 周龄体重 135～165g 的清洁级 SD 雄性大鼠，

② 在第 1 天、第 14 天用新鲜配制的卵白蛋白 1mg 与含 10％氢氧化铝凝胶的生理盐水混悬液共 1ml，在每只大鼠四肢内侧皮下注射 0.2ml，腹腔注射 0.2ml，同时腹腔注射灭活百日咳杆菌 $5×10^9$ 个。

③ 若建立急性哮喘模型，则于第 21 天以 1％卵白蛋白进行雾化吸入，每次雾化 30min，每日一次，连续 7 天，激发大鼠哮喘。

④ 若建立慢性哮喘模型，则于第 21 天以 0.1％卵白蛋白进行雾化吸入，每次雾化 30min，每周三次，连续 12 周即可。

（2）模型评价 通过考察气道平滑肌及基底膜厚度、杯状细胞增生及胶原沉积情况、HE 染色观察肺组织病理切片来确定模型是否成功建立；通过 ELISA 测定血清总 IgE 和卵白蛋白特异性 IgE 含量来定量分析疾病发展进程及治疗后恢复程度；计数支气管肺泡灌洗液中的炎症细胞也可以定量描述哮喘模型动物给药前后炎症的缓解情况。

5. 糖尿病模型

糖尿病（diabetes mellitus，DM）是由于遗传和环境两方面因素引起的胰岛素分泌不足和胰岛素作用减弱或胰岛素抵抗，导致碳水化合物、脂肪及蛋白代谢异常，以慢性高血糖为特征的代谢性疾病。临床上主要有 1 型胰岛素依赖型糖尿病和 2 型非胰岛素依赖型糖尿病。1 型临床表现有发病急，常突然出现多尿、多饮、多食、消瘦明显等症状，有明显的低胰岛素血症和高胰高血糖素症，易发生酮症酸中毒，合并各种急慢性感染。2 型多尿和多饮的临床表现较 1 型轻，没有显著的多食，但会出现疲倦、乏力、体重下降等病征，有多慢性合并症，如视力下降、失明、肢端麻木、疼痛、心前区疼、心力衰竭、肾功能衰竭等。目前随着对糖尿病研究的深入，糖尿病动物模型也已经越来越成熟，不仅有 8 个近交系自发糖尿病小鼠模型，还有各种诱发性糖尿病动物模型，常用的糖尿病模型动物有小鼠、大鼠、兔、犬、猴子等。

实验性糖尿病动物模型即采用各种方法损毁动物胰脏或者胰岛 β 细胞致其胰岛素缺乏，也可以运用其他拮抗剂拮抗胰岛素的作用来引起实验性糖尿病或高血糖症。表 6-5 为实验性糖尿病动物模型的类型及相应的制备方法和特点。在此将重点介绍胰腺切除性糖尿病和化学性糖尿病。

表 6-5　实验性糖尿病动物模型

类型	制备方法和特点
胰腺切除性糖尿病	切除狗、大鼠 75％～90％胰腺以引起全胰岛素缺乏致高血糖，伴有胰外分泌功能不全和酮症酸中毒
化学性糖尿病	注射四氧嘧啶、链佐霉素、双硫腙等化学药物能选择性破坏胰岛 β 细胞，引起不同程度的糖尿病直至酮症酸中毒
免疫性糖尿病	静脉注射抗胰岛素抗体，用同种或异种胰岛素的弗氏佐剂复合物＋抗血清免疫，或用同种、异种胰腺＋弗氏佐剂，免疫动物可在数小时内产生一过性高血糖。上述处理仅使动物产生胰岛炎，未见明显的胰岛 β 细胞坏死和持久性高血糖
病毒性糖尿病	脑心肌炎病毒 D 变异株（EMC-D）可选择性感染小鼠导致胰岛 β 细胞破坏，产生类似人的胰岛素依赖糖尿病。若同时给以环孢素 A 可增加易感小鼠的发病率，并使症状加重，或使对 EMC-D 不敏感小鼠产生糖尿病

（1）模型的建立

① 胰腺切除法制备糖尿病模型

a. 选取体重 12～16kg 的比格犬，静脉注射戊巴比妥钠 50mg/kg 将其麻醉，背位固定于手术台。

b. 将腹部毛发剃去，用 5％碘酊消毒皮肤，铺上无菌孔巾，在无菌条件下进行手术。

c. 沿犬腹正中线作切口，将腹壁内脂肪组织及网膜拉向一侧，沿右侧肋骨下，暴露十二指肠和胰头。

d. 切开十二指肠环肠系膜，从十二指肠和下胰十二指肠动、静脉上仔细分离胰腺组织，同时结扎并剪断分支至胰腺的小血管。

e. 找到胰管区，分离出小导管后双重结扎并剪断。保留胰腺主导管及其周围的胰腺组织，使保留下的组织占胰腺的 10％～15％。

f. 选好保留的胰腺部分后，从主导管左右两侧向胰腺下穿两根粗线，分别扎紧，从两结扎间剪断，使胰头部分分离下来。

g. 胰头部手术完成后，推开胃，暴露胰体和胰尾，剪去附于其上的肠系膜，结扎止血，双线结扎分支至胰的脾血管，从二结扎线间剪断血管。

h. 剪开固定着胰腺的韧带状腹膜，整个胰腺可以游离下来。然后把胃、十二指肠等腹腔脏器复位。

i. 术毕，在腹腔中留置 1‰普鲁卡因 5ml、250000U 青霉素，以防止肠套叠和感染。分层缝合腹膜、皮下层以及皮肤即可。

② 化学法制备糖尿病模型

a. 选取体重 25～35g 的 6～8 周龄健康昆明小鼠，给予高糖高脂饲料（小鼠标准饲料中混入 5％猪油、5％白糖）饲养。

b. 在小鼠出现胰岛素抵抗后，腹腔注射给予 40mg/kg 链脲佐菌素（链脲佐菌素临用前溶解在新配置的 0.1mmol/L 的枸橼酸缓冲液中），每天 1 次，连续 4 天，

c. 测定造模前和造模后 5 天的血糖浓度。

③ 自发性糖尿病。自发性糖尿病动物又名自发性高血糖动物，其临床表现与人类糖尿病相似，可用于研究糖尿病的病因和发病机制，以及筛选抗糖尿病药物、研究其作用机制，是较理想的糖尿病动物模型。目前已用于研究的自发性糖尿病动物约 20 种，根据其临床表现可以分为两大类，一类为胰岛素抗性高血糖症，以病程长，不合并酮症为特点；另一类则与人类胰岛素依赖性糖尿病相似，表现为高血糖和胰岛素缺乏并伴有酮症酸中毒。

大多数自发性糖尿病动物的发病一般与遗传基因或环境因素有关。如饮食的质量、基因种类、遗传性基因变异与肥胖型高血糖症的发生有密切关系。而对于瘦型糖尿病动物而言，自身免疫性和病毒感染是影响其发病的重要因素。多数自发性糖尿病动物均存在基因变异，包括单基因显性遗传、单基因隐性遗传和多基因遗传等。表 6-6 为目前用于研究的自发性糖尿病动物的特点。

表 6-6　自发性糖尿病动物的特点

动物种属/品系	遗传特征	特点
KK-Aʸ 小鼠	常染色体显性遗传	体形肥胖,可用于抗糖尿病药的胰外作用研究
肥胖高血糖小鼠	常染色体隐性遗传	体型极胖,用于口服降糖药的研究
C57BL/KsJ db/db 小鼠	常染色体隐性突变	体型极胖,伴明显早期发生的高胰岛素血症

续表

动物种属/品系	遗传特征	特点
新西兰肥胖小鼠 （NZO 小鼠）	多基因遗传	体型极胖，典型的胰岛素依赖性糖尿病模型
KK 小鼠	多基因遗传	中度肥胖、多食、多尿
BB 大鼠 （Bio-Breeding 大鼠）	常染色体隐性遗传	体型瘦，并发严重酮症，胰岛素治疗可使糖尿病改善
Zucker 肥胖鼠	常染色体隐性遗传	典型高胰岛素血症肥胖模型，发于幼龄

（2）模型评价 糖尿病的评价主要有两方面的指标，一是血糖的升高，二是胰岛素的水平的改变。

① 血清胰岛素测定法。目前，测定血清胰岛素含量的普遍方法是采用放射免疫分析法，因可以直接采用相关试剂盒检测而较方便、广泛。

放射免疫分析法的基本原理是用人或猪胰岛素作为免疫原制备胰岛素抗血清（即抗体），将待测血清样品或胰岛素标准品与放射标记的^{125}I-胰岛素和限量抗血清充分反应后以检测反应物的放射活性，可分别计算出血清样品或胰岛素标准品与抗血清的结合率。根据标准胰岛素的含量与结合率可绘制出标准曲线，结合率与标准胰岛素含量成反比，也就是说胰岛素含量越低结合率就越大。此时，可根据血清样品与抗血清的结合率在标准曲线上算出血清样品中胰岛素的含量。

② 血糖测定。糖尿病模型成功判断是以血糖升高超过上限，即空腹血糖超过 11.1mmol/ml 为标准。

6. 阿尔茨海默病动物模型

阿尔茨海默病（Alzheimer disease，AD），是老年性痴呆常见类型，是一种进行性发展的致死性神经退行性疾病，临床表现为记忆功能、认知、判断力和抽象思维不断恶化，日常生活能力进行性减退，并有各种神经精神症状和行为障碍，但视力、运动能力等不受影响。病理表现为脑萎缩，细胞外老年斑和神经纤维缠结。老年斑的主要成分是 β-淀粉样蛋白（Aβ），神经元内纤维缠结的主要成分是过度磷酸化的 tau 蛋白。目前国内外 AD 动物模型的种类有很多，从动物种类来分主要有灵长类和非灵长类动物模型。从建立模型的方法来分有转基因动物模型、损毁动物模型、衰老动物模型、中毒动物模型、免疫动物模型等主要的模型，实验动物有小鼠、大鼠、猴等。

（1）模型的建立

① 穹隆-海马伞切断致痴呆大鼠模型

a. 雄性大鼠，体重为 250～300g。以水合氯醛（按 350～400mg/kg 体重的剂量）或戊巴比妥钠（按 50～60mg/kg 体重的剂量）经腹腔注射麻醉大鼠，固定于立体定位仪。

b. 剃除头顶部毛发后固定于脑立体定位仪上，手术区皮肤消毒，切开皮肤，暴露颅骨。

c. 参照大鼠脑立体定位图谱，在前囟后 2mm、中线外 1mm 处，用牙科钻凿开颅骨，切开硬脑膜，用双刃刀置于上述部位的脑表面，降刀 4.5mm，外移 1mm，再降刀 1mm，外移 1.5mm，最后上下抽动刀 20 次，以完全切断穹隆-海马伞。可行单侧，也可行双侧穹隆-海马伞切除。

d. 术后连续应用头孢唑啉钠（50mg/kg 体重，腹腔注射）或庆大霉素（每只 2 万 U/d，肌内注射）抗炎 5 天。迷宫测试显示，该模型动物的学习能力明显下降，与抗胆碱药物引起的学习行为障碍相似。

② Meynert 基底核（NBM）损毁法

a. 取体重 250g 的 SD 大鼠，腹腔注射 10％水合氯醛麻醉（3ml/kg），将其固定于脑立体定位仪上（如图 6-27 所示），调节固定平面使门齿比内耳连线中点低 2mm。

b. 将大鼠头顶部的被毛剃去，清洁头顶皮肤后作正中竖切口，剥开皮下筋膜暴露顶骨，在两侧冠状缝后钻出小孔，取出碎骨屑，保持硬脊膜完整。

c. 定位坐标：前囟后 0.9mm，中线外侧 2.6mm，硬脑膜下 6.8mm，每侧用微量注射器分别注入 25nmol 鹅膏蕈氨酸，速度控制在 0.1μl/min，每侧总体积 1μl，注完后留针 5～10min，以免拔针时药物溢出。

d. 术后用骨蜡或牙托粉封固颅骨孔，缝合皮肤即可。

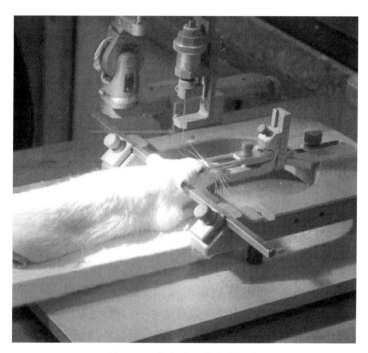

图 6-27 大鼠脑立体定位示意

③ β-淀粉样蛋白（Aβ）法

a. β-淀粉样蛋白（Aβ）加无菌生理盐水制备成 1～2mg/ml 的 Aβ 溶液，37℃孵育一周，使其变为聚集状态的 Aβ。

b. 选取健康 Wistar 大鼠经 10％水合氯醛（35mg/kg）麻醉后，置于脑立体定位仪上，固定头部。

c. 常规消毒皮肤，沿颅顶中线切开皮肤以暴露头骨及前囟，应用大鼠脑立体定位仪选定海马注射位点。

d. 于前囟后 3.5mm（AP＝－3.5mm），中线旁 2.0mm（ML＝2.0mm），用牙科钻钻开颅骨，微量加样器吸取孵育后的 Aβ 溶液 4μl，垂直进针，至蛛网膜下 3.0mm（DV＝3.0mm）处缓慢注射，5min 内完成，留针 5min 后，取出，采用相同方法进行对侧大脑半球的脑内注射操作。

e. 清洁创面后缝合皮下组织及头皮，碘酒消毒，大鼠清醒后放回笼，标准环境饲养。

④ 转基因和快速老化模型。目前市场上有出售老年痴痴呆的模型，包括现有多种转基

因小鼠可表达与 AD 病变有关的基因如 β-淀粉样前体蛋白（APP）、APP 的 C 末端片段、τ蛋白、早老素-1（PS-1）和 2，载脂蛋白 E（ApoE）。转基因动物的最大优点是模拟了 AD样神经病理学的特征，包括细胞外 Aβ 沉积、营养障碍导致的老年斑（SP）、胶质细胞增生。这类转基因动物是目前常用的动物模型，也是将来的研究发展方向。

⑤ 血管性痴呆模型。血管性痴呆模型均是模拟临床多种血管意外，主要是缺血性脑卒中。

（2）模型评价

阿尔茨海默症模型的评价指标如下：①主要通过 Morris 水迷宫进行行为学评定，损毁中枢胆碱能神经元的动物都可出现空间记忆缺陷，包括逃避潜伏期显著延长，站台航行时间延长等。对比给药前后动物学习记忆有关行为的成绩可用于筛选改善记忆药；②免疫组化显示阿尔茨海默症模型的皮层、边缘前脑、海马等处胆碱乙酰化酶（ChAT）免疫反应显著下降，因而 ChAT 活性或其他免疫反应测定常作为 AD 病变程度和药物保护作用的指标。给药前后神经生长相关蛋白 B-50 即 GAP-43 的含量或免疫反应水平测定也可反映药物对突触再生的影响；③ChAT 以及 Aβ 蛋白的免疫组化染色法；④大脑海马区取组织切片进行 HE染色观察脑海马神经元形态、突触的形态计量学分析；⑤Western-blot 检测大鼠不同脑区 β-App 蛋白表达水平等。

7. 帕金森模型

帕金森病（Parkinson disease，PD）又称震颤麻痹（paralysis agitans），由英国医生James Parkinson（1817 年）首先描述，是中枢神经系统一种常见的慢性进行性运动障碍性疾病，属锥体外系疾病，以黑质多巴胺（dopamine，DA）能神经元变性缺失和路易小体（Lewy body）形成为病理特征。临床症状主要为静止性震颤、运动迟缓、肌强直及姿势和运动平衡失调，少数患者有记忆障碍和痴呆，绝大多数发生于老年人。帕金森病动物模型的发展历程，从最早的 20 世纪 50 年代注射利血平造模到后来使用 6-羟基多巴（6-OHDA）、1-甲基-4-苯基-1,2,3,6-四氢吡啶（MPTP）造模，发展至今已经有了比较成熟稳定的技术。近年来，常用化学性或手术方法选择性损毁黑质-纹状体 DA 系统，造成慢性震颤麻痹动物模型。常用的模型实验动物有小鼠、大鼠、猴等。合理应用这些动物模型，不但能分析出药物对疾病的作用部位和作用原理，还能有效筛选出临床有效的帕金森治疗药物。

（1）模型的建立

① 药物诱发震颤法

a. 选用猫（或大鼠），用戊巴比妥钠进行麻醉。

b. 在无菌手术操作下，将微量注射用插管在定位条件下插入双侧尾核（坐标：前囟前15mm，左、右侧 5mm，深度 5mm），用牙托粉固定。

c. 术后使动物恢复两周，试验是将猫放入一特制吊袋中，露出头额四肢以便观察震颤表现。每次试验仅进行单侧尾核注射，容量不超过 10μl。

d. 注射药物，相应剂量以及所引起的震颤特征如表 6-7 所示。

表 6-7　猫尾核注射拟胆碱药物引起的震颤

药物	有效剂量/μg	潜伏期/min	持续时间/min	频率/Hz
乙酰胆碱	400	19	50	21
氨甲酰胆碱	7	14	150	19
氨甲酰甲胆碱	31	15	120	23

续表

药物	有效剂量/μg	潜伏期/min	持续时间/min	频率/Hz
醋酰甲胆碱	100	19	90	19
氧化震颤素	15	29	80	22
槟榔碱	100	17	95	22
毒扁豆碱	75	35	60	19

② 黑质-纹状体 DA 系统选择性化学损毁造成的慢性震颤模型

a. 大鼠旋转行为模型：取体重 200~250g 健康雄性 SD 大鼠。

b. 戊巴比妥 50mg/kg 腹腔注射麻醉后，固定在脑立体定位仪上。

c. 头部剃毛，皮肤常规消毒后，作头皮正中切口，显露颅骨。

d. 用牙科钻于前囟后 4.0mm（AP＝－4.0mm），中线旁 1.5mm（ML＝±1.5mm）处钻开颅骨，微量加样器垂直进针，至蛛网膜下 8.5mm（DV＝－8.5mm）处，缓慢注射 6-OHDA（3.5μg/μl 溶解在 0.1% 维生素 C 的人工脑脊液中），注射量是在 2min 内缓慢注射 2μl 左右。

e. 注射完成后，留针 5min 后缓慢退出。

f. 清洁创面后缝合头皮，碘酒消毒，大鼠清醒后，回笼标准环境饲养。术后 2 周观察行为学表现，做后续研究。

（2）模型评价　帕金森病模型的评价主要依靠行为学评价、组织学评价以及多巴胺及其代谢产物的检测。根据帕金森病的行为学特征而设计的评价方法，主要有旋转记录仪评价动物转圈次数，自主活动检测和滚筒实验等评价模型及药物的效果，各实验各有偏重，如自发活动观察动物的整体活动情况，转圈实验则主要评价纹状体的损毁情况等。帕金森病的另一特征是纹状体内多巴胺及其代谢产物发生变化，可采用微透析、高效液相-电化学检测器联合分析。

8. 脑缺血-再灌注损伤模型

脑缺血损伤是中枢神经系统常见的脑血管栓塞性疾病，常由脑组织局部组织的动脉堵塞或痉挛导致的脑血液供应中断或不足引起，伴随栓塞动脉的再通局部血流恢复，是一种常见的急性脑血管病（缺血性脑卒中）。可以继发于全身性疾病，如心脏骤停、动脉粥样硬化、高血压病、微小血栓栓塞、血小板增多、糖尿病及其并发症均可引发短暂性脑缺血发作。其临床表现主要有偏瘫、偏身麻木、感觉减退、视力障碍、眼球麻痹；眩晕、头痛、耳鸣、眼前发黑、面部麻木、四肢无力、饮水呛咳、说话不清等，严重者出现生命危险。随着人类社会的不断发展进步，脑缺血性损伤已逐渐成为造成人类死亡和残疾的主要疾病。为了攻克这一难题，科研人员通过阻断支配脑组织的血管，已经建立了模拟人脑缺血的病理动物模型，分为全脑缺血和局部脑缺血，其中又可分为暂时性缺血和永久缺血。常用的实验动物主要有小鼠、大鼠、兔、狗、猴等。

（1）模型的建立

① 全脑缺血模型。全脑缺血模型被广泛应用于某些药物的机理研究和抗脑缺血损伤研究，早期的脑缺血模型均采用较大的动物，如狗、猫、兔等，后逐步过渡到小型动物如大鼠、沙土鼠及小鼠等，从阻断的方式来看，也逐步由九动脉阻断转变为较为稳定的四动脉阻断模型。目前，在实验性研究中被广泛应用的全脑缺血模型为大鼠的四动脉结扎模型，较为完全的模型为沙土鼠二动脉阻断模型。

1979 年，Pulsinelli 开始建立大鼠四动脉结扎模型，该模型通过电凝双侧椎动脉，然后在清醒状态下阻断双侧颈总动脉，10min，松开双侧颈总动脉实现再灌注来制备大鼠全脑缺血再灌注损伤模型。此模型由于完全阻断大鼠大脑的血液来源。一般而言，鼠类大脑的血液来源主要由双侧颈内动脉和双侧的椎动脉以及基底动脉构成，大鼠具有完整的willis环，能充分代偿双侧颈总动脉结扎的血流量下降。该模型基于此解剖结构，阻断大鼠完全的脑缺血再灌注损伤。在此之后，全脑再灌注损伤被广泛应用于急性脑缺血损伤研究，但在该模型中，由于缺血时间相对较短，对大脑皮层、纹状体的损伤相对小于海马组织较小。因此该模型更多地被应用于海马损伤和学习记忆方面的研究，也用于血管性痴呆的研究。模型的制作过程如下。

a. SD 或 Wistar 大鼠 250～300g，术前饲养于 24℃，湿度为 50% 的房间内，常规饮食，明暗节律。

b. 水合氯醛（300～350mg/kg）腹腔麻醉或乙醚吸入麻醉。

c. 将大鼠固定于立体定向仪，调节耳杆和门齿高度使鼠头前倾约 30°，将后肢向后牵拉，与水平面成 15°角（暴露翼孔，便于观察）。

d. 在第一颈椎水平正中切口（两耳之间）切开皮肤和颈阔肌，逐层分离肌肉，仔细分离两侧第一颈椎横突，暴露第一颈椎横突上的翼孔，用针头仔细扩大翼孔，翼孔下有椎动脉通过，用单极或双极电凝器插入翼孔烧灼闭塞双侧椎动脉。

e. 动物取背位，颈部正中切口，仔细分离颈动脉鞘和伴行神经，用外科缝线套住两侧颈总动脉，将线头从耳后穿出皮下，但不要阻断颈总动脉，缝合切口。

f. 动物回笼，常规饲养。

g. 禁食 12～24h 后于清醒状态下，将耳后套收紧或者用微血管夹夹闭双侧颈总动脉。以双侧颈总动脉结扎在 30s 内大鼠将昏迷并丧失对光反射，并持续到缺血结束。以出现昏迷为造模成功。

② 局灶性脑缺血-再灌注损伤。局灶性脑缺血模型可用于部分机理研究，其病理生理学更加接近临床脑中风病人，因此较全脑缺血模型更加具有实用性，局灶性往往与全脑性缺血模型一起用于评价脑中风治疗药物的疗效以及研究脑缺血损伤机理，具有快速损伤较小，局灶性的特点，因此在脑中风研究中，多采用局灶性脑缺血模型。但这类模型较四动脉结扎模型在技术上和实验室支持要求更高。

人类脑血管阻塞以大脑中动脉最为常见，在阻断大鼠大脑中动脉后，可引起大脑半球皮层和基底核缺血性损伤，也与人体病理改变相类似。局灶性脑缺血再灌注损伤模型是目前最广泛使用的大脑中动脉堵塞所致局灶性短暂性脑缺血再灌注损伤模型。被广泛地应用于脑中风、血管性痴呆等的研究。制备局灶性脑缺血再灌注损伤模型的方法有多种，包括经颅阻断大脑中动脉法，光化学法和线栓法等，其中线栓法是目前最为普遍的模型。各种方法具体制备方法如下

③ 经颅阻断大鼠大脑中动脉引起脑局部缺血

a. 经颅阻断 MCA 法制备过程：取 250～300g 的 SD 大鼠，用水合氯醛 0.35～0.4g/kg 腹腔注射麻醉后，以侧卧位固定。

b. 手术在解剖显微镜下进行，先于眼眦和外耳道连线的中点处作一长 2mm 左右的垂直切口，暴露颞肌，在颞肌中线切开后并向两侧分开，此时要注意避免面神经的损伤。

c. 用咬骨钳咬去部分颧弓，暴露颞叶下颅骨，然后用小牵张器拨开两侧以扩开视野，此时应注意保护下颌神经。

d. 用牙科电钻在卵圆孔侧前上方 1～1.5mm 处钻一小孔（约 2mm），用小细针将脑膜

刺破可以看到一条分支较少的血管即为大脑中动脉（MCA），将此动脉轻轻挑起，用双极电凝器电凝烧灼，注意保护脑组织免受损害。

e. 然后用一小块肌肉轻敷颅骨窗口，逐层缝合后用碘酒消毒好，待其苏醒后放回笼内。

④ 光化学法制备。方法同上，但不开颅，血管内注射一定量荧光二素钠后，强光照射部位的血管内触发血管内凝血，造成光照部位的永久性缺血模型，此模型可造成范围较为恒定的梗塞，较好地模拟了人类栓塞性脑缺血损伤，但是其缺血时间难以控制，在小鼠中血液凝固和溶栓特点和能力不同，可能造成局部的血栓溶解或永久性栓塞，而出现时间上的不一致性。因此，对药物的反应程度也有较大的差别。该法对动物的损伤小，仅损伤颅骨，不对颈部进行损伤。

⑤ 线栓法制备过程

a. 大鼠术前禁食 12h，自由饮水。选取 250～300g 健康雄性 SD 大鼠经 24％水合氯醛（350mg/kg）腹腔麻醉。

b. 作腹侧颈部正中手术切口，沿胸锁乳突肌内缘分离肌肉和筋膜，分离右侧颈总动脉、颈外动脉、颈内动脉和翼腭动脉，分离过程中电凝血管小分支以防出血。

c. 结扎翼腭动脉，然后在距颈总动脉分叉 0.5cm 处结扎颈外动脉，并于颈外动脉远心端用电凝器灼断。

d. 动脉夹夹闭右颈总动脉，在颈外动脉距结扎处近心端约 0.5cm 处用注射器针头刺一小口，牵拉颈外动脉近心端至与颈内动脉成一直线。

e. 将尼龙线栓经右侧颈外动脉主干切口缓慢向颈内动脉入颅方向推进，以颈总动脉分叉处为标记，推进 18～20mm 感到轻微阻力时，即已阻断大脑中动脉。

f. 阻断 2h 后，拔出尼龙线栓，扎紧动脉残端，缝合皮下组织和皮肤，完成脑缺血再灌注损伤模型。手术过程涉及各动脉的位置详见图 6-28。

g. 术中体温由肛温计监测，并用白炽灯加热维持肛温在 36.5～37.0℃。

线栓法制备大脑中动脉栓塞模型的手术过程要求相对较高，大鼠体重、栓线大小和形态对模型的成功产生明显的影响。年龄越大，梗塞面积越大；栓线的头部粗细均能影响结果，所幸，市场上已有标准的栓线可供使用。模型制备过程中需要注意以下几点。

● 体温。动物体温对脑缺血有重大影响，尤其是缺血区脑组织的病理改变与脑温息息相关，当脑温下降时，神经细胞将释放兴奋性氨基酸、多巴胺减少、脑损伤明显减轻。故在实验室时，应在保持室温恒定的情况下应用加热装置，使模型大鼠肛温控制在 37～37.5℃。

● 血压。模型鼠的血压下降会影响其脑再灌注，所以在实验时应监测血压，以排除血压波动对实验结果的影响。此外，大鼠血糖值也会对缺血程度造成一定影响。

（2）模型评价 脑组织局部缺血缺氧，可能涉及多种过程，对模型的成功与否可从多个方面进行评价。血流量的下降，这是评价模型成功的金标准。从整体动物评价模型的成功，包括量化的神经为学评价指标，从病理学角度评价模型的成功；此外，也可以采用其他分子生物学方法评价。具体介绍如下。

① 脑血流量测定。脑缺血后血流下降很快，局部缺血时，测定局部脑血流的改变十分重要，常用的方法有激光多普勒法、放射自显影法、放射微球法、氢清除法等。目前，激光多普勒法应用较为普遍。当局部或全脑的脑血流下降至原来的 10％～20％以下，并保持至缺血结束，才能出现明显脑卒中模型。

② 脑功能的改变。包括神经症状评分、脑电图改变、被动和自动条件反射方法评定动

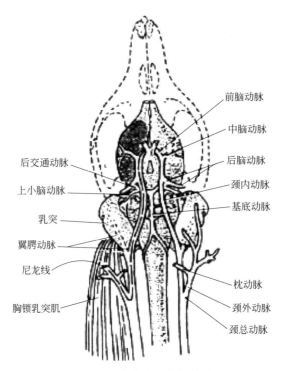

图 6-28　大鼠脑血管解剖图

物的学习记忆功能。对的全脑缺血模型，常采用昏迷和癫痫等症状加以识别，对慢性期则多采用学习记忆检测和脑电图改变等方法。对局灶性脑缺血模型有较多的量化表可供选择，最常用的是改良 Berdson 评分法（见表 6-8）。

表 6-8　改良的 Berdson 评分法

评分	症状	评分	症状
0	无明显症状	3	任何方向的自发运动；当牵拉尾巴时向对侧转圈
1	对侧前肢屈曲	4	向对侧转圈运动
2	牵拉尾巴时，对侧前肢握力减弱	5	死亡

　　③ 组织学检查。包括大体的解剖学检查：脑切片 TTC 染色观察脑梗死面积；脑组织病理学检查。观察不同脑区和核周围的神经细胞损伤和存活情况，为了避免主观评定，应该采用盲法测试。

　　a. TTC 染色（图 6-29）。使用 TTC（2,3,5-氯化三苯基四氮唑）是脂溶性光敏感复合物，染色，也有文章采用伊文思蓝评价。TTC 评价方法如下：取脑后，入 $-20℃$ 冰箱 5min，取出后立即切成 $5\sim6$ 等份（冠状切片），放入 $37℃$ 预热的 $1\%\sim2\%$ 的 TTC 液中，避光孵育 30min，期间不停翻动。TTC 是呼吸链中吡啶-核苷结构酶系统的质子受体，与正常组织中的脱氢酶反应而呈红色，而缺血组织内脱氢酶活性下降，不能反应，故梗死组织呈白色（图 6-29）。此法仅用于局灶性脑卒中模型。

　　b. 脑组织病理学检查。脑组织进行常规的石蜡包埋或冰冻包埋剂包埋。石蜡切片经常规二甲苯脱蜡，梯度酒精水化后，PBS 冲洗，切片可用于 HE 染色：用苏木精染色，蒸馏水冲洗，伊红染色，蒸馏水冲洗，梯度酒精脱水、二甲苯透明后用中性树胶封片。所得切片于光镜下观察脑组织病理形态（图 6-30）。

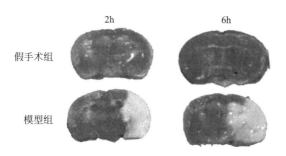

图 6-29　局灶性脑缺血脑片的 TTC 染色

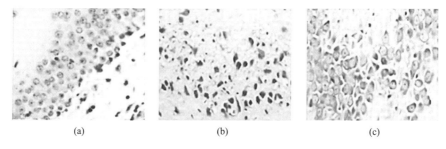

图 6-30　不同组别脑缺血 HE 染色结果

（a）（空白组）为正常脑组织，其组织排列层次分明，视野可见形态结构正常的神经细胞；
（b）为缺血再灌注模型组，可见缺血部位神经细胞排列紊乱，且细胞皱缩变性、细胞组织间水肿，
并可见空泡样改变；（c）为经鼻腔给药治疗组，可见缺血部位神经细胞变性、坏死的数量与缺血再
灌注组相比较有所减少，空泡样改变及组织间水肿程度有所减轻。

　　切片也可经抗原修复后用于免疫组织化学染色：脱蜡的切片过氧化氢封闭，抗原热修复
20min，血清封闭，抗体稀释液稀释一抗，4℃孵育过夜，次日室温复温 30min，移去一抗，
PBS 冲洗，滴加生物素标记的二抗，37℃孵育 20min，PBS 冲洗，DAB 显色，脱水透明封
片，显微镜观察。阳性细胞呈棕黄色，染色可位于细胞膜、细胞浆和细胞核，具体位置与目
标蛋白性质位置有关。于阳性细胞分布区随机选择 5 个不重复的高倍镜（10×40）视野，分
别计算阳性细胞率。见图 6-31。

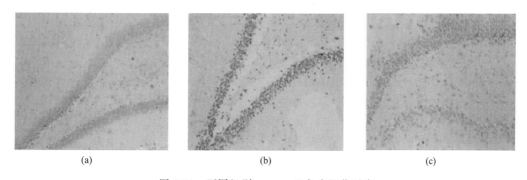

图 6-31　不同组别 caspase-3 免疫组化示意

（a）为空白组；（b）为脑缺血再灌注损伤模型组；（c）为经鼻腔给药治疗组。空白组 caspase-3
阳性细胞仅见少量表达；与空白组相比，缺血再灌注损伤模型组可见较多的 caspase-3 阳性细胞表达；
与缺血再灌注组相比，经鼻腔给药组的 caspase-3 阳性细胞数量减少。

c. 脑代谢测定。脑缺血后会出现乳酸升高，ATP、磷酸肌酸含量下降，游离脂肪酸慢慢积累等一系列代谢改变，这些代谢变化与缺血程度相平行。缺血再灌注时，脂质过氧化物会明显上升。当动物模型为局部脑缺血时，应取缺血区与非缺血区平行测定为最佳。此方法由于技术和设备的原因较少使用。

d. 其他方法。除上述的方法之外，Western-blot 蛋白印迹法进行定性或定量、半定量检测。在第 5 节已具体叙述相关方法。

9. 癫痫

癫痫是神经科常见的急症之一。临床和动物实验都证实，其会导致认知、行为的改变，并且导致海马等结构的神经元选择性死亡。大量研究表明，这种选择性神经元死亡又能促进癫痫的形成和进展，因此，防治癫痫后海马神经元死亡具有重要的临床意义。癫痫动物模型的出现为研究和解决该疾病奠定了基础。

（1）模型的建立

① 电惊厥法。电惊厥法即用电流刺激动物以诱发其产生惊厥，最常用的方法是最大电休克发作实验（maximal electroshock seizure test，MES），同时，MES 也被认为是癫痫大发作的最佳实验模型。此法常用的实验动物为小鼠、大鼠、兔或猴等。

先选取健康小鼠若干只，在小鼠双耳涂上适量生理盐水，以角膜电极或耳电极夹住双侧耳尖部即可通电，一般正常小鼠受到刺激后，癫痫发展过程可分为 4 期：潜伏期、强直期、阵挛期、惊厥后抑制期，之后逐渐恢复正常。电刺激条件：一般通以 5～6 倍惊厥阈值强度的交流电以引起小鼠惊厥发作，小鼠为 25mA 或 50mA，刺激时间为 0.2～0.3s 或者以 100V 或 110V 电压刺激，刺激时间为 0.3s，一般来说，较强的电流刺激较佳。

注：电刺激后不产生后肢强直者不用于实验；双耳涂布渗流盐水时，不可过湿、面积不可过大，并且每只小鼠电击住双侧耳尖的部位也应基本相同。

② 钴引起的慢性癫痫模型（图 6-32）。选取 200～300g 的大鼠，可雌雄参半，在用戊巴比妥钠麻醉后将动物固定在脑立体定位仪上。剔去头部被毛后，在正中线上开一长约 2cm 的切口，剥离右侧肌肉和骨膜。在中线右侧 2mm，前囟后 3mm，以颅骨钻切除约 8mm 的颅骨并切开硬脑膜，将约 30mg 消毒的钴粉末放在皮层运动区前侧，面积约为 $10mm^2$，装好记录电极，用牙托粉固定（图 6-32）。在放置钴粉 2～3 周后，可见放置处对侧肢体发生阵挛，但发作强度于第 4～6 周可逐渐减弱或消失。

（2）模型的评价

① 行为学评价。通常模型动物的行为学在造模后即可观察，时长 50min，癫痫发作行为观察一般参照 Racine 分级标准。

0 级：无任何反应。

Ⅰ级：面肌抽搐并出现咀嚼运动，偶尔的"湿狗样动作"。

Ⅱ级：出现点头运动，一侧前肢阵挛，频繁的"湿狗样动作"。

Ⅲ级：双侧前肢阵挛，流涎，站立。

Ⅳ级：全身阵挛，失去平衡跌倒。

Ⅴ级：痫性发作持续。

② HE 染色。操作步骤：切片脱蜡脱水（60℃的温箱内烤片 2h→二甲苯 15min，2 次→梯度酒精 5min，3 次→PBS 3min，2 次），苏木素浸染 10 min，短暂水洗，1% 盐酸酒精镜下分化，流水冲洗返蓝 30min，伊红浸染 5min 后脱水、透明、封片。

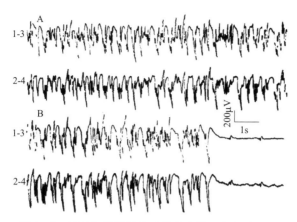

图 6-32　钴引起的慢性实验性癫痫模型的皮质电图

空白组大鼠海马神经元排列整齐，胞浆透明，细胞核呈圆形或椭圆形，染色质分布均匀，核仁清晰，形态接近正常；成模后 24h 大鼠海马 CA1、CA3 及 DG 区部分细胞排列紊乱，胞体收缩呈三角形或极不规则，胞浆红染以及胞核固缩，结构不清；48 h 后嗜伊红浓染显著，神经元坏死崩解逐渐增多；72h 后达高峰。经鼻腔给药治疗后，癫痫发作后 24h、48h、72h 其海马神经元变性坏死缺失的数量、程度均较模型组减弱（如图 6-33 所示）。

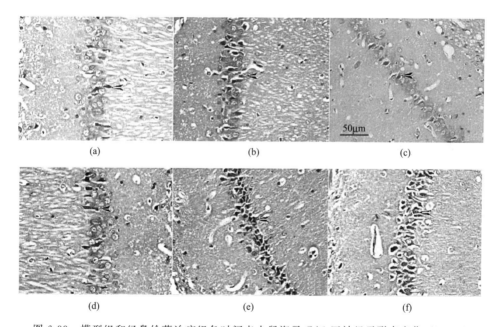

图 6-33　模型组和经鼻给药治疗组各时间点大鼠海马 CA1 区神经元形态变化（×400）
　　（a）为治疗组于癫痫发作 24h 后 HE 染色；（d）为模型组于癫痫发作 24h 后 HE 染色；
　　（b）为治疗组于癫痫发作 48h 后 HE 染色；（e）为模型组于癫痫发作 48h 后 HE 染色；
　　（c）为治疗组于癫痫发作 72h 后 HE 染色；（f）为模型组于癫痫发作 72h 后 HE 染色。

③ TUNEL 染色。癫痫脑损伤后的神经元死亡是一个极其复杂的病理过程，癫痫发生后的神经元死亡包括坏死和凋亡两种形式，分别涉及主动和被动机制。细胞凋亡又称程序性细胞死亡，是一种自主性的死亡过程。近年来的研究表明，癫痫引起的海马神经元损伤既有

急性神经元坏死，也有一些神经元经过 2～3d 后才死亡，称为迟发性神经元死亡。有关癫痫后神经元凋亡的研究观察时间大多在 6～72h。细胞程序化凋亡过程中总伴随着内源性核酸内切酶激活，导致染色质断裂。TdT 介导 dUTP 末端标记（TUNEL）技术是在光镜下检测程序化死亡细胞的重要方法。TUNEL 染色过程切片脱蜡，按试剂盒说明书行 TUNEL 染色，并分别设立阳性和阴性对照。TUNEL 染色后凋亡细胞核棕黄色至黄色，阴性细胞核蓝色。同时依据试剂盒说明做 TUNEL 染色对照试验：阴性对照采用的 TdT 标记反应混合物中不加 TdT，应无阳性细胞；阳性对照在灭活内源性过氧化物酶前用可使 DNA 断裂的 TACS Nuclease 处理切片，应全为阳性细胞。

TUNEL 染色主要步骤：切片脱蜡脱水（60℃的温箱内烤片 2h→二甲苯 15min，2 次→梯度酒精 5min，3 次→PBS 3min，2 次），滴加 3%（体积分数）H_2O_2 室温孵育 10min，PBS 5min×2，用滤纸吸干切片周围水分，每张切片滴加 TUNEL 反应混合液 50μl，封膜后置湿盒中，于 37℃孵育 60min，PBS 5min×3，用滤纸吸干切片周围水分，每张切片滴加 POD 转换液 50μl，于 37℃孵育 30min，PBS 5min×3，滴加 DAB 显色液 50μl，于室温下孵育 5min，显色满意后终止反应；苏木素复染，常规脱水、透明、中性树胶封片后镜检（如图 6-34 所示）。

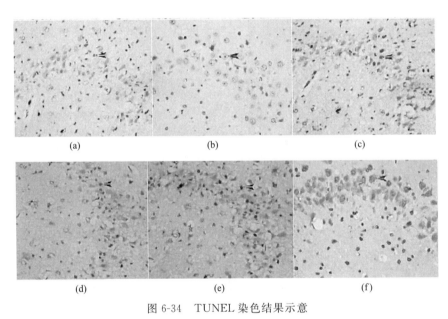

图 6-34　TUNEL 染色结果示意

（a）为治疗组于癫痫发作 24h 后 TUNEL 染色；（d）为模型组于癫痫发作 24h 后 TUNEL 染色；
（b）为治疗组于癫痫发作 48h 后 TUNEL 染色；（e）为模型组于癫痫发作 48h 后 TUNEL 染色；
（c）为治疗组于癫痫发作 72h 后 TUNEL 染色；（f）为模型组于癫痫发作 72h 后 TUNEL 染色。

空白对照组大鼠海马未见 TUNEL 阳性细胞或仅有微量表达。模型组和治疗组大鼠海马均可见 TUNEL 阳性细胞，主要分布在海马 CA1 和 CA3 区；DG 区亦可见少数 TUNEL 阳性细胞，但阳性细胞数较少。大鼠癫痫发作后 6h 各组大鼠海马可见少量 TUNEL 标记细胞，细胞核呈棕黄色至黄色（阴性细胞核蓝色），核固缩呈圆形或不规则形；高倍镜下可见染色质深染聚集成块或碎裂，核边聚等，符合凋亡细胞形态变化。此后各组 TUNEL 阳性细胞明显增多，其中模型组 72h 达高峰。癫痫后 6h，治疗组大鼠海马 CA1 和 CA3 区 TUNEL 阳性细胞与模型组比较显著性差异；SE 后 24h、48h、72h，治疗组大鼠海马 CA1

和 CA3 区 TUNEL 阳性细胞均较模型组显著减少，其中 72h 最为明显。模型组和治疗组大鼠海马 TUNEL 阳性细胞数较空白对照组均有极显著性差异。

④ Fluoro-Jade B（FJB）染色

a. FJB 染色过程。主要步骤：切片脱蜡脱水（60℃的温箱内烤片 2h→二甲苯 15min，2 次→梯度酒精 5min，3 次→PBS 3min，2 次）后浸入 1%NaOH-80%乙醇混合液 5min，然后在蒸馏水中浸泡 2min；浸入 0.06%高锰酸钾溶液 20min，后转入蒸馏水中洗 2min；处理后的切片入 FJB 染液中反应 20min，反应时尽量避免强光照射；反应后的切片在蒸馏水中漂洗 3 次，每次 1min；然后切片至 50℃完全干燥，脱水透明后 DPX 封片；在荧光显微镜下采用蓝色滤色片（激发光 450～490nm）观察并采集图像。

b. 染料配制。1%NaOH-80%乙醇混合液（5%的 NaOH 溶液 20ml＋100%乙醇 80ml），0.06%高锰酸钾溶液（60mg 高锰酸钾＋100ml 蒸馏水），0.2%的 FJB 染料储存液（0.002g FJB 粉剂用蒸馏水稀释成 0.2%的染料储存液），0.0004% FJB 工作液（200μl 0.2%的 FJB 染料储存液＋100ml 0.1%的醋酸溶液）。

FJB 染色可特异性标记变性神经元，FJB 阳性变性神经元呈亮黄绿色；模型组和治疗组大鼠海马均可见 FJB 阳性变性神经元，主要分布在海马 DG 和 CA1 区，CA3 区亦可见少数 FJB 阳性细胞，但阳性细胞数较少。FJB 荧光染色可清晰地显示变性神经元的胞体和部分突起。空白对照组未见 FJB 阳性细胞，造模各组大鼠癫痫后 6h，DG 和 CA1 区可见少量 FJB 阳性变性神经元，此后各组 FJB 阳性变性神经元明显增多，其中模型组 72h 达高峰。癫痫后 6h，治疗组大鼠海马 DG 和 CA1 区 FJB 阳性变性神经元与模型组比较无统计学差异；癫痫后 24h、48h、72h，治疗组大鼠海马 DG 和 CA1 区 FJB 阳性变性神经元均较模型组显著减少，其中 72h 最为明显（图 6-35）。

10. 抑郁模型

抑郁症是一种常见的心境障碍，可由各种原因引起，以显著而持久的心境低落为主要临床特征，且心境低落与其处境不相称，严重者可出现自杀念头和行为。多数病例有反复发作的倾向，每次发作大多数可以缓解，部分可有残留症状或转为慢性。

抑郁症动物模型原理是当动物置于一种不可逃避的厌恶刺激环境时，会产生一种绝望行为，表现为对刺激不再逃避，并干扰了以后的适应性反应。此时动物脑内儿茶酚胺水平降低，被公认为是一种抑郁状态，抗抑郁药可以对抗这种状态。

（1）模型的建立

① 方法一。此法所需设备有大鼠穿梭箱，穿梭箱有两室，每室 30cm×20cm×30cm，中间通路 7cm×7cm，可人为开闭，箱底为不锈钢栅条，条间距离约为 1cm，两室的栅条可分别通电，当其中一室与刺激器联通时另一室则为安全室。具体方法如下。

a. 取 180～220g 雄性大鼠若干只，将其分组，第一天进行不可逃避的电休克实验，制作前休克动物（pre-shocked animals）。

b. 将穿梭箱的中间通路关闭，把大鼠放入箱子内通过底部的金属栅条接受 0.8mA×15s 的足底电击，1min/次，共 60 次，总刺激时间为 15min。

c. 非前休克动物只需放入箱中而不进行电刺激。

d. 第二天开始给药 [去甲丙咪嗪 10mg/(kg·d) 和 20mg/(kg·d)]，一般采取一周慢性应激法，若剂量较大可考虑每天分次给药。

e. 在最后一次给药后一天进行条件回避实验，条件刺激为铃声，非条件刺激为足底电

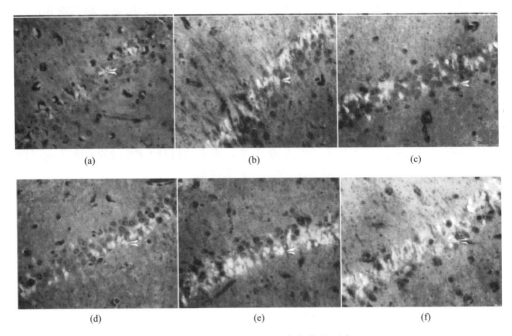

图 6-35　Fluoro-Jade B 染色结果示意

（a）为治疗组于癫痫发作 24h 后 FJB 染色；　（d）为模型组于癫痫发作 24h 后 FJB 染色；

（b）为治疗组于癫痫发作 48h 后 FJB 染色；　（e）为模型组于癫痫发作 48h 后 FJB 染色；

（c）为治疗组于癫痫发作 72h 后 FJB 染色；　（f）为模型组于癫痫发作 72h 后 FJB 染色。

击 0.8mA，在铃声后 3s 开始刺激，当动物逃到安全室后停止铃声和刺激，若未能逃避时刺激达 30s 停止，1min/次，共进行 30 次，刺激时间间隔为 27s。

f. 若大鼠在铃声开始的 3s 内逃到安全室，记录回避成功一次，逃避潜伏期为 0，刺激后才逃避者其潜伏期记录时从刺激开始到逃避完成的时间，到最后未能逃避者，则潜伏期为 30s。临床上有些患者的发病原因属于此类习得性无助状态，所以此模型的可信度比较高，对于增高脑内儿茶酚胺的药物筛选及研究有一定的价值。测定指标为回避成功次数和逃避的潜伏期，实验装置也可以采用跳台或压杆方法来终止电刺激。

② 方法二。

a. 应用体重 190～200g 的健康 SD 大鼠，前 20 天每天早上 8：00—12：00 应激刺激 1 次。

b. 给予的具体应激刺激程序如下：高速震荡 45min，10℃凉水游泳 5min，约束 1.5h，夹尾 1min，禁水 24h，足底电击 30min（电流为 1mA，1min 电击 1 次，每次持续 1s），10℃凉水游泳 5min，禁食 24h，约束 2h，高速震荡 1h，夹尾 1min，禁水 24h，独立饲养 24h（老鼠单独饲养在 30cm×15cm×10cm 的塑料笼里并在另一个动物房饲养，24h 后回归原来的饲养笼），足底电击 45min（电流为 1mA，1min 电击 1 次，每次持续 1s），8℃凉水游泳 5min，高速震荡 1.5h，约束 2.5h，夹尾 2min，禁食 24h，独立饲养 24h。在第 21 天处死作相应检测。

（2）模型的评价　可以通过对模型动物体重的监测、肾上腺与体重比重测定、肾上腺皮质厚度测定、穿梭箱测试、血清中皮质醇含量的测定、反转录酶-聚合酶链锁反应以及 Western-blot 等方法来对模型给药前后作出评价。

三、局限与展望

实验动物的应用极大地推进了经鼻腔给药药物制剂的发展，但因实验动物与人类存在天然的鼻腔生理结构差异，利用经鼻腔给药的实验动物模型进行研究时需考虑到此差异。例如，以啮齿类动物为模型的研究，在解释从动物身上获得的结果时，应该考虑到大鼠的嗅区覆盖了鼻黏膜的大部分，而人类嗅上皮仅覆盖了鼻腔顶部的一小块区域。因此，药物在鼠类身上的嗅区转运很可能比人体显得多，而且，实验时将大鼠置于麻醉状态所普遍使用的技术，会加强药物在嗅区的有效接触，从而得到增强的转运结果。

药物经鼻腔入脑的量是非常有限的。有研究报道，药物的入脑药量实际非常低，嗅脑的药物浓度只能达到 nmol/L 级别，生物利用度亦只能达到 $0.01\% \sim 0.1\%$。例如，Maria 对大鼠经鼻腔（in）与静脉（iv）给予（S）-UH-301（5-羟色胺受体拮抗物），发现比起静脉给药，鼻腔给药开始时脑脊液（CSF）中药物浓度并未增加，经过一个延长的浓度持续期（20min），CSF_{in}/CSF_{iv} 超过 1，同时 CSF 中检测到的（S）-UH-30 仅为给药剂量的 0.002%。但对于那些目标受体位于 CNS，且疗效与脑功能有关的药物比如用于帕金森病、阿尔茨海默病或疼痛的药物，尤其是常规给药途径下脑内浓度极低的药物，经鼻黏膜递送入脑给药途径具有很大的优势，可以极大地促进药物转运至脑，使其更好地发挥疗效，从而为脑部疾病的治疗提供一种有效的新途径。近来有研究报道了经鼻黏膜给予胰岛素样生长因子（IGF-I）可有效治疗病灶大脑局部缺血性损害，IGF-I 可以被优先传送入脑，减少不必要的全身效应。另外，某些用于长期疾病如糖尿病、发育不良、骨质疏松症等治疗的鼻腔制剂以及用于呼吸疾病的新型鼻腔疫苗也正处在临床前研究中。但由于鼻黏膜的药物吸收量很有限，因此研究的关键问题就集中在如何促进药物在鼻黏膜的吸收，从而增加脑内药物浓度，提高疗效。目前采用较多的方法是加入吸收促进剂、使用鼻内酶抑制剂、结构修饰剂，以及改变药物剂型等。

鼻腔给药是目前研究最多的黏膜给药途径，虽然可能会对鼻黏膜产生一定的刺激，但是它方便、能够增加患者的依从性，且在脑部疾病治疗方面有独特优势而被广泛认可。与当前使用的其他方法如脑室内给药相比，鼻腔给药这种非侵入性给药方法更简单、安全并且节省费用。

长期以来，人们发现选用人体作为实验对象来推动医学发展是困难的，临床所积累的经验在时间和空间上都存在着局限性，许多实验还受到伦理和实验方法的限制。而动物模型的使用却克服了这些缺点，并且在动物模型制作和分类方面都已经建立了比较完善的方法和理论，取得了一系列重大成就，推动了医学事业长足的进步，成为当代科技进步的新亮点。但是随着社会的进步和人类文明程度的不断提高，人与自然、人与动物的关系都纳入伦理学研究的范畴，动物保护问题也越来越受到关注。目前医学研究中使用动物应遵循的 3R 原则就是 reduction——减少实验动物的使用、replacement——替代、refinement——优化的动物实验替代方法理论。相应地，人们在减少实验动物使用的同时，也在具体操作中对动物保护的体现。如鼻腔给药动物模型的建立不仅仅是局限于在体动物模型或动物鼻黏膜离体模型，而是向组织模型，细胞模型发展。近来有研究报道利用神经球派生的细胞培养建立了阿尔茨海默病、帕金森病模型等脑部疾病模型，也有研究报道利用嗅上皮细胞培养成了鼻腔局部治疗的疾病模型，更甚者将尸体用作药动学模型。未来，相信动物模型将依然发挥不可替代的重要作用，但是对动物的使用量会相对更加少，利用更加充分，也许在不远的将来，还将用计算机直接模拟人类疾病模型，代替动物的使用。

第七节 影像学手段

目前，脑部疾病和肿瘤的转移灶的探查技术较为成熟，包括正电子发射计算机断层显像技术（PET）、单光子发射计算机断层成像技术（SPECT）、核磁共振影像技术（MRI）、计算机断层影像技术以及光学影像技术。这些技术具有敏感、高分辨率和快速成像特点，被广泛应用各种临床疾病的诊断和研究，包括在鼻腔制剂方面的研究。但是利用临床使用的大型仪器用于小型动物鼻腔给药研究，显得力不从心。近年来，对这些影像学技术的改进，发展了专门用于小型动物成像的影像技术，比如出现近红外荧光成像、MRI（micro-MRI）和CT影像，在普通实验室就能实现影像学研究，极大地促进了药物研发过程、对鼻腔给药制剂和机理研究提供极大帮助。

在动物实验中，各种影像学技术多数需要借助一些显影剂，以帮助鉴别、提高分辨率。这些显影剂是研究的基础和必备条件，包括放射性同位素标记的蛋白、核酸、小分子药物等构成的分子探针，以随着研究目的，靶向性地进入目标器官。在人脑组织或外周组织中，存在成千上万的靶点，尤其体内的丰富的蛋白质种类为我们提供了研究的靶标，也为药物的研究提供了靶向目标。可以应用荧光分子、放射性同位素标记标记蛋白质或化学物质等手段，通过显像仪器进行定位和分析。通过对这些分子的定位，可准确知道药物进入脑内及其可能的作用靶点、分布等参数。脑部疾病的核素显像剂及靶向机制放射性核素标记是临床上常见检查手段，被广泛应用于肿瘤的诊断，已获得良好效果。在鼻腔给药制剂研究中，也常采用放射性核素标记方法进行具体部位追踪和途径的研究。

一、CT 成像

CT是用X射线束对人体某部一定厚度的层面进行扫描，由探测器接收透过该层面的X射线，通过成像系统转换成CT图像。临床上，CT在全身各系统病变诊断中有广泛的应用，并取得良好的效果。CT经常被用于研究中枢神经系统疾病，如鼻腔疾病、脑卒中、外伤等疾病，以及药物干预后的效果观察。如图6-36所示，CT检查了先天性鼻腔梨状孔眼中狭窄和鼻腔给药后效果比较的CT影像。在实验研究中，也经常用来研究这些疾病，但是由于动物个体较小，尤其是常用的大鼠和小鼠，分辨率相对较低。近年来，适用于小动物的小型CT的出现，使得其在动物实验研究中得到广泛应用。运用CT能清晰地、直观地观测到目标结构的变化，这对鼻用药物治疗效果评价有利，对实验常用的动物的结构辨别则有时辨别率有所下降。

二、核磁共振成像

核磁共振成像（nucler magnetic resonance imaging 简称 MRI），是继CT后医学影像学的又一重大进步。自20世纪80年代应用以来，它以极快的速度得到发展。其基本原理是将人体置于特殊的磁场中，用无线电射频脉冲激发人体内氢原子核，引起氢原子核共振，并吸收能量。在停止射频脉冲后，氢原子核按特定频率发出射电信号，并将吸收的能量释放出来，被体外的接受器收录，经电子计算机处理获得图像。在人体被普遍用于中枢神经系统的疾病的诊断、药物疗效评估。也常被用于动物鼻腔、中枢神经系统疾病的诊断，如MRI鉴

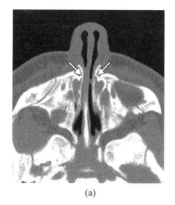 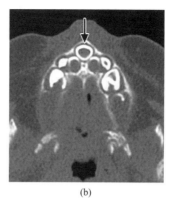

(a)　　　　　　　　　　(b)

图 6-36　CT 在鼻腔疾病的应用

轴向 CT 图像（a）显示了梨状孔的严重狭窄（箭头所示）；轴向 CT 图像（b）在
一个更尾极水平显示了上腭正门齿（黑色箭头）。

摘自：Daniel T Ginat，Caroline D Robson. CT and MRI of congenital nasal lesions in
syndromic conditions. Pediatr Radiol，2015，45（7）：1056-1065.

别诊断狗鼻腔鼻窦曲霉病与淋巴浆细胞性鼻炎（图 6-37）。

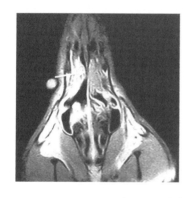 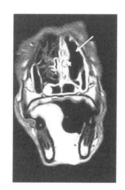 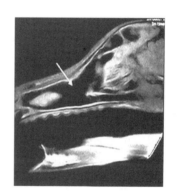

图 6-37　狗鼻腔鼻窦炎的曲霉病和淋巴浆细胞性鼻炎

左图：鼻背侧部分，在 T1 加权图像可以看出隔膜/犁的破坏（箭头所指）；

右图：横向和矢状切面看到鼻甲被破坏。鼻甲破坏存在于两区段（箭头所指），
流体也存在（箭头所指）。

摘自：A R R Furtado，A Caine a，d M E Herrtage. Diagnostic value of MRI in
dogs with inflammatory nasal disease. Journal of Small Animal Practice，
2014，55：359-363.

三、数字减影血管成像

数字减影血管成像（digital subtraction angiography，DSA），即血管造影的影像通过数字化处理，把不需要的组织影像删除掉，只保留血管影像。它的主要特点是图像清晰，分辨率高，可实时观察血管病变，为血管的定位测量、诊断及介入治疗提供了真实的立体图像（图 6-38），为各种介入治疗提供了必备条件。DSA 主要适用于全身血管性疾病及肿瘤的检查及治疗。DSA 对血管的辨识度非常好，对鼻腔的血管相关疾病有很好的帮助，在评估药物经鼻腔给药治疗脑血管疾病的疗效时，能提供直接的证据和测量数据。

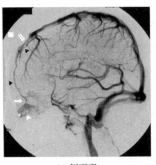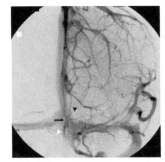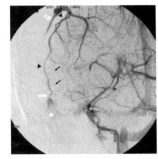

(a) 侧面观　　　　　　　　　(b) 前面观　　　　　　　　　(c) 左斜面观

图 6-38　脑和鼻腔的血管减影技术成像

图为左侧颈内动脉注入造影剂后，在不同静脉时相（venous phase）的脑和鼻腔内血管减影技术成像。

白色箭头所示为左侧鼻中隔黏膜的来自前颅窝薄壁上静脉充满造影剂（thin ascending nasal vein）充满造影剂；

黑色箭头所指为前皮质静脉延续，最终进入 SSS；白色双箭头为血管不全的 SSS。

摘自：San Millan Ruiz D，Gailloud P，Rufenacht DA，Yilmaz H，Fasel JH. Anomalous intracranial

drainage of the nasal mucosa：a vein of the foramen caecum? AJNR Am J Neuroradiol，2006，27（1）：126-131.

四、γ 成像技术

γ 射线具有极强的穿透能力。人体受到 γ 射线照射时，γ 射线可以进入到人体的内部，并与体内细胞发生电离作用。当同位素进入机体内发生衰变时，释放出 γ 射线，利用体外 Gamma 相机，进行成像。然后根据放射性强弱进行分析。γ 成像技术具有高灵敏的特点，但是其成像是平面的，在空间上辨识能力几乎为零。鼻腔给药后可以观察到药物在体内的分布，但不知道具体的分布位置。如图 6-39 所示，对于 ^{99m}Tc 标记的劳拉西泮-聚乳糖纳米粒鼻腔给药，能检测头面部的 γ 信号，并向尾端分布。劳拉西泮溶液剂的分布则比其纳米粒的分布广泛，相应的制剂静脉给药则能全身分布。尽管 γ 射线闪烁成像，灵敏的检测能到微量的放射信号，但是其成像不能区分反射线的三维空间分布，即来源反射线来自哪里。

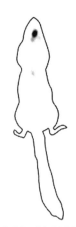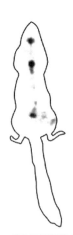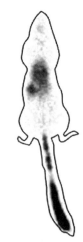

(a) ^{99m}Tc标记的劳拉西泮-聚乳糖纳米粒鼻腔给药　　(b) 劳拉西泮溶液剂鼻腔给药　　(c) 劳拉西泮溶液剂的静脉给药

图 6-39　γ 射线闪烁成象

摘自：Sharma D，Maheshwari D，Philip G，Rana R，Bhatia S，Singh M，et al. Formulation

and optimization of polymeric nanoparticles for intranasal delivery of lorazepam using Box-Behnken design：

in vitro and in vivo evaluation. BioMed research international，2014，2014：156010.

五、正电子发射成像技术(PET)

PET 是一种三维功能成像技术，具有对药物剂量、分布和动力学过程特异性和准确性的特点。较二维成像技术和 SPECT 成像而言，PET 具有以下优势：①增加成像分辨率和准确性，能呈现药物分布细节；②该技术能在体评价药物吸入后分布、代谢和清除等；③PET 技术可以检测到药物靶器官的生理学、病理生理学参数的改变。正是由于这些优点，PET 被广泛应用于临床和实验室中对药物的研究，包括鼻腔给药后药物的吸收、分布、代谢和排泄过程研究，药物对体内病理学生理状态的研究，以及药物治疗结果预测研究。计算机断层显像技术曾被应用于研究鼻腔的嗅觉丧失，利用不同的同位素标记的目标物质，既可以研究不同病例生理状态和又可以了解药物的干预情况，如有学者应用同位素标记 $^{11}CO_2$ 的 PET 成像法评估改变二氧化碳分压时脑部的血流量和 pH 值改变；应用同位素 ^{18}F 标记的氟脱氧葡萄糖（FDG）研究艾滋病诱导痴呆的脑内葡萄糖代谢，能探测到脑组织或鼻腔给药后的效应器官的组织生理学改变（图 6-40）；另外，应用 $[^{18}F]$ FHPG 研究单纯疱疹病毒引起的脑膜炎。PET 的这种生理性指标检测功能是其他影像学技术不能比拟的，如 MRI 和 CT 虽然能够通过立体成像分辨药物的位置，但是却检测不到药物对器官生理或病理生理功能的改变，这也是 PET 的优势之一。

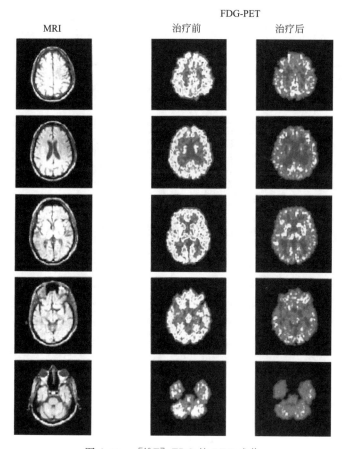

图 6-40 $[^{18}F]$ FDG 的 PET 成像

摘自：Villemagne VL，Phillips RL，Liu X，Gilson SF，Dannals RF，Wong DF，et al. Peptide T and glucose metabolism in AIDS dementia complex. Journal of nuclear medicine：official publication，Society of Nuclear Medicine，1996，37（7）：1177-1180.

　　PET 被用于药物鼻腔给药后，评估药物的效果，如扎那米韦的抗病毒效应、尼古丁对清醒吸烟者的脑血流量的影响、佐米曲普坦鼻腔给药后的分布等。除小分子药物外，PET同样可检测被标记的蛋白经鼻腔给药后药物在组织内的分布。

　　由于 PET 成像的分辨率不同且空间分辨率较低，应此常与 CT 或 MRI 联合应用。PET-CT 和 PET-MRI 在鼻腔免疫和鼻腔给药方面有较好应用，因具备了 PET 的高敏感性、特异性与 CT、MRI 的空间高分辨率，PET-CT 和 PET-MRI 能有效观察药物经鼻腔入脑、入血的过程和途径。图 6-41 示意了鼻腔接种^{18}F-疫苗后的放射性标记出现在消化道、泌尿道、鼻腔。

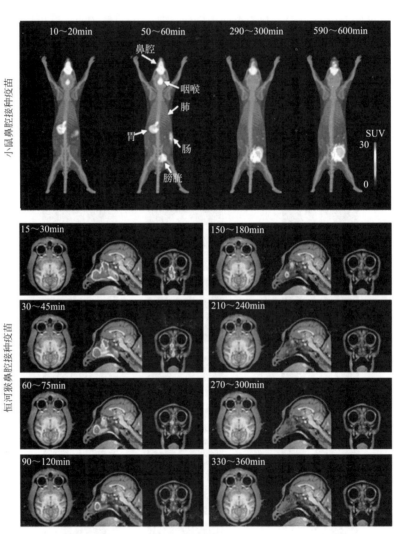

图 6-41　在大鼠和恒河猴鼻腔接种^{18}F-疫苗后不同时间点的 PET-CT 或 MRI 联合成像

上图显示鼻腔接种疫苗后，^{18}F 信号出现在消化道内和膀胱内的 PET-CT 成像。

下图为恒河猴鼻腔接种疫苗后鼻腔内分布的 PET-MRI 成像。无论大鼠还是恒河猴，

鼻腔接种疫苗均发现进入脑内。

摘自：Yuki Y，Nochi T，Harada N，Katakai Y，Shibata H，Mejima M，et al.

In vivo molecular imaging analysis of a nasal vaccine that induces protective immunity

against botulism in nonhuman primates. J Immunol，2010，185（9）：5436-5443.

六、单光子发射计算机断层成像技术（SPECT）

单光子发射计算机断层成像装置（SPECT）最重要的特点是采用放射性核素示踪技术来形成反映人体特定分子及组织变异的、针对性很强的平面投影像和断层图像，达到对疾病进行早期、准确诊断的目的，它是医学成像技术发展的一个新的里程碑。临床上，医生根据检查目的，通过口服、静脉注射或鼻腔给予患者含有特定种类、活性和半衰期的放射性核素示踪剂（也称显像剂）。示踪剂在人体内发射出单光子（γ射线），并且由于特定种类的示踪剂与人体被研究的组织具有相同（或不相同）的化学性质而有选择性地聚集（或不聚集）在被研究的组织。SPECT 经常被用于中枢神经系统功能检测和位置确定，尤其是利用蛋白靶点的放射性配体来定位目标蛋白的位置分布等，因此，利用 SPECT 可以较好地分析药物（尤其是蛋白质药物）在体内的分布，包括脑组织（图 6-42）。SPECT 也被用来评价药物经鼻腔给药后入脑的效果。

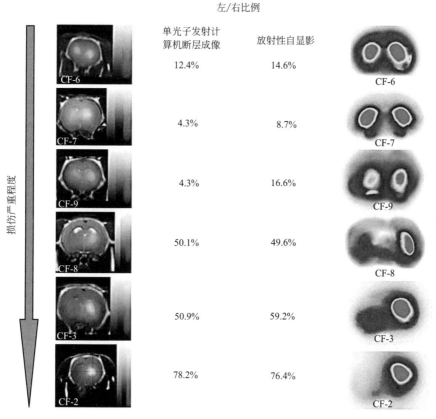

图 6-42　6-羟多巴损毁后大鼠纹状体内给予^{125}I-β-CIT 后 SPECT 成像和放射性自显影

左侧为 SPECT 成像图，右侧为放射性自显影。箭头所示为 6-羟多巴损毁严重程度，

两者成像的左右比例呈一致的趋势。^{125}I-β-CIT：多巴胺转运体选择性配体。

SPECT 的成像不够清晰，不能有效分辨局部结构，而 CT 和 MRI 则能辨别精细位置。因此，单一的 SPECT 显像逐渐被 SPECT-CT 和 SPECT-MRI 所取代，SPECT-CT 和 SPECT-MRI 就成为了目前人类最先进的医学影像设备之一，它们是进行活体疾病诊断和新药研发研究的理想工具。在鼻腔给药后，应用 SPECT 的特异性和 CT、MRI 的精确位置定位可以记录药物从鼻腔进入脑内的过程。如图 6-43 所示，志愿者和患者鼻腔给予放射性同位素^{201}Tl 后 24h 时 SPECT 检测到鼻腔上部和颅底放射性信号，同时 CT 检测到位置在嗅球和鼻腔上部。因此，能较精确地定位放射性的位置。

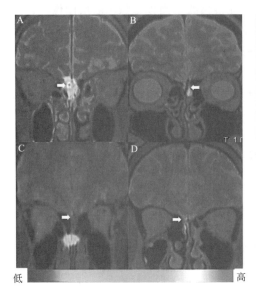
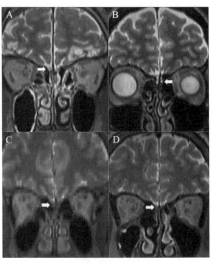

图 6-43　^{201}Tl 人鼻腔给药后 24h 时 SPECT-MRI 和 SPECT-CT 成像

左图为鼻腔向嗅球迁移的 SPECT-MRI 重合图；右图为鼻腔向嗅球迁移的 SPECT-CT 重合图。

白色箭头为嗅球和嗅神经。A 为 60 岁健康男性志愿者；B 为 44 岁脑外伤后嗅觉减退女性患者；

C 为 42 岁上呼吸道感染后嗅觉减退女性患者；D 为 67 岁鼻窦炎引起的嗅觉减退男性患者。

摘自：Shiga H，Taki J，Washiyama K，Yamamoto J，Kinase S，Okuda K，et al. Assessment of olfactory nerve by SPECT-MRI image with nasal thallium-201 administration in patients with olfactory impairments in comparison to healthy volunteers. PLoS One，2013，8（2）：e57671.

七、光学成像

　　光学成像是一种对生物自发光进行成像的分子影像技术，主要采用生物发光与荧光两种技术。生物发光是用荧光素酶基因标记细胞或 DNA，而荧光技术则采用荧光报告基因，如绿色和红色荧光蛋白等标记目标分子。通过高敏感成像系统，可以观察到活体动物体内肿瘤的生长及转移、感染性疾病发展过程、特定基因的表达、药物递送过程等现象，并且可以进行连续不间断的观察。生物检测灵敏度极高，不涉及放射性物质和方法，非常安全。

　　光学成像技术是近年来影像学的突破，具有分辨率高、灵敏度高、价格低等优点，特别是近红外线（near infrared，NIR）荧光成像分辨率达 1～2mm，可以穿透厚 8cm 的组织，荧光成像信号强，可直接发出明亮的信号。此外，光学对比剂发展迅速，特别是随着纳米技术的深入，基于纳米颗粒、纳米壳和量子点研发出各种生物特异的分子探针。这些都使得光学分子影像学在生物学、医学和药学领域中有广泛的应用。

1. 近红外荧光成像

　　近红外荧光成像是近年来发展起来的影像学新技术，利用外源性特异性荧光探针通过荧光显像得到观察的图像。动物和人体内的水、蛋白和脂质等成分在 650～900nm 的近红外区吸收系数最低。动物或人体多数成分发射的荧光不在此区域，因此，利用某些特定的荧光物质标记靶标，采用体外可见光激发，荧光可以在近红外区域被特异性检测到。这些近红外荧光标记物或天然的荧光蛋白等均被用于检测药物的分布和生物活性，这些标记主要有荧光蛋白、光敏素及其衍生物、量子点、单壁碳纳米管、多次甲菁 Cy3-7 系列等。人类神经干细胞鼻腔给药后脑组织的分布见图 6-44。

特异性探针的发展使得近红外荧光成像成为生物医学领域研究的热门技术。相对于 MRI、CT 和 PET 而言，近红外荧光成像灵敏度高、特异性较强，但是空间分辨率较低。目前，近红外荧光成像被广泛地应用于体外细胞研究和动物实验研究和少量的临床研究。近年来，NIRF 成像的发展主要为各种特异靶向探针和智能探针的合成，并将其应用于不同疾病的实验性研究，且主要集中于肿瘤、炎症和心血管疾病的早期诊断及治疗疗效的动态监测，从分子水平为疾病的发生、发展、转归提供信息。

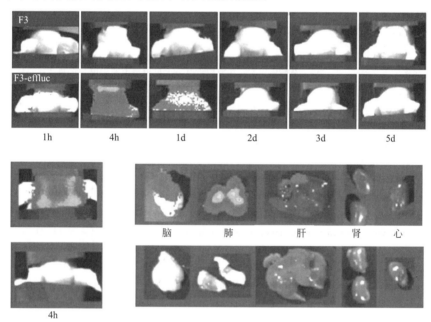

图 6-44　人类神经干细胞鼻腔给药后脑组织的分布
上图为鼻腔给予荧光标记的 F3 人类神经干细胞后脑内荧光强度变化。
下图为给予神经干细胞后 4h 脑组织及其组织的荧光强度，上排为荧光标记 F3 神经
干细胞鼻腔给予，下排为非标记的 F3 神经干细胞。

2. 活体动物体内光学成像

活体动物体内光学成像主要优点是不需要外部光源的激发，也没有内在自发荧光，背景噪声小。BLT 在动物模型制备、制药和研究药理及疗效等方面有广泛的应用。例如，通过活体动物体内成像系统，可以观察疾病的发生、发展进程，以及药物治疗所产生的反应，包括构建转基因动物模型、siRNA、蛋白质相互作用、干细胞等方面研究。可以从分子层面、细胞和活体层面分析药物的吸收、分布、代谢和排泄，以及对药物进入组织内引起的生物学效应进行检测和评价。

3. 其他光学研究技术

利用上述荧光成像或生物发光成像技术，可以在分子层面、细胞层面和整体层分别阐述药物入脑的途径、机理、药物生物学效应等研究，这对于优化动物实验和获得更可靠的数据

非常有帮助。因此，荧光成像技术在鼻腔给药中应受到重视。尽管光学成像在分子水平、细胞和整体水平能够观察到药物的生物学过程的改变，但其空间分辨率较差，不能有效地确定这种改变来自何处，为克服此缺点，科学家们利用 CT 和 MRI 的空间分辨率的特点将它们整合成一套成像系统，实现了在观察细微的生物学过程变化的同时，还能知道发生在哪些组织中。因此，诞生了光学-X 线成像、近红外荧光-CT 成像、近红外荧光-MRI 成像以及荧光分子断层成像技术。这些技术在空间分辨率上有显著的提高，荧光分子断层成像技术的出现，有望解决射线辐射的问题，单纯的三维成像有望取代多种成像技术 CT、MRI 等联合应用，如光学成像与 CT、MRI 等联合，但目前该技术还停留在实验室阶段，尚无可应用的仪器。

参考文献 ▶▶

[1] 顾一峰，张新民，刘闰红，马宇滢. 鼻腔灌流实验在变应性鼻炎大鼠模型中的应用. 实验动物与比较医学，2005，25（2）：93-95.

[2] Dondeti P，Zia H，Needham TE，Luzzi LA. Development of a new non-surgical perfusion technique for evaluation of nasal drug delivery. Pharmazie，1994，49（7）：505-509.

[3] Dondeti P Development of a new non-surgical perfusion technique to evaluated nasal drug delivery. Unnersity of Rhode Island，1991 Jul，49（7）505-509.

[4] S Zhen qi，J Xin guo. Influence of pH Environment on Nasal Absorption of Meptazinol Hydrochloride. Journal of Chinese Pharmaceutical Science，2004，13（1）32-36.

[5] Buxton RB，Alpert NM，Babikian V，Weise S，Correia JA，Ackerman RH. Evaluation of the 11CO2 positron emission tomographic method for measuring brain pH. I. pH changes measured in states of altered PCO2. Journal of cerebral blood flow and metabolism：official journal of the International Society of Cerebral Blood Flow and Metabolism，1987，7（6）：709-719.

[6] Villemagne VL，Phillips RL，Liu X，Gilson SF，Dannals RF，Wong DF，et al. Peptide T and glucose metabolism in AIDS dementia complex. Journal of nuclear medicine：official publication，Society of Nuclear Medicine，1996，37（7）：1177-1180.

[7] Buursma AR，de Vries EF，Garssen J，Kegler D，van Waarde A，Schirm J，et al. ［18F］FHPG positron emission tomography for detection of herpes simplex virus（HSV）in experimental HSV encephalitis. Journal of virology，2005，79（12）：7721-7727.

[8] Liu L，Duff K. A technique for serial collection of cerebrospinal fluid from the cisterna magna in mouse. Journal of visualized experiments：JoVE，2008，（21）.

[9] Wang X，Kimura S，Yzaw T，Satou T，Hasegw K，Endo N. New cerebrspinal fluid sampling by lumbar puncture in rats-repeated measurements of nitre oxide metabolites in CSF. 51st Annual Meeting of the Orthopaedic Research Society. Poster No：1308.

[10] Vaka SR，Sammeta SM，Day LB，Murthy SN. Delivery of nerve growth factor to brain via intranasal administration and enhancement of brain uptake. J Pharm Sci，2009，98（10）：3640-3646.

[11] de Courcey F，Zholos AV，Atherton-Watson H，Williams MT，Canning P，Danahay HL，et al. Development of primary human nasal epithelial cell cultures for the study of cystic fibrosis pathophysiology. Am J Physiol Cell Physiol，2012，303（11）：C1173-1179.

[12] Harmon MW，Greenberg SB，Johnson PE，Couch RB. Human nasal epithelial cell culture system：evaluation of response to human interferons. Infect Immun，1977，16（2）：480-485.

[13] Roh H J，Goh E K，Wang S G，Chon K M，Yoon J H，Kim Y S. Serially Passaged Normal Human Nasal Epithelial Cells：Morphology and Mucous Secretory Differentiation. J Rhinol，1999，6（2）：107-112.

[14] Dimova S，Vlaeminck V，Brewster ME，Noppe M，Jorissen M，Augustijns P. Stable ciliary activity in human nasal epithelial cells grown in a perfusion system. Int J Pharm，2005，292（1-2）：157-168.

[15] Agu RU，Jorissen M，Willems T，Augustijns P，Kinget R，Verbeke N. In-vitro nasal drug delivery studies：comparison of derivatised，fibrillar and polymerised collagen matrix-based human nasal primary culture systems for nasal drug delivery studies. J Pharm Pharmacol，2001，53（11）：1447-1456.

[16] Cho H J，Termsarasab U，Kim JS，Kim D D. In vitro Nasal Cell Culture Systems for Drug Transport Studies. Journal of Pharmaceutical Investigation，2010，40（6）：321-332.

[17] 仰浈臻，王占璋，吴凯，齐宪荣. 卡巴拉汀脂质体的制备及其大鼠鼻腔给药的药代动力学. 药学学报，2011，46（7）：859-863.

[18] 谢悦良，张毕奎. 鼻黏膜上皮细胞模型的建立及在鼻腔给药系统评价中的应用［J］. 药物生物技术，2009，16（6）：582-586.

[19] Leclerc L，Pourchez J，Prevot N，Vecellio L，Le Guellec S，Cottier M，et al. Assessing sinus aerosol deposition：benefits of SPECT-CT imaging. Int J Pharm，2014，462（1-2）：135-141.

[20] Shiga H，Taki J，Washiyama K，Yamamoto J，Kinase S，Okuda K，et al. Assessment of olfactory nerve by SPECT-MRI image with nasal thallium-201 administration in patients with olfactory impairments in comparison to healthy volunteers. PLoS One，2013，8（2）：e57671.

[21] Sharma D，Maheshwari D，Philip G，Rana R，Bhatia S，Singh M，et al. Formulation and optimization of polymeric nanoparticles for intranasal delivery of lorazepam using Box-Behnken design：in vitro and in vivo evaluation. BioMed research international 2014，2014：156010.

[22] Medarova Z，Pham W，Farrar C，Petkova V，Moore A. In vivo imaging of siRNA delivery and silencing in tumors. Nat Med，2007，13（3）：372-377.

[23] Huang Y，Hong J，Zheng S，Ding Y，Guo S，Zhang H，et al. Elimination pathways of systemically delivered siRNA. Mol Ther，2011，19（2）：381-385.

[24] Evgenov NV，Medarova Z，Dai G，Bonner-Weir S，Moore A. In vivo imaging of islet transplantation. Nat Med，2006，12（1）：144-148.

[25] A R R Furtado，A Caine，M E Herrtage. Diagnostic value of MRI in dogs with inflammatory nasal disease. Journal of Small Animal Practice，2014，55：359-363.

[26] 徐蔚海，高山，李明利，倪俊. 脑血管病图解. 人民卫生出版社，2011.

[27] Tu ShuJu，Huang HongWen，Chang WeiJeng. X-ray imaging characterization of femoral bones in aging mice with osteopetrotic disorder［J］. Micron，2015，71：14-21.

[28] Daniel T Ginat，Caroline D Robson. CT and MRI of congenital nasal lesions in syndromic conditions. Pediatr Radiol. DOI 10.1007/s00247-014-3239-y.

[29] San Millan Ruiz D，Gailloud P，Rufenacht DA，Yilmaz H，Fasel JH. Anomalous intracranial drainage of the nasal mucosa：a vein of the foramen caecum. AJNR Am J Neuroradiol，2006，27（1）：129-131.

[30] Yuki Y，Nochi T，Harada N，Katakai Y，Shibata H，Mejima M，et al. In vivo molecular imaging analysis of a nasal vaccine that induces protective immunity against botulism in nonhuman primates. J Immunol，2010，185（9）：5436-5443.

[31] 孙以方. 医学实验动物学. 兰州：兰州大学出版社，2005.

[32] 蒋健敏，陈民利. 实用医学实验动物学. 浙江：浙江人民出版社，2009.

[33] 陆彬. 药物新剂型与新技术. 第2版. 北京：人民卫生出版社，2005.

[34] 陈新梅. 鼻腔给药研究中常用的实验动物. 中国民族民间医药，2011，（7）：23.

[35] 谢悦良，张毕奎. 黏膜上皮细胞模型的建立及在鼻腔给药系统中的应用. 药物生物技术，2009，16（6）：582-586.

[36] 朱金华，孙昊鑫，周军. 脑靶向性药物鼻腔制剂的系统评价. 中国实验方剂学杂志，2010，16（13）：215-218.

[37] 俞晨杰，陆玲，顾亚军. 大鼠慢性鼻-鼻窦炎模型的建立及其生物学特性考察. 中国耳鼻咽喉颅底外科杂志，2011，17（6）：419-424.

[38] Jacob A，Faddis BT，Chole RA. Chronic bacterial rhinosinusitis：description of a mouse model. Arch Otolaryngol Head Neck Surg，2001，127（6）：657-664.

[39] Bomer K，Brichta A，Baroody F. A mouse model of acute bacterial rhinosinusitis. Arch Otolaryngol Head Neck Surg，1998，124（11）：1227-1232.

[40] Jin M，Gu Z，Bian Z. Developing a mouse model of acute bacterial rhinosinusitis. Eur Arch Otorhinolaryngol，2011，268（6）：857-861.

[41] 陈忠，唐法娣. 大鼠过敏性鼻炎模型建立及应用. 浙江大学学报（医学版），2001，30（6）：276-278.

[42] Sawaki H，Nakamura F，Aihara M. Intranasal administration of semaphorin-3A alleviates sneezing and nasal rubbing in a murine model of allergic rhinitis. J Pharmacol Sci，2011，117（1）：34-44

[43] Kim DW，Khalmuratova R，Hur DG，et al. Staphylococcus aureus enterotoxin B contributes to induction of nasal polypoid lesions in an allergic rhinosinusitis murine model. Am J Rhinol Allergy，2011，25（6）：255-261.

[44] Subramanian S，John M. Intranasal administration of insulin lowers amyloid-beta levels in rat model of diabetes. Indian J Exp Biol，2012，50（1）：41-44 .

[45] 奚苗苗，文爱东，梁欣，等. 2 型糖尿病大鼠模型的建立及其氧化应激特征分析. 中国药物与临床，2010，10（1）：8-12.

[46] 何胜，陆晓峰，李文文. 糖尿病模型建立的方法比较. 现代中西医结合杂志，2012，21（15）：1617-1621.

[47] 朱晓莹，陆晓峰，李文文. 建立糖尿病小鼠模型的三种方法比较. 实用糖尿病杂志，2012，8（3）：14-15.

[48] 陈兴保，吴观陵，孙新. 现代寄生虫病学. 北京：人民军医出版社，2002.

[49] Touitou E，Waknine JH，Godin B，et al. Treatment of malaria in a mouse model by intranasal drug administration. Int J Parasitol，2006，36（14）：1493-1498.

[50] Hamouda T，Chepurnov A，Mank N，et al. Efficacy，immunogenicity and stability of a novel intranasal nanoemulsion-adjuvanted influenza vaccine in a murine model. Hum Vaccin，2010，6（7）：585-594.

[51] Matsuoka Y，Lamirande EW，Subbarao K. The mouse model for influenza. Curr Protoc Microbiol，2009.

[52] 张烜榕，王涛，申元英. 甲型流感病毒感染 BALB/c 鼠动物模型的建立. 大理学院学报，2007，6（10）：25-27.

[53] 张春花，朱丹，刘华钢. 流感病毒感染实验动物模型建立的研究进展. 广西医科大学学报，2011，28（5）：808-810.

[54] 刘洪强. 流感病毒感染布氏田鼠动物模型的建立. 福建农林大学项士学位论文，2011.

[55] 刘中成，张艳芬. 一种大鼠慢性哮喘模型的建立与评价. 药学学报，2010，45（6）：718-723.

[56] 吴树亮，金连弘，李竹琴. 阿尔茨海默病动物模型的建立. 解剖科学进展，2004，10（2）：109-111.

[57] 田歆. 不同阿尔茨海默病大鼠模型形态学特征的比较研究. 吉林大学硕士学位论文，2006.

[58] 王彦永，顾平. 建立帕金森病动物模型的研究进展. 中风与神经疾病杂志，2004，21（4）：379- 381.

[59] Chao OY，Mattern C，Silva AM，et al. Intranasally applied L-DOPA alleviates parkinsonian symptoms in rats with unilateral nigro-striatal 6-OHDA lesions. Brain Res Bull，2012，87（2-3）：340-345.

[60] Teste IS，Tamos YM，Cruz YR. Dose Effect Evaluation and Therapeutic Window of the Neuro-EPO Nasal Application for the Treatment of the Focal Ischemia Model in the Mongolian Gerbil. Scientific World Journal，2012，2012：607498.

[61] 穆融融，李海涛. 建立多种脑缺血模型方法的讨论与比较. 现代中药研究与实践，2011，25（5）：86-88.

[62] 田兆华，彭晓红，刘柏炎. 局灶性脑缺血大鼠模型的建立. 临床合理用药，2011，4（5A）：108-109.

[63] Guerra-Crespo M，Sistos A，Gleason D，et al. Intranasal administration of PEGylated transforming growth factor-alpha improves behavioral deficits in a chronic stroke model. J Stroke Cerebrovasc Dis，2010，19（1）：3-9.

[64] Xu Y，Ku B，Tie L. Curcumin reverses the effects of chronic stress on behavior, the HPA axis, BDNF expression and phosphorylation of CREB. Brain Res，2006，1122（1）：56-64.

[65] Ying W，Wei G，Wang D. Intranasal administration with NAD^+ profoundly decreases brain injury in a rat model of transient focal ischemia. Front Biosci，2007，12：2728-2734.

[66] 武晓玉，高永良. 经鼻黏膜进脑给药途径的研究进展. 中国药学杂志，2003，38（8）：561-564.

[67] Illum L. Transport of drugs from the nasal cavity to the central nervous system. Eur J Pharm Sci，2000，11（1）：1-18.

[68] Dahlin M，Björk E. Nasal absorption of（S）-UH-301 and its transport into the cerebrospinal fluid of rats. Int J Pharm，2000，195（1-2）：197-205.

［69］ Liu XF，Fawcett JR，Thorne RG，et al. Intranasal administration of insulin-like growth factor-I bypasses the blood-brain barrier and protects against focal cerebral ischemic damage. J Neurol Sci，2001，187（1-2）：91-97.

［70］ Illum L. Nasal drug delivery--possibilities，problems and solutions. J Control Release，2003，87（1-3）：187-198.

［71］ Matigian N，Abrahamsen G，Sutharsan R，et al. Disease-specific，neurosphere-derived cells as models for brain disorders. Dis Model Mech，2010，3（11-12）：785-798.

［72］ Baumann D，Bachert C，Högger P. Development of a novel model for comparative evaluation of intranasal pharmacokinetics and effects of anti-allergic nasal sprays. Eur J Pharm Biopham，2012，80（1）：156-163.

［73］ Manes RP，Tong L，Batra PS. Prospective evaluation of aerosol delivery by a powered nasal nebulizer in the cadaver model. Int Forum Allergy Rhinol，2011，1（5）：366-371.

［74］ Mandrekar S，Jiang Q，Lee CY，Koenigsknecht-Talboo J，Holtzman DM，Landreth GE. Microglia mediate the clearance of soluble Abeta through fluid phase macropinocytosis. J Neurosci，2009，29（13）：4252-6242.

［75］ Mu S，Wang J，Zhou G，Peng W，He Z，Zhao Z，et al. Transplantation of induced pluripotent stem cells improves functional recovery in Huntington's disease rat model. PLoS One，2014，9（7）：e101185.

第七章

鼻腔药物制剂新技术

（赵应征　陈丽娟　张明　田吉来　吕海峰）

第一节　包合物的制备技术

传统的鼻腔药物制剂主要依靠制剂基质和药物自身性能起效，对于一些稳定性差、分子量大、渗透性能低的药物，不能有效发挥其作用。为了使药物在鼻腔内更好地发挥作用，人们尝试采用各种新的制剂手段。其中，微纳米载体技术的应用，极大地提高了传统鼻腔药物制剂的有效性、安全性，甚至是靶向性，形成了现代鼻腔药物制剂。

包合物是一种微纳米载体，可将药物分子包在晶体结构的空腔或大分子固有空腔中形成特定的空间结构。包合物中各组分间按一定的比例结合，但不是靠化学键而是靠组分间紧密吻合，使较小的分子不致脱离。包合物由主分子和客分子两种组分组成，具有包合作用的外层分子称为主分子，被包合到主分子空间中的小分子物质，称为客分子。与其他包合物相比，环糊精类包合物对局部鼻黏膜刺激性较小，浓度小于10％时对鼻黏膜通透性的影响具有可逆性，而且有较高的安全性和耐受性。当鼻腔给予药物-环糊精包合物时，药物可透过鼻黏膜吸收，环糊精则被纤毛清除，较少吸收，作为鼻腔给药赋形剂，具有广阔的应用前景。

一、常用的包合材料

制备适于鼻腔给药的包合物的材料很多，可以分为以下几类。

① 多分子包合物　是指在主分子（多分子化合物）松散的定向排列的晶格空洞中嵌入客分子而成。各个主分子晶格由氢键连接，构成管状或笼状包合物。形成管状空间的包合材料有：去氧胆酸、硫脲、尿素等；形成笼状的材料有：对苯二酚、苯酚等。

② 大分子包合物　是一些可以形成多孔结构的天然或合成的大分子物质，所形成的空穴也可以容纳一定分子量的客分子，例如葡聚糖凝胶、硅胶。

③ 单分子包合物　是指包合物由单一的主分子和单一的客分子包合而成，客分子嵌入主分子的空洞结构中。形成单分子包合物的包合材料有：环糊精、蛋白质、纤维素、石墨等；各种蛋白质和客分子如染料之间的特异性反应，血清蛋白与其他化合物的反应以及高度专属的抗原-抗体反应，都认为是一种包合作用。环糊精形成的是管状空间，石墨形成的是层状包合物。目前最常用的药用包合材料是环糊精。

1891 年 Vellier 发现了环糊精（cyclodextrin，CD），但直到 1984 年人们才认识到它的筒状分子内部可以包合多种适当大小的疏水性物质，并尝试将其应用到医药、食品、轻工、化工和农业等领域。环糊精（CD）是由 D-葡萄糖分子以 1,4-糖苷键连接而成的环状化合物，为水溶性、非还原性的白色结晶性粉末，常见 α、β、γ 三种类型（α-CD、β-CD、γ-CD），分别由 6 个、7 个、8 个葡萄糖分子构成，其基本理化性质见表 7-1，化学结构见图 7-1，空间结构见图 7-2。由于 CD 分子具有特殊的空间结构，能与许多物质特别是脂溶性物质形成包合物。在鼻腔给药中可直接或间接促进药物的吸收。

表 7-1 　α-CD、β-CD 和 γ-CD 的基本性质

指标	α-CD	β-CD	γ-CD
葡萄糖单体数	6	7	8
分子量	973	1135	1297
分子空洞内径	0.45～0.6nm	0.7～0.8nm	0.85～1.0nm
空洞深度	0.7～0.8nm	0.7～0.8nm	0.7～0.8nm
$[\alpha]_D^{25}(H_2O)$	+150.5°	+162.5°	+177.4°
溶解度/(g/L,25℃)	145	185	232
结晶性状（水中结晶）	针状	棱柱状	棱柱状

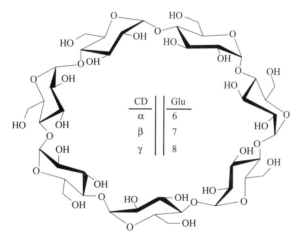

图 7-1 　CD 的结构示意

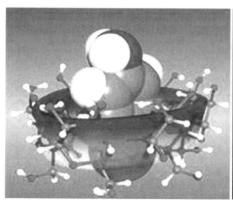
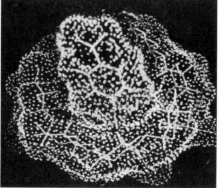

图 7-2 　环糊精包合物空间结构

在各种类型的环糊精分子中，由于 β-CD 及其衍生物具有良好的生物相容性，因此被广泛应用于包合技术中。

β-环糊精的环状结构是由 7 个椅式构象的葡萄糖构成，7 个伯醇羟基位于空洞小的一端，14 个仲醇羟基排列在空洞大的一端，因此空洞外部和入口处富有亲水性，空洞内部由碳氢键和醚键构成，呈疏水性。

羟丙基-β-环糊精（HP-β-CD）是一类 β-CD 的羟烷基化衍生物。β-CD 的每个葡萄糖残基中有 C-2、C-3、C-6 三个羟基的氢原子可以被羟丙基（—CH₂CHOHCH₃）取代，其结构如图 7-3 所示。

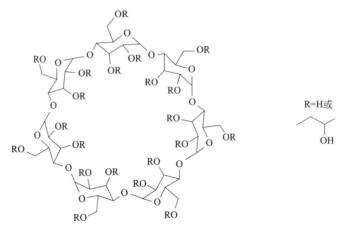

图 7-3   HP-β-CD 的结构

羟丙基取代后，HP-β-CD 的很多性质发生改变，主要表现在以下几个方面：① HP-β-CD 为非结晶性粉末，β-CD 固体为结晶性粉末；②溶解性变化，HP-β-CD 在水中的溶解度大于 50%，并可溶于醇和水溶液，而 β-CD 的水溶性相对较差，常温下在水中的溶解度只有 1.85%，在醇的水溶液中可结晶；③ HP-β-CD 的肾毒性低，可用于非肠道给药途径。β-CD 非肠道给药具有肾毒性，所以只能口服而不能用于非肠道给药；④ HP-β-CD 不被胃酸和 α-淀粉酶水解，几乎不参与生物体内代谢，也不蓄积。非肠道给药基本上以完整的形态随尿排泄；⑤ β-CD 与药物形成包合物对药物有缓释作用，而 HP-β-CD 与药物形成复合物对药物有促释作用；⑥ β-CD 有溶血作用，非肠道给药也有一定的刺激性。HP-β-CD 表面活性低，基本上没有溶血性和刺激性；⑦ β-CD 和 HP-β-CD 对客体药物的选择性有些差异，HP-β-CD 包合助溶能力也有一些改变。

甲基-β-CD 是 C-2，C-3，C-6 羟基被甲基取代，其中一种是 β-CD 的 C-2，C-6 羟基甲基化生成 2,6-二甲基-β-环糊精（DM-β-CD），另一种是 β-CD 的 C-2，C-3，C-6 羟基全部甲基化生成 2,3,6-三甲基-β-环糊精（TM-β-CD）。两者均既溶于水又溶于有机溶剂，并且水溶性都比 β-环糊精的水溶性明显提高，但 DM-β-CD 有溶血作用，对鼻黏膜也有刺激性，不能用作鼻腔给药的载体。

环糊精及其衍生物可包载的药物主要为多肽、蛋白质类激素。如胰高血糖素、鲑降钙素、促肾上腺皮质激素（ACTH）类似物、胰岛素、多肽瑞林和促黄体释放激素等。ACTH 类似物在不加任何促进剂时，大鼠和兔鼻腔给药的生物利用度分别为 15% 和 10%。加入 5%二甲基-CD（DM-β-CD）后，大鼠的生物利用度提高 5 倍，兔的生物利用度则提高 1～2 倍。雄性 SD 大鼠，鼻腔给予重组人体粒细胞集落刺激因子（rhG-CSF）溶液作对照组，相同条件下经鼻腔给予 rhG-CSF-β-CD 和 rhG-CSF-DMB-CD 溶液，两者的生物利用度较对照组分别提高 40.4 倍和 39.7 倍。

二、环糊精包合客分子的机理以及促进药物鼻腔吸收的机制

1. 环糊精包合客分子的机理

包合是指一种分子被包嵌于另一种分子的孔穴结构中的过程。环糊精及其衍生物包合客分子的过程主要是一种物理过程，其中环糊精及其衍生物是主体分子（或称主分子），药物是客体分子（或称客分子）。包合物的形成主要取决于环糊精与客分子的立体结构和两者作用力的大小。当药物分子尺寸与环糊精疏水空腔大小接近，容易形成包合物；当药物分子尺寸大于环糊精疏水空腔，不易形成包合物，但如果分子中含有可以包合的基团，也可以与环糊精形成部分包合物。

药物的疏水作用是环糊精及其衍生物包合过程的主要动力。环糊精及其衍生物的包合物稳定性则与主客分子之间存在的范德华力、库仑力、氢键和疏水键有关。

2. 环糊精促进药物鼻腔吸收的机制

环糊精及其衍生物能够作为一些药物的增溶剂和稳定剂，增加难溶性药物的稳定性和溶解度，抑制鼻黏膜对多肽类药物的酶降解。因此，环糊精及其衍生物的包合物可以用于提高药物在鼻腔的吸收效率。

有文献报道利用环糊精及其衍生物作为脂溶性药物的增溶剂，明显增加药物的生物利用度。例如，雌二醇-DM-β-CD 经鼻腔给予兔及大鼠，绝对生物利用度分别达到 95% 和 67%，而对照雌二醇混悬剂经鼻腔给予后的绝对生物利用度只有 22% 左右。甲基-β-CD 可增加二氢麦角胺在鼻腔制剂中的稳定性和溶解度。此外，环糊精及其衍生物也增加其他鼻腔吸收促进剂的效果，如 HP-β-CD 联合油酸作为吸收促进剂，可使促黄体释放激素的鼻内生物利用度比单独应用油酸作为吸收促进剂时提高 5 倍，达到静脉注射给药的 50%。

三、包合物的制备方法

目前环糊精包合物的制备主要有以下几种方法，即饱和水溶液法、研磨法、中和法、超声波法、喷雾干燥法、冷冻干燥法、超临界二氧化碳法。

1. 饱和水溶液法

饱和水溶液法又称为结晶法或共沉淀法，先将环糊精与水配成饱和溶液，然后根据客分子的不同性质分别采取以下方法：①可溶性药物与水难溶性液体药物直接加入环糊精的饱和水溶液，一般物质的量比为 1:1，搅拌约 30min 以上，直到环糊精包合物完全形成为止；②水难溶性药物可先溶于少量有机溶媒，再注入环糊精的饱和水溶液，搅拌，直至成为环糊精包合物。以上方法得到的环糊精包合物溶液中还残存未包的游离药物，可以通过浓缩或加入有机溶剂促沉降、过滤、水洗、干燥等过程分离除去残留药物，得到环糊精包合物。

2. 研磨法

将环糊精与 2～5 倍量水研匀，加入客分子药物（难溶性药物可先用少量有机溶剂充分溶解后再加入），充分研磨成糊状，低温干燥后，用少量有机溶剂重复洗涤除去游离药物，

充分干燥即得。

3. 中和法

对于水溶性太差并且在碱性或酸性溶液中易溶解的药物，可以先制成环糊精和药物的碱性（或酸性）水溶液，利用共沉淀法、超声法等制备环糊精包合物，最后再逐渐加入酸（或碱）使未包含的药物完全析出，然后参考"饱和水溶液法"后期处理过程，得到环糊精包合物。

4. 超声波法

超声波法是将环糊精饱和水溶液加入客分子药物溶液，混合后立即用超声波破碎仪或超声波清洗机进行超声处理。超声波具有很高的工作效率，有时可以代替搅拌或研磨操作，用于许多药物的制剂过程。超声波法制备环糊精包合物时注意选择合适的超声强度和处理时间，最后将环糊精包合物溶液通过浓缩或加入有机溶剂促沉降、过滤、水洗、干燥等过程处理，得到环糊精包合物。

5. 喷雾干燥法

将环糊精制成饱和水溶液，加入客分子药物，充分混合，搅拌 30min 以上，使客分子药物被包合，然后加入到喷雾干燥机中进行喷雾干燥。对于那些水中不溶的药物，可先用少量有机溶剂（如乙醇、丙酮等）溶解后，再加入到环糊精的饱和水溶液中进行相应处理。喷雾干燥法符合环糊精包合物大工业生产的要求，药物受热时间短，制备效率较高，并且制得的环糊精包合物较为疏松，易溶于水。

6. 冷冻干燥法

冷冻干燥法与喷雾干燥法前期处理类似，只是后期是将环糊精包合物溶液置于冷冻干燥机中冷冻干燥得到最终产品。由于冷冻干燥法不经过热处理，适用于制备热稳定性差的药物。此外，冷冻干燥法所得成品较疏松，溶解度好，但是冷冻干燥处理的时间较长，工艺过程需要严格控制。

7. 超临界二氧化碳法

超临界二氧化碳法是利用药物在超临界二氧化碳中的高度分散性和高溶解性，通过超临界二氧化碳的高压作用和反溶剂作用使药物与环糊精结晶出来，生成包合物。这种方法避免了上述其他方法存在的有机溶剂残留等缺点，是一种比较理想的环糊精包合物制备方法。

四、包合物的验证

1. 显微镜法和电镜扫描法

环糊精形成包合物后由于晶格排列发生变化，故可通过分析包合物晶格变化及相态变化来判断包合物是否形成。

2. 热分析法

环糊精包合物可以采用差示热分析法（differential thermal analysis，DTA）和差示扫描量热法（differential scanning calorimetry，DSC）来检测其是否形成。DTA 是在程序控制温度下，测量试样与参比物之间的温差随温度变化的一种技术，试样发生某些物理或化学变化时，将会放热或吸热，从而使试样温度暂时升高或降低，DTA 曲线上便产生放热峰或吸热峰。分别测定客分子物质、环糊精、环糊精包合物、各组分混合物的 DTA 曲线，由 DTA 曲线上的吸收峰及温差的变化可显示环糊精包合物是否形成。DSC 是在程序控制温度下，输入到参比物和样品的能量随温度变化的一种分析方法。DSC 测量原理同 DTA，但 DSC 的灵敏度 DTA 高，重现性好。

3. 红外光谱法

主要用于检测含羰基药物的环糊精包合物，利用吸收峰降低、位移消失等观察，说明环糊精包合物是否形成。

4. X 线衍射法

X 线衍射法是鉴定晶体化合物的常用技术。用于环糊精包合物的检测时，分别测定客分子物质、环糊精、环糊精包合物、药物与环糊精混合物的 X 线衍射图。药物与环糊精的混合物衍射图中出现的各峰为它们单独组分的叠加，而环糊精包合物则会失去药物和环糊精原有的晶体衍射峰。

5. 核磁共振法

核磁共振法（NMR）可从核磁共振谱上碳原子的化学结构位移大小判断环糊精包合物是否形成，而且还能够判断环糊精的包合方式。

6. 薄层色谱法

将药物和环糊精包合物分别点样于薄层色谱上，选择合适的溶剂系统展开，观察色谱展开后的斑点位置。相对于药物而言，环糊精包合物的极性增大，体积增加，色谱位移的阻力增大，因此对照同样色谱条件下的药物位置，包合物不会显示斑点。

五、包合物的鼻腔给药研究实例

有研究采用二甲基-β-环糊精包合左旋多巴（L-DP）制成凝胶剂，用于鼻腔给药，希望利用二甲基-β-环糊精包合物增加 L-DP 鼻黏膜透过率，并到达脑组织发挥治疗作用。结果显示，与口服片剂给药组相比较，鼻腔给予同剂量 L-DP 包合物凝胶组药物后，家兔脑组织内的药物浓度高 5～9 倍，治疗效果明显好于口服片剂组。L-DP 制备成 β-环糊精包合物后增加了其脂溶性鼻黏膜通透性得到改善，从而增加了 L-DP 鼻黏膜透过率，并有效通过鼻腔嗅神经通路到达脑组织。另外，凝胶剂接近零级速率的缓慢释放也有利 L-DP 持续发挥药效。

有学者考察了包载有黄芩苷的脂质体、β-环糊精包合物以及磷脂复合物的体外离体动物鼻黏膜渗透性及鼻腔毒性。采用猪、羊、兔黏膜，以体外扩散池装置进行鼻腔黏膜渗透实验，HPLC 法测定样品接受池中药物累积渗透量，以表观渗透系数为评价标准，考察脂质体、β-环糊精包合物及磷脂复合物载药系统对黄芩苷在离体动物鼻黏膜的透过性，从而筛选出黄芩苷经鼻给药的最佳载药形式。此外，采用在体法考察黄芩苷及其磷脂复合物对蟾蜍上腭黏膜纤毛运动的影响和大鼠鼻黏膜长期毒性。结果显示，脂质体、β-环糊精包合物以及磷脂复合物均能提高黄芩苷的鼻黏膜渗透性，而且三种载体对鼻黏膜的毒性均较小，适合用于鼻腔给药。

第二节 微乳与亚微乳的制备技术

微乳（microemulsion）是两种互不相溶的液体按一定的比例，在表面活性剂和助表面活性剂的存在下形成的热力学稳定、各向同性、无色透明或半透明分散体系（见图 7-4），该体系中液滴粒径为 20～200nm。如图 7-4 所示，微乳中含有油相、表面活性剂、助表面活性剂和水相，其中大量的表面活性剂，长期使用可能对机体产生毒性，所以微乳的处方筛选和质量控制是设计优良微乳的首要因素。微乳处方设计重点是选择恰当的组分和比例，使系统中的各个组分既符合药用的要求又可以在较大的范围内形成 O/W 型微乳。O/W 型微乳可以明显增加难溶性药物的溶解度，有适宜的黏度，并且粒径小而均匀，具有良好的体系稳定性，因此适用于鼻腔给药。

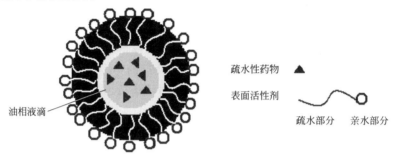

图 7-4　微乳组成示意

亚微乳（submicroemusion）乳滴的粒径为 100～1000nm，外观不透明，呈浑浊或乳状。亚微乳的稳定性介于微乳（10～100nm）与普通乳（1～100μm）之间，热压灭菌时间太长或两次灭菌会分层，通常要用高压乳匀机制备。

鼻腔给予的微乳制备关键点是控制适当的黏度，因为黏度过小不利于药液在鼻黏膜的滞留，而黏度过大则不易制成滴鼻剂、喷剂等鼻腔常用给药制剂，给药不方便。

一、常用乳化剂与助乳化剂

选用乳化剂时不仅要考虑其使微乳稳定的乳化性能，而且要考虑其对于鼻黏膜的毒性、对微生物的稳定性、成本和价格等。

1. 天然乳化剂

如多糖类的西黄蓍胶及明胶、阿拉伯胶、酪蛋白和白蛋白、大豆磷脂、卵磷脂及胆固醇等。这些天然乳化剂降低界面张力的能力不强，但它们易形成高分子膜而使乳滴稳定。明胶及其他蛋白质类乳化剂的带电状况受溶液 pH 值的影响，在其等电点时稳定性最差。

天然乳化剂的优点是无毒、价廉，缺点是一般都存在批间差异，对大量生产很不利。其产品的差异可能在生产时不显著，但几个月之后就明显了。牛乳制品可能有疯牛病的威胁，另外有许多天然乳化剂都可能受微生物的污染（包括致病菌和非致病菌）。

2. 合成乳化剂

合成的乳化剂品种较多，分为离子型和非离子型两大类。微乳常用非离子型乳化剂，如聚山梨酯（亲水性）、脂肪酸山梨坦（亲油性）、聚氧乙烯脂肪醇醚类（商品名 Brij，为亲水性）、聚氧乙烯脂肪酸酯类（商品名 Myrj，亲水性）、聚氧乙烯聚氧丙烯共聚物类（聚醚型，商品名 poloxamer 或 pluronic）、单硬脂酸甘油酯和蔗糖脂肪酸酯类等。非离子型的乳化剂一般认为鼻用给药没有毒性，静脉给药有一定的毒性，其中 pluronic F68 的毒性很低。这些表面活性剂一般都有轻微的溶血作用，其溶血作用的顺序为：聚氧乙烯脂肪醇醚类＞聚氧乙烯脂肪酸酯类＞聚山梨酯类。聚山梨酯类中，溶血作用的顺序为：聚山梨酯20＞聚山梨酯60＞聚山梨酯40＞聚山梨酯80。

硬脂酸单甘油酯为乳白色的片状或粉末状蜡状固体，HLB值3.8，熔点58℃，几乎不溶于水，可作为O/W型或W/O型的乳化剂或稳定剂。硬脂酸双甘油酯0.05％～5％与大豆油、甘油和水搅拌混合（11000r/min），用高压乳匀机乳化，可制备亚微乳。

3. 助乳化剂

助乳化剂可调节乳化剂的HLB值，降低油水界面张力，形成更小的乳滴。助乳化剂多选短链醇或中链醇。常用的有正丁醇、乙醇、乙二醇、聚甘油酯、丙二醇和甘油等。

二、微乳的制备

微乳的制备方法根据乳化能量的来源分为高能乳化法和低能乳化法。

利用高压均质机或超声波发生器能量的方法通常被叫做高能乳化法。研究表明，这些设备能在最短的时间内提供所需要的能量，并获得液滴粒径最小的均匀流体。高能乳化法包括高压均质法、微射流法和超声法等。动态超高压微射均质机被广泛应用在国内外微乳领域的研究中。超声波乳化在降低液滴粒径方面相当有效，适用于小批量制剂的生产。

高能乳化法制备微乳的常规过程有两步：首先是粗乳液的制备，通常按照工艺配比将表面活性剂、稳定剂成分分别溶于油相或水相中，然后两相混合，利用搅拌器得到一定粒径分布的常规乳液，再利用动态超高压微射流均质机或超声波与高压均质机联用对粗乳液进行特定条件下的均质处理，得到微乳。

低能乳化法主要利用在乳化作用过程中曲率和相转变发生的原理，适合制备O/W型乳剂。通常的乳化方法都是将外相、内相加热到80℃左右进行乳化，然后进行搅拌冷却，在这过程中需要消耗大量的能量。低能乳化法是在进行乳化时，外相不全部加热，而是将外相分为两部分（α 相和 β 相）；α 和 β 分别表示被分成两相的质量分数（$\alpha + \beta = 1$），实验过程中只对 β 外相进行加热，由内相和 β 外相进行乳化，制成浓缩乳状液，然后用常温的 α 外相进行稀释，最终得到乳状液。低能乳化法不仅节能，而且由于它大大缩短冷却过程，因此可提高乳化的效率，缩短制造时间，减少冷却水的用量，提高了设备的利用率且不会影响乳化体的稳定性、物理性质和外观。

乳剂转换点EIP（emulsion inversion point）法由Marszall和Shick发明。在恒定温度下，乳化过程中不断改变组分就可以观察到相转变。Sadurni等研制的O/W型微乳，粒径小至14nm，同时还具有高的动力学稳定性。转相乳化PIT法（phase inversion temperature）由Shinoda和Saito首先发明。在恒定组分条件下，调节温度得到目标乳化体系。此法在实际应用中多用来制备O/W型乳液。研究表明，在不添加任何表面活性剂的情况下，自发的乳化也会产生，并获得微乳。

1. 微乳的形成条件

① 需要大量乳化剂。微乳中乳化剂的用量一般为油量的20％～30％，而普通乳中乳化剂多低于油量的10％。因微乳粒径小，界面积大，需要更多的乳化剂才能乳化。

② 需要加入助乳化剂。助乳化剂可插入到乳化剂界面膜中，形成复合凝聚膜，提高膜

的牢固性和柔顺性，又可增大乳化剂的溶解度，进一步降低界面张力，有利于微乳的稳定。

助乳化剂可调节乳化剂的 HLB 值，使之符合油相的要求。一般不同的油相对乳化剂的 HLB 值有不同的要求。制备 W/O 型微乳时，大体要求乳化剂的 HLB 值为 3～6，制备 O/W 型微乳则需用 HLB 值为 8～18 的乳化剂，参见表 7-2。

表 7-2　微乳中不同的油相所需乳化剂的 HLB 值

油　相	纳　米　乳　类　型		油　相	纳　米　乳　类　型	
	W/O 型	O/W 型		W/O 型	O/W 型
脂溶性维生素	—	5～10	芳香烃	4	12
棉籽油	—	7.5	蓖麻油	—	14
其他植物油	—	7～12	亚油酸	—	16
挥发油	—	9～16	油酸	—	17
液状石蜡	4	10			

助乳化剂对界面能和乳滴粒径也有影响。有学者研究了十二烷基硫酸钠-醇-正庚烷-水组成的 W/O 型微乳，其中醇（直链，5～8 个碳原子）作为助乳化剂。测定结果提示：醇的碳链愈长，其表面活性愈强，使界面能降低愈多；醇的碳链愈长，界面膜的强度增加愈多；醇的碳原子数与水滴的半径成直线关系，每增加一个碳原子，水滴的半径约增大 0.32nm；微乳系统中乳化剂十二烷基硫酸钠的平均聚集数随醇的碳原子数或含水量的增大而迅速上升等。

2. 制备微乳的步骤

① 确定处方。微乳处方的必需成分通常是油、水、乳化剂和助乳化剂。当油、乳化剂和助乳化剂确定了之后，可通过三元相图（图 7-5）找出微乳区域，从而确定它们的用量。

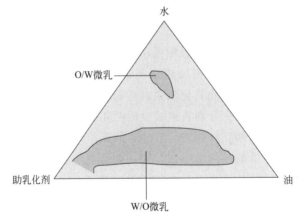

图 7-5　微乳处方的三元相图

微乳形成需要大量的乳化剂，因此具有安全性问题。可以利用经典三元相图（以乳化剂/助乳化剂、水相、油相作三组分的相图）或改良三元相图（以水相/油相、水相、油相作三组分的相图）以找到乳化剂最低用量的微乳区，从而降低乳化剂带来的毒性。

② 配制微乳。从相图确定了处方后，将各成分按比例混合即可制得微乳（无需作很大的功），且与各成分加入的次序无关。通常制备 W/O 型微乳比 O/W 型微乳容易。如先将亲水性乳化剂同助乳化剂按要求的比例混合，在一定温度下搅拌，再加一定量的油相，混合搅拌后，用水滴定此浑浊液至澄明，即得。微乳中的油、水仅在一定比例范围内混溶，在水较多的某一范围内形成 O/W 型微乳，在油较多的某一范围内形成 W/O 型微乳。

③ 配制 O/W 型微乳的基本步骤。选择油相及亲油性乳化剂，将该乳化剂溶于油相中；

在搅拌下将溶有乳化剂的油相加入水相中，如已知助乳化剂的用量，则可将其加入水相中；如不知助乳化剂的用量，可用助乳化剂滴定油水混合液，至形成透明的 O/W 型微乳为止。

三、亚微乳的制备

1. 亚微乳的制备

亚微乳采用两步均质法制备，即通过使用 $2\sim3$ 次高压乳匀机分步将粗乳捣碎成亚微乳，并滤去粗乳滴与碎片。对于易于氧化的药物或其他成分，制备各步都要在氮气保护下进行，如有成分对热不稳定，则采用无菌操作法制备。

2. 影响亚微乳形成和稳定的因素

影响亚微乳形成和稳定的因素很多，主要因素如下。

① 稳定剂。有研究报道，用蛋黄卵磷脂和泊洛沙姆作混合乳化，并以油酸作为稳定剂，以地西泮为模型药物制得的亚微乳可在 4℃ 稳定 24 个月以上。该亚微乳的处方为：地西泮 0.5g、大豆油 13.2g、油酸 6.6g、精制蛋黄卵磷脂 1.0g、泊洛沙姆 2.0g、甘油 2.25g、维生素 E（即生育酚）0.05g、加蒸馏水至 100.0g。

处方中的油酸用于增大地西泮的溶解度，并使亚微乳表面 ζ 电位绝对值升高，从而使微乳保持稳定。此外，油酸也参与到由蛋黄卵磷脂和泊洛沙姆形成的复合凝聚膜中。由透射电镜（TEM）照片分析可知，亚微乳稳定性的增大并不是由于形成液晶膜。在大豆油中逐步加入油酸，油水的界面张力不断降低，直到油酸的量达到 $30\%\sim35\%$ 时界面张力达到最低（15mN/m），这与油酸和水的界面张力（15.6mN/m）基本一致，表明油酸已在油水界面达到饱和。油酸钠降低界面张力的能力比油酸强得多，油酸钠在 1mmol/L 的浓度下就显著降低界面张力，但由于其水溶性太强，不易定位在油水界面上，而无法用于制备稳定的亚微乳。但在油酸甘油酯-蛋磷脂酰胆碱亚微乳中，油酸大量集中在界面上。在该亚微乳中油酸的表观 pH 值为 $7.4\sim7.5$（水中其 pK_a 为 4.8），故油酸大量电离，但仍然能定位在油水界面上，使亚微乳的 ζ 电位绝对值升高，且 ζ 电位的绝对值随油酸浓度的增大而升高。无油酸时为 -34mV，有 5% 油酸时约为 -70mV，有利于亚微乳的稳定。

② 混合乳化剂。毒扁豆碱在单独用磷脂乳化时，不能得到稳定的乳剂；加入泊洛沙姆后即可提高毒扁豆碱乳剂的稳定性，在油-水界面形成了泊洛沙姆与磷脂的复合凝聚膜。有研究者制备的水杨酸毒扁豆碱亚微乳，以大豆油为油相，阴离子型磷脂和非离子型泊洛沙姆 F68 为乳化剂，甘露糖醇作助乳化剂，典型的处方是：药物适量、大豆油 20.0%、磷酯 1.0%、泊洛沙姆 2.0%、甘露糖醇 6.0%、注射用水加至 100%。70℃ 乳化、骤冷即得。发现磷脂或泊洛沙姆用量增大，未加药的亚微乳平均粒径都减小，但 ζ 电位与磷脂的用量关系不明显，仅随泊洛沙姆的用量增大开始下降，达到一平台，随后又下降。含药的亚微乳情况不同，水杨酸毒扁豆碱的用量增大，ζ 电位绝对值增高（从 $52\sim70$mV），乳剂的平均粒径基本不变（500nm）。磷脂含量增大到 0.8% 以上时，使 ζ 电位达 60mV，平均粒径小于 500nm，均有利于亚微乳的稳定。含泊洛沙姆 $F68\geqslant2.0\%$ 的水杨酸毒扁豆碱及未加药的亚微乳，两者在室温下的贮存期（不出现小油滴的期限）至少为 6 个月，且 6 个月后未见平均粒径或 ζ 电位有变化。

③ 附加剂。附加剂用于调节鼻腔生理环境所需的 pH 值和张力。常用盐酸或氢氧化钠

调节 pH 值至 5.5～6.5，以便符合鼻腔生理条件并减少三酰甘油及磷脂的水解。几乎所有的亚微乳都应加入等张调节剂，其中甘油最为常用。再者，还需加入稳定剂，为了防止氧化需加入抗氧剂或还原剂，如维生素 E 或维生素 C。有时还需加入防腐剂及增稠剂。乳滴的界面膜因加入脂溶性药物而改变，需加入能定位在界面膜内的稳定剂，它们的分子通常是半亲水、半亲油的，表面活性不高，但能增大分子间力和乳滴的表面静电荷，故可提高膜的稳定性。油酸及其钠盐即是众所周知的稳定剂。胆酸、脱氧胆酸及其盐也能明显提高药物的稳定性。

四、质量评价

1. 乳滴粒径及其分布

乳滴粒径是衡量鼻用亚微乳的质量指标之一。一般来说，药物的粒径在 5～10 μm 时，可以沉积在鼻腔中，随后被吸收；<5 μm 会被吸入肺部，而达不到鼻腔给药的目的。乳滴粒径的常用测定方法如下。

① 电镜法。透射电镜法（TEM）；扫描电镜（SEM）法；TEM 冷冻碎裂法。

② 其他方法。激光测定法无需加入电解质，因而不会影响亚微乳的稳定性。Westesen 等首次应用透射电镜图的三维分析及 32P 核磁共振定量技术，测定经冷冻破裂并经分级的脂肪亚微乳的粒径。

亚微乳粒径的分布测定，测定大量（不少于 600 个）乳滴后，以频数（某范围内的乳滴数占总乳滴数的百分数）为纵轴，以粒径为横轴，绘出乳滴粒径分布图。

2. 药物的含量

微乳和亚微乳中药物含量的测定一般采用溶剂提取法。溶剂的选择原则是：应最大限度地溶解药物，而最小限度地溶解其他材料，溶剂本身也不应干扰测定。

3. 稳定性

微乳通常是热力学稳定系统，但有些微乳在贮存过程中也会改变，即粒径变大，个别的甚至也会分层。

亚微乳在热力学上仍是不稳定的，在制备过程及贮存中乳滴都有增大的趋势。评价亚微乳的稳定性是决定其贮存期的基本要素。《中国药典》（2010 年版）中乳剂仅有口服乳剂，其指导原则指出，稳定性的重点考察项目为有无分层、药物及有关物质含量等，可以此为参考。

鼻腔给予的亚微乳稳定性考察项目除了观察分层现象、药物及有关物质含量、乳滴粒径分布外，电导率、黏度、ζ电位、pH 值等也可以作为稳定性检测项目。

鼻腔给予的亚微乳稳定性影响因素试验，可以参考我国对制剂稳定性的影响因素试验所规定的要求，按三方面进行评价，即：强光照射试验，在 2000～4000lx 的光照下放置，于第 5 天、第 10 天测定，结果同放置前比较；高温试验，在密闭器皿中于 40℃、60℃、80℃分别放置，于第 5 天、第 10 天测定，结果同放置前比较；高湿度试验，在密闭器皿中于 25℃、相对湿度 75％及 92.5％条件下放置，于第 5 天、第 10 天测定，结果同放置前比较。稳定性影响因素试验可作为处方筛选时参考。

鼻腔给予的亚微乳稳定性的加速试验，可用市售包装在（30±2）℃、相对湿度为（60±5）％的条件下放置，在开始时和第 1、2、3、6 个月时测定以上稳定性考察项目。经离心后，乳滴会加速上浮或下沉。将亚微乳放在 3750r/min、半径为 10cm 的离心机中离心一定时间，可用于模拟观察特定时间段内的稳定性。

　　鼻腔给予的亚微乳常温留样考察，将市售包装在常温（25±2）℃和相对湿度为75％的条件下进行，应按一定时间间隔（开始时和第1、3、6、12、18、24、36个月），测定以上稳定性考察项目，以确定有效期或使用期。

五、微乳及亚微乳鼻腔给药研究实例

　　有学者研制了尼莫地平O/W型微乳，结果发现大鼠鼻腔黏膜单次给药2mg/kg，1h后血药浓度达到峰值，绝对生物利用度为32％，嗅球内药物浓度是静脉注射的3倍，且脑组织和脑脊液中的AUC显著高于静脉注射，表明尼莫地平微乳鼻腔给药的合理性。

　　有学者以Solutol HS-15作为乳化剂，采用滴加水法制备微乳，考察空白微乳和尼莫地平微乳的黏度、pH、粒径、粒径分布、电导率等理化性质；用蟾蜍上腭黏膜考察尼莫地平微乳的黏膜刺激性；以大鼠鼻腔给予尼莫地平微乳与尾静脉注射尼莫地平微乳注射液对照，用HPLC测定给药后血浆和脑组织中尼莫地平的浓度。结果显示制备的微乳黏度和pH均适合鼻腔给药，粒径均在20～30nm（见图7-6），黏膜刺激性小，适宜鼻腔给药。

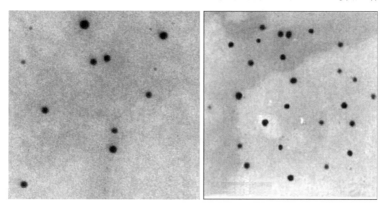

图7-6　尼莫地平微乳透射电镜照片

　　有学者以氯硝西泮为模型药物，研究了氯硝西泮微乳鼻腔黏膜给药、微乳口服、氯硝西泮溶液口服、微乳静脉途径给药后，血液和脑组织中的药物浓度。结果表明，大鼠用药0.5h后，脑/血液的吸收比值依次为0.67、0.50、0.48和0.13；给药8h后，微乳鼻腔黏膜给药的脑/血液吸收比值是微乳静脉给药的2倍，显示鼻腔黏膜给药后大量药物分布于脑部，提示鼻腔黏膜给药后的脑靶向性更好。

第三节　微囊与微球的制备技术

　　微囊与微球是近年发展起来的新剂型。鼻用微粒剂系将药物包埋在微粒中或吸附、偶联在微粒表面制成供鼻腔给药的新剂型，微球及微囊载药方式见图7-7。研究表明，微粒具有生物黏附性，以及溶胀能力，可延长清除半衰期，使基底细胞脱水、细胞间隙扩大、细胞旁通透性增强、抵抗酶降解作用。常用的微粒材料有明胶、白蛋白、壳聚糖和淀粉等具有生物黏附性的物质，可以延缓药物释放、延长微粒与鼻黏膜的接触时间。目前，微囊与微球为载体的鼻腔药物制剂多用于小分子药物，如庆大霉素、普萘洛尔、卡马西平、甲氧氯普胺、氟尿嘧啶等。随着微囊与微球为载体的鼻腔药物制剂的进一步发展，相对分子质量较大的蛋白

多肽类亦可采用此种方法。目前微囊及微球所载药物包括肽类激素，如胰岛素、生长激素、降血钙素等；肽类疫苗，如重组乙肝抗原素、破伤风类毒素、痢疾抗原等；其他肽类药物，如 α-神经毒素、降血钙素等。

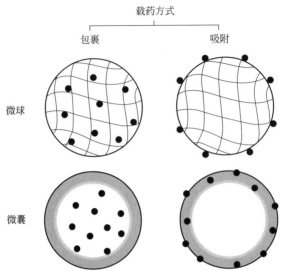

图 7-7　微球或微囊的载药方式

一、鼻腔给药微囊及微球的特点

鼻腔黏膜吸收面积广泛，毛细血管丰富。药物可直接进入体循环，避免"首关效应"。药物经鼻脑通路，鼻腔嗅区的嗅神经穿过颅底筛板进入颅内，可绕过血-脑脊液屏障直接进入脑内。但鼻腔给药也有不足之处：鼻腔腺体分泌鼻黏液随纤毛向咽部运动，药物粉末或颗粒很容易被迅速清除；鼻腔黏液具有多种水解酶。改变药物的结构和活性，如胰岛素可被鼻腔分泌的亮氨酸氨基肽酶水解；有些药物和辅料会对鼻腔产生黏膜刺激性和纤毛毒性。将微囊或者微球用于鼻腔给药可解决以上问题，微囊或者微球具有生物黏附性，能延长药物在鼻腔中的滞留时间。另外微囊或者微球可以防止药物被黏膜上的酶降解，保持给药部位较高的药物浓度。微球或者微囊本身除了作为载体外，还有促进吸收的作用，并且可降低或避免纤毛毒性和黏膜刺激性。

二、微囊以及微球的制备材料

1. 囊心物

微囊的囊心物（core material）除主药外还可以包括提高微囊化质量而加入的附加剂，如稀释剂、稳定剂、控制释放速率的阻滞剂、促进剂以及改善囊膜可塑性的增塑剂等。囊心物可以是固体，也可以是液体。通常将主药与附加剂混匀后微囊化；亦可先将主药单独微囊化，再加入附加剂。若有多种主药，可将其混匀再微囊化，亦可分别微囊化后再混合。这取决于设计要求，药物、囊材和附加剂的性质及工艺条件等。采用不同的工艺条件，对囊心物也有不同的要求。如用相分离凝聚法时囊心物一般不应是水溶性的，而界面缩聚法则要求囊心物必须是水溶性的。另外，囊心物与囊材的比例应适当，如囊心物过少，易成无囊心物的空囊。

2. 囊材

用于包囊所需的材料称为囊材（coating material）。对囊材的一般要求是：性质稳定；有适宜的释放速率；无毒、无刺激性；能与药物配伍，不影响药物的药理作用及含量测定；有一定的强度及可塑性，能完全包封囊心物；具有符合要求的黏度、穿透性、亲水性、溶解性、降解性等特性。常用的囊材可分为下述三大类。

① 天然高分子囊材。天然高分子材料具有稳定、无毒、成膜性好等特性，是最常用的囊材。

a. 明胶。明胶是氨基酸与肽交联形成的直链聚合物，聚合度不同的明胶具有不同的分子量，其平均分子量 M_{av} 在 15000～25000。因制备时水解方法的不同，明胶分酸法明胶（A 型）和碱法明胶（B 型）。A 型明胶的等电点为 7～9，10g/L 溶液 25℃时的 pH 值为 3.8～6.0；B 型明胶稳定而不易长菌，等电点为 4.7～5.0，10g/L 溶液 25℃的 pH 值为 5.0～7.4。两者的成囊性无明显差别，溶液的黏度均在 0.2～0.75cPa·s，可生物降解，几乎无抗原性。通常可根据药物对酸碱性的要求选用 A 型或 B 型，用于制备微囊的用量为 20～100g/L。

b. 壳聚糖。壳聚糖是由甲壳素脱乙酰化后制得的一种天然聚阳离子多糖，可溶于酸或酸性水溶液，无毒、无抗原性，在体内能被溶菌酶等酶解，具有优良的生物降解性和成膜性。

c. 海藻酸盐。系多糖类化合物，常用稀碱从褐藻中提取而得。海藻酸钠可溶于不同温度的水中，不溶于乙醇、乙醚及其他有机溶剂；不同海藻酸盐微囊产品的黏度有差异。也可与聚赖氨酸合用做复合材料。因海藻酸钙不溶于水，故海藻酸钠可用 CaCl₂ 固化成囊。研究各种灭菌方法对海藻酸盐的影响：高温灭菌（120℃、20min）使其 10g/L 溶液的黏度降低 64%；低温加热（80℃、30min）几个循环时灭菌效果差，反而促使海藻酸盐逐步断键；用环氧乙烷灭菌也会降低黏度并发生断键；膜过滤除菌后的产物，其黏度不变。

d. 阿拉伯胶。一般常与明胶等量配合使用，作囊材的用量为 20～100g/L，亦可与白蛋白配合作复合材料。

② 半合成高分子囊材。作囊材的半合成高分子材料多系纤维素衍生物，其特点是毒性小、黏度大、成盐后溶解度增大。

a. 羧甲基纤维素盐。羧甲基纤维素盐属阴离子型的高分子电解质，如羧甲基纤维素钠（CMC-Na）常与明胶配合作复合囊材，一般分别配 1～5g/L CMC-Na 及 30g/L 明胶，再按体积比 2:1 混合。CMC-Na 遇水溶胀，体积可增大 10 倍，在酸性溶液中不溶。水溶液黏度大，有抗盐能力和一定的热稳定性，不会发酵，也可以制成铝盐 CMC-Al 单独作囊材。

b. 甲基纤维素。甲基纤维素（MC）用做微囊囊材的用量为 10～30g/L，亦可与明胶、CMC-Na、聚维酮（PVP）等配合作复合囊材。

c. 乙基纤维素。乙基纤维素（EC）化学稳定性高，适用于多种药物的微囊化，不溶于水、甘油和丙二醇，可溶于乙醇，遇强酸易水解，故对强酸性药物不适宜。

d. 醋酸纤维素酞酸酯（CAP）。在强酸中不溶解，可溶于 pH>6 的水溶液，分子中含游离羧基，其相对含量决定其水溶液的 pH 值及能溶解 CAP 的溶液最低 pH 值。用做囊材时可单独使用，用量一般为 30g/L，也可与明胶配合使用。

e. 羟丙甲纤维素。羟丙甲纤维素（HPMC）能溶于冷水成为黏性溶液，不溶于热水，长期贮存稳定，有表面活性，表面张力为 (42～56)×10⁻⁵N/cm。

③ 合成高分子囊材。作囊材用的合成高分子材料有生物不降解的和生物可降解的两类。生物不降解，且不受 pH 值影响的囊材有聚酰胺、硅橡胶等。生物不降解，但在一定 pH 条件下可溶解的囊材有聚丙烯酸树脂、聚乙烯醇等。近年来，生物可降解的材料得到了广泛的

应用，如聚碳酯、聚氨基酸、聚乳酸（PLA）、聚乳酸-聚乙醇酸共聚物（PLGA）、聚乳酸-聚乙二醇嵌段共聚物（PLA-PEG）、ε-己内酯与丙交酯嵌段共聚物等，其特点是无毒、成膜性好、化学稳定性高，可用于注射。

聚酯类是迄今研究最多、应用最广的生物可降解合成高分子，它们基本上都是羟基酸或其内酯的聚合物。常用的羟基酸是乳酸（lactic acid）和羟基乙酸（glycolic acid）。乳酸缩合得到的聚酯用 PLA 表示；由羟基乙酸缩合得到的聚酯用 PGA 表示；由乳酸与羟基乙酸直接缩合得到的聚酯用 PLGA 表示。聚合比例不同、分子量不同，可获得不同的降解速度。这些聚合物都表现出一定的降解融蚀的特性。降解是聚合物断键，分子量减小，直至成为单体；融蚀是指分解的小分子脱离了聚合物。聚乳酸（PLA）的分子量 $M_{av} = 10000 \sim 400000$ 范围时，降解时间为 $2 \sim 12$ 个月，其中分子量 $M_{av} = 90000$ 的熔点为 $60^{\circ}C$，在体内 6 个月降解。消旋的 PLGA 中各成分比例不同，降解速度不同，若丙交酯：乙交酯＝75：25（物质的量比）的共聚物在体内 1 个月可降解；比例为 85：15 的为囊材，在体内 3 个月可降解。FDA 批准的体内可降解材料有 PLA 和 PLGA，而且有产品上市。

三、微囊的制备

微囊的制备方法可归纳为物理化学法、物理机械法和化学法三大类。根据药物、囊材的性质和微囊的粒径、释放要求以及靶向性要求，选择不同的制备方法。

1. 物理化学法

本法在液相中进行，囊心物与囊材在一定条件下形成新相析出，故又称相分离法（phase separation）。其微囊化步骤大体可分为囊心物的分散、囊材的加入、囊材的沉积和囊材的固化 4 步，见图 7-8。

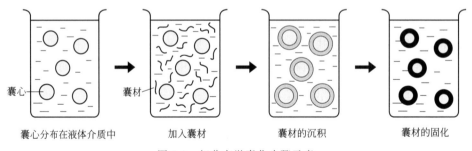

图 7-8　相分离微囊化步骤示意

相分离工艺现已成为药物微囊化的主要工艺之一，它所用设备简单，高分子材料来源广泛，可将多种类别的药物微囊化。相分离法分为单凝聚法、复凝聚法、溶剂-非溶剂法、改变温度法和液中干燥法。

（1）单凝聚法　单凝聚法（simple coacervation）是在高分子囊材溶液中加入凝聚剂以降低高分子材料的溶解度而凝聚成囊的方法，在相分离法中较常用的一种方法。

① 基本原理。如将药物分散在明胶材料溶液中，然后加入凝聚剂（可以是强亲水性电解质硫酸钠水溶液，或强亲水性的非电解质如乙醇），由于明胶分子水合膜的水分子与凝聚剂结合，使明胶的溶解度降低，分子间形成氢键，最后从溶液中析出而凝聚形成凝聚囊。这种凝聚是可逆的，一旦解除凝聚的条件（如加水稀释），就可发生解凝聚，凝聚囊很快消失。这种可

逆性在制备过程中可加以利用，经过几次凝聚与解凝聚，直到凝聚囊形成满意的形状为止（可用显微镜观察）。最后再采取措施加以交联，使之成为不凝结、不粘连、不可逆的球形微囊。

② 工艺。如以明胶为囊材的左炔诺孕酮-雌二醇微囊，将左炔诺孕酮与雌二醇混匀，加到明胶溶液中混悬均匀，加入硫酸钠溶液（凝聚剂），形成微囊，再加入稀释液，即 Na_2SO_4 溶液，其浓度由凝聚囊系统中已有的 Na_2SO_4 浓度（如为 $a\%$）加 1.5%，即：$(a+1.5)\%$，稀释液体积为凝聚囊系统总体积的 3 倍，稀释液温度为 15℃。所用稀释液浓度过高或过低，可使凝聚囊黏连成团或溶解。粒径在 $10\sim40\mu m$ 的微囊占总重量 95% 以上，体积平均直径为 $20.7\mu m$。单凝聚法制备流程见图 7-9。

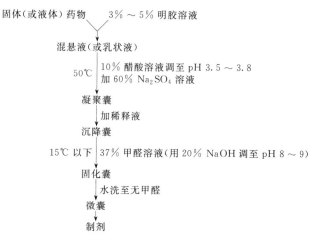

图 7-9 单凝聚法制备流程示意

③ 成囊条件

a. 凝聚系统的组成。单凝聚法可以用三元相图来寻找该系统中产生凝聚的组成范围。如明胶-水-硫酸钠系统的单凝聚三元相图，见图 7-10。

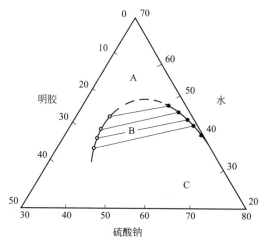

图 7-10 明胶-水-硫酸钠的三元相图
A—溶液区；B—凝聚区；C—絮凝区

b. 明胶溶液的浓度与温度。增加明胶的浓度可加速胶凝，浓度降低到一定程度就不能胶凝，同一浓度时温度愈低愈易胶凝，而高过某温度则不能胶凝，浓度愈高的可胶凝的温度上限愈高。

c. 药物及凝聚相的性质。单凝聚法在水中成囊，因此要求药物难溶于水，但也不能过分疏水，否则仅形成不含药物的空囊。成囊时系统含有互不溶解的药物、凝聚相和水三相。微囊化的难易取决于明胶同药物的亲和力，亲和力强的易被微囊化。

如图 7-11 所示，囊心物形成时界面上几种界面张力 γ 的关系式表示为：

$$\gamma_{CL} = \gamma_{CN} + \gamma_{LN}\cos\theta$$

其中，脚标 C 表示囊心药物；L 表示溶液；N 表示凝聚相。

凝聚相完全铺展在药物界面上的条件是：接触角 $\theta = 0°$，或 $\gamma_{CL} \geqslant \gamma_{CN} + \gamma_{LN}$。实际上，只要凝聚相与药物具有一定的亲和力，即使 $90° > \theta > 0°$，凝聚相也会在药物表面上润湿、铺展。当药物表面粗糙并升高温度时，由于界面能大而凝聚相黏度降低，被凝聚相润湿的药物表面上 θ 会进一步降低，可促进凝聚囊的形成。

如果作为囊心物的药物过分亲水则易被水包裹，只存在于水相中而不能混悬于凝聚相中成囊，如淀粉或硅胶作囊心物都因过分亲水而不能成囊。如药物过分疏

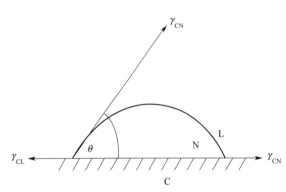

图 7-11　囊心物界面上几种界面张力的关系
C—药物；L—溶液；N—凝聚相

水，因凝聚相中含大量的水，使药物既不能混悬于水相中，又不能混悬于凝聚相中，也不能成囊。如双炔失碳酯，加入脂肪酸山梨坦 20 可增大双炔失碳酯的亲水性，就可以成囊。

d. 凝聚囊的流动性及其与水相间的界面张力。为了得到良好的球形微囊，凝聚后的凝聚囊应有一定的流动性。如用 A 型明胶制备微囊时，可滴加少许醋酸使溶液的 pH 值为 3.2～3.8，能得到更小的球形囊，因为这时明胶分子中有较多的 NH_4^+，可吸附较多的水分子，降低凝聚囊-水间的界面张力。凝聚囊的流动性好，使凝聚囊易于分散呈小球形。若调节溶液的 pH 值至碱性则不能成囊，因接近等电点（pH 8.5），有大量黏稠块状物析出。B 型明胶则不调 pH 值也能成囊。

e. 交联固化。为了保持微囊的稳定，必须加入交联剂固化，同时还要求微囊间的粘连愈少愈好。常用甲醛作交联剂，通过胺醛缩合反应使明胶分子互相交联而固化。交联的程度受甲醛的浓度、反应时间、介质的 pH 值等因素的影响，交联的最佳 pH 值是 8～9。若交联不足则微囊易粘连；若交联过度，所得明胶微囊脆性太大。其交联反应式如下：

$$RNH_2 + HCHO + NH_2R' \longrightarrow R\text{-}NHCH_2\text{-}NHR' + H_2O$$

若药物在碱性环境中不稳定，可改用戊二醛代替甲醛，在中性介质中使明胶交联固化。戊二醛对明胶的交联作用可采用席夫反应（Schiff's reaction）：

$$RNH_2 + OHC(CH_2)_3CHO + H_2NR' \longrightarrow RN\!=\!CH(CH_2)_3CH\!=\!NR' + 2H_2O$$

戊二醛在水溶液中常以聚合物的形式存在，如二聚体、多聚体等，多聚体还可以形成环状。

④ 成囊的影响因素

a. 凝聚剂的种类和 pH 值。常用凝聚剂有各种醇类和电解质。用电解质作凝聚剂时，阴离子对胶凝起主要作用，强弱次序为枸橼酸＞酒石酸＞硫酸＞醋酸＞氯化物＞硝酸＞溴化物＞碘化物；阳离子也有胶凝作用，其电荷数愈高，胶凝作用愈强。用分子量分别为

30000、40000、50000及60000的A型明胶，配成5%溶液，调pH值分别达到2、4、6、8、10及12时，各加入一定量药物，在搅拌下分别加入不同的凝聚剂，倒入冰水中胶凝，静置、分离，用冷异丙醇洗后，用10%甲醛的异丙醇溶液交联并脱水，再真空干燥，即得含药的粉末状微囊。如用甲醇作凝聚剂，分子量$M=30000\sim50000$的明胶在pH值6~8能凝聚成囊；用乙醇作凝聚剂，明胶$M=30000$的在pH值6~10，$M=40000\sim50000$的在pH值6~8，$M=60000$的在pH值8时均可成囊；而用硫酸钠作凝聚剂，$M=30000\sim60000$的明胶，在pH值2~12均能凝聚成囊。总之，明胶的分子量不同，使用的凝胶剂不同，其成囊pH值也不同（表7-3）。

表7-3　明胶单凝聚条件（凝聚剂及pH值）

明胶分子量	甲醇						乙醇						异丙醇					
	2①	4	6	8	10	12	2	4	6	8	10	12	2	4	6	8	10	12
30000			○	○					○	○	○			○	○	○	○	○
40000			○	○					○	○				○	○	○	○	○
50000			○	○					○	○				○	○	○	○	○
60000										○						○	○	○
明胶分子量	叔丁醇						二噁烷						硫酸钠					
	2	4	6	8	10	12	2	4	6	8	10	12	2	4	6	8	10	12
30000	○	○	○	○	○	○	○	○	○	○	○	○	○	○	○	○	○	○
40000	○	○	○	○	○	○	○	○	○	○	○	○	○	○	○	○	○	○
50000	○	○	○	○	○	○	○	○	○	○	○	○	○	○	○	○	○	○
60000			○	○	○	○	○		○	○	○	○	○	○	○	○	○	○

注：图中○表示明胶可以成囊。

① 表示pH值，余同。

b. 药物的性质。药物与明胶要有亲和力，吸附明胶的量要达到一定程度才能包裹成囊。

c. 增塑剂的影响。为了使制得的明胶微囊具有良好的可塑性，不粘连、分散性好，常加入增塑剂，如山梨醇、聚乙二醇、丙二醇或甘油等。Nikolayey等研究表明，在单凝聚法制备明胶微囊时加入增塑剂，可减少微囊聚集、降低囊壁厚度，且加入增塑剂的量同释药半衰期$t_{1/2}$之间呈负相关。

（2）复凝聚法　复凝聚法（complex coacervation）系使用带相反电荷的两种高分子材料作为复合囊材，在一定条件下交联且与囊心物凝聚成囊的方法。复凝聚法是经典的微囊化方法，它操作简便，容易掌握，适合难溶性药物的微囊化。

可作复合材料的有明胶与阿拉伯胶（或CMC或CAP等多糖）、海藻酸盐与聚赖氨酸、海藻酸盐与壳聚糖、海藻酸与白蛋白、白蛋白与阿拉伯胶等。复凝聚法的基本制备流程如图7-12所示。

囊心物(药物)＋囊材(明胶与阿拉伯胶溶液)⟶混悬液(或乳状液)$\xrightarrow[\text{加醋酸溶液}]{50\sim55℃}$凝聚囊

$\xrightarrow{\text{2倍(体积)水}}$沉降囊$\xrightarrow{\text{加10℃以下37\%甲醛溶液}}$交联固化囊化$\xrightarrow[\text{至无甲醛}]{\text{水洗}}$微囊⟶制剂

图7-12　复凝聚法的基本制备流程（以明胶与阿拉伯胶为例）

将溶液pH值调至明胶的等电点以下，使之带正电（pH 4.0~4.5时明胶带的正电荷多），而阿拉伯胶仍带负电，由于电荷互相吸引交联形成正、负离子的络合物，溶解度降低而凝聚成囊，加水稀释，加入甲醛交联固化，洗去甲醛，即得。如氯贝丁酯复凝聚微囊。

如用明胶及阿拉伯胶为材料，水、明胶、阿拉伯胶三者的组成与凝聚现象的关系，可由图 7-13 三元相图说明。

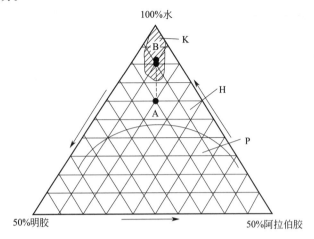

图 7-13　明胶、阿拉伯胶、水的三元相图

图中 K 为复凝聚区，即可形成微囊的低浓度明胶和阿拉伯胶混合溶液；P 为曲线以下两相分离区，两胶溶液不能混溶亦不能形成微囊；H 为曲线以上两胶溶液可混溶形成均相的溶液区。A 点代表 10% 明胶、10% 阿拉伯胶和 80% 水的混合液，必须加水稀释，沿 A→B 虚线进入凝聚区 K 才能发生凝聚

复凝聚法及单凝聚法对固态或液态的难溶性药物均能得到满意的微囊。但药物表面都必须为囊材凝聚相所润湿，从而使药物混悬或乳化于该凝聚相中，才能随凝聚相分散而成囊。因此可根据药物性质适当加入润湿剂。明胶同阿拉伯胶发生复凝聚时，除 pH 值外，浓度也是重要条件。此外，还应使凝聚相保持一定的流动性，如控制温度或加水稀释等，这是保证囊形良好的必要条件。

（3）溶剂-非溶剂法　溶剂-非溶剂法（solvent-nonsolvent）是在囊材溶液中加入一种对囊材不溶的溶剂（非溶剂），引起相分离，而将药物包裹成囊的方法。常用囊材的溶剂和非溶剂的组合见表 7-4。使用疏水囊材，要用有机溶剂溶解，疏水性药物可与囊材溶液混合，亲水性药物不溶于有机溶剂，可混悬或乳化在囊材溶液中。然后加入争夺有机溶剂的非溶剂，使材料降低溶解度而从溶液中分离，除去有机溶剂即得。如促肝细胞生长素微囊平均粒径 $12.7\mu m$，载药量 29.7%，药物的包封率达 95.7%。

表 7-4　常用囊材的溶剂与非溶剂

囊材	溶剂	非溶剂
乙基纤维素	四氯化碳(或苯)	石油醚
醋酸纤维素丁酯	丁酮	异丙醚
聚氯乙烯	四氢呋喃(或环己烷)	水(或乙二醇)
苯乙烯马来酸共聚物	乙醇	醋酸乙酯
聚乙烯	二甲苯	正己烷
聚乳酸	二氯甲烷	正庚烷
聚醋酸乙烯酯	三氯甲烷	乙醇
甲基纤维素	三氯乙烯	丙醇

（4）改变温度法　本法不加凝聚剂，而通过控制温度成囊。乙基纤维素（EC）作囊材时，可先在高温溶解，后降温成囊。使用聚异丁烯（PIB，$M_{av}=3.8\times10^5$）作稳定剂可减少微囊间的粘连。用 PIB 与 EC、环己烷组成的三元系统，在 80℃溶解成均匀溶液，缓慢冷

至 45℃，再迅速冷至 25℃，EC 可凝聚成囊。

以改变温度法用 EC 将维生素 C 微囊化时使用了几种分散剂（浓度均为 3%），防止粘连的效率依次是：丁基橡胶＞PIB≫聚乙烯≫空白（不加分散剂）；而释放速率的顺序依次是：PIB＜聚乙烯＜空白≪丁基橡胶。PIB 的最佳用量随其 M_{av} 不同而有所不同。当 M_{av} ＝ $3.8×10^5$ 或 $6×10^5$ 时，最佳用量范围分别为 4.7%～7% 或 3%；当 M_{av} ＝$(2～4)×10^5$ 时，用 3% 改善囊膜，且可缓释。当 PIB 的 M_{av} 大时，形成的微囊粒径很小，呈不粘连的球状实体（即微球）。

（5）液中干燥法　从乳状液中除去分散相中的挥发性溶剂以制备微囊的方法称为液中干燥法（in-liquid drying），亦称为乳化-溶剂挥发法。

液中干燥法的干燥工艺包括两个基本过程：溶剂萃取过程（两液相之间）和溶剂蒸发过程（液相和气相之间）。按操作可分为连续干燥法、间歇干燥法和复乳法。前二者应用于 O/W 型、W/O 型及 O/O 型（如乙腈/液状石蜡、丙酮/液状石蜡等）乳状液，复乳法应用于 W/O/W 型或 O/W/O 型复乳。它们都要先制备囊材的溶液，乳化后囊材溶液存于分散相中，与连续相不混溶，但囊材溶剂对连续相应有一定的溶解度，否则萃取过程无法实现。连续干燥法及间歇干燥法中，如所用的囊材溶剂能溶解药物，则可制得微球，否则是微囊。复乳法制得的通常是微囊。连续干燥法制备微囊的基本工艺流程见图 7-14。

在易挥发溶剂中将囊材溶解并将药物分散

↓ 加连续相及乳化剂

乳浊液

↓ 连续蒸发除去囊材的熔剂

微囊

图 7-14　连续干燥法制备微囊的基本工艺流程

采用连续干燥法制备微囊时，如囊材的溶剂与水不相混溶，多用水作连续相，加入亲水性乳化剂（如极性的多元醇），制成 O/W 型乳状液；亦可用高沸点的非极性液体，如液状石蜡作连续相，制成 O/O 型乳状液。如囊材的溶剂能与水混溶，则连续相可用液状石蜡，加入油溶性乳化剂（如脂肪酸山梨坦 80 或脂肪酸山梨坦 85），制成 W/O 型乳状液。根据以上连续相的不同，又分别称为水中干燥法及油中干燥法。

如布洛芬既可采用水中干燥法，亦可采用油中干燥法制备微囊。水中干燥法微囊化的操作：将 EC 溶于 CH_2Cl_2 中，加入过 100 目筛的布洛芬粉末，在 30℃ 水浴中 250r/min 搅拌 20min，在搅拌下加至含 0.5% 表面活性剂的 100ml 蒸馏水中，水温由 30℃ 逐步升高到 40℃，230r/min 搅拌 3h，过滤，用 50ml 蒸馏水洗涤 3 次，室温干燥 24h，即得粉末状微囊。油中干燥法微囊化的操作：将 Eudragit RS 溶于丙酮中，加入过 100 目筛的布洛芬粉末，在 10℃ 水浴中 250r/min 搅拌 20min，搅拌下加到 200ml 同温液状石蜡中，水浴温度由 10℃ 逐步升高到 35℃，190r/min 搅拌 4h，过滤，用正己烷洗涤 3 次，减压干燥即得粉末状微囊。

为了防止药物在微囊表面析出形成微晶，可采用 W/O/W 型复乳法，常用 W/O/W 型复乳法的工艺流程，如图 7-15 所示。

以阿拉伯胶和 EC 为囊材，以复乳法制备微囊时，可将阿拉伯胶水溶液分散在含 EC 的乙酸乙酯有机相中形成 W/O 型乳浊液，阿拉伯胶与 EC 在分散相和连续相的界面分别形成两层吸附膜，见示意图 7-16(a)，乳浊液进一步与阿拉伯胶溶液乳化，形成 W/O/W 型复乳，出

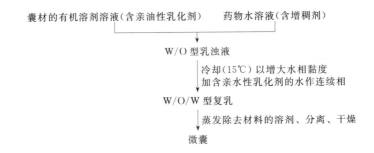

图 7-15 微囊 W/O/W 型复乳法的制备工艺流程

现新的水/油界面,阿拉伯胶与 EC 再一次形成两层吸附膜,见图 7-16(b)。透析除去内、外 EC 膜之间的乙酸乙酯有机溶剂,滤过,得内外层都是阿拉伯胶膜、中间是 EC 膜的三层膜的微囊,其粒径在 $50\mu m$ 以下,见图 7-16(c)。

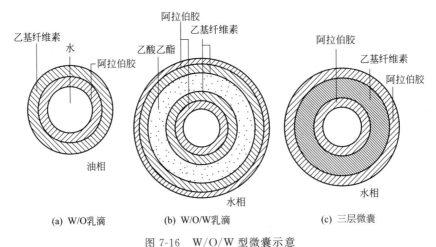

(a) W/O乳滴 (b) W/O/W乳滴 (c) 三层微囊

图 7-16 W/O/W 型微囊示意

2. 物理机械法

本法是将固态或液态药物在气相中进行微囊化的方法,需要一定设备条件。

(1) 喷雾干燥法 喷雾干燥法(spray drying)可用于固态或液态药物的微囊化,粒径范围通常为 $5\sim600\mu m$。工艺是先将囊心物分散在囊材的溶液中,再用喷雾法将此混合物喷入惰性热气流使液滴收缩成球形,进而干燥即得微囊(图 7-17)。

如囊心物不溶于囊材溶液,可得到微囊,如降肺动脉高压的汉防己甲素微囊;如能溶解,则得微球。溶解囊材的溶剂可以是水,也可以是有机溶剂,以水作溶剂更易达到环保要求,降低成本。喷雾干燥法的工艺影响因素包括混合液的黏度、均匀性、药物及囊材的浓度、喷雾的速率、喷雾方法及干燥速率等。囊心物所占的比例不能太大以保证被囊膜包裹,如囊心物为液态,其在微囊中含量一般不超过 30%。

微囊的干燥过程中注意静电引起的粘连,囊材中加入聚乙二醇作抗黏剂,可降低微囊带电而减少粘连。处方中使用水或水溶液,或采用连续喷雾工艺,均可减少微囊带电而避免粘连;当包裹小粒径的囊心物时,在囊材溶液中加入抗黏剂,可减少微囊粘连。常用的抗黏剂见表 7-5。二氧化硅、滑石粉及硬脂酸镁等亦可以粉状加入到微囊成品中,以减少贮存时的粘连,或在压片及装空心胶囊时改善微囊的流动性。

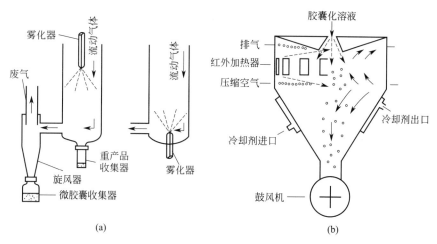

图 7-17　喷雾干燥过程（a）和 Kalle 喷雾干燥装置（b）示意

表 7-5　包囊时使用的抗黏剂及其常用量

抗黏剂	囊材溶液/(g/100g 囊材)	微囊成品/(g/100g)
滑石	20～100	1～3
硅胶	3～20	1～3
硬脂酸镁	10～50	0.5～3
单硬脂酸甘油酯	1～3	—

制备磁共振成像造影剂钆喷葡胺（gadopentetate dimeglumine）的 EC 微囊时，采用多层（5 层）喷雾包衣法，成品粒径 126μm。

（2）喷雾凝结法　喷雾凝结法（spray congealing）是将囊心物分散于熔融的囊材中，喷于冷气流中凝聚而成囊的方法。常用的囊材有蜡类、脂肪酸和脂肪醇等，在室温均为固体，而在较高温下能熔融。如以美西律盐酸盐（mexiletine hydrochloride）为囊心物，用硬脂酸和 EC 为复合囊材，以 34.31～68.62kPa 的压缩空气通过喷雾凝结法成囊，粒径为8～100μm。

（3）空气悬浮法　空气悬浮法（air suspension）亦称流化床包衣法（fluidized bed coating），系利用垂直强气流使囊心物悬浮在气流中，将囊材溶液通过喷嘴喷射于囊心物表面，热气流将溶剂挥干，囊心物表面便形成囊材薄膜而成微囊。本法所得的微囊粒径一般在35～5000μm。囊材可以是多聚糖、明胶、树脂、蜡、纤维素衍生物及合成聚合物。在悬浮成囊的过程中，药物虽已微粉化，但在流化床包衣过程中可能会黏结，因此可加入第三种成分如滑石粉或硬脂酸镁，先与微粉化药物黏结成一个单位，然后再通过流化床包衣，可减少微粉化药物的黏结。设备装置基本上与小丸悬浮包衣装置相同。

（4）多孔离心法　多孔离心法（multiorifice-centrifugal process）是利用圆筒的高速旋转使囊心物产生离心力，另使囊材溶液形成液态膜，囊心物高速穿过液态膜形成微囊，再经过不同方法加以固化（用非溶剂、凝结或挥去溶剂等），即得微囊。

（5）锅包衣法　锅包衣法（pan coating）是利用包衣锅将囊材溶液喷在固态囊心物上挥干溶剂形成微囊，导入包衣锅的热气流可加速溶剂挥发。

上述几种物理机械法均可用于水溶性和脂溶性的、固态或液态药物的微囊化，其中，喷雾干燥法最常用。通常，采用物理机械法时囊心物有一定损失且微囊有粘连，但囊心物损失在 5% 左右、粘连在 10% 左右，生产中都认为是合理的。

3. 化学法

化学法系指利用溶液中的单体或高分子通过聚合反应或缩合反应生成囊膜而制成微囊的方法。本法的特点是不加凝聚剂，先制成 W/O 型乳状液，再利用化学反应交联固化。

（1）界面缩聚法　界面缩聚法（interface polycondensation）亦称界面聚合法，是在分散相（水相）与连续相（有机相）的界面上发生单体的缩聚反应。例如，水相中含有 1,6-己二胺和碱，有机相中含对苯二甲酰氯的环己烷、三氯甲烷溶液，将上述两相混合搅拌，在水滴界面上发生缩聚反应，生成聚酰胺。由于缩聚反应的速率超过 1,6-己二胺向有机相扩散的速率，故反应生成的聚酰胺几乎完全沉积于乳滴界面，成为囊材。

天冬酰胺酶微囊的制备：取天冬酰胺酶 10mg 及天冬氨酸 50mg，溶于 1ml 人体 O 型血红蛋白液和 1.5ml、pH 8.4 硼酸钠缓冲溶液中，加 1ml 1,6-己二胺的硼酸钠溶液，置于反应瓶中，再加 20ml 混合试剂〔由环己烷 150：三氯甲烷 30：脂肪酸山梨坦 85＝150：30：0.9（体积比）混匀组成〕，置 4℃水浴中 3000r/min 搅拌 1min，加对苯二甲酰氯 15ml，继续搅拌 5min，最后加 30ml 混合溶剂，再继续搅拌 0.5min，显微镜下观察微囊，如已形成，立即将此囊液转入离心管中，1000r/min 离心 1min，弃去上清液，加 25ml 分散液（12.5ml 聚山梨酯 20 加 12.5ml 蒸馏水），搅拌 3min，加 50ml 蒸馏水，继续搅拌 1min，再倾去上清液，将微囊混悬于生理盐水中，4℃保存，微囊平均粒径为 20μm。

淀粉衍生物（如羟乙基淀粉 HES 或羧甲基淀粉 CMS）微囊的制备：采用邻苯二甲酰氯与淀粉衍生物发生界面交联反应，制得微囊。具体方法为：将淀粉衍生物溶于含有药物（如水杨酸盐）的 pH9.8 缓冲溶液中，在 5%（体积比）脂肪酸山梨坦 85 的混合溶剂（三氯甲烷/环己烷体积比 1/4）中，乳化成 W/O 型乳状液，加入邻苯二甲酰氯搅拌 30min 进行交联，加环己烷稀释，离心。微囊用聚山梨酯 80 的 95% 乙醇溶液、95% 乙醇和水分别洗涤，即得。如在淀粉衍生物水溶液中加有蛋白质（人血清白蛋白或明胶），所得微囊可生物降解。

（2）辐射交联法　辐射交联法是将明胶在乳化状态下，经 γ 射线照射发生交联，再处理制得粉末状微囊。该工艺的特点是工艺简单，不在明胶中引入其他成分。例如，天冬酰胺酶明胶微囊的工艺流程见图 7-18。

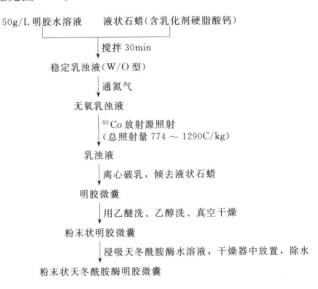

图 7-18　辐射交联法制备天冬酰胺酶明胶微囊

四、微球的制备

微球的制备方法与微囊的制备有相似之处。根据材料和药物的性质不同可以采用不同的微球制备方法。

1. 明胶微球

明胶等天然高分子材料可以采用乳化交联法制备微球，制备方法为：药物和明胶材料的混合水溶液为水相，用含乳化剂的油（蓖麻油、橄榄油或液状石蜡等）作为油相，混合搅拌乳化，形成稳定的 W/O 型或 O/W 型乳状液，加入化学交联剂（如产生胺醛缩合或醇醛缩合反应），可得粉末状明胶微球，粒径通常在 $1\sim100\mu m$。明胶微球粒径和释药效率受到油相种类、交联剂类型的影响。例如，甲醛交联形成的明胶微球表面光滑，药物不易渗出；而戊二醛交联形成的微球表面有裂缝，药物容易渗出。

目前已成功制备米托蒽醌、盐酸川芎嗪、硫酸链霉素、卡铂、莪术油等明胶微球。卡铂明胶微球的制备方法为：以药物的明胶水溶液为分散相，以液状石蜡为连续相加入乳化剂搅拌乳化，得稳定的乳状液，用甲醛交联，洗涤干燥，得圆整粉末状、在水中分散性好的微球，载药量 23.76%，粒径在 $5.0\sim28.6\mu m$ 的微球占总数的 91.8%。莪术油明胶微球的制备方法：以莪术油明胶初乳为分散相，液状石蜡为连续相，加乳化剂，制得 O/W/O 型复乳，用甲醛交联，分离除油，异丙醇脱水干燥，即得。粒径在 $40\sim160\mu m$ 的微球占 97.16%，微球平均收率 89.73%，微球中药物收率 19.36%，载药量 2.13%。

亦可用两步法制备微球，即先采用本法（或其他方法）制备空白微球，再选择既能溶解药物、又能浸入空白明胶微球的适当溶剂系统，用药物溶液浸泡空白微球后干燥即得。两步法适用于对水相和油相都有一定溶解度的药物，例如用两步法制备米托蒽醌肺靶向明胶微球。

也有研究不采用交联剂、经乳化制备明胶微球。基本步骤是：7ml 含药的明胶水溶液于 80℃ 倒入 40g 液状石蜡油相中，油相含异丙酸棕榈酯（isopropylpalmitate）或异硬脂酸异硬脂（isostearylisostearate），有时在水相或油相中加入聚山梨酯 85 和脂肪酸山梨坦 85 等乳化剂，$500\sim1000r/min$ 搅拌形成 W/O 型乳状液，5min 后冷却至 15℃，加入 30ml 丙酮使明胶微球脱水，垂熔漏斗过滤，用 80ml 丙酮洗涤 3 次除去有机溶剂，即得明胶微球。

2. 白蛋白微球

白蛋白微球可用上述的液中干燥法或喷雾干燥法制备。制备白蛋白微球的液中干燥法以加热交联代替化学交联，使用的加热交联温度不同（100～180℃），微球平均粒径不同，在中间温度（125～145℃）时粒径较小。

喷雾干燥法将药物与白蛋白的溶液经喷嘴喷入干燥室内，同时送入干燥室的热空气流使雾滴中的水分快速蒸发、干燥，即得微球。如将喷雾干燥得的微球再进行热变性处理，可得到缓释微球。以喷雾干燥前的白蛋白的溶解度作为 100%，则喷雾干燥后空白白蛋白微球的溶解度为 99.17%，再分别经 120℃ 热变性处理 3h、6h、12h、24h，其溶解度分别为 79.92%、13.02%、8.47%、2.06%。由于热变性后白蛋白的溶解度降低，所以微球的释放速率亦相应降低。

目前国内已研制成功的白蛋白微球有顺铂、硫酸链霉素、米托蒽醌、左旋多巴、环磷酰胺等。

3. 淀粉微球

淀粉微球系由淀粉水解再经乳化聚合制得。其微球在水中可膨胀而具有凝胶的特性，粒径 $1\sim500\mu m$，降解时间从数分钟到几小时。用于动脉栓塞的淀粉微球可混悬于生理盐水中，在酶存在下水解半衰期为 $20\sim30min$。

淀粉微球可用甲苯、三氯甲烷、液状石蜡为油相，以脂肪酸山梨坦 60 为乳化剂，将 20％的碱性淀粉分散在油相中，形成 W/O 型乳状液，升温至 $50\sim55℃$，加入交联剂环氧丙烷适量，反应数小时后，去除油相，分别用乙醇、丙酮多次洗涤干燥，得白色粉末状微球，粒径范围 $2\sim50\mu m$。以亚甲蓝为模型药物，可用二步法将药物水溶液浸入空白微球中，亦可将药物混悬在碱性淀粉的油相中，再制成微球，但载药量以二步法为高。

4. 聚酯类微球

聚酯类微球可用液中干燥法制备。以药物与聚酯材料组成挥发性有机相，加至含乳化剂的水相中搅拌乳化，形成稳定的 O/W 型乳状液，加水萃取（亦可同时加热）后挥发除去有机相，即得微球。采用本法制备的有醋酸地塞米松聚丙交酯微球、利福平聚乳酸微球、氟尿嘧啶聚乳酸微球、胰岛素聚 3-羟基丁酸酯微球、疫苗（破伤风疫苗、白喉疫苗、痢疾疫苗、乙肝疫苗等）PLGA 微球、醋酸亮丙瑞林 PLGA 微球、霍乱疫苗 PLA-PEG 微球、左炔诺孕酮 PLA-PEG 微球、18-甲基炔诺酮 PLA-PLGA 微球等。

5. 磁性微球

首先用共沉淀反应制备磁流体。取一定量 $FeCl_3$ 和 $FeCl_2$ 分别溶于适量水中，过滤后将两滤液混合，用水稀释，加入适量分散剂，置超声波清洗器中振荡，同时以 $1500r/min$ 搅拌，在 $40℃$ 下以 $5ml/min$ 滴速加适量 $6mol/L$ NaOH 溶液，反应结束后 $40℃$ 保温 $30min$。将所得混悬液置于磁铁上使磁性氧化铁粒子沉降，弃去上清液后加适量分散剂搅匀，再在超声波清洗器中处理 $20min$，过 $1\mu m$ 孔径筛，弃去筛上物，得黑色胶体，即为磁流体。其反应如下：

$$Fe^{2+}+2Fe^{3+}+8OH^- \longrightarrow Fe_3O_4+4H_2O$$

也有人用尿素代替 NaOH。最近报道在高 pH 值和 1％ PVA 条件下用类似的共沉淀法制备的磁流体 Fe_3O_4 特别稳定。

制备含药磁性微球。如取一定量明胶溶液与磁流体混匀，滴加含脂肪酸山梨坦 85 的液状石蜡，经乳化、甲醛交联、用异丙醇洗脱甲醛、过滤，再用有机溶剂多次洗去微球表面的液状石蜡，再真空干燥、^{60}Co 灭菌，得粒径为 $8\sim88\mu m$ 的无菌微球。最后在无菌操作条件下静态吸附药物，制得含药磁性微球。

五、影响粒径的因素

粒径是衡量微囊、微球质量的重要指标。鼻用粒径小于 $10\mu m$ 的微囊或微球时，鼻腔内异物感弱。粒径还直接影响药物的释放、生物利用度、载药量、有机溶剂残留量以及体内分布与靶向性等。影响微囊、微球粒径的因素如下。

1. 囊心物的大小

$150\sim250\mu m$ 的维生素 C 粉末用相分离法制成微囊，其平均粒径为 $512\mu m$，且粒径分布较窄；小于 $120\mu m$ 的维生素 C 制得的微囊粒径较小，且其粒径分布较宽，为 $250\sim500\mu m$。由更粗的维生素 C 所制成的微囊较大，粒径分布范围也宽。如要求微囊的粒径约为 $10\mu m$ 时，囊心物粒径应为 $1\sim2\mu m$；要求微囊的粒径约为 $50\mu m$ 时，囊心物粒径应在 $6\mu m$ 以下。

2. 囊材的用量

一般药物粒子愈小，其表面积愈大，要制成囊壁厚度相同的微囊所需囊材愈多。

3. 制备方法

如表 7-6 所示，制备方法对微囊粒径有较大的影响。

表 7-6 微囊化方法及其适用性和粒径范围

微囊化方法	适用的囊心物	粒径范围/μm
空气悬浮	固态药物	$35\sim5000$①
相分离	固态和液态药物	$2\sim5000$①
多孔离心	固态和液态药物	$1\sim5000$①
锅包衣	固态药物	$5\sim5000$①
喷雾干燥和凝结	固态和液态药物	$5\sim600$

① 最大的粒径可以超过 $5000\mu m$。

4. 制备温度

以乙基纤维素为囊材的茶碱微囊，囊心物与囊材的重量比为 $1:1$，甲苯-石油醚为 $1:4$，采用溶剂-非溶剂法，搅拌速率 $380r/min$，成囊温度分别用 $0℃$、$40℃$，微囊粒径见表 7-7。

表 7-7 温度对茶碱微囊粒径的影响

微囊粒径/μm		<90	<150	<180	<250	<350	<425	<710	<1000
不同温度下的微囊总重/%	0℃	12.0	49.8	95.8	97.8	98.3	99.1	99.9	—
	20℃	2.2	15.7	42.1	84.7	73.1	77.9	91.4	94.8
	40℃	0.5	3.9	10.3	62.0	76.3	89.2	93.9	98.4

5. 制备时的搅拌速率

在一定速度范围内，高速搅拌粒径较小，低速搅拌粒径较大。血红蛋白微球在 $800r/min$ 时的平均粒径为 $19.2\mu m$；而采用乳匀机时，由于其转速高，微球的平均粒径为 $4.9\mu m$。但过高的搅拌速度，会使微囊、微球因碰撞合并而粒径变大。此外，搅拌速率又取决于工艺的需要。如明胶为囊材时，以相分离法制备微囊的搅拌速率不宜太高，所得微囊粒径为 $50\sim80\mu m$，因高速搅拌产生大量气泡会降低微囊的产量和质量。

6. 附加剂的浓度

采用界面缩聚法，在一定搅拌速率下，分别加入浓度为 0.5% 与 5% 的脂肪酸山梨坦85，前者可得小于 $100\mu m$ 的微囊，后者则得小于 $20\mu m$ 微囊。又如用丙交酯乙交酯（质量比 $78:22$）共聚物为囊材，制备醋炔诺酮肟微球时，加入高分子保护胶（明胶）的浓度不同，则平均粒径不同：1%明胶得平均粒径为 $70.98\mu m$，2%明胶得平均粒径为 $79.81\mu m$，3%明胶得平均粒径为 $59.86\mu m$，4%明胶得平均粒径为 $46.77\mu m$。

7. 囊材相的黏度

一般地讲，微囊的平均粒径随最初囊材相黏度的增大而增大，降低黏度可以降低平均粒径。如在成囊过程中加入少量滑石粉降低囊材相黏度，可减小微囊粒径、减少微囊粘连。

六、微囊与微球鼻腔给药吸收机制

微囊与微球作为鼻腔给药载体的吸收机制主要有以下几点：①含药微球或微囊鼻腔给药后，包裹材料吸水膨胀或表面润湿使之与鼻黏膜紧密接触，产生生物黏附作用，延长药物在鼻腔的滞留时间。②微球吸水溶胀后，与其接触的基底细胞的紧密连接出现暂时性脱水打开，黏膜通透性增加。在给药局部产生的高浓度，促进药物吸收。③微球本身或经修饰后表面带正电荷，能与带负电荷的鼻黏膜发生静电作用，增加鼻腔滞留时间。

鼻腔有其特殊的免疫结构，鼻相关淋巴组织（nasal-associated lymphoid tissue，NALT）主要存在于啮齿类动物。上面遍布微褶细胞，是重要的免疫诱导组织。而人类的咽淋巴结的功效基本与 NALT 相同，经鼻黏膜给药可引起全身和局部的免疫应答，故鼻腔是适合疫苗给药的部位。鼻腔黏膜给药的黏膜免疫效果与微囊与微球的粒径密切相关。一般来说，疫苗鼻腔给药微囊与微球的粒径要小于 $10\mu m$，因为粒径大于 $10\mu m$ 的微球及微囊很难被鼻黏膜上皮细胞中的微褶细胞吞噬进而产生免疫应答。

1. 药物的释放速率与机制

Luu Si-Nang 等对微囊中难溶性药物的释放速率作了理论处理，求得总释放速率为：

$$(dc/dt)_{\text{总}}=\left(\frac{3Dm}{Vrd}\right)\left(\frac{N^b}{a}+\frac{\varepsilon}{h}\right)(C_s-C)$$

式中，D 为药物分子的扩散系数；m 为微囊的总质量；V 为介质的体积；r 为微囊的平均半径；d 为微囊的密度；N 为搅拌速率；a、b 为常数；ε 为与囊壁的多孔性有关的特性常数；h 为囊壁的厚度（用显微镜切片直接测得或根据囊心物与囊材的质量比及微囊直径进行估算）；C_s 为药物的溶解度；C 为药物在介质中的浓度。从下式可知，对一定的药物和囊材来说，微囊中药物释放的总速率与 ε、h、r 等有关。将该式积分，当 $C_s \gg C$ 时得：

$$C=C_s\left(\frac{3Dm}{Vrd}\right)\left(\frac{N^b}{a}+\frac{\varepsilon}{h}\right)t$$

上式反映的规律属零级释放，即在有关条件不变时，药物在介质中的浓度与时间成正比；亦即释放速率为常数，不随时间改变。如水杨酰胺微囊、苄基氰甲基头孢菌素微囊、丙脒腙微囊等就符合零级释放规律。

微囊中药物的释放也有符合其他释放规律的。例如吲哚美辛明胶-CAP 微囊片和雌二醇明胶微囊，体外释放符合 Higuchi 方程，茶碱微囊符合一级释放规律。

微囊释药机制通常有以下三种。

（1）扩散　药物在不溶性囊壁中扩散，是物理过程。即微囊进入体内后，体液向微囊中渗入而逐渐溶解微囊中的药物并将药物扩散出囊壁。也有人提出药物释放首先是已溶解或黏附在囊壁中的少量药物发生初期的快速释放，称为突释效应（dumping 或 burst effect），然后才是囊心物溶解成饱和溶液而扩散出微囊。例如氯贝丁酯微囊当囊壁较厚（$10.4\mu m$）时，药物的释放可分为 4 个阶段：初期的迅速释放，来自溶解在囊壁中的药物；慢速释放，来自囊心药物的溶解并扩散透过囊壁；较快速的稳态释放，来自囊心药物的饱和溶液，维持时间也最长；最后较缓慢的释放，来自药物残留部分，这时已不足以维持所需浓度梯度。因此，不能将其全过程用一条直线表示为零级释放。

（2）囊壁的溶解　囊壁溶解属于物理化学过程，但不包括酶的作用。其速率主要取决于囊材的性质、体液的体积、组成、pH 值以及温度等。另外，囊壁还可能由于压力、剪切力、磨损等而破裂，引起药物的释放。

（3）囊壁的消化与降解　这是在酶作用下的生化过程。当微囊进入体内后，囊壁可受胃蛋白酶或其他酶的消化与降解成为体内的代谢产物，同时使药物释放出来。用合成的生物可降解聚合物作囊材时，其降解速率低，药物主要是通过扩散释放。但是在降解之前，药物可能早已开始释放（图 7-19）。

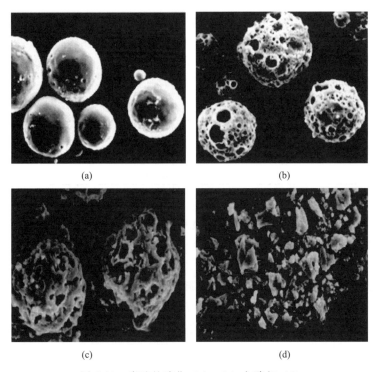

（a）　　　　　　　　　　　　（b）

（c）　　　　　　　　　　　　（d）

图 7-19　囊壁的消化（a）～（c）与降解（d）

2. 影响药物释放速率的因素

（1）微囊与微球的粒径　在载体材料一定的条件下，粒径愈小界面积愈大，释放速率也应愈高。例如磺胺嘧啶微囊，其释放速率随粒径减小而增高。

（2）微囊囊壁的厚度　囊壁材料相同时，囊壁愈厚释药愈慢；也可以说，囊心物与囊壁的质量比愈小，释药愈慢。这主要是因为囊壁厚时药物的释放路径相对延长。

（3）载体材料的物理化学性质　不同的材料具有不同的物理化学性质。如明胶所形成的囊壁具有网状结构，药物可以嵌入网状孔隙中，但是明胶囊壁的孔隙较大，导致药物释放较快。若囊壁由聚酰胺形成，其孔隙半径小（约 1.6nm），药物释放比明胶微囊慢得多。即由孔隙率较小囊材形成的微囊释药较慢。常用的几种囊材形成的囊壁释放速率的次序如下：

明胶＞乙基纤维素＞苯乙烯-马来酐共聚物＞聚酰胺

囊材中加入附加剂以改变囊材性质，亦可调节释放速率。用明胶-阿拉伯胶复凝聚法成囊，若欲延缓释放，可加入适量低黏度（0.4mPa·s）的乙基纤维素，使其沉积在囊壁孔隙内堵塞部分孔隙而降低释放速率。磺胺嘧啶乙基纤维素微囊采用不同量的硬脂酸为阻滞剂，随着阻滞剂含量增加，药物体外释放速率降低。

（4）药物的性质　药物的溶解度及分配系数与药物释放速率有密切关系。在载体材料相同时，溶解度大的药物释放较快。例如用乙基纤维素为囊材，分别制成巴比妥钠、苯甲酸及水杨酸微囊。这三种药物在 37℃水中溶解度分别为 255g/L、9g/L、0.63g/L，以巴比妥钠的溶解度最大，巴比妥钠微囊的释放速率最大。药物在囊壁与水之间分配系数也影响释放速率。如囊材为乙基纤维素的巴比妥钠、苯甲酸及水杨酸微囊，其乙基纤维素/水的分配系数分别为 0.67、58、151，其释药结果亦是巴比妥钠的释放最快。因此，将药物制成溶解度较小的衍生物，是制备缓释微囊的有效方法。

（5）工艺条件与剂型　工艺条件对释放速率有明显影响。如将对乙酰氨基酚以醋酸纤维素丁酸酯为囊料，采用不同的乳化工艺，所得的微囊在 8h 内释药量结果见表 7-8。说明三种微囊虽大小相近，但用乳化-溶剂蒸发法制成的微囊，其 8h 内释放药物显著低于另外二种乳化条件的微囊。

表 7-8　乳化条件不同对微囊释放药物的影响

条件	粒径/μm	8h 内释药量/%	药物含量/%
a	769	33±5.6	77±1.3
b	659	40±1.9	83±1.8
c	783	51±4.1	36±2.9

注：a：乳化-溶剂挥发法；b：改良的乳化-溶剂挥发法；c：乳化后加入非溶剂。

通常微囊具有缓释作用，但是微囊与微囊片剂相比，后者的释药可能较快，因经过压片的囊壁可能破裂。尼莫地平的未干燥微囊和经干燥的微囊均在 pH 1.4 盐酸溶液中释药，未干燥的比干燥的微囊释放速率快 1 倍，因为干燥的微囊要先经过吸水溶胀才能有效释药。

（6）介质的 pH 值　在不同 pH 值条件下微囊的释放速率也不同。如以壳聚糖-海藻酸盐为囊材的尼莫地平微囊，分别在 pH 1.4 和 pH 7.2 缓冲盐溶液中测定其释放速率。在 pH 7.2 时释药明显快于 pH 1.4 时，这是由于海藻酸盐在 pH 值较高时可缓慢溶解导致微囊囊壁溶解。

（7）介质的离子强度　如将荧光素尼龙微囊 50mg 混悬在 4L、pH 7.4、离子强度为 0.8、1.0、1.2 的磷酸盐缓冲溶液中，其 1h 体外释药结果分别为 38.78%、64.35%、71.99%。说明在相同介质中，离子强度不同释药速率也不同。

微粒能通过调节和控制药物的释放速度从而实现药物的长效释放，同时又能保护蛋白质或多肽类药物不被降解，然而不同高分子材料制备的微球也有着不同的释放特性和生物黏附性。

七、微囊、微球的质量评价

目前微囊、微球的质量评价，除制成的制剂本身要求应符合药典规定外，还包括下述内容。

1. 形态、粒径及其分布

可采用光学显微镜、扫描或电子显微镜观察形态并提供照片。微囊形态应为圆整球形或椭圆形的封闭囊状物，微球应为圆整球形或椭圆形的实体（图 7-20）。

不同制剂对粒径有不同的要求。注射剂的微囊、微球粒径应符合《中国药典》中混悬注射剂的规定；用于静脉注射起靶向作用时，应符合静脉注射的规定。应提供微囊、微球粒径平均值及其分布数据或图形（如直方图或分布曲线图）。粒径的测定有多种方法，常用校正过的带目镜测微仪的光学显微镜测定。取试样置载玻片上，必要时用甘油或液状石蜡稀释

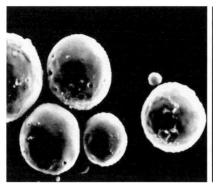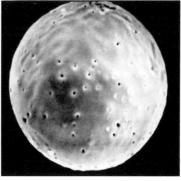

图 7-20 微球形态实物图

(1：2)，直接观测至少 500 个微囊、微球，并将粒径范围划分为若干单元（如 $5\sim10\mu m$、$10\sim15\mu m$、$15\sim20\mu m$ 等）。可由以下公式求算术平均径 D_{av}，从而计算出每个粒径范围的微囊、微球所占的质量分数（g）：

$$D_{av}=\frac{\sum(nd)}{\sum n}=\frac{n_1d_1+n_2d_2+\cdots+n_nd_n}{n_1+n_2+\cdots+n_n}$$

$$g=\left(\frac{Nd^3}{\sum Nd^3}\right)\times100\%$$

式中，n_1，n_2，$\cdots$，n_n 为具有粒径 d_1，d_2，$\cdots$，d_n 的粒子数；N 为在某个粒径范围的粒子数；d 为某粒径范围内的平均粒径。

将所测得的数据，以粒径为横坐标，以频率为纵坐标，可绘制直方图。频率可以用粒子个数为基准，也可以质量为基准计算各单元的质量分数。

粒径分布亦可用跨距（span）表示，跨距愈小分布愈窄，即大小愈均匀：

$$跨距=(D_{0.9}-D_{0.1})/D_{0.5}$$

式中，$D_{0.1}$、$D_{0.5}$、$D_{0.9}$ 为分别表示粒径分布图中相应于 10％、50％、90％处的粒径。粒径亦可用电感应法（如 Coulter 计数器）或光感应法（如粒度分布光度测定仪）测定。

2. 药物的含量

微囊、微球中药物含量的测定一般采用溶剂提取法。溶剂的选择原则是：应使药物最大限度地溶出而最小限度地溶解载体材料，溶剂本身也不应干扰测定。

3. 药物的载药量与包封率

对于粉末状微囊（球），先测定其含药量后计算载药量（drug-loading rate）；对于混悬于液态介质中的微囊（球），先将其分离，分别测定液体介质和微囊（球）的含药量后计算其载药量和包封率（entrapment rate）。

载药量＝（微囊内的药量/微囊的总重量）×100％

包封率＝[微囊内的药量/（微囊内的药量＋介质中的药量）]×100％

包封产率的表示方法如下式：

包封产率＝（微囊内的药量/投药量）×100％

包封产率取决于采用的工艺。用喷雾干燥法和空气悬浮法制得的微囊、微球的包封产率可达 95％以上，但用相分离法制得的微囊、微球的包封产率常为 20％～80％。包封产率对评价微囊、微球的质量意义不大，通常用于评价工艺。

4. 药物的释放速率

微囊、微球中药物的释放速率可采用《中国药典》（2000 年版）二部附录溶出度测定法中第二法（浆法）进行测定，亦可将试样置薄膜透析管内按第一法（转篮法）进行测定，或采用流池法测定。

5. 有机溶剂残留量

凡工艺中采用有机溶剂者，应测定有机溶剂残留量，并不得超过《中国药典》规定的限量。《中国药典》中未规定的有机溶剂，其残留量的限度可参考 ICH（International Conference of Harmonization of Technical Requirements for Registration of Pharmaceuticals for Human Use，人用药物注册技术要求国际协调会议）规定。

八、微球在鼻腔给药领域中的研究

微球促进药物吸收、增加生物利用度的因素有多种。①生物黏附性：影响鼻腔吸收的因素是鼻腔黏膜纤毛对异物的清除速率，普通的溶液、固体粉末清除半衰期只有 15min。凝胶物质如淀粉、白蛋白、DEAE-葡聚糖制成的微球，具生物黏附性，清除半衰期可达 3h。②微球的溶胀能力：有学者将微球给绵羊滴鼻，发现微球溶胀后，与其接触的基底细胞出现暂时性脱水并萎缩，细胞间隙变大，生物大分子通透性增加。另外，微球吸水溶胀可使药物产生局部高浓度，促进吸收。③保护药物不被降解：多肽、蛋白质类等药物包裹入微球后不易被酶降解，有利于吸收。④微球的球径：有实验动物研究发现，将直径 $0.8\mu m$ 的荧光聚苯乙烯橡胶微粒鼻腔给药，10min 后血中微粒浓度最大，24h 后仍有微粒存在于血液循环中。研究发现，微球粒径与鼻腔吸收有密切联系，$10\mu m$ 以下的粒子鼻腔给药后易被推移到支气管处，粒子太大时，又容易沉着在纤毛较少的鼻腔前部，粒子直径一般控制在 $40\sim60\mu m$ 为宜。

有学者以荧光标记的胰岛素和葡聚糖作为模型药，以氨化凝胶微球为载体，考察了多肽类药物经鼻腔给药的释放速度，结果发现氨化凝胶微球中胰岛素的释放速度明显慢于未经氨化凝胶处理的微球，二者 30min 后的累积释放率分别为 18.4％和 32.4％，8h 后分别为 56.9％和 75.1％；但是，两种微球中葡聚糖的释放速度都较快，差异无统计学意义，这提示影响控释行为的因素可能与模型药和微球间的静电作用有关，同时，与氨化凝胶微球混悬制剂相比，氨化凝胶微球干粉制剂能显著增加胰岛素在鼻腔内的吸收，其作用机制可能是：①微球的亲水凝胶性质使其能吸取鼻黏膜表面水分，导致上皮细胞膜短暂性缺水，使细胞间隙增大，有利于生物大分子的通过；②微球表面带有正电荷，能与带负电荷的鼻黏膜结合从而促进药物吸收；③微球具有生物黏附性，可延长药物在鼻黏膜表面的滞留时间；而混悬制剂为液体制剂，大大削弱了微球的亲水凝胶性质，而且其流动性也缩短了药物在鼻黏膜表面的滞留时间。

有学者研究了胰岛素壳聚糖微球鼻腔制剂，经优化工艺后的微球使血糖降低了 67％。与静脉注射比较绝对生物利用度为 44％。微球材料经修饰后，可使表面带正点荷或增强微球的生物黏附性，促进药物的吸收。

有学者制备胰岛素淀粉微球剂进行鼻腔给药后的药效学研究。结果显示，胰岛素淀粉微球能明显降低家兔血糖水平，血糖下降率最大可达 35％，且降血糖作用较缓慢、持久，具有缓释特征。给药后，动物在非禁食情况下，2h 以后血糖浓度逐渐恢复至基础水平。

依托泊苷（etoposide，VP-16）作为抗癌药已得到了广泛应用，但它目前的给药途径以注射剂、口服软胶囊为主，其他给药途径尚未见报道。但依托泊苷的水溶性差，口服制剂生物利用度低，而静脉滴注会给患者带来很多痛苦和不便，所以考虑通过改变给药途径和制剂的手段来提高其生物利用度和依从性。随着近年对给药途径的深入研究，通过鼻腔给药达到全身治疗作用正日益受到人们重视。有学者将依托泊苷制成壳聚糖微球进行鼻腔给药。结果显示，依托泊苷壳聚糖微球具有生物黏附性，在鼻腔中的滞留时间可达到 3～4h，与黏膜接触 4h 内，依托泊苷壳聚糖微球无明显纤毛毒性。依托泊苷壳聚糖微球在鼻腔滞留时间延长，体内药物峰浓度降低，可减少药物的不良反应，明显提高生物利用度。

第四节 纳米囊与纳米球的制备技术

纳米制剂的粒径比微球小，更易穿过黏膜细胞，达到靶部位，尤其可实现脑内药量富集。由于生物体对纳米制剂具有良好的耐受性，这一剂型对鼻腔给药具有重要价值。目前研究较多的纳米制剂包括以聚乳酸-聚羟基乙酸共聚物（PLGA）、聚乳酸（PLA）、壳聚糖、聚丙烯酸醋、聚氰基丙烯酸丁酯等为载体的纳米粒。

一、纳米囊与纳米球的制备方法

1. 乳化聚合法

以水作连续相的乳化聚合法是目前制备纳米囊（球）主要方法之一。将单体分散于水相乳化剂中的胶束内或乳滴中，遇 OH^- 或其他引发剂分子或经高能辐射发生聚合，胶束及乳滴作为提供单体的仓库，乳化剂对相分离的纳米囊（球）也起防止聚集的稳定作用。聚合反应终止后，经分离呈固态。一个固态纳米囊（球）通常由 $10^3 \sim 10^5$ 个聚合物分子组成。

（1）聚氰基丙烯酸烷酯纳米囊/纳米球　聚氰基丙烯酸烷酯（polyalkylcyano-acrylate，PACA）聚合物可制备成纳米囊/或纳米球。PACA 纳米囊/纳米球极易生物降解，在体内几天即可消除，其降解速率基本上随烷基碳原子数的增加而降低。在甲酯、乙酯、丁酯、异丁酯和己酯中，以丁酯降解最慢、体内耐受性好。PACA 纳米囊/纳米球降解产物为水溶性的聚氰基丙烯酸，不贮藏于组织内，随尿排泄。

室温下制备聚氰基丙烯酸烷酯纳米囊/纳米球的聚合反应是以水中 OH^- 作引发剂，故 pH 值对聚合反应速率的影响较大，碱性溶液时反应快。

通常制得的聚合物平均分子量低，其纳米球也软且易于粘连，故稳定剂的应用特别重要。溶液的 pH 值及单体浓度是影响粒径的重要因素。以 0.5％右旋糖酐为稳定剂的聚氰基丙烯酸丁酯纳米球的制备为例：pH 值为 2 时粒径最小（130nm），而 pH 值为 1 或 3 时粒径增大 50％（pH 值再高反应太快不易成球）；一般搅拌速率增高粒径变小，但过高会使粒径变大，如 600r/min 及 3000r/min 分别得 126nm 及 161nm 的平均粒径；温度高过 20℃粒径变大，粒径分布变宽；无乳化剂制得的纳米球贮放过程中易粘连。

（2）聚甲基丙烯酸甲酯纳米囊/纳米球　聚甲基丙烯酸甲酯（polymethyl methacrylate，PMMA）纳米囊/纳米球是由辐射乳化聚合法或化学引发聚合法制备。该法在水介质中进行聚合，可避免用有机溶剂，有时可加入 HPMA（羟丙甲丙烯酸甲酯），以提高甲丙烯酸甲酯（MMA）单体的水溶性。聚合物的平均分子量及纳米囊或纳米球的粒径均随单体浓度的增大而增大、引发剂（如过硫酸钾）浓度的降低及温度的降低而增大。制备 PMMA 纳米球时一般不加乳化剂，但加入高分子保护胶（如蛋白质）可使纳米球粒径分布变窄。药物可在聚合反应前加入，也可采用二步法制备 PMMA 纳米球。

2. 天然高分子凝聚法

天然高分子材料可由化学交联、加热变性或盐析脱水法凝聚成纳米囊或纳米球，工艺流程如图 7-21 所示。

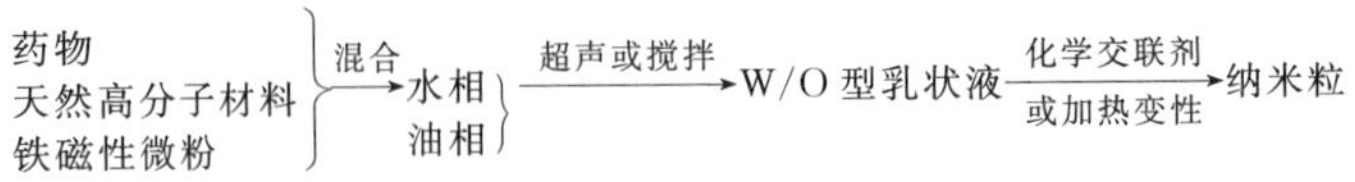

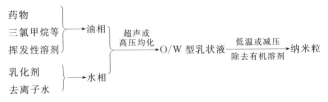

图 7-21 天然高分子材料制备纳米粒的工艺流程

（1）明胶纳米球 制备明胶纳米球时，先胶凝后化学交联。如将 W/O 型乳状液中的明胶乳滴冷却至胶凝点以下用甲醛交联固化，可用于对热敏感的药物。如将 300g/L 的明胶溶液 3ml（含有 1.8mg 丝裂霉素）在 3ml 芝麻油中乳化。将形成的乳状液在冰浴中冷却，使明胶乳滴完全胶凝，再用丙酮稀释，用 50nm 孔径的滤膜过滤，弃去粒径较大的纳米球。用丙酮洗去纳米球（≤50nm）上的油，加 10% 甲醛的丙酮溶液 30ml 使纳米球交联 10min，丙酮洗涤，干燥，即得粒径范围在 100～600nm、平均粒径 280nm 的单个纳米球。较大粒径的，可能在交联过程中由小纳米球聚集而成。

（2）白蛋白纳米球 基本工艺由 Scheffel 等于 1972 年提出：200～500g/L 的白蛋白与药物（或同时还有磁性粒子做成磁性纳米球）溶于或分散于水中作水相，在 40～80 倍体积的油相中搅拌或超声得 W/O 型乳状液，将此乳状液快速滴加到热油（100～180℃）中并保持 10min；白蛋白变性形成含有水溶性药物（或还有磁性粒子）的纳米球，再搅拌并冷至室温，加乙醚分离纳米球，于 3000g 离心，再用乙醚洗涤，即得。白蛋白纳米球的粒径及其分布，基本上不受白蛋白浓度、乳化时间、超声波的强度、水/油两相体积比等因素的影响。常用油相有液状石蜡或棉籽油。

（3）多糖纳米球 先将多糖溶于含药的 0.2mol/L 磷酸盐缓冲液，加入丙烯酸环氧丙酯（或加有偶联剂），室温搅拌，反应 10 天，离心分离，即得。

3. 液中干燥法

液中干燥法制备纳米粒的工艺流程如图 7-22 所示。纳米囊或纳米球的粒径取决于溶剂蒸发之前形成乳滴的粒径，可通过搅拌速度、分散剂的种类和用量、有机相及水相的比例、黏度、容器及搅拌器的形状和温度等因素调节。如曲安奈德聚乳酸纳米球的制备：取 20mg 曲安奈德与 400mg PLA 溶于 2ml 三氯甲烷中作为油相，与 0.5% 明胶溶液 40ml 在 15℃ 以下超声乳化 45min 制得 O/W 型乳状液，再升温至 40℃ 缓慢蒸发三氯甲烷，再超声蒸发 45min 除尽三氯甲烷，离心，水洗后将纳米球混悬于水，冻干 2 天。纳米球平均粒径为 476nm，纳米球收率 79.2%，其中药物收率 71%，载药量 4.5%。

图 7-22 液中干燥法制备纳米粒工艺流程

二、固体脂质纳米球的制备

固体脂质纳米球（solid lipid nanospheres，SLN）系指以生物相容的高熔点脂质为骨架材料制成的纳米球。由于骨架材料在室温时是固体，故 SLN 既具有聚合物纳米球的物理稳定性高、药物泄漏少、缓释性好的特点，又兼有脂质体毒性低、易于大规模生产的优点，是极具发展前途的新型药物传递载体。常用的高熔点脂质有饱和脂肪酸甘油酯、硬脂酸、混合脂质等。

1. 熔融-匀化法

熔融-匀化法（melt-homogenization）系制备 SLN 的经典方法，即将熔融的高熔点脂质、磷脂和表面活性剂在 70℃ 以上高压匀化，冷却后即得粒径小（约 300nm）、分布窄的纳米球。亦可用高速搅拌器制得 650nm 左右的纳米球。本法常有药物析出，因药物在高温下与脂质混熔，冷却后呈过饱和，药物晶体可在 SLN 表面析出，甚至在水相中析出。

2. 冷却-匀化法

冷却-匀化法（cold-homogenization）系将药物与高熔点脂质混合熔融并冷却后，与液氮或干冰一起研磨，然后和表面活性剂溶液在低于脂质熔点 5~10℃ 的温度进行多次高压匀化。此法所得纳米球粒径较大，但适用于对热不稳定的药物。

3. 微乳法

微乳法系先在熔融的高熔点脂质中加入磷脂、助乳化剂与水制成微乳或亚微乳，再倒入冰水中冷却即得纳米球。本法的关键是选用恰当的助乳化剂。助乳化剂应为药用短链醇或非离子型表面活性剂，其分子长度通常约为乳化剂分子长度的一半。

国内已报道的固体脂质纳米球有喜树碱与环孢菌素 A 硬脂酸纳米球等。喜树碱固体脂质纳米球的制备：取喜树碱、豆磷脂和硬脂酸，在通氮气条件下加热至 80 ± 5℃，搅拌下加入相同温度含甘油和泊洛沙姆 188 的水溶液制成初乳，80 ± 5℃ 和通氮条件下，高压乳匀机 41.4MPa 压力下乳匀 5 次，充氮分装，迅速冷却形成喜树碱纳米球混悬液，粒径范围 30~330nm，平均粒径为 (196.8 ± 21.3)nm，载药量 4.77%，包封率 99.53%。小鼠体内药物的分布研究表明，血液、心、脑的靶向效率高于单核吞噬细胞丰富的肝与脾，肾脏分布最低。

三、磁性纳米球的制备

磁性纳米球的制备类似磁性微球，要先制备磁流体，然后制备含药磁性纳米球。例如，放线菌素 D 磁性纳米球的制备：用 1g 葡萄糖和 1g 枸橼酸溶解在 100ml 蒸馏水中，加入 0.7g 磁流体，超声 15min，垂熔漏斗（孔径 9~15μm）滤去聚结的磁流体，加入 ^{3}H-放线菌素 D 2ml 和 14C-氰基丙烯酸异丁酯单体 1.5ml，超声 3h，用泵循环管道系统以 1ml/min 流速通过置于磁场中的管道，移去外面的磁铁后，用含 0.7% NaCl、0.2% $CaCl_2 \cdot 2H_2O$ 的水溶液 100ml 洗净管道内的混合物，超声 15min，再用垂熔漏斗滤去聚结物，得粒径约 220nm 的放线菌素 D 聚氰基丙烯酸异丁酯磁性纳米球。磁性和非磁性纳米球的 LD_{50} 分别为 245mg/kg 和 242mg/kg，即超细磁流体不影响急性毒性。将 ^{3}H 放线菌素 D 聚氰基丙烯酸异丁酯磁性纳米球静注到小鼠体内，发现肾旁均放有磁铁的肾的平均放射性比未放磁铁的对照组小鼠高 3 倍，同时肾旁有磁铁小鼠的肝的放射性仅为对照组的 1/3。

四、纳米球的修饰

1. 长循环纳米球

用双嵌段 PLA/PGA 共聚物与 PEG（相对分子质量 350～20000）以液中干燥法制备 PEG 修饰的纳米球，所得粒径约 200nm 的纳米球表面被 PEG 覆盖，明显延长在血液循环系统中滞留的时间，亦称长循环纳米球。将此纳米球用放射性[111]In 标记，注射 5min 后，在肝中的量仅为注射未修饰的纳米球的 37.5%，而在血中的量为未修饰者的 400%；4h 后未修饰者在血中完全消失，而修饰者尚有其总量的 30% 在血液中维持循环。

2. 免疫纳米球

单抗与药物纳米球结合，采用静脉注射法可实现主动靶向。与药物直接同单抗结合相比，单抗较少失活且载药量较大。如用乳化-化学交联法制得粒径大多为 200～420nm 的阿霉素白蛋白纳米球，载药量 7.83%，体外释放符合 Higuchi 方程。将分离并纯化的抗人膀胱癌 BIU-87 单克隆抗体 BDI-1 通过化学交联反应，同上述纳米球偶联得免疫纳米球。在体外可观察到，此纳米球能同靶细胞的纤毛连接，对人膀胱癌 BIU-87 有明显的杀伤作用，对荷瘤裸鼠显示较好的抑瘤作用。

五、影响纳米囊和纳米球的包封率、收率及载药量的因素

制备纳米囊和纳米球时，应根据材料和药物性质及使用的要求，选择合适的制备方法和制备工艺。一般经过优选确定制备工艺实验条件。优选指标因需要而异，指标包括粒径和形态、释药特性、收率（分纳米囊、纳米球的收率和其中药物的收率）、包封率、载药量、微粉学特性、稳定性、水中分散性、吸湿性等。本段主要讨论乳化聚合法中影响包封率、收率和载药量的因素。

1. 工艺和附加剂

用聚氰基丙烯酸丁酯（PBCA）制备胰岛素纳米囊（分散在水性介质）时，使用了乳化聚合的一步法和两步法（浸吸法），一步法分别以 Dextran 40 和泊洛沙姆 188 作稳定剂时包封率分别为 17.95% 和 62.80%；两步法分别以 Dextran 40 和泊洛沙姆 188 作稳定剂时包封率分别为 17.56% 和 92.86%。说明工艺与稳定剂对包封率有明显的影响。

2. 纳米囊或纳米球表面的电性

在用乳化聚合法制备米托蒽醌的聚氰基丙烯酸丁酯（PBCA）纳米球时，用电泳法测定所得纳米球的 ζ 电位。当氰基丙烯酸丁酯（BCA）单体聚合前通入 SO_2，可以得到粒径小至 10nm 的纳米球，且纳米球的 ζ 电位从不通 SO_2 时的 $-20mV$ 变为 $-53mV$。如以 $Na_2S_2O_5$ + NaCl、$Na_2S_2O_5$、Na_2SO_4、NaCl 或 KCl 为附加剂时，所得 PBCA 纳米球的 ζ 电位分别为 $-65.8mV$、$-50.5mV$、$-35.2mV$、$-30.4mV$、$-27.3mV$，其纳米球内部载药量（mg/g）分别是 46.77、33.01、17.23、12.72、9.28，故 ζ 电位的绝对值愈大者载药量也愈大。当纳米球分散在水性介质中测定包封率时，也发现有相同的规律，即 ζ 电位的绝对值愈大者包封率也愈大。可能是由于在反应条件下药物带正电荷，易于进入带负电荷的 PBCA 纳米球。

3. 介质的 pH 值和离子强度

对聚氰基丙烯酸烷酯类纳米球，聚合时介质 pH 值的影响很大，因为以 OH^- 为催化剂，

pH 值太低时聚合难以进行，太高时反应太快形成凝块，而 pH 在 2～5 时可得到较好的纳米球。用两步法制备阿克拉霉素 A 聚氰基丙烯酸异丁酯纳米球时，发现介质 pH 不同时浸吸量也不同，pH 为 2.0、3.0、4.0、5.0、6.0 时，载药量分别为 56.62、56.54、56.47、43.07、39.60（mg/g），即 pH 值愈低载药量愈大。可能是由于纳米球带负电荷，而在 pH 值较低的介质中药物带正电荷较多的缘故。如浸吸介质具有不同的离子强度（Na_2SO_4 的量分别为 0、4g/L、8g/L、12g/L、16g/L）时，载药量也不同（分别为 40.1%、45.3%、49.1%、51.8%、53.9%）。

六、纳米囊与纳米球的稳定性

1. 灭菌

纳米囊和纳米球常用于制备注射剂，这种注射剂含有生物降解材料，灭菌可引起纳米囊和纳米球不稳定。目前常用的灭菌方法有煮沸灭菌、过滤灭菌、辐射灭菌或无菌操作等，根据具体情况选择适当的方法。例如两性霉素 B 的 PLA 纳米球，经煮沸灭菌 30min 出现絮凝现象，而两性霉素 B 的胆固醇纳米球同样煮沸却无此现象，经扫描电镜观察亦未见纳米球形态的变化，可以采用煮沸灭菌。目前辐射灭菌和无菌操作是实用的方法。通常 γ 辐射不会引起平均粒径的变化，但必须注意有时会引起防腐剂和增稠剂的分解，并使聚合物进一步交联和分子量增大。过滤灭菌不会引起其理化性质任何变化，对不黏稠、粒径较小的纳米球系统较适合，但须注意滤膜孔径的大小。

2. 贮存

纳米球贮存稳定性一般较差，贮存条件与所用材料有关。如聚 ε-己内酯纳米球溶液和聚乳酸纳米球溶液可室温贮存 1 年，而聚丙交酯-乙交酯（75：25 或 50：50）纳米球溶液以 4℃贮存为宜。两性霉素 B 的 PLA 纳米球于 37℃贮藏 3 个月后扫描电镜观察其形态，发现纳米球形状不规则且变大（粒径由 79nm 变为略小于 1μm），4℃贮存数月后发现纳米球聚集，说明其贮存稳定性差。两性霉素 B 的胆固醇纳米球溶液于 37℃贮存 3 个月后测定平均粒径，由贮存前的 103nm 变为 339nm；于 4℃贮存 1 年以上平均粒径变为 327nm。说明该纳米球溶液的贮存稳定性不高。经冻干处理后，于室温放置 1 月，用扫描电镜观察其形态无变化，故以冷冻干燥后贮存为宜。

3. 冷冻干燥

纳米球于水溶液中不稳定，因其聚合物材料易发生降解，从而引起纳米球形态变化和聚集，也可能引起药物泄漏和变质。将纳米球冷冻干燥，可明显提高其稳定性，通常冷冻温度应低于纳米球与水共存的低共熔点 10～20℃、10Pa 压力下冷冻干燥 24～90h。

为避免冻干后纳米球聚集和粒径变化，常先加入冷冻保护剂，如葡萄糖、甘露醇、乳糖、NaCl 等，在冷冻时促进大量微小冰晶生成，或使冻干品呈疏松状态，以利纳米球保持原形态并易于在水中再分散。但 NaCl 可能与有些药物产生沉淀或引起聚集，不能普遍采用。

冻干品的贮存稳定性可在不同温度贮存观察。如于 3～5℃、15～25℃条件放置 3 个月观察，应无外观形态变化，再分散性好，如出现团块的萎缩，则贮存条件不合适。也应考察冻干前后粒径、包封率是否变化，对多肽、蛋白类药物纳米球，应考察冻干是否引起药物失活。

七、纳米囊与纳米球的质量评定

纳米囊和纳米球的质量要求基本上与微囊和微球一致，《中国药典》均采用同一指导原则，其中说明了控制质量应检查的项目。现根据纳米囊和纳米球粒径较小及其贮存和应用的特点，提出以下几项内容。

1. 形态、粒径及其分布

通常采用电镜观察形态，并提供照片。应为球形或类球形，无粘连。粒径分布可采用激光散射粒度分析仪测定，或电镜照片经软件分析，再绘制直方图或粒径分布图，亦可用跨距表示。粒径分布范围应狭窄，并符合其使用要求。

2. 再分散性

冻干品的外观应为细腻疏松块状物，色泽均匀；加一定量液体介质振摇，应立即分散成几乎澄清的均匀胶体溶液。再分散性可以用分散有不同量纳米囊和纳米球的介质的浊度变化表示，如浊度与一定量介质中分散的纳米囊和纳米球的量基本上呈直线关系，表示能再分散，直线回归的相关系数愈接近1，表示再分散性愈好。

3. 包封率与渗漏率

测定液体介质中纳米囊（球）的药物包封率；冻干品应分散在液体介质后再测定。液体介质中纳米囊（球）的分离方法包括透析、凝胶柱、低温超速离心等，分别测定系统中的总药量和游离的药量，从而计算出包封率。纳米囊（球）贮存一定时间后再测定包封率，计算贮存后的渗漏率。

4. 突释效应

纳米囊和纳米球在开始 0.5h 内的释放量应低于 40%。

5. 有机溶剂残留量

在制备纳米囊和纳米球过程中采用了有机溶剂的，须检查其残留量，残留量应符合《中国药典》或 ICH 要求。

八、鼻腔给药纳米囊及纳米球的研究

2008 年，Khatri 等制备了乙型肝炎病毒 DNA 疫苗壳聚糖纳米球鼻腔制剂。研究表明，该制剂能够同时引起机体体液免疫和细胞免疫，提高机体免疫蛋白水平，诱发机体分泌免疫球蛋白（sIgA），达到有效的免疫目的。同年有学者制备抗动脉粥样硬化 DNA 疫苗壳聚糖纳米球制剂。动物实验表明，壳聚糖 DNA 疫苗纳米粒滴鼻免疫，可显著减轻动脉粥样硬化的进展，有望发展成为抗动脉粥样硬化的新型疫苗接种方案。

有国内学者考察了神经毒素（NT-1）纳米球经大鼠鼻腔给药后的脑药物动力学特征。采用同位素标记法，以清醒自由活动大鼠为实验模型，运用脑微透析取样技术，连续测定 NT-1 纳米粒和 NT-1 溶液经大鼠鼻腔给药后右侧嗅球组织间液的放射性计数（min），再折算成相应的 NT-1 浓度，并利用药动学软件计算各个参数。结果显示：NT-1 溶液鼻腔给药后无法进入脑内，而 NT-1 纳米粒可进入脑内，其药动学符合开放性二室模型，t_{max}、c_{max}、$AUC_{0\rightarrow\infty}$、$t_{1/2(\beta)}$ 分别为（46.38 ± 5.12）min、（3.98 ± 0.51）ng/ml、（876.24 ± 55.32）ng·min/ml 和

$(132.45\pm24.26)h^{-1}$。由结果可知，单纯 NT-1 溶液无法经鼻腔吸收入脑，而以纳米粒为载体 $AUC_{0\to\infty}$ 为 $(876.24\pm55.2)ng\cdot min/ml$，表明其可显著增加 NT-1 的鼻腔吸收入脑，$t_{max}$ 和 $t_{1/2(\beta)}$ 分别为 $(46.38\pm5.12)min$ 和 $(132.45\pm24.26)h^{-1}$，表明其能较快达到峰浓度且消除缓慢。

有国内学者选用卵清蛋白（OVA）为模型蛋白，研究壳聚糖纳米粒作为蛋白类疫苗载体，鼻腔给药后产生的免疫效果。结果显示，OVA 壳聚糖纳米粒粒径为 360nm，表面电位为 +40mV，OVA 包封率达到 80%～90%，鼻腔给药后能诱导较高的体液免疫反应（IgG 水平）和黏膜免疫反应（IgA 水平）。

第五节　脂质体的制备技术

脂质体作为包封载体已引起广泛关注，以脂质体为载体的鼻腔制剂是一种新的鼻腔给药研究方向，通过脂质体的磷脂双分子层对药物实现控缓释放的作用，能平稳血药浓度，从而提高药物疗效。脂质体在鼻腔制剂的应用对鼻腔给药的广泛应用和发展有很大的促进作用。

脂质体作为一种新型鼻腔给药载体，脂质体具有许多优点：①减少药物对鼻黏膜毒性和刺激性；②防止药物被黏膜上的酶降解，使给药部位保持高的药物浓度；③持续释放被包封药物，有长效缓释作用；④具有生物黏附特性，特别是带正电荷脂质体生物黏附性较强，鼻腔给药能减少药物被黏膜纤毛的清除，使药物较长时间保持有效血药浓度，提高生物利用度；⑤可作为鼻黏膜免疫佐剂，增强机体的黏膜和全身免疫应答反应；⑥阳性脂质体（cationic liposome）又称阳离子脂质体，能有效介导基因转染，在基因治疗方面有独特作用。其主要作用为与 DNA 形成复合物，介导与细胞的作用，并将 DNA 释放到细胞中，实现基因转染。

一、脂质体的组成与结构

脂质体（liposome）的结构与由表面活性剂构成的胶束（micelle）不同，后者是由单分子层所组成，而脂质体由双分子层所组成（图 7-23）。脂质体的组成成分是磷脂及附加剂。如果把类脂质的醇溶液倒入水中，醇很快溶于水，而类脂分子则排列在空气/水的界面，极性部分在水中，而非极性部分则伸向空气中，空气/水界面布满了类脂分子后，则转入水中，被水完全包围时，其极性基团面向两侧水相，而非极性的烃链彼此面对面缔合成板状双分子层或球状。磷脂为两性物质，其结构中含有磷酸基团和含氮的碱基（均亲水），及两个较长的烃链为疏水链。

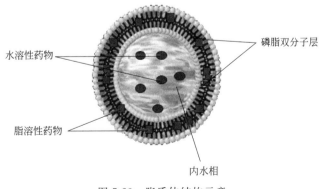

图 7-23　脂质体结构示意

胆固醇亦属于两亲物质，其结构中亦具有疏水与亲水两种基团，但疏水性较亲水性强。用磷脂与胆固醇作脂质体的膜材时，必须先将二者溶于有机溶剂，然后蒸发除去有机溶剂，在器壁上形成均匀的类脂质薄膜，此薄膜是由磷脂与胆固醇混合分子相互间隔、定向排列的双分子层所组成。磷脂与胆固醇排列成单室脂质体的方式如图 7-24 所示。磷脂分子的极性端与胆固醇分子的极性基团相结合，故亲水基团上接有两个疏水链，其中之一是磷脂分子中两个烃基，另一个是胆固醇结构中的疏水链。

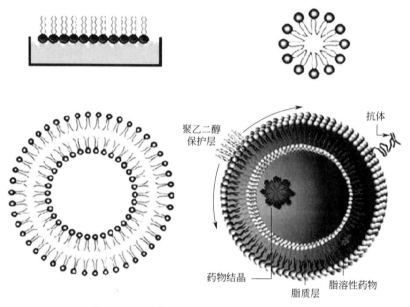

图 7-24　磷脂与胆固醇排列成单室脂质体示意

磷脂分子形成脂质体时，有两条疏水链指向内部，亲水基在膜的内外两个表面上，磷脂双层构成一个封闭小室，内部包含水溶液，小室中水溶液被磷脂双层包围而独立，磷脂双层形成囊泡又被水相介质分开。脂质体可以是单层的封闭双层结构，也可以是多层的封闭双层结构。在电镜下脂质体常见的是球形或类球形。

二、脂质体的理化性质

1. 相变温度

脂质体的物理性质与介质温度有密切关系。如图 7-25 所示，当温度升高时，脂质体双分子层中酰基侧键可从有序排列变为无序排列，从而引起一系列变化，如由"胶晶"变为液晶态，膜的横切面增加、厚度减少、流动性增加等。转变时的温度称为相变温度（phase transition temperature，T_c），相变温度的高低取决于磷脂的种类。脂质体膜也可以由两种以上磷脂组成，它们各有特定的相变温度，在一定条件下它们可同时存在不同的相。

2. 电性

含磷脂酸（PA）和磷脂酰丝氨酸（PS）等的酸性脂质体荷负电，含碱基（胺基）如十八胺等的脂质体荷正电，不含离子的脂质体显电中性。脂质体表面的电性对其包封率、稳定性、靶器官分布及对靶细胞的作用均有影响。

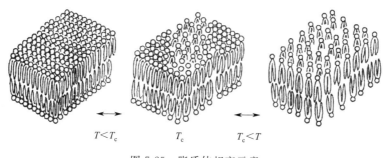

$$T<T_c \qquad T_c \qquad T_c<T$$

图 7-25 脂质体相变示意

三、脂质体的特点

脂质体是一种新型的药物载体，具有包裹脂溶性药物或水溶性药物的特性。药物被脂质体包裹后称为载药脂质体，它具有以下主要特点。

1. 靶向性

载药脂质体进入体内可被巨噬细胞作为外界异物而吞噬，脂质体以静脉给药时，能选择地集中于网状内皮系统，70%～89%集中于肝、脾。可用于治疗肝肿瘤和防止肿瘤扩散转移，以及防治肝寄生虫病、利什曼病等网状内皮系统疾病。如抗肝利什曼原虫药锑剂被脂质体包裹后，药物在肝脏中的浓度可提高 200～700 倍。

2. 缓释性

许多药物在体内作用时间短，被迅速代谢或排泄。将药物包封于脂质体中，可减少肾排泄和代谢而延长药物在血液中的滞留时间，使某些药物在体内缓慢释放，延长药物的作用时间。如按 6mg/kg 剂量分别静注阿霉素溶液和阿霉素脂质体，两者在体内过程均符合三室模型，两者消除半衰期分别为 17.3h 和 69.3h。又如 Assil 等比较盐酸阿糖胞苷溶液和盐酸阿糖胞苷脂质体在结膜下注射的眼内动力学，发现组织半衰期分别为 0.2h 和 52.5h，盐酸阿糖胞苷经 8h 后剩余量<1%，而其脂质体经 72h 后还剩余 30%药物，表明脂质体的缓释性好。

3. 降低药物毒性

药物被脂质体包封后，主要被网状内皮系统的巨噬细胞所吞噬，在肝、脾和骨髓等网状内皮细胞较丰富的器官中集中，而使药物在心、肾中累积量比游离药物明显降低。因此如将对心、肾有毒性的药物或对正常细胞有毒性的抗癌药包封于脂质体中，可明显降低药物的毒性。如两性霉素 B，它对多数哺乳动物的毒性较大，制成两性霉素 B 脂质体，可使其毒性大大降低而不影响抗真菌活性。

4. 提高药物稳定性

不稳定的药物被脂质体包封后受到脂质体双层膜的保护，可提高稳定性。如青霉素 G 或 V 的钾盐是酸不稳定的抗生素，口服易被胃酸破坏，制成药物脂质体可防止其在胃中被破坏，从而提高其口服的吸收效果。

四、制备脂质体的材料

脂质体的膜材主要由磷脂与胆固醇构成，这两种成分是形成脂质体双分子层的基础物质，由它们所形成的"人工生物膜"易被机体消化分解。

1. 磷脂类

磷脂类包括卵磷脂、脑磷脂、大豆磷脂以及其他合成磷脂，如合成二棕榈酰 DL 磷脂酰胆碱、合成磷脂酰丝氨酸等都可作为脂质体的双分子层的基础物质。采用蛋黄卵磷脂为原料，以三氯甲烷为溶剂提取，即得卵磷脂，但产品中三氯甲烷难除尽，卵磷脂的成本也比豆磷脂高。

豆磷脂的组成为卵磷脂与少量脑磷脂的混合物。磷脂可在体内合成，还可相互转化，如脑磷脂可转化为卵磷脂和丝氨酸磷脂，丝氨酸磷脂也可转化为脑磷脂。磷脂结构的示意图见图 7-26。

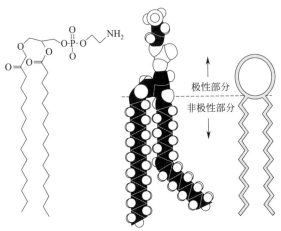

图 7-26　磷脂结构示意

2. 胆固醇类

胆固醇与磷脂是共同构成细胞膜和脂质体的基础物质。胆固醇具有调节膜流动性的作用，故可称为脂质体"流动性缓冲剂"（fluidity buffer）。当低于相变温度时，胆固醇可使膜减少有序排列，而增加流动性；高于相变温度时，可增加膜的有序排列而减少膜的流动性。

五、脂质体的制备方法

1. 薄膜分散法

薄膜分散法（thin-film dispersion method）又称干膜（分散）法（TFV）：如图 7-27 所示，将磷脂等膜材溶于适量的三氯甲烷或其他有机溶剂中，脂溶性药物可加在有机溶剂中，然后在减压旋转下除去溶剂，使脂质在器壁形成薄膜后，加入含有水溶性药物的缓冲溶液，进行振摇，则可形成大多室（large multilamellar）脂质体，其粒径范围为 $1 \sim 5 \mu m$。

分散所形成的脂质体可用各种机械方法进一步分散，以下为通过薄膜法制成的大多室脂质体再分散成各种脂质体的方法。

① 薄膜-超声法　将薄膜法制成的大多室脂质体用超声波仪超声处理，则根据所采用超声的时间长短而获得 $0.25 \sim 1 \mu m$ 的小单室（small unilamellar）脂质体。

② 薄膜-振荡分散法　将制备的脂质体干膜加入缓冲溶液后，用液体快速混合器振荡 12min（25℃）则形成脂质体。

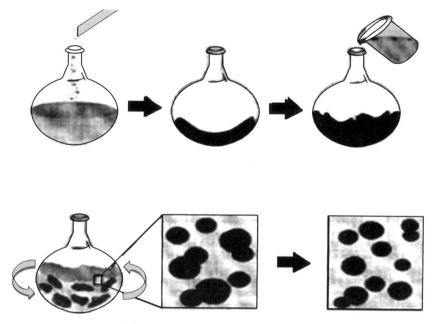

图 7-27 薄膜分散法制备脂质体示意

③ 薄膜-匀化法　将"薄膜-搅拌分散法"制备的较大粒径脂质体通过组织捣碎机或高压乳匀机匀化成较小粒径的脂质体。

④ 薄膜-挤压法　当把薄膜法制备的大小不一的多室脂质体（multilamellar vesicles，MLV）连续通过孔径 $0.1\sim1.0\mu m$ 的聚碳酸纤维膜后，发现不但脂质体的大小分布趋于均一，且单室脂质体的比例也有增多。

2. 逆相蒸发法

如图 7-28 所示，逆相蒸发法系将磷脂等膜材溶于有机溶剂，如三氯甲烷、乙醚等，加入待包封的药物水溶液 [水溶液：有机溶剂＝(1∶3)～(1∶6)]进行短时超声，直到形成稳定 W/O 型乳状液。然后减压蒸发除去有机溶剂，达到胶态后，滴加缓冲液，旋转帮助器壁上的凝胶脱落，在减压下继续蒸发，制得水性混悬液，通过凝胶色谱法或超速离心法，除去未包入的药物，即得大单室脂质体。本法可包裹较大体积的水（约 60%，大于超声分散法约 30 倍），它适合于包裹水溶性药物及大分子生物活性物质。如超氧化物歧化酶脂质体的制备：将卵磷脂 100mg 和胆固醇 50mg 溶于乙醚，加入 4mmol/L PBS 配成的超氧化物歧化酶（SOD）溶液，超声处理 2min（每处理 0.5min，间歇 0.5min），在水浴中减压旋转蒸发至凝胶状，旋涡振荡使凝胶转相，继续蒸发除尽乙醚，超速离心除去游离 SOD，沉淀用水洗涤，离心沉淀，用 10mmol/L PBS 稀释，即得包载超氧化物歧化酶的脂质体。

3. 冷冻干燥法（freeze-drying method）

将类脂质高度分散在水溶液中，冷冻干燥，然后再分散到含药的水性介质中，形成脂质体。冻干温度、速度及时间等因素对形成脂质体的包封率和稳定性都有影响。实验成功的另一要素是冻结保护剂的选择，冻结保护剂能降低冷冻和融化过程对脂质体的损害。

如维生素 B_{12} 脂质体，取卵磷脂 2.5g 分散于 0.067mmol/L 磷酸盐缓冲液（pH 7）与 0.9%氯化钠溶液（1∶1）混合液中，超声处理，然后与甘露醇混合，真空冷冻干燥，用含

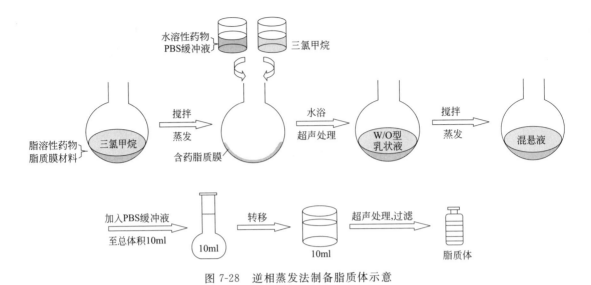

图 7-28 逆相蒸发法制备脂质体示意

12.5mg 维生素 B_{12} 的上述缓冲盐溶液分散,进一步超声处理,即得。

4. 注入法(injection method)

将类脂质和脂溶性药物溶于有机溶剂中(油相),然后把油相均速注射到高于有机溶剂沸点恒温水相(含水溶性药物)中,搅拌挥尽有机溶剂,制得粒径较大的大多室脂质体,再将脂质体混悬液通过高压乳匀机二次,得到粒径均匀的小单室脂质体。注入法根据所用的溶剂不同可分为乙醚注入法和乙醇注入法。在相同条件下,乙醇注入法的安全性较高,但是挥发乙醇所用的温度较高,因此不适于对热敏感的药物。

5. 二次乳化法

将少量水相与较多量的磷脂油相进行乳化(第一次),形成 W/O 的反相胶团,减压除去部分溶剂或不除去也可,然后加较大量的水相进行(第二次)乳化,形成 W/O/W 复乳,减压蒸发除去有机溶剂,即得脂质体。

6. 复乳法

复乳法(multiple emulsion method)操作分两步:第一步,将类脂溶于有机溶剂(三氯甲烷),加入待包封物质(药物)溶于 150mmol/L 的蔗糖溶液,振摇形成 W/O 的乳剂为"子液";另取与"子液"等量的类脂溶于乙醚,加到 200mmol/L 的蔗糖溶液中,振摇形成 O/W 乳剂,称为"母液"。第二步,将"子液"加入"母液"中,立即振摇,形成三氯甲烷"微球",内含水滴,通氮气不断轻摇,维持三氯甲烷"微球"呈混悬状态,在 37℃ 水浴中,蒸发除去溶剂。加等量 5% 葡萄糖溶液,离心得到大单室脂质体(large unilamellar vesicles,LUV)。

7. 熔融法

磷脂和表面活性剂加少量水相分散,胆固醇熔融后与之混合,然后滴入 65℃ 左右的水相溶液中保温制得。

8. 超声波分散法

将水溶性药物溶于磷酸盐缓冲液,加至磷脂、胆固醇与脂溶性药物共溶于有机溶剂中制成的溶液中,搅拌蒸发除去有机溶剂,残液经超声波处理,然后分离出脂质体,再混悬于磷酸盐缓冲液中，即得。如肝素脂质体的制备：取肝素 30～50mg 溶于 pH 7.2 磷酸盐缓冲液中，在氮气流下加入到由磷脂 26mg、胆固醇 4.4mg、磷酸二鲸蜡脂（dicetyl phosphate）3.11mg 溶于 5ml 三氯甲烷制成的溶液中，蒸发除去三氯甲烷、残液经超声波分散，分离出脂质体，重新混悬于磷酸盐缓冲液中。另外，多室脂质体经超声波处理可得单室脂质体。

由上述几种制备技术制得的脂质体，其药物的包封率各不相同。影响脂质体中药物包封率的因素如下。

① 类脂质膜材料的投料比　当增加胆固醇含量时可提高水溶性药物的包封率。

② 脂质体电荷的影响　当药物包封于相同电荷的脂质体双层膜中，由于同电相斥致使双层膜之间 OH^- 的距离增大，可包封更多亲水性药物。

③ 脂质体粒径大小的影响　当类脂质的量不变，脂质双分子层的空间体积愈大所载药物量就愈多，多室脂质体的包封率远比单室的大。

④ 药物溶解度的影响　极性药物在水中溶解度愈大，在脂质体水层中的浓度愈高；非极性药的脂溶性愈大，包封率愈多，水溶性与脂溶性均小的药物包封率也小。

⑤ 其他因素　如制备容器的选择。

六、脂质体的修饰

脂质体在体内主要分布到网状内皮系统的组织与器官（肝、脾）中，因此脂质体作为药物载体还不能像导弹一样将药物定向地运送到任何需要的靶区。对脂质体表面进行修饰，以便提高脂质体的靶向性，目前已报道的有以下几种主要方法。

1. 长循环脂质体

脂质体表面经适当修饰后，可避免网状内皮系统吞噬，延长在体内循环系统的时间，称为长循环脂质体（long-circulating liposomes）。如脂质体用聚乙二醇（PEG）修饰，其表面被柔顺而亲水的 PEG 链覆盖，极性 PEG 增强了脂质体的亲水性，减少血浆蛋白与脂质体膜的相互作用，降低被巨噬细胞吞噬，延长在循环系统的滞留时间，因而有利于肝脾以外的组织或器官的靶向作用。将抗体或配体结合在 PEG 末端，既可保持长循环，又对靶体识别。如胞质素基因（一种蛋白）通过羧基与 PEG 的末端结合，PEG 再同脂质体膜材料（二硬脂酸磷脂酰乙醇胺，DSPE）制成脂质体，具有长循环和对靶体纤维蛋白结合的双重性质。

2. 免疫脂质体

在脂质体表面接上某种抗体，使具有对靶细胞分子水平上的识别能力，提高脂质体的专一靶向性，如以胃癌细胞 M85 为靶细胞在脂质体上结合鼠抗胃癌细胞表面抗原的单克隆抗体 3G，并将丝裂霉素（MMC）包入脂质体中，在体内观察对靶细胞 M85 的杀伤作用。结果包入免疫脂质体的 MMC 与相同剂量的游离 MMC 相比其抑制细胞 M85 的活性提高 4 倍，细胞存活率由游离 MMC 的 27％降至 9％。可见免疫脂质体可以提高人体免疫机能，加快免疫应答，增强脂质体结合于靶细胞和释药的能力，且载药量大、体内滞留时间长且靶向性好。

3. 糖基脂质体

糖基连接在脂质体表面，而不同的糖基有不同的靶向性。如带有半乳糖残基可被肝实质细胞所摄取，带甘露糖残基可被 K 细胞摄取，而带氨基甘露糖的衍生物则可集中于肺内。

4. 温度敏感脂质体

将不同比例的膜材二棕榈酸磷脂酰胆碱（DPPC）和二硬脂酸磷脂酰胆碱（DSPC）混合可得到不同的相变温度。在相变温度时，脂质体中磷脂从胶态过渡到液晶态，可增加脂质体膜的通透性，此时包封的药物释放速率亦增大，而偏离相变温度时则释放减慢。如顺铂温度敏感脂质体静脉注射荷瘤小鼠，发现升温时脂质体选择性作用于荷瘤小鼠的肿瘤细胞，且加温可使肿瘤细胞摄取更多的顺铂，加强抗肿瘤作用。温度敏感脂质体若加热时间过长可造成正常结缔组织损伤。

5. pH 敏感脂质体

肿瘤间质液的 pH 值比周围正常组织显著低，从而设计了 pH 敏感脂质体。这种脂质体在低 pH 值范围内可释放药物，通常采用对 pH 敏感的类脂（如 DPPC、十七烷酸磷脂）为膜材，其原理是 pH 降低时，可导致脂肪酸羧基的质子化引起六方晶相（非相层结构）的形成而使膜融合。例如采用二油酰磷脂酰乙醇胺（DOPE）、胆固醇与油酸以比例 4∶4∶3 组成的 pH 敏感性脂质体，可将荧光染料导入 NIH3T3 细胞及人胚胎成纤维细胞，脂质体进入 NIH3T3 细胞后，在微酸环境中破裂，使荧光物质均匀分布到细胞质中。

除上述五种脂质体外还有磁性脂质体、声波敏感脂质体等，随着科学技术发展，提高脂质体的靶向性的研究会愈来愈深入，将会创造出临床治疗中适用的新型靶向脂质体。

七、脂质体的质量评价

1. 形态与粒径及其分布

脂质体的形态为封闭的多层囊状或多层圆球。其粒径大小可用光学显微镜或电镜测定（小于 $2\mu m$ 时须用扫描电镜或透射电镜）见图 7-29。也可用电感应法（如 Coulter 计数器）、光感应法（如粒度分布光度测定仪）以及激光散射法。激光散射法又称尘粒计数法，将脂质体混悬液稀释（约 50 倍），取约 30ml 放入雾化器内，在 20kPa 压力下雾化喷出，混入氮气流干燥，经气溶胶取样管定量到计数仪散射腔，自动计数仪分档记录各档次粒子的粒径、数目，自动计算出分布概率或绘制粒径分布图。

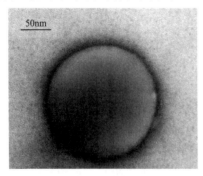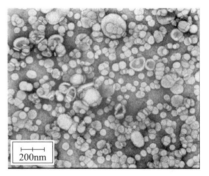

图 7-29 脂质体电镜图

2. 包封率

脂质体包封率的测定常用的分离方法有：葡聚糖凝胶过滤法（分子筛法）、超滤膜过滤法、超速离心法、微型柱离心法和透析法等。

（1）重量包封率 Q_w　重量包封率 Q_w 是指包入脂质体内的药物量与投料量的质量分数，如下公式所示。

$$Q_w = \frac{W_{包}}{W_{总}} \times 100\% 或 Q_w = \frac{W_{总} - W_{游}}{W_{总}} \times 100\%$$

式中，$W_{总}$、$W_{包}$ 和 $W_{游}$ 分别为投料量、包封于脂质体的药量及未包入脂质体的药量。

（2）体积包封率 Q_v　体积包封率 Q_v 是指制剂中某类粒子体积 $V_{类}$ 与总体粒子 $V_{总}$ 体积百分比，如下公式所示。

$$Q_v = \frac{V_{类}}{V_{总}} \times 100\%$$

式中，$V_{总}$ 和 $V_{类}$ 分别为脂质体制剂中总体粒子的体积和某类粒子的体积。

Q_v 的测定方法有凝胶过滤法和显微镜法等。

（3）药脂包封比（E_w）　指一定重量的类脂（包括 PC、CH 等）所包封药物的质量分数，如下公式所示。

$$E_w = \frac{W_{总} - W_{游}}{W_{类脂}} \times 100\% 或 E_w = \frac{W_{脂}}{W_{类脂}} \times 100\%$$

式中，$W_{类脂}$ 为处方类脂总量；$W_{包}$ 为包封药物重量。

测定方法同 Q_w，先测出 $W_{脂}$ 和 $W_{游}$ 或 $W_{总}$。

3. 渗漏率

表示脂质体在贮存期间包封率的变化情况，是脂质体不稳定性的主要指标，在膜材中加一定量胆固醇以加固脂质双层膜，减少膜流动，可降低渗漏率。定义为贮存期包封量的减少与刚制备脂质体的包封量之比：

$$Q_{渗} = \frac{W_{总游} - W_{始游}}{W_{包}} \times 100\% 或 Q = \frac{W_{包} - W_{贮}}{W_{包}} \times 100\%$$

式中，$Q_{渗}$ 为渗漏率；$W_{总游}$ 为定期测得游离药物量；$W_{始游}$ 为制备当时测得游离药物量；$W_{包}$ 为制备当时包封量；$W_{贮}$ 为定期测得包封量。测定方法是一定条件下贮存（灭菌）脂质体，定期（时）取样，用测定包封率的方法（主要用凝胶柱层析）测定脂质体包封量或游离药物量，与开始包封或游离药物量比较，再由上式计算渗漏率。

4. 磷脂的氧化程度

磷脂容易被氧化，这是脂质体的突出缺点。在含有不饱和脂肪酸的脂质混合物中，磷脂的氧化分三个阶段：单个双键的偶合；氧化产物的形成；乙醛的形成及键断裂。因为各阶段产物不同，氧化程度很难用一种试验方法评价。

（1）氧化指数的测定　氧化指数是检测双键偶合的指标。因为氧化偶合后的磷脂在波长 230nm 左右具有紫外吸收峰而有别于未氧化的磷脂。有人测定卵磷脂脂质体，认为其氧化指数应控制在 0.2 以下。测定方法是：将磷脂溶于无水乙醇配成一定浓度的澄明溶液，分别测定在波长 233nm 及 215nm 的吸光度，由下式计算氧化指数：

$$氧化指数 = A_{233nm}/A_{215nm}$$

（2）氧化产物的测定　卵磷脂氧化产生丙二醛（MDA）及溶血磷脂等，MDA 在酸性条件下可与硫巴比妥酸（TBA）反应，生成一种红色染料（TBA-pigment），该化合物在波长 535nm 处有特异吸收，该吸收值的大小可反映磷脂的氧化程度。

5. 有机溶剂残留量

测定有机溶剂残留量应符合《中国药典》（2000 年版）或 ICH 要求。

6. 脂质体作为鼻腔给药载体的安全性

脂质体作为鼻腔药物制剂的一种新载体，其安全性研究也日益受到重视。已有的动物实验表明，脂质体鼻腔给药具有一定的安全性。赖氨匹林脂质体家兔鼻腔给药，20d 后处死。显微镜观察：鼻黏膜血管无病理改变，纤毛完好，组织无出血或炎细胞浸润。而给予水溶液的对照组，鼻黏膜血管有轻度损害，纤毛卷曲，有少许炎细胞浸润。患者鼻腔上皮给予阳离子脂质体-质粒 DNA-CFTR 复合物，无任何临床不良反应发生，取鼻腔活组织检查也未发现组织学和免疫组织学的改变。Middleton 等研究发现，由 3β-[N-(N',N'-二甲基胺乙基）胺基甲酰基]胆固醇（DC-Chol）和二油酰磷脂酰乙醇胺（DOPE）组成的阳离子脂质体对人鼻腔离子通道、肺功能以及痰液中细菌的生长与敏感性等均无影响。

八、类脂质体

类脂质体（niosomes）是由非离子表面活性剂与（或不与）胆固醇及其他物质构成的单室或多室囊泡，故而亦称为非离子表面活性剂囊泡。其特点是稳定性高于脂质体，可克服脂质体因磷脂氧化而带来的毒性，近年受到国内外的关注，成为很有前途的新型药物的传递系统。

非离子表面活性剂是一类在水中不解离的表面活性剂，其亲水基团包括甘油、聚甘油、聚氧乙烯、单糖、多糖、冠醚等，亲油基团包括长链脂肪酸、长链脂肪醇和胆固醇等，它们以醚、酯和酰胺键相连。已见报道的部分非离子表面活性剂包括：①单（双）烷基的聚丙三醇；②脱水山梨醇脂肪酸酯类（Span 类）；③聚氧乙烯脱水山梨醇脂肪酸酯类（Tween 类）；④聚氧乙烯脂肪醇醚（Brij 类）；⑤聚甘油脂肪酸酯；⑥冠醚类等。

类脂质体的制法与脂质体相近。如由薄膜分散法制得的卡铂泡囊与异烟肼泡囊等，均具有缓释与肺靶向的双重性质，可提高药效，降低毒副作用。

类脂质体是否形成，除了与制备方法有关外，还与组成的比例关系很大。另外，膜的组成、制备方法，特别是温度和超声波处理，对类脂质体的形态有很大影响。

包封率是囊泡类载体的一项重要参数，影响包封率的因素主要有如下几方面。

1. 药物性质

药物极性大小对包封率有较大的影响。一般而言，能溶于双分子层的药物，有较高的包封率。

2. 双分子层组成

双分子层组成的相关因素包括：①非离子表面活性剂的亲水基团；②非离子表面活性剂的亲脂基团；③胆固醇；④二鲸蜡磷酸酯；⑤脂质用量（浓度）；⑥非离子表面活性剂的结构中脂肪链数目；⑦HLB 值。

3. 制备方法

此外，水化介质的离子强度、pH 值、温度、水化时间等均对类脂质体包封率有影响。

九、其他制备技术

根据不同的用药目的，可选择不同的制剂技术。如通过磁体导航，可将磁性脂质体转移至病变部位，从而达到靶向给药的目的；在脂质体表面接上某种抗体，使其具有对靶细胞分子水平上的识别能力，这就成为免疫脂质体，用于免疫诊断；根据肿瘤附近的 pH 值比周围正常组织低的事实，设计 pH 敏感脂质体，当 pH 值低时可导致脂肪酸羧基的质子化而引起六方晶相（非相层结构）的形成，进而导致药物迅速渗透；当脂质体随血液循环经过被加热的靶器官时，局部的高温使磷脂分子运动加强，脂质体膜的结构发生变化，其磷脂的脂酰链紊乱度及活动度增加，膜的流动性也增大，这种变化导致膜的通透性发生改变，包封的药物释放速率也随之增大，根据这一原理可制备温度敏感脂质体，它有效利用了脂质体和热疗的双重优势来提高治疗效果、降低毒副作用；将糖脂链的一部分用棕榈酰或具有适当间隔基的胆甾醇基取代得到糖类衍生物，再与含药脂质体混合，在适当的条件下孵育，即得到渗入糖脂的脂质体，这种脂质体可改变其在组织内的分布，且稳定性好；利用含有声振波敏感分子的脂质体药物给予患者，在其体外施声振波于所选择的靶位区域，使药物在脂质体内释放出这一原理可制备声振波敏感脂质体，可增加组织细胞对药物的摄取，使靶位的药物浓度升高，从而降低全身毒性。

十、鼻腔给药脂质体的研究

有学者研究神经生长因子 NGF 以及 NGF＋杆菌肽和 NGF 脂质体（NGF-SSL）鼻腔给药在大鼠体内的组织分布，采用逆向蒸发法制备 NGF-SSL，[125]I 标记 NGF 和 SDS-PAGE 电泳法联合使用分析各组织中的药物含量。结果显示，经鼻给药后，脑组织中 NGF 摄入量的次序为 NGF-SSL＞NGF＋杆菌肽＞NGF，脑组织各部分 NGF 摄取依次为嗅球＞海马＞纹状体＞皮质＞小脑。因此 NGF 经脂质体包载后，血药浓度降低，在肝脾肺肾等组织的含量也较 NGF 略低，但脑摄入量明显增加。鼻腔给药是实现脑靶向的有效途径，脂质体能够保护 NGF 免受蛋白酶水解，增加药物的脑组织浓度，是一个良好的药物载体。

有学者制备左炔诺孕酮脂质体进行鼻腔给药生物利用度和药效学研究，发现左炔诺孕酮脂质体能有效地减少药物对鼻腔的刺激性和毒性，增加药物疗效，并可使药物达到一定缓释效果。此外研究发现，卵磷脂有强烈促进药物吸收作用，有利于打开细胞旁路通道，加快药物进入体循环。由于壳聚糖有较好鼻腔黏附性，可使药物达到缓慢释放。左炔诺孕酮被鼻腔吸收后，较多分布在肝、肾、卵巢及子宫，代谢物主要以葡萄糖醛酸盐和硫酸盐形式从尿和粪便中排泄。药物在鼻腔内主要是通过被动式扩散进入血液循环，药物顺着浓度梯度转运，鼻黏膜内有丰富的血管和鼻黏膜的高度渗透性有利于药物吸收，并且可以避开肝首关效应，作用方便。实验数据显示，血浆中药物线性良好，左炔诺孕酮脂质体鼻腔形式给药的相对生物利用度较高，避孕效果显著。由此可以得出，鼻腔内给脂质体左炔诺孕酮药物后，能够较明显达到避孕效果，为今后临床给药开辟新的思路。

有学者用传统的薄膜分散法制备了硝苯地平多室脂质体。在脂质体上嵌入硬脂酰胺、二乙酰磷酸等带电物质和一些生物黏附性物质，研究其鼻腔给药后释放特性，体外、在体生物黏附性以及体内药动学过程等。实验表明含有硬脂酰胺（带正电荷）的脂质体呈现出最大的生物黏附性，这可被解释为：鼻黏膜杯状细胞（goblet cell）所产生的黏液的主要成分为黏蛋白，在生理 pH 值条件下由于唾液酸和硫酸盐残留物的存在而带有大量负电荷，在加入含有硬脂酰胺的脂质体时迅速发生静电黏附，而含有二乙酰磷酸（带负电荷）的脂质体则发生排斥，几乎没有生物黏附性，含有溶血卵磷脂的脂质体呈现出一定的黏附性。体内药动学研究结果证明，硝苯地平脂质体鼻腔给药，在开始 1～2h 内血药浓度迅速上升，这可能是存在于脂质体外的游离药物的吸收所致，8h 内维持恒定血药浓度，整个过程血药浓度维持在250～

450μg/ml。脂质体与鼻黏膜的融合导致药物脉冲式释放，而含硬脂酰胺的脂质体表现出几乎恒定的血药浓度。研究证明硝苯地平脂质体系统鼻腔给药，可以延长药物的作用时间，提高生物利用度。国内学者用冻融法制备赖氨匹林脂质体，包封率 55.49%，含量 35.28%，平均粒径 1.35μm。健康志愿者单剂量鼻腔给予 500mg，绝对生物利用度可达 93.8%。

对于具有鼻腔局部治疗作用的药物，脂质体可避免药物快速吸收入体循环，提高药物鼻黏膜的滞留量。有学者研究了 5(6)-羧基荧光素[5(6)-carboxyfluorescein，CF] 的鼻黏膜吸收情况。当 CF 溶解于磷酸盐缓冲液（PBS）中鼻内给药，CF 迅速吸收入体循环，鼻黏膜上没有 CF 的滞留。给药后 1h 从鼻黏膜吸收的 CF 量约 48%。当 CF 被包封于二棕榈酰磷脂酰胆碱（dipalmitoylphosphatidylcholine，DPPC）和胆固醇组成的脂质体时，只有 3% 的剂量被吸收入体循环，滞留在鼻黏膜上的量是以 PBS 给药时的 20~28 倍。尤其是带正电荷的脂质体能显著提高 CF 的鼻黏膜滞留量。由不同磷脂组成的脂质体并不影响 CF 的吸收，但脂质体对鼻黏膜的黏附能力与脂质体的膜流动性是一致的。进一步以鼠为实验对象，通过在类似过敏的条件下测量释放到鼻腔中蛋白质的量来研究脂质体对盐酸苯海拉明（diphenhydramine，DH）抗组胺作用的影响。结果显示，当 DH 以 PBS 溶液的形式鼻腔给药时，DH 的抗组胺作用很强但持续时间短，而脂质体延长了 DH 的抗组胺作用时间。其结论是：脂质体抑制药物吸收入体循环的同时提高了药物的鼻腔滞留量。由我国杭州积好脂质体有限公司采用纯天然物质，运用脂质体技术首创的人工细胞愈合膜（速愈平）用于治疗鼻腔黏膜干燥出血，只需每天涂药 1 次，痊愈时间显著缩短，复发率低，并且未出现过敏及热原反应。

有学者比较了胰岛素脂质体与胰岛素溶液的鼻黏膜吸收情况，结果表明，胰岛素脂质体本身不能透过鼻黏膜吸收，用甘氨胆酸钠（sodium glycocholate，GC）预处理胰岛素脂质体后，胰岛素鼻黏膜吸收量增加，而脂质体的组成成分磷脂不能透过鼻黏膜吸收，同时在鼻黏膜中检测到 GC 的存在。因此胰岛素脂质体鼻黏膜吸收的机制可能是在鼻黏膜中 GC 增加了脂质体的柔性使脂质体水解，释放胰岛素，使胰岛素局部浓度增高吸收增强。有学者研究了鼻腔给予胰岛素脂质体后，胰岛素的吸收与脂质体膜强度之间的关系。豆固醇（soybean-derived sterol，SS）或豆固醇葡糖苷（sterylucoside，SG）用作促进剂。结果显示，坚固的脂质体膜使脂质体稳定，可保护胰岛素免受酶的降解。SG 比 SS 或胆固醇更能增加 DPPC 脂质体双分子层疏水区的流动性，同时降低亲水区的流动性。当鼻腔给予胰岛素溶液时，没有观察到降血糖作用；将胰岛素包封于具高流动性的 DPPC/SG（7/4，物质的量比）脂质体中鼻腔给药时，观察到持久（8h）高效的降糖作用；将胰岛素包封于具低流动性的 DPPC/SS（7/4）和 DPPC/胆固醇（7/4）脂质体鼻腔给药时，降糖作用较弱。还原型烟酰胺腺嘌呤二核苷酸（NADH）和还原型烟酰胺腺嘌呤二核苷酸磷酸（NADPH）是细胞氧化磷酸化过程中的重要辅酶，Bir kmayer 研制了以脂质体为载体的 NADH 和 NADPH 的溶液型和粉末型鼻腔制剂，可用于治疗多种疾病（如帕金森病）。Frey 也开发了一种含神经生长因子的脂质体制剂，鼻腔给药时可通过嗅觉神经到达脑部发挥治疗作用。

第六节　鼻用原位凝胶的制备技术

鼻用凝胶剂（原位凝胶）系药物与适宜辅料制成均一透明或混悬半透明供鼻腔给药的凝胶剂。聚丙烯酸、聚乙烯醇、卡波姆、HPMC 等高分子材料制备得到的亲水型凝胶在给药部位对外界刺激（用药部位的温度、pH 值、离子种类和浓度、光照度等变化）产生响应，发生分散状态或构象的可逆转化，形成半固体或固体制剂。可延长药物与鼻黏膜的接触时间，有利于提高药物的生物利用度。因此是研制鼻腔给药原位凝胶的理想高分子材料。

一、原位凝胶形成机制及分类

原位凝胶的形成机制是利用高分子材料对外界刺激发生响应，使聚合物在生理条件下发生分散状态或构象的可逆变化，完成溶液与凝胶间的突变过程。按其凝胶机制可以分为离子敏感、温度敏感、pH 敏感、光敏感等类型。

1. 离子敏感型原位凝胶

体液含有大量的离子和蛋白，某些多糖类衍生物能够与其中的阳离子，如 Na^+、K^+、Ca^{2+} 等离子络合而改变构象，在用药部位形成凝胶。主要有海藻酸盐和去乙酰结冷胶。

（1）海藻酸盐　海藻酸盐为褐藻的细胞膜组成成分，是由 β-D-甘露糖醛酸（M）和 α-L-葡萄糖醛酸（G）残基通过 1,4-糖苷键连接构成的线形多糖类嵌段共聚物。降低 pH 值或在海藻酸盐的稀水溶液中加入二价或三价金属离子可形成半透明的亲水凝胶。海藻酸凝胶的特性取决于 G、M 嵌段的比例及离子交联剂的价态和浓度。由于具有良好的生物相容性、亲水性及较低的毒性，广泛应用于原位凝胶药物传递系统。

（2）去乙酰结冷胶　乙酰结冷胶是伊乐藻假单胞菌（*Pseudomonas elodea*）分泌的阴离子型脱乙酰化细胞外多糖，由一分子 α-L-鼠李糖、一分子 β-D-葡萄糖醛酸和两分子 β-D-葡萄糖的四糖重复单元聚合而成。由于分子中的乙酰基部分或全部脱去，分子间空间位阻作用明显减弱，胶凝能力较强。去乙酰结冷胶须在加热及有一定量阳离子存在的条件下才能转变成半固体状凝胶，凝胶强度和胶凝温度与离子浓度及种类密切相关。对钙、镁离子特别敏感，用作离子源触发胶凝，胶凝强度是钠、钾等一价离子的 25 倍。

有学者利用结冷胶的阳离子响应特性和鼻黏液的富阳离子环境，采用 pH 梯度沉淀法制备了石杉碱甲的鼻用原位凝胶，并进行了黏膜扩散试验，发现其透过黏膜速度快且释放完全，而且只需以口服剂量的 1/4～1/2 鼻腔给药就可达到与口服等效，降低了石杉碱甲对外周胆碱能系统的毒性，且能显著增加药物在脑内的分布，提高了药物的靶向性。有学者研制了鼻腔给药的离子型糠酸莫米他松凝胶用于治疗过敏性鼻炎，以去乙酰结冷胶为凝胶基质，在蒸馏水中加热至 100℃后，降至 40℃，再加入糠酸莫米他松、黄原胶以及其他辅料等。对凝胶的黏度、含量等进行测定，以及其稳定性研究，均符合鼻用凝胶要求，且能明显降低动物模型打喷嚏次数和挠鼻子次数。

有学者研究了天麻素离子敏感鼻用原位凝胶在大鼠体内血液与脑组织中的药物分布，大鼠静注天麻素溶液或经鼻给予天麻素鼻用原位凝胶后，采用 HPLC 法分别测定血浆中的天麻素及脑组织中天麻苷元的浓度。结果与静注天麻素溶液组相比，鼻用原位凝胶组大鼠脑组织中的药物分布显著增加（$P<0.01$）。大脑、小脑及嗅球的药时曲线下面积分别增加 1.16、0.77 及 3.34 倍，脑靶向指数分别为 2.66、2.18 及 5.34，药物平均滞留时间增加近 4 倍。结果表明天麻素鼻用原位凝胶具有一定的脑靶向性与缓释作用。

2. 温度敏感型原位凝胶

温度敏感型原位凝胶是目前研究最为广泛的一种敏感型凝胶，其形成机制较多，一般是由于贮藏条件和用药部位的温度差异可以使某些高分子溶液发生相转变，形成凝胶，因此利用热敏凝胶可通过人体体温的变化或在体外局部施加热场从而实现药物的可控释放。常见有纤维素类、泊洛沙姆、聚（N-异丙基）丙烯酸酰胺类、多糖类衍生物等。这些聚合物在结构上均包含一定比例的疏水和亲水嵌段。

（1）聚氧乙烯-聚氧丙烯嵌段共聚物　泊洛沙姆（Poloxamer）是一类由聚氧乙烯（PEO）、聚氧丙烯（PPO）组成的 PEO-PPO-PEO 型非离子三嵌段共聚物。泊洛沙姆 407（以下简称 P407）是研究最为广泛、也是最常用到的一种聚合物。P407 是由约 70％的聚乙烯氧化物（PEO）和 30％的聚丙烯氧化物（PPO）组成，平均相对分子质量约 12000，易溶于水。它具有表面活性，良好的安全性，而且质量浓度大于 15％的 P407 水溶液具有低温时为液体、温度升高时转变成凝胶的反向热胶凝特性。P407 即型凝胶的制备工艺简单，多采用冷溶法，即：在搅拌状态下将一定量的 P407 辅料加入到溶媒中（水或缓冲盐溶液），然后将其放入 4～10℃冰箱中保存至 P407 完全溶解，从而得到澄清的凝胶溶液。吴杏梅以 20％ P407 为凝胶材料，3％P188 及 1％聚乙二醇 6000 调节胶凝温度，制成盐酸格拉司琼鼻用温敏型凝胶，盐酸格拉司琼鼻用温敏型凝胶在 32～34℃胶凝，体外释药行为符合 Higuchi 方程。有学者考察了不同浓度泊洛沙姆 407、PEG6000 和泊洛沙姆 188 及处方量利巴韦林对鼻用温敏凝胶的热力学胶凝温度（T1）、胶融温度（T2）和流变学性质（黏度）的影响，结果表明，凝胶的 T1 和黏度均与泊洛沙姆 407 浓度呈负相关，而 T2 则与其呈正相关；利巴韦林和相应辅料对凝胶的 T1、T2 和黏度均有不同程度的影响。

（2）壳聚糖/β-甘油磷酸二钠盐（Ch/GP）系统　壳聚糖（chitosan，Ch）是甲壳质经脱乙酰反应后的产品，是一种聚阳离子的生物二聚体，由于来源广泛、无毒性、具有良好的组织相容性、生物可降解性和黏附作用等，该材料在医学、生物学领域得到了深入研究和广泛应用。通常使用脱乙酰度大于 95％的壳聚糖与具有相反电荷的多羟基盐 β-甘油磷酸二钠盐（β-glycerophosphate，GP）形成 Ch/GP 系统作为温敏凝胶材料，这种溶液能够在室温或者低于室温的状态下较长时间地保持液态，当温度上升到 37℃，溶胶则转换成凝胶状态，并且其 pH 值维持在生理范围 6.8～7.2。分子量和脱乙酰度对壳聚糖溶液特性有很大的影响，有学者比较了不同脱乙酰度和分子量壳聚糖制备了 Ch/GP 的流变学特性，发现脱乙酰度降低使胶凝温度升高，胶凝速度减慢，其中脱乙酰度为 70％的 Ch/GP 的胶凝温度为 66℃，81％者为 57℃，91％者为 37℃，95％者为 34℃。以壳聚糖氯化物、GP、PEG 为基质制成的胰岛素温敏型凝胶鼻腔给药后，能降低鼻纤毛的清除率，而且给药后的 4～5h 内血糖持续正常稳定，没有发现明显的毒副作用。有学者利用酸化壳聚糖和聚乙二醇的混合物制备了一种新型热敏凝胶，该剂型能通过滴剂和喷雾剂进行鼻腔给药，在温度低于 37℃时以液态形式存在，高于 37℃时即能转化成凝胶，降低了鼻纤毛的清除率，使药物得以缓慢释放，他们运用共聚焦激光扫描电镜测定荧光标记的胰岛素在大鼠鼻腔内的吸收情况，结果表明在给药 4～5h 后，血糖浓度与初始血糖浓度相比降低了 40％～50％，且无不良反应。这些研究都证实了以热敏凝胶制备的新剂型能明显促进亲水性大分子药物在鼻腔内的吸收。

（3）纤维素　纤维素（cellulose）作为天然多糖，具有较好的生物相容性和生物可降解性。纤维素在水中不溶，引入亲水基团的衍生物则可溶，通过调节衍生物亲水和疏水部分的比例，可使其在水中进行溶液-凝胶转变。其中研究较多的是甲基纤维素（MC）和羟丙甲纤维素（HPMC）。两者的性能相似，水溶液常温下呈液态，超过某一温度则形成凝胶。HPMC 的相对分子质量对凝胶流变性质有显著影响，而其取代基对热凝胶效应影响显著。有学者发现，pH 升高使其胶凝时间减少，因此，为了获得准确的胶凝温度，纤维素凝胶应在中性溶液中制得。

3. pH 敏感型原位凝胶

pH 敏感型原位凝胶是利用体内外 pH 的不同而发生相转化。体液具有一定的缓冲容量，能够通过改变聚合物周围环境的 pH 值而诱发胶凝。此类体系的聚合物分子骨架中均含有大量的可解离基团，其胶凝行为是电荷间的排斥作用导致分子链伸展与相互缠结的结果。常见有醋酸纤维素酞酸酯、丙烯酸类聚合物、壳聚糖及其衍生物等，均已广泛应用于黏膜给药、口服给药和注射给药。

卡波姆（Carbopol）系列产品是丙烯酸聚合物的代表，是一种 pH 依赖的聚合物，由于大量羧基基团的存在，可在水中溶解形成低黏度的溶液。在碱性溶液中羧基离子化，负电荷间的排斥作用使分子链膨胀，伸展并相互缠结形成凝胶。有学者以 0.5% 卡波姆为凝胶基质，2% HPMC 调节凝胶强度，制备柴胡鼻用 pH 敏感型原位凝胶，延长了药物在鼻腔的滞留时间；在家兔高热模型中，给予相同剂量的柴胡鼻腔溶液剂和原位凝胶剂后，溶液剂组给药后 5h 可达到最佳退热效果，体温下降 0.5℃，6h 后退热效果显著下降；原位凝胶剂组前 5h 的作用与溶液剂组相近，但持续降温时间可延长至 24h，体温降幅为 0.8℃。有学者在生物相容性共溶剂系统中制备聚甲基丙烯酸（PMA，15kD）和聚乙二醇（PEG，20kD）的水不溶性共聚物（IPC）的溶液，IPC 溶液在生理 pH 条件下可转变为凝胶，共溶剂 N-甲基吡咯烷酮/乙醇/水的最佳比例为 1∶1∶2，IPC 的浓度宜在 0.3～0.6g/ml。研究表明，该体系可承载、保护大分子药物如蛋白质和低聚核苷酸，并控制其缓慢释放。

在中性和碱性环境下不溶解，脱乙酰度为 85% 的壳聚糖在 pH≤6.2 的环境中可溶解，介质 pH 超出此范围便会出现水凝胶样沉淀。有学者通过体内外考察胰岛素凝胶鼻腔给药的影响因素，发现壳聚糖浓度、渗透压、吸收促进剂等对胰岛素的吸收有显著影响。有学者用流变学方法研究了壳聚糖硫醇在体外的原位胶凝性质。pH 5.5 条件下，壳聚糖硫醇中巯基数量明显减少，表明已形成二硫键。所形成凝胶弹性的增强程度与聚合物中巯基的总量显著相关，巯基数量越多，弹性系数 G' 越大。壳聚糖硫醇化衍生物在 pH 值 5～6.8 内形成原位胶凝，可以用于眼部、鼻腔和阴道的黏膜给药系统。

4. 光敏感型原位凝胶

在光敏感型原位凝胶中，前聚物通过注射进入所需部位，并由光纤维的作用在原位发生胶凝，这种胶凝方式可以使聚合物在体温下更快地发生胶凝。有学者研制了一种可生物降解的光致交联水凝胶作为药物的控释载体，这种系统可以作为水溶性药物和酶的载体并控制药物的释放速率，以氩激光作为光源可以加深聚合反应的程度，缩短聚合反应的时间，并可以改进聚合物的物理性质。

二、鼻腔给药原位凝胶的优点

与传统鼻腔制剂相比，鼻腔给药原位凝胶有着显著的优点：①易到达嗅黏膜，及时在鼻腔内发生相变而形成凝胶，黏附于黏膜表面，从而延长了药物在鼻腔的保留时间，进一步提高了药物生物利用度；②不妨碍鼻腔发挥正常的生理屏障功能，不会引起鼻黏膜发生功能和生理结构的改变；③良好的组织相容性，使用方便，可以提高患者的依从性，容易被接受；④独特的溶胶-凝胶理化性能使制备过程简单，易于灌装，更便于工业化生产。

原位凝胶在室温下为液态，给药后由于周围环境改变发生由液态向半固态转变。因此药物通过原位凝胶给药后其吸收不仅受给药部位影响，还受凝胶形态转变机制（温度、pH 值或离子强度的改变）、凝胶基质黏膜黏附力、凝胶溶胀度、凝胶强度和胶凝时间影响。

（1）pH 值的影响　鼻黏液 pH 值一般为 5.5～7.0，不少学者根据此范围研究制备 pH 敏感型原位凝胶，该制剂在 pH 5.5 以上时会由液态转变为半固体状，延长药物在鼻腔中滞留时间。常用的 pH 值敏感材料为卡波姆，其分子含大量羧酸基团，在碱性溶液中羧基离子化，负电荷间的排斥作用使分子链膨胀、伸展并相互缠结形成半透明状凝胶。但形成稳定的凝胶需要大量卡波姆，这易造成酸性过大，不易被中和且有刺激性，所以卡波姆不适于单独用作原位凝胶的基质，一般会加入羟丙甲基纤维素（HPMC）作为增稠剂调节凝胶强度。

另外一些具有生物黏膜黏附性的材料，其黏附性能对 pH 值具有选择性。如对 pH 值具有一定依赖性的壳聚糖，能够暂时影响上皮细胞的紧密结合，可逆性地放大细胞间空隙，显著提高大分子药物的吸收。壳聚糖与鼻黏膜有很强黏附性，是因为壳聚糖含有大量氨基，在酸性水溶液中产生质子化反应（$-NH_2 \rightarrow -NH_3^+$）带正电荷，会促使与鼻黏膜结合。然而鼻黏液 pH 值接近中性，壳聚糖在此条件下只有 17％ 氨基质子化，大大影响了壳聚糖对鼻黏膜的黏附性能。

（2）温度的影响　温度敏感型原位凝胶是一种根据温度改变而发生相转化的敏感型凝胶。其凝胶的形成机制一般是由于温度改变后氢键或疏水作用的改变而导致聚合物的物理状态发生改变。鼻腔温度为 32～35℃，胶凝温度如果太低，溶液在室温中会形成半固体状态，不便于给药，而且低温对组织会产生刺激；胶凝温度如果太高，药物会以液体形式停留在鼻黏膜上。由于鼻腔温度达不到相变的要求，药物被鼻纤毛较快清除。因此控制胶凝温度在鼻腔温度一定范围内是制备鼻用温敏型原位凝胶的首要前提。

（3）离子强度的影响　鼻黏液含有丰富的 Na^+，K^+，Ca^{2+}，浓度分别为 150mmol/L，41mmol/L 和 8mmol/L。不少学者利用去乙酰化结冷胶对离子敏感的特性，制备离子敏感型原位凝胶。其机制主要为分子链的扩展缠绕和电子理论，即结冷胶的分子链在溶液中可以相互缠绕形成双螺旋二聚体，利用鼻腔中丰富的阳离子屏蔽结冷胶分子链中的静电排斥作用，在氢键作用下促使双螺旋间的聚合交联，形成三维网络状结构。但这种凝胶的强度和稳定性受溶液中阳离子的种类和浓度影响，而鼻黏液中阳离子种类和强度为一定值，因此必须优化处方比例，使该溶液能在鼻腔中迅速形成凝胶，增加药物在鼻腔的滞留时间。去乙酰化结冷胶质量分数为 0.1％ 时胶凝缓慢，快速溶解，强度脆而碎。质量分数 0.2％ 以上时，其胶凝速度迅速，强度随质量分数逐步上升。这是因为增加结冷胶溶液质量分数，使其相互作用的分子链数量增多，形成更稳定和密集的三维网状结构。

（4）凝胶基质的黏膜黏附力　黏膜黏附力是鼻用原位凝胶的一个重要考察因素，黏附力增强可以降低鼻纤毛对原位凝胶的清除率，提高凝胶在鼻腔中的滞留时间。但是黏附力过强会影响纤毛的摆动，对黏膜造成损害。一般情况下，我们会通过改变凝胶的黏度来增强黏膜黏附性，但有学者研究表明，凝胶黏度的提高并不一定能显著提高其黏膜黏附性。研究者在制剂中添加促黏剂 HPMC 提高凝胶的黏度（1850cps→2200cps），但黏膜黏附力并没有明显提高，其原因可能是羟丙基甲基纤维素（HPMC）内一定量的羟基（—OH），呈现出部分亲水性，与壳聚糖联合使用时这部分羟基与水分子形成氢键，使凝胶核心含有少量水分，适度降低黏附力。有学者研究发现凝胶黏度与药物鼻腔滞留时间的相关性只有 0.68，间接表明提高原位凝胶黏膜黏附性比提高黏度更能有效延长药物的接触时间。

（5）凝胶溶胀度　原位凝胶具有聚合物分子链交联成网状的结构，这使其内部含有大量水分，在水中溶胀而不溶解。较高的水含量、亲水性、扩展性、选择性渗透、柔软性和低表面张力都是水凝胶的优点，使它类似于某些活性组织，能吸收鼻黏膜上的水分，让黏膜上皮细胞短暂脱水。在基质（如：壳聚糖、PF127）和上皮细胞短暂脱水的协同作用下，水凝胶能影响上皮细胞的紧密结合，提高药物在鼻腔吸收。然而溶胀程度过高会使凝胶黏性表面转换成光滑表面，大大降低其黏膜黏附力，因此考察凝胶的溶胀程度是优化制剂生物黏膜黏附性的必要一步。

有学者以壳聚糖（CS）为基质、聚乙烯吡咯烷酮（PVP）为辅料制备胰岛素鼻用原位凝胶，通过调整壳聚糖和PVP的比例，考察凝胶的溶胀度以及高溶胀度对药效的影响。溶胀度在1% CS和4% PVP时最小，因为高浓度PVP会使凝胶变得紧密坚实。但溶胀度并不一定会随PVP浓度降低而上升，可能因为壳聚糖水溶液对pH值敏感，当pH值上升时会析出沉淀。而PVP随pH值上升时更倾向于形成凝胶而不析出沉淀。所以只需2% PVP就可以避免溶液析出沉淀妨碍凝胶形成，保证CS中有足够的自由—NH_2和—OH与水分子形成氢键。高溶胀度的胰岛素原位凝胶与普通胰岛素注射剂相比，其血糖下降至最低需要4h（注射剂降至最低只需1h），能大大避免低血糖休克的风险。同时原位凝胶能在6h内维持低血糖状态，这可能因为壳聚糖质子化和PVP溶胀吸收水的协同作用，增强凝胶的生物黏附力，大大延缓胰岛素释放。

（6）胶凝时间　原位凝胶给药后，受给药部位生理条件刺激向半固态转变，其转变所需的时间为胶凝时间。如果胶凝时间滞后容易造成药物突释，即在发生胶凝反应的过程中，聚合物仍以液体形式存在或不能完全形成凝胶，药物很快从溶液中扩散出去从而导致药物的突释。突释的药物可能因为失去原位凝胶的黏膜黏附作用，被鼻纤毛快速清除。因此，通过筛选合适的辅料和优化处方比例来调节胶凝时间，是控制药物释放的必要一步。

（7）凝胶强度　适度的凝胶强度可以保护凝胶的完整性，以便药物在特定的吸收部位持续释放。原位凝胶能延长药物释放，主要是因为它能延长药物在机体的滞留时间，并且能形成一个类似药库的网状结构，把药物储存在药库里以被动扩散方式释放药物。所以原位凝胶药物释放主要以药物扩散机制为主，一般以零级或伪零级释放曲线释放药物。但如果凝胶强度不够，容易造成降解或腐蚀，药物的释放则由凝胶溶蚀来控制，使药物通过凝胶溶蚀提前释放。如果强度太大则不利于药物以液滴形式滴入鼻孔，同时会对鼻黏膜造成刺激。国内外评价凝胶强度常用压缩法，即用35g砝码挤压50g凝胶制剂，让凝胶缩小5cm时所需要的时间。有学者认为凝胶强度一般在25～50s范围内既不易让凝胶腐蚀也不会对黏膜造成刺激，特别适合鼻腔给药。凝胶强度的大小由凝胶基质和生物黏附性聚合物的性质和浓度共同决定，因此在处方筛选和优化时，必须考察不同比例的凝胶强度，寻找最合适的强度，以防药物突释或释放过慢而影响药物吸收。

三、鼻腔原位凝胶的体外质量评价

鼻腔原位凝胶作为一种新型的给药形式，具有着显而易见的优势，但其实验方法和体外质量评价都有需要进一步研究，这样才能保证药物的安全性和有效性。

1. 流变学评价

取凝胶样品置一定体积的试管中，置电热恒温水浴锅中，水浴温度由200℃以1℃/min的速度逐渐上升，用旋转黏度计的 4 号阻流棒以 12r/min 的速度旋转，数显调节仪显示样品的温度，记录不同温度下样品的黏度值。

2. 凝胶的温度

取凝胶样品置一定体积的试管中，置电热恒温水浴锅中，水浴温度以 1℃/min 的速度逐渐上升，用旋转黏度计测定不同温度下凝胶的黏度，黏度变化产生突跃时就是所需的凝胶温度，重复测定三次，取平均值即可。

3. 黏附力的测定

取凝胶样品至药物稳定化的玻璃板上，样品上放置规定规格的硬塑料片，再用 100g 砝码压制 3min，从而使样品在玻璃板和硬塑料片之间铺展开，通过连接的黏附力测定装置，打开滴流控制阀，水滴至小杯中，直至玻璃板与硬塑料片完全分开。分别在 25℃ 和 32℃ 两种温度下测定小杯的重量。

4. 鼻腔滞留时间

有学者用家兔做了鼻腔滞留时间的实验，实验分为试验和对照两组，以 99m Tc-DTPA 标记的 0.5% 去乙酰结冷胶聚合物溶液为原位凝胶溶液，以 99m Tc-DTPA 标记的等渗磷酸缓冲溶液作为对照溶液。选用 5 只家兔，用兔箱固定，保持清醒状态下使其俯卧于单光子发射计算机断层扫描照相系统（SPECT 系统）的监测器前，固定头部，低能高分辨率探头距离兔鼻 10cm。以盛有相同剂量的待测溶液于 SPECT 系统中定位。待测的放射性标记溶液于室温放置 30min，然后采用鼻腔喷雾泵给予各试验制剂 0.1ml。SPECT 系统自动调节至 140keV 测定 99m Tc 的放射线，给药 5s 后开始连续动态监测。采用 128×128 像素矩阵，60min 内先后以 36×20s 再 12×40s 最后 30×80s 的顺序采集 78 帧动态图像。全部图像划分为 2 个待考察的区域：区域 1-整个鼻黏膜表面，区域 2-除鼻黏膜外的全身。按规定的公式自动校正衰变后，将鼻黏膜表面区域的残留放射活性对时间作图以评价消除动力学参数。结果表明原位凝胶的放射活性-时间曲线下的面积分别为对照溶液的溶液的 2 倍和 7 倍，60min 时标记物在鼻黏膜的残留量仍有 62.4%。

四、问题与展望

原位凝胶是一种新型给药系统，随着高分子材料的发展，必将有着广阔的应用前景。但目前仍然存在诸多问题，如制剂在进入体内到形成凝胶这段时间内可能有药物的突释效应，这种突释是由于聚合物胶凝的滞后时间造成。在发生胶凝反应的过程中，聚合物仍以液体形式存在，药物很快地从溶液中扩散出去从而导致药物的突释。此外，鼻腔原位凝胶与鼻黏膜长时间接触，是否对鼻黏膜产生刺激、毒性以及如何控制，目前还是未知，这些问题的解决有赖于长期的基础研究。但随着具有优良黏附性、生物相容性的生物黏附高分子材料的不断开发，相信原位凝胶的优势一定会凸显，应用范围也会日益扩大。

第七节　鼻腔制剂的药用辅料

在当前众多的给药系统（DDS）中，鼻腔药物制剂以其能够避免肝脏首关效应、使用方便、患者依从性好、吸收迅速、起效快、生物利用度高，并且非常适于急救与自救等特点而备受药物工作者的青睐，成为制剂领域研究的热点之一。新的鼻腔给药剂型（如凝胶剂、乳剂、膜剂、微球和纳米球等）不断被开发出来，这要归功于各种新型制剂技术的广泛应用，而选择合适的药用辅料作为药物有效成分的载体，以促进鼻黏膜对药物的吸收，已成为鼻腔药物制剂研发的关键环节之一。近年来，一些新的辅料品种开始被运用到鼻腔药物制剂的工艺设计中，其中生物黏附剂和吸收促进剂两类辅料的研发与应用尤为引人关注。

一、生物黏附剂

由于鼻黏膜表面众多纤毛的清除功能，药液在鼻腔的滞留时间仅 15～30min，粉末和颗粒在鼻腔的总接触时间是 20～30min，这在一定程度上影响了药物的吸收和疗效。为减少鼻腔清除率，延长药物滞留时间以增加吸收量，常用天然生物可降解材料（如明胶、淀粉、血清蛋白等）作生物黏附剂，将药物制成粉末或微球。生物黏附剂通过吸水膨胀或表面润湿与鼻黏膜紧密接触，产生生物黏附作用，延长药物在鼻腔的作用时间。例如以明胶为载体制得的盐酸尼卡地平明胶微球，能较长时间地停留在鼻黏膜上释药；由人血清蛋白-2 制得的普萘洛尔微球在对实验狗鼻腔给药后，10～12min 即达到最大血药浓度，与其注射剂相比还能够起到缓释作用。一般认为鼻用微球粒径控制在 40～60μm 为宜。

同时，随着高分子聚合材料研究的迅速发展，几种此类材料的生物黏附剂开始用于鼻腔药物制剂的开发中，在生产工艺中可根据不同的药物有效成分而分别选用。研究发现，1%的玻璃酸钠溶液对抗利尿激素在实验鼠鼻腔的吸收有一定促进作用，且随着溶液黏度的增加，药物的吸收度也明显增加；将玻璃酸与甲壳胺或明胶联合应用的研究结果显示，由此制得的硫酸庆大霉素微球使药物的生物利用度明显提高，并且药物的释放时间延长，达到了长效释药的目的。

1. 卡波姆

卡波姆由于能够与黏膜糖蛋白寡糖链上的糖残基形成氢键，变为凝胶网状结构，从而延长制剂的黏附时间。近年来，其越来越多地被用作鼻腔药物制剂的辅料。例如，由卡波姆 971 制得的阿扑吗啡粉末鼻腔用制剂的生物利用度与其皮下注射制剂的药效作用相当；利用卡波姆 940 制得的马来酸氯苯那敏凝胶剂在与鼻腔中的黏液混合后，黏度明显增大，从而利于主药在鼻腔黏膜上的滞留，且对鼻黏膜无刺激。在众多的黏附材料中以卡波姆 934 的生物黏附性最强。

2. 树脂

研究显示，树脂作为载体时的促吸收作用与其大小有关，而与其所携带的电荷无关。阴离子树脂聚苯乙烯磺酸钠和苯乙烯-二乙烯苯共聚物对胰岛素在实验兔鼻腔中的吸收有一定的促进作用，其中分级树脂效果要优于未分级树脂，而非离子树脂和阳离子树脂却没有这种作用。

3. 羧甲基纤维素钠

将羧甲基纤维素钠作为载体制成的鼻炎药膜，给药后能够紧紧黏附于鼻腔内壁起效；采用羧甲基纤维素钠将睾丸素制成鼻用乳剂后，可大大改善药物的水溶性及其在鼻黏膜表面的滞留时间，进而提高了药物在鼻腔中的生物利用度。

二、吸收促进剂

吸收促进剂又称为化学促进剂，它通过改变鼻黏膜的结构使其通透性增加，从而提高大分子药物的吸收率。分子量较大的药物，鼻黏膜对其吸收会明显降低，在应用吸收促进剂后，可获得很好的吸收率。理想的吸收促进剂对鼻黏膜和纤毛应不产生毒性和刺激性，无异味、不引发变态反应、作用强而持久、用量较小。

1. 胆酸衍生物

胆酸衍生物包括牛黄胆酸盐、脱氧胆酸钠、脱氧牛黄胆酸钠等，该类物质的作用机制与其对鼻腔黏膜中存在的亮氨酸的抑制作用有关。例如在甘氨胆酸钠作为吸收促进剂时，多肽类药物在实验兔鼻腔中的生物利用度可显著增加。但胆酸盐类会引起鼻黏膜的灼烧感和疼痛等，在较低浓度（2%）时就会产生强烈的鼻黏膜刺激症状，高浓度（5%）时可破坏鼻黏膜的上皮结构。有研究者采用混合胶团法，即联合运用胆酸、亚油酸、单油酸甘油酯等制成促吸收剂，结果表明，不仅促吸收效果比单用胆酸好，而且大大减轻了对鼻纤毛的毒性。

2. 环糊精及其衍生物

利用环糊精及其衍生物对蛋白多肽类激素，例如胰岛素、促肾上腺皮质激素类似物等进行包合，可直接或间接促进其在鼻腔的吸收，提高生物利用度。此类促进剂的作用机制一般被认为是：环糊精的增溶作用可使生物膜中的磷脂溶解并被提取，从而增加细胞间的空隙；其中二甲基-β-环糊精（DM-β-CD）作用最强。包合后可以减低某些药物的黏膜毒性。有学者对环糊精改善脱氧胆酸钠的鼻纤毛毒性做了深入研究，认为通过环糊精形成包合物的药物基本无黏膜毒性，也不影响促吸收作用。

3. 氮酮

氮酮是一种新型吸收促进剂，能扩大生物膜细胞之间的空隙，现被广泛用于各种生物膜的促透吸收研发中，其对亲水性药物的作用强于亲脂性药物。有研究显示，氮酮类的促透效果和浓度相关，在一定浓度时可出现促透峰值；氮酮与丙二醇、油酸等促透剂合用能够产生更佳的促透效果。

4. 氨基酸类促透剂及其衍生物

氨基酸类促透剂及其衍生物因具有很好的促吸收效果，近年来也成为鼻腔药物制剂的辅料研发热点。例如把聚精氨酸和赖氨酸作为复合物制成右旋糖酐鼻腔制剂，可明显促进其在鼻腔的吸收；氨基酸类促透剂的促吸收效果与其分子量密切相关，从众多阳离子化合物中筛选出的聚精氨酸效果最好，是很有潜力的吸收促进剂。

5. 表面活性剂

表面活性剂也有一定的吸收促进作用，但它们对鼻黏膜细胞和纤毛是否有毒性尚存在争议。目前较常用的是阴离子型表面活性剂（如硬脂酸、月桂酸、月桂醇硫酸钠、磺酸化物等）和非离子表面活性剂（聚山梨酯、聚氧乙烯脂肪醇醚类等）。总的来说，多种吸收促进剂联合应用通常要比单独应用的促吸收效果好。

此外，鼻腔分泌物中存在多种代谢酶，虽然其种类与活性均少于或低于消化道里的代谢酶，但仍会对药物的吸收产生一定影响。因此，酶抑制剂能够抑制吸收部位的酶对药物的降解，间接增加药物在鼻腔的吸收。近期的一些研究发现，有一种在较低浓度就能可逆性抑制肽水解酶的磷酸二肽类物质作为蛋白多肽类药物的辅料时，可确保此类药物的稳定性，今后其有望成为蛋白多肽类药物的鼻用吸收促进剂。

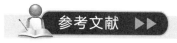

[1] 王东兴，高永良. 鼻腔给药新剂型研究进展. 中国新药杂志，2002，11（8）：589-592.

[2] 徐铮奎. 鼻腔给药研究与新剂型开发. 中国制药信息，2008，24（1）：8-10.

[3] 王红梅，江燕，王静. 鼻腔给药新剂型初探. 黑龙江中医药，2002，2：53.

[4] 俞丽霞，李范珠. 鼻腔给药研究进展. 浙江中医学院学报，2001，25（3）：74-75.

[5] 包强，蔡鑫君，李范珠. 不同粒径神经毒素纳米粒大鼠鼻腔给药脑药动学研究. 中国药理学通报，2010，26（6）：731-735.

[6] 陈立，宗莉，曹翠珍. 卵清蛋白模型疫苗/壳聚糖纳米粒鼻腔递送的研究. 中国药学杂志，2007，42（14）：1079-1083.

[7] 杨亚兰，杜青，敦洁宁. 依托泊苷鼻用黏附微球的性质考察及药动学研究. 中国药学杂志，2008，43（4）：284-287.

[8] 张黎，蔡鸿生，罗顺德. 鼻腔给药系统的新剂型-淀粉微球. 中国医院药学杂志，2001，21（12）：748-750.

[9] 王冶闽，李范珠. 蛋白多肽类药物微球鼻腔给药的研究进展. 中国药物与临床，2007，7（10）：737-739.

[10] 陈新梅. 壳聚糖微球对伊文思蓝鼻腔给药靶向到脑的影响及鼻腔毒性研究. 中国医院. 药学杂志，2009，29（12）：991-994.

[11] 蔡鑫君，柳琳，程巧鸳. 喷雾干燥法制备神经毒素-Ⅰ壳聚糖鼻腔给药微球. 中国医药工业杂志，2008，39（11）：830-833.

[12] 梁兆丰，温玉琴，孙美丽，吕竹芬. 影响鼻腔给药微球黏附性的载体因素. 广东药学院学报，2012，28（4）：451-455.

[13] 王冶闽，李范珠. 蛋白多肽类药物微球鼻腔给药的研究进展. 中国药物与临床，2007，7（10）：737-739.

[14] 冷光，孔宪珠. 胰岛素鼻腔给药微球剂的制备及药效学研究. 中国药房，2003，14（5）：277-278.

[15] 谢英，崔巍，徐昆，杜熠，侯新朴. NGF脂质体鼻腔给药在大鼠体内的组织分布. 中华临床医药，2004，5（17）：1-4.

[16] 易丹丹，蔡鸿生，罗顺德. 脂质体鼻腔给药系统研究进展. 中国药学杂志，2002，37（4）：248 -251.

[17] 谢伟容，褚克丹，郑健. 鼻用原位凝胶给药系统研究进展. 辽宁中医药大学学报，2011，13（7）：61-63.

[18] 袁超，金征宇. 羟丙基环糊精性质应用及前景展望. 粮食与油脂，2009，（1）：4-6.

[19] 许莉莉，张俊伟，王杏林. 几种纳米载体的应用研究进展. 中国新药杂志，2013，22（5）：561-568.

[20] 杨雪峰，赵坤，姜金庆. 纳米乳给药系统的应用. 广东农业科学，2011，38（7）：125-127.

[21] 秦凌浩，冷巍. 雌二醇鼻腔喷雾剂大鼠体内的药动学研究. 广东药学院学报，2009，25（1）：11-14.

[22] 徐雄波，潘育方，黄志军等. 鼻腔给药尼莫地平纳米乳的制备及脑组织靶向性初步评价. 中国药学杂志，2012，47（8）：594-598.

[23] Dzeki T, et al. Application of the solid dispersion method to the Controlled release of medicine V. Chem Pharm Bull, 1994, 42（2）：337.

[24] Fukumori Y, Ichikawa H, Tokumitsu H, Miyamoto M, Jono K, Kanamori R, et al. Design and preparation of ethyl cellulose microcapsules of gadopentetatc dimeglumine for neutron-capture the rapy using the wurster process. Chem Pharm Bull, 1993, 41（6）：1144.

[25] Donbrow M. Microcapsules and nanoparticles in medicine and pharmacy, Ed. By Donbrow M. CRC Press Inc., 1992.

[26] LuBin, et al. Microncapsulation of Drugs. Ed. by whiteleyTL. Harwood Academic Publishers, 1992.

第八章

鼻腔给药装置

（鲁翠涛　厉星　沈小童　金蓉蓉　蒋曦）

第一节　概述

一般来说，鼻腔制剂平均生物利用度较高，吸收速度较肌内注射快，消除速度较静脉注射和肌内注射快。因此，鼻腔制剂尤其适用于除注射外其他给药途径困难而又需发挥全身作用的药物，如口服难以吸收的极性药物、在胃肠道中不稳定的药物、肝脏首关效应强的药物和蛋白多肽类药物等。此外，鼻腔给药为某些中枢神经系统疾病的治疗提供了一条有效的给药途径。

近年来随着新辅料和治疗新技术的应用，可发挥全身治疗作用的鼻腔制剂的研究受到越来越广泛的关注。鼻腔制剂有着巨大的开发潜能，使用方便、安全性高、起效迅速、患者依从性高，被认为是替代注射给药最可行的途径。目前，鼻腔制剂已成为一个十分活跃的研究领域，随着微球、脂质体等各种新载体的开发及合理有效的质量评价方法与指标的呈现，鼻腔制剂的临床应用将更加趋于合理、有效、安全、多样。

一、临床常用的鼻腔制剂分类

鼻腔制剂是一种较新的给药方式，主要应用于局部治疗鼻内疾病，而作为全身治疗的给药途径，在现代医学研究只有几十年的时间，但在中医学上的应用却历史悠久。鼻腔制剂从传统医学中的塞鼻剂、吹鼻剂、熏鼻剂、灌鼻剂等发展到现代制剂学中的滴鼻剂、喷雾剂、膜剂等，以及运用微球、脂质体、纳米粒、水凝胶等新型载体包载药物的新剂型。

目前临床常用的鼻腔制剂分类方法有如下三种。

（1）按照所给药物的种类分类　鼻腔制剂按照所给药物的种类可以分为：中药鼻腔制剂、西药鼻腔制剂以及生物制品鼻腔剂。

（2）按照所给药物的剂型分类　鼻腔制剂按照剂型分类可以分为：溶液剂、气雾剂、喷雾剂、粉末制剂，以及运用新型载体，如微球、微囊、脂质体等包载药物的新制剂。

（3）按照药物的作用部位进行分类　鼻腔制剂按照药物的作用部位可以分为：鼻腔局部治疗作用、经鼻入脑治疗作用以及全身治疗作用。

二、鼻腔制剂常见药物

根据鼻黏膜的生理学特性以及对药物吸收的独特方式，已报道的适用于鼻腔制剂的药物有以下几种。

① 蛋白多肽类药物，如小分子黄体生成素释放激素（LHRH）、胰岛素等。

② 口服难以吸收的药物，如庆大霉素、磺苄西林、头孢唑林等抗生素。

③ 在胃肠道中很不稳定以及明显受胃肠道黏膜和肝脏首关效应影响的药物，如纳洛酮、毒扁豆碱和槟榔碱等。

④ 麻醉用药，如布妥啡诺、脑啡肽、丁丙诺啡。

⑤ 心脑血管类药物如普萘洛尔、尼莫地平等。

⑥ 改善循环的药物如前列地尔、依前列醇等。

⑦ 止咳平喘类药物，如中药成分补骨脂素等。

⑧ 解热镇痛药，如贝诺酯、安乃近、扑热息痛、安痛定等。

⑨ 中枢神经系统药物，如地西泮、苯巴比妥、咪达唑仑等。

⑩ 其他，如抗病毒药物，将干扰素、利巴韦林等抗病毒药制成滴鼻液使用疗效确切；由含挥发性成分的中药如柴胡、佩兰、连翘等制成的滴鼻剂对感冒有快速治疗作用。

第二节 鼻腔给药装置

一、鼻腔给药装置概述

鼻腔给药装置从所给药物的形态上分类，可分为鼻腔液体装置、鼻腔粉末装置和鼻腔液体粉末双用装置；从剂量可控性上分类，可分为单剂量鼻腔给药装置和多剂量鼻腔给药装置，其中液体装置和粉末装置可再进一步分为单剂量和多剂量装置。

鼻腔给药的装置也与鼻腔制剂的临床应用息息相关，在国际上生产鼻腔给药装置比较著名的公司有德国菲弗公司（Pfeiffer）、美国的 BD 公司以及美国 Kurve Technology 公司。目前，鼻腔制剂在临床上应用时的主要装置有：①药用喷雾泵；②药用气雾剂定量阀门；③单剂量/双剂量药物递送装置；④干粉吸入装置；⑤电子给药计数装置。几种常见的鼻腔给药装置如图 8-1 所示。

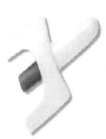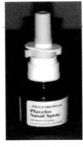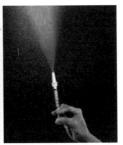

(a) 单剂量干粉吸入装置　(b) 多剂量喷雾剂　　(c)鼻腔给药雾化装置

图 8-1　鼻腔给药装置

直观的说，鼻黏膜表面积越大，越有利于鼻腔中药物的传递。然而，鼻腔药物的传递与多种因素相关，比如鼻腔的生理结构、气体动力学等。FDA 最近给出的鼻腔给药装置的指导方针是对装置的一些物理性质进行体外试验，包括其重现性、精确性以及由机械液体喷淋泵或加压吸入剂引起的药物均匀性。该指导方针主要针对用于局部的鼻腔喷雾剂和加压喷雾器进行体外测验。为了避免肺部吸入的药物回到鼻腔，应尽量减小药物粒径，应小于 $9\mu m$。尽管喷雾泵的质量以及稳定性的检测很重要，这些体外试验并不能代表体内药物粒子的分布、吸收与沉积。因此，指导方针的制定者在全身吸收以及选择性分布方式方面对鼻腔产品作了限制（如滴剂、液体喷气机、喷雾器、蒸汽以及粉末）。值得注意的是，指导方针与鼻腔的解剖学与生理学无关，而与临床设置（如身体位置、气流以及呼吸方式对药物传递的影响等都需要调整）中的器件性能有密切联系。

人们对于在不同模式下产生气溶胶的机械性质已有所了解。鼻腔导气管的解剖学与生理学也已经有许多相关文献介绍。本节将着重讨论直接影响药物沉积的装置技术。目前，鼻腔液体装置占据了大部分市场，但是粉末装置也相继产生，今后将不断发展。几种鼻腔给药装置的特征见表 8-1。

表 8-1　几种不同鼻腔给药装置的特征

装置	产品阶段	代表性物质	适应证	剂量	机理	激发	网址
雾化吸入	上市产品	薄荷醇	鼻炎,感冒	多剂量	雾化吸入	鼻腔吸入	www.vicks.com
滴鼻剂							
流体导管（渡船式）	上市产品	去氨加压素	糖尿病初期	单剂量	机械	呼吸机动力	www.ferring.com
多剂量滴鼻（多发性）	上市产品	减充血剂	鼻炎、普通感冒	多剂量	机械	手动激发	
单剂量多肽（多发性）	上市产品	局部类固醇	鼻息肉	单剂量	机械	手动激发	www.gsk.com
机械喷雾泵							
压缩瓶（多发性）	上市产品	减充血剂	鼻炎、普通感冒	多剂量	机械	手动激发	www.novarits.com；www.afrin.com；www.rexa.com
多剂量定量喷雾泵（多发性）							
	上市产品	局部类固醇	过敏性鼻炎或会阴性鼻炎	多剂量	机械	手动激发	www.gsk.com；www.merek.com；www.az.com
	上市产品	去氨加压素	原位夜间遗尿症	多剂量	机械	手动激发	www.ferring.com
	上市产品	降钙素	骨质疏松症	多剂量	机械	手动激发	www.novartis.com
	上市产品	Katrorolac	疼痛	多剂量	机械	手动激发	www.luitpokl.com
	上市产品	催产素	诱导泌乳或分娩	多剂量	机械	手动激发	www.definnite.com
单/多剂量喷射泵（多发性）							
	上市产品	Triptans	偏头痛	单剂量	机械	手动激发	www.gsk.com；www.az.com
	上市装置	疫苗	CRS	单剂量	机械	手动激发	www.Imana.com
	上市装置	疫苗	流感疫苗	单剂量	机械	手动激发	www.bd.com
	上市装置	疫苗	未知	单/多剂量	机械	手动激发	www.cnucell.com

装置		产品阶段	代表性物质	适应证	剂量	机理	激发	网址
	双向复制多剂量喷雾泵	临床Ⅲ期	氟替卡松盐酸盐	具有鼻腔聚合的CRS	多剂量	机械	呼吸机动力	www.optinose.com
气体喷雾系统/自动								
	慢喷雾	上市产品	局部类固醇	过敏性鼻炎	多剂量	气体喷射	手动激发	www.teva.com；www.3m.com
	氮气驱动	临床前	未知	未知	多剂量	气体驱动	气体驱动	www.impelneuropharma.com
电子动力雾化器/自动雾化器								
	脉动式喷雾器	上市装置	局部类固醇	鼻窦炎和鼻息肉	多剂量	电动	电动	www.pari.com
	振动机械雾化器	上市装置	局部药物	鼻窦炎和鼻息肉	多剂量	电动	电动	www.aerogen.com
	手持机械雾化器	上市装置	胰岛素（临床Ⅱ期试验）	阿尔茨海默病和鼻窦炎	多剂量	电动	电动	www.kurvetech.com
动力装置								
机械动力喷雾器								
	粉末喷雾装置	临床Ⅱ期	Zlomitriptan	偏头痛	单剂量	机械	手动激发	www.snbl.com
	粉末喷雾装置		未知	未知	单剂量	机械	手动激发	www.bd.com
	粉末喷雾装置	上市装置	未知	未知	单剂量	机械	手动激发	www.aptar.com
	粉末喷雾装置	上市装置	未知	未知	单剂量	机械	手动激发	www.aptar.com
呼吸主动吸入器								
	多剂量粉末吸入器（AZ）	雷诺考特	布地奈德	过敏性鼻炎和鼻息肉	多剂量	机械	鼻腔吸入	www.az.com
	单/多剂量胶囊吸入	双-lizer	地塞米松	过敏性鼻炎	单/多剂量	机械	鼻腔吸入	www.nipponshin.vaku.co.io
	鼻腔吸入器装置		Amponorhine	帕金森病	单/多剂量	机械	鼻腔吸入	www.aptar.com
吹入器								
	吹入器	临床前研究	未知	过敏性鼻炎	单剂量	机械	呼吸动力	www.trimelhpharmacceticals.com
	呼吸动力双向传递	临床Ⅲ期试验	舒马普坦	偏头疼	单剂量	机械	呼吸动力	www.optinose.com

摘自：Djupesland PG. Nasal drug delivery devices：characteristics and performance in a clinical perspective-a review. Drug Deliv Transl Res，2013，3（1）：42-62.

二、鼻腔液体装置

鼻腔液体药物主要以水溶液为主，也有悬浮液以及乳剂。液体制剂对于典型适应证的给药非常方便，它可以湿润干涩或结痂的部位，而这些部位经常伴随着鼻腔疾病。传统的喷淋泵系统需要用防腐剂来维持液体制剂的微生物学稳定性。但是动物和组织实验表明，防腐剂会产生刺激性并损害鼻纤毛，如苯扎氯铵。然而，近期大量临床研究表明，苯扎氯铵是安全的，可以长期使用。对于包含多肽和蛋白质的鼻腔液体制剂，保持药物稳定性是关键问题。

1. 用移液管转移液体制剂

水溶液和挥发油溶液是传统的鼻腔给药形式。母乳曾经被用于治疗婴儿的鼻腔充血，薄荷醇及其类似物被用来唤醒昏迷患者。液体制剂形式最初是用吸液器把液体吸入玻璃滴管，再将滴管插入鼻孔，然后挤压橡胶头挤出液体制剂。对于多用液体制剂，需要一个较大的剂量范围的多剂量给药装置，但是单剂量移液管也普遍应用于非处方药（OTC）装置中，比如减充血剂和碱盐泻药。移液管型给药装置的优势是不需要添加防腐剂。对于鼻息肉患者，喷淋泵并没有显著的功效，而应用单剂量移液管的鼻腔液体制剂最早在欧盟用于治疗鼻息肉。这种药物递送装置有效地提高药物在息肉处的沉积量。然而，液体制剂虽然具有上述作用，但由于需要头部向下的体位而限制了其使用。在鼻窦炎患者身上，由于患者处于头向下的体位时，其头痛和不适感会增加从而导致依从性减弱。

2. 塑料挤瓶

塑料挤瓶主要用于递送非处方药（OTC），比如减充血剂。通过挤压一个充有部分空气的塑料瓶，药物从一个喷射口喷出时即雾化。该给药装置剂量多少和药物粒子的大小随着挤压力度的变化而变化。但当挤压力减小时，鼻腔分泌物和一些微生物可能被吸入瓶内，因此不推荐将挤瓶用于儿童。

3. 剂量计量型喷淋泵

自从计量型喷淋泵被应用以来，它始终占领着鼻腔给药装置的市场。该泵每喷射一次可递送 $100\mu l$（$25\sim200\mu l$），并且从体外试验中得知，它们在喷射剂量和泵的几何学上都具有高度的重复性。药物粒子的大小和泵的几何学设计在一定范围内有一定关系，并且由泵的性能决定，如泵的结构、驱动器的空口、施加力度等。传统的喷淋泵需要防腐剂。然而，许多研究显示某些防腐剂具有副作用。因此许多制造商研制出了不同类型的泵系统来避免使用防腐剂，其中有一种泵系统使用可拆卸袋子和可移动活塞的方法填充喷射液体。该装置还具有另一优势，即使是倒置喷射也不会有气体进入装置的导管。这对于卧床只能使用头向下姿势给药的患者来说非常有用。另一种避免使用防腐剂的方法是使填充喷射出液体的空气经一个空气防腐过滤器。此外，许多系统的顶部有一个球形的阀门，用来阻止涂药器顶端内部液体中的污染物。这类无防腐剂的喷淋泵系统发展迅速，设计也变得越来越复杂。对有防腐剂的喷淋系统，在体实验研究显示，防腐剂是安全的，在一定范围内是可接受的，并且市场对不含防腐剂系统的需求量并没有预期的大。最近，喷淋泵被设计成侧面驱动的形式，用来递送氟替卡松糠酸酯，以治疗周期性变应性鼻炎。为了避免与黏膜表面接触，将泵的顶端与压点改进，以保证剂量再现性和剂量计量器的稳定性，提高剂量控制和安全有效性。

德国 Pfeiffer 公司的双剂量液体给药装置如图 8-2 所示，每喷可达到 $100\mu l$，是一个预充填的系统，在功能和外观方面设计更人性化，可以直接单手操作，自动控制两次的使用剂量。

尽管许多生物公司都在积极开展鼻腔疫苗的研究，但目前全世界只有几种鼻腔疫苗产品面世。最著名的是美国 MedImmune 公司的 FluMist，用于甲型和乙型流感的预防。该产品于 2003 年底在美国问世，2009 年初通过了欧盟的认证。FluMist 使用的是美国 BD 公司的一种鼻腔给药装置（图 8-3）Accuspray SCF™。它包含一个类似注射器的泵体和一个鼻腔喷头，可以连续使用两次的剂量。这种预填充注射器具有便于患者操作、避免药物填充二次污染和剂量可视等优点。另一个鼻腔流感疫苗产品只在俄罗斯市场销售，使用当地生产的注射器装置，没有预填充，因此不能直接使用。

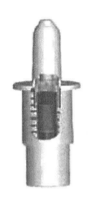

图 8-2　双剂量液体给药装置

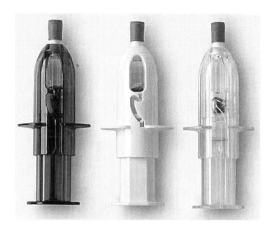

图 8-3　Accuspray SCF™装置

三、鼻腔粉末装置

鼻腔用粉末状药剂送药装置是一种鼻腔给药的装置，在胶囊收容器的空气流通路上设有单向阀门，该阀门由弹簧控制开阀压力，由来自泵部的空气压力提供动力。在单向阀开启时，单向阀门与胶囊出入部及胶囊收容器的出入动作互不干扰。在送药时按压泵部、开启单向阀时，胶囊进入到胶囊收容器的内侧、使胶囊内的药剂分散，落下至单向阀，此过程可将规定量的药剂送入使用者的鼻腔。

鼻腔粉末装置的特征在于：①胶囊收容器，用于容纳填充了粉状药剂的胶囊；②泵部，用于向胶囊收容器供给喷药用空气，并与胶囊收容器连接；③药剂喷雾部，设置在胶囊收容器，尖端分支设置成一个或两个，利用从泵部通过胶囊收容器的空气流，把胶囊收容器的胶囊内的药剂送入使用者的鼻腔内；④胶囊出入部，设置在胶囊收容器内，为胶囊的出入提供通路，以横向移动胶囊的方式在胶囊两侧开孔（相对胶囊的轴向）；⑤刀具，在胶囊收容部内，相对胶囊的轴向呈横向设置，用于在胶囊轴向两侧开孔。

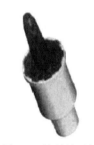

图 8-4　单剂量干粉
鼻腔给药装置

单剂量干粉装置的最大优势就是药物以粉末状态存在，不需要冷藏。此外，密闭的设计保证了产品在有效期内不会发生结块。该装置具有良好的适应性，可以通过改变按压推钮里装载药物粉末小瓶的长度，以适应不同制剂的需要。单剂量干粉鼻腔给药装置见图 8-4。

四、液体及粉末双用装置

现有的一种用于向鼻腔或口腔喷射流体或粉末药物的装置，包括：①一个壳体；②至少一个产品储器，容纳有一次剂量或多次剂量的待配送产品；③手动配送装置，例如泵或阀；④一个手动元件，适于对所配送装置施加作用，以便于配送一定剂量的药物。上述装置中还包括一套保险系统，该保险系统被安装在联动位置与脱开位置，可在之间移动。在其中的联动位置上，手动元件与所述配送装置配合使用，而在脱开位置上，手动元件不产生作用，该保险系统是由一可设定参数的电子控制单元进行控制的。

现已有鼻腔前庭给药装置，能够固定在鼻腔内准确地控制鼻腔黏膜给药剂量，其优点是：①给药时间长，给药量准确；②避免脱落，操作方便，不影响通气；③临床医疗上，使用范围广，通过鼻腔黏膜的给药装置，可以进行疼痛治疗，特别癌症晚期疼痛治疗，还可以进行糖尿病患者高血糖控制的胰岛素治疗，也可以用于其他疾病的辅助治疗给药；④结构简单，制作成本低廉，便于推广使用。此装置属于一类医疗器械产品，使用范围广，可用于液体、粉末药剂的递送装置。

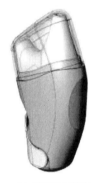
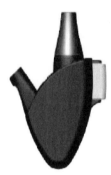

(a) 液体给药装置　　(b) 粉末给药装置

图 8-5　鼻腔给药装置

传统鼻腔给药后，药物只能覆盖鼻腔黏膜的1/3，因此提高药物在鼻腔的覆盖率，增加药物的吸收，研究更精密的鼻腔吸入装置也是相关人员研究的热点。比如，Kurve Technology 公司采用可控微粒分散技术可以将药物均匀地分散在鼻黏膜，并且可以将药物传递到鼻窦，该技术可用来提高鼻腔局部药物吸收或者全身药物吸收效果。考虑到长时期使用防腐剂会对鼻黏膜及肺部造成极大的危害，Intra Nasal 研制了无防腐剂吸入泵，这是新一代的吸入泵，它可以通过过滤装置阻滞外界空气进入和内部空气外溢。同时，Intra Nasal 也在研究单剂量和双剂量液体或者粉末喷雾泵，用来避免急性或者慢性疾病患者用药时产生的交叉污染（如图 8-5 所示）。

五、双向传递鼻腔给药装置

Optinose 公司针对脑部给药研制出了以呼吸驱动为原理的新型双向传递鼻腔给药装置（如图 8-6 所示），通过该装置可以使药物直接到达鼻腔黏膜嗅区或鼻窦而没有肺部沉积。它通过人体自身呼气进行鼻腔给药，由于人体呼气的同时，口鼻处的软腭自主闭合，药粉在两个鼻孔之间可形成双向递送，即气流从一侧鼻孔吸入，由另一侧鼻孔呼出。Djupesland 等以 9 名健康志愿者作为研究对象，采用闪烁显像法对该装置进行了实验研究，结果表明与传统手压喷雾泵相比，此新型鼻腔给药装置能减少药物在鼻前区的沉积，显著提高药物在重要吸收区的沉积，为慢性鼻充血和鼻息肉的治疗提供了新的方案，也为药物递送入脑治疗提供了可能（图8-7）。采用新型双向传递鼻腔给药装置递送药物的效率比传统喷雾装置高，且分布广，可

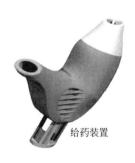
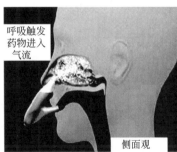
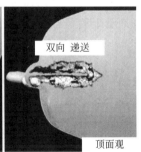

给药装置　　呼吸触发药物进入气流　　双向 递送

侧面观　　　　　　顶面观

图 8-6　新型双向传递鼻腔给药装置和呼吸驱动原理

摘自：Dhakar RC. Nasal drug delivery：success through integrated device development. Journal of Drug Delivery & Therapeutics，2011，1 (1)：2-73 (1)：42-62.

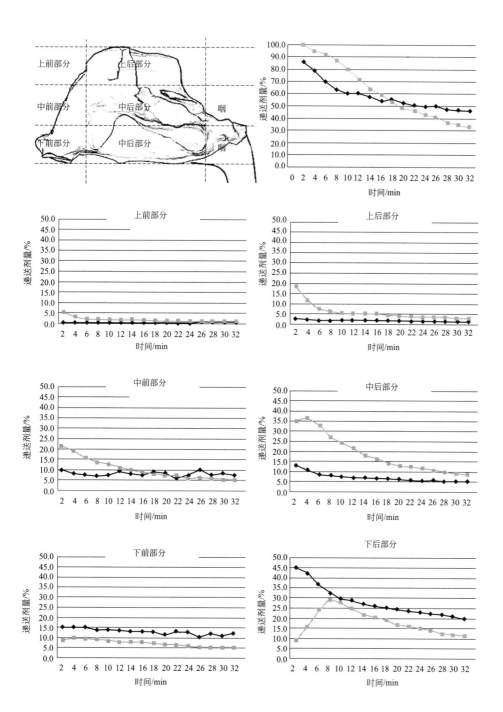

图 8-7 传统装置喷雾剂双向传递鼻腔给药装置

◆—传统喷雾装置；■—双向传递鼻腔给药装置

摘自：Djupesland PG，Skretting A. Nasal deposition and clearance in man：comparison

of a，bidirectional powder device and a traditional liquid spray pump.

J Aerosol Med Pulm Drug Deliv，2012，25（5）：280-289.

以深达鼻腔的后部（图 8-8）。进一步研究发现，双向传递装置给药不仅比单纯的鼻腔喷雾泵给药后鼻腔内的分布要广泛得多，而且在使用不同剂型时也有差别，可使液体剂型在鼻腔内分布更广。因此，此装置更适合液体制剂的鼻腔给药（图 8-9）。此外，使用此装置还可以使药物进入内耳道、鼻窦内，对鼻窦炎和中耳炎也有疗效。该装置已被用来递送多种药物治疗鼻腔疾病，包括过敏性鼻炎和偏头痛，获得了良好的效果。

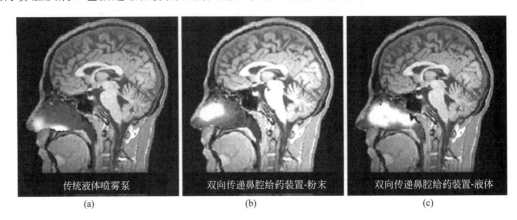

图 8-8　双向传递鼻腔给药装置递送粉末剂和液体剂后在鼻腔的分布

双向传递鼻腔给药装置改变鼻腔内的分布，使用液体剂型是分布更加广泛。

摘自：Djupesland PG. Nasal drug delivery devices：characteristics and performance in a clinical perspective-a review. Drug delivery and translational research，2013，3（1）：42-62.

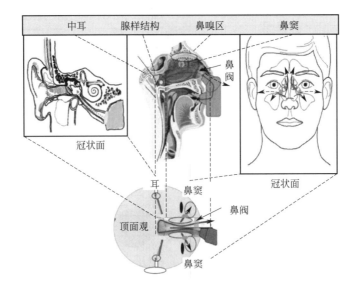

图 8-9　双向传递鼻腔给药装置递药后药物的分布示意

摘自：Dhakar RC. Nasal drug delivery：success through integrated device development. Journal of Drug Delivery & Therapeutics，2011，1（1）：2-7.

六、ViaNase 的经鼻药物输送装置

美国 Kurve 公司设计了一种称为 ViaNase 的经鼻药物输送装置，由一个鼻腔雾化器和一个喷雾瓶组成，这种控制颗粒分散的，紧凑结构的电子喷雾技术比传统喷雾瓶、吸入器、

雾化器更舒适、更有效，其产生的微滴也更均匀。该装置所产生的涡流可将药物从鼻黏膜输送到鼻旁窦，增强药物的穿透性，吸收效果更好，疗效也更佳。相对而言，在传统的药物输送过程中大部分药物被迅速吞入，药物在鼻腔内的滞留时间短，不能完全发挥疗效。此外，这种新装置也能装载单位剂量安瓿的药盒，减少了防腐剂的应用及其所带来的不良反应。ViaNase 的经鼻药物输送装置见图 8-10。

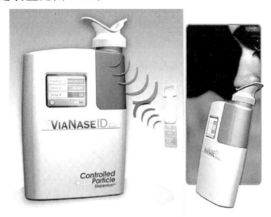

图 8-10　ViaNase 鼻腔给药装置

七、其他鼻腔给药装置

1. 二元鼻腔给药器

目前，有相当一部分患者正受益于 Lane 发明的二元鼻腔给药器。该给药装置可将不相容的两种药物或药物的不同成分先分别存储于两个独立的储药室，并仅在被实施给药这个操作环节时才将内容物混合以气雾状喷出。有学者应用一种患者能自行控制的鼻内给药装置对整容术后患者实施了经鼻止痛的初步试验。试验结果表明，使用此装置经鼻给予止痛剂产生了接近于静脉注射止痛的效果，患者的满意度更高。有学者研制了供大批神经性毒剂中毒伤员急救使用的鼻腔快速给药器，性能测试结果表明，该给药器递送药物的速度快、定量准确、效能高（图 8-11）。

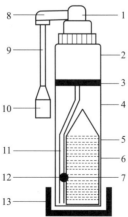

图 8-11　鼻腔快速给药结构示意

1—阀门促动器；2—阀门固定盖；3—接口；4—气雾剂容器；5—凹形贮药玻璃安瓿；6—急救剂；

7—安瓿半圆形凹槽；8—保险卡；9—喷嘴拉杆；10—喷嘴；11—引液管；12—玻璃顶珠；13—橡胶-海绵缓冲套

2. 直接吸入装置

直接吸入装置（见图 8-12）的发明促进了后来的新给药装置及其递送原理的发展。该项发明更好地适用鼻腔生理解剖结构提高了药物递送效率和依从性，完整的鼻腔装置和递送方法能递送极细颗粒且降低向肺部分布的风险。鼻腔直接吸入设备已经在临床得到使用，为患者提供有效、精确、均匀性好、可重复的剂量，并且递送方法直接、方便。

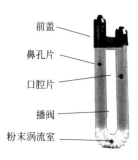

前盖
鼻孔片
口腔片
播阀
粉末涡流室

图 8-12 鼻腔直接吸入装置

摘自：Dhakar RC. Nasal drug delivery：success through integrated device development. Journal of Drug Delivery & Therapeutics，2011，1（1）：2-7.

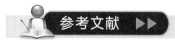 参考文献 ▶▶

［1］ Djupesland PG，Messina JC，Mahmoud RA. Breath powered nasal delivery：a new route to rapid headache relief. Headache，2013，53（2）：72-84.

［2］ Djupesland PG. Nasal drug delivery devices：characteristics and performance in a clinical perspective-a review. Drug delivery and translational research，2013，3（1）：42-62.

［3］ Dhakar RC. Nasal drug delivery：success through integrated device development. Journal of Drug Delivery & Therapeutics，2011，1（1）：2-7.

［4］ Tepper SJ. Clinical implications for breath-powered powder sumatriptan intranasal treatment. Headache，2013，53（8）：1341-1349.

［5］ Djupesland PG，Skretting A. Nasal deposition and clearance in man：comparison of a bidirectional powder device and a traditional liquid spray pump. J Aerosol Med Pulm Drug Deliv，2012，25（5）：280-289.

［6］ Djupesland PG，Vlckova I，Hewson G. Impact of baseline nasal polyp size and previous surgery on efficacy of fluticasone delivered with a novel device：a subgroup analysis. Am J Rhinol Allergy，2010，24（4）：291-295.

［7］ Hansen FS，Djupesland PG，Fokkens WJ. Preliminary efficacy of fluticasone delivered by a novel device in recalcitrant chronic rhinosinusitis. Rhinology，2010，48（3）：292-299.

［8］ Djupesland PG，Docekal P. Intranasal sumatriptan powder delivered by a novel breath-actuated bi-directional device for the acute treatment of migraine：A randomised，placebo-controlled study. Cephalalgia，2010，30（8）：933-942.

［9］ Vlckova I，Navratil P，Kana R，Pavlicek P，Chrbolka P，Djupesland PG. Effective treatment of mild-to-moderate nasal polyposis with fluticasone delivered by a novel device. Rhinology，2009，47（4）：419-426.

［10］ Djupesland PG，Docekal P. Intranasal sumatriptan powder delivered by a novel breath-actuated bi-directional device for the acute treatment of migraine：A randomised，placebo-controlled study. Cephalalgia，2010，30（8）：933-942.

第九章

药物效应动力学的评价

（杨伟　虞希冲　林倩　毛凯丽　胡淑平）

第一节　药物动力学的评价方法

鼻腔给药后的药物代谢动力学的研究主要用于评价各种药物剂型鼻腔给药后体内分布，包括脑内各区分布及其参数的测定。药物动力学研究中运用多种方法采集药物在脑组织和血液中的含量，具体实验方法可以参照第六章。

一、鼻腔给药后入脑和入血效率评价

鼻腔给药后药物主要有两个去向：一方面吸收进入血液，经历其他给药方式同样的过程，其中一部分可以通过血脑屏障进入脑内；另一方面，药物直接经鼻腔内入脑通路进入脑内，分布于脑内各区和脑脊液中。进入血液的药物可以直接采用药物动力学参数进行分析，进入脑内的药物则需要通过一些参数间接评价药物入脑效率，判定药物入脑是直接还是间接的。

1. 药物动力学研究

鼻腔给药、静脉给药和口服给药后获得的完整的药时曲线，经过药物动力学数据的处理获得相应的数据结果。如采用 DAS 的药物动力学处理软件进行处理，最终得到结果（具体参照相关软件操作说明和方法操作）。

2. 鼻腔给药后的生物利用度的评价

生物利用度（F）是指药物经血管外给药后被吸收进入血液循环的速度和程度的一种量度，是一种评价药物制剂和途径优劣的重要参数。通常用于比较口服和静脉给药后的吸收效率。计算公式如下：

$$F = \frac{AUC_{exe} \times D_{iv}}{AUC_{iv} \times D_{exe}} \times 100\% \tag{9-1}$$

式中，AUC_{exe} 和 AUC_{iv} 分别为血管外给药和静脉给药后血浆内药时曲线下面积；D_{exe} 和 D_{iv} 分别为血管外给药和静脉给药时每千克体重给药剂量。

当血管外给药部位为鼻腔时，可以用式（9-2）计算鼻腔给药的相对生物利用度。

$$F = \frac{AUC_{in1} \times D_{in2}}{AUC_{in2} \times D_{in1}} \times 100\% \tag{9-2}$$

式中，AUC_{in1} 与 AUC_{in2} 为不同剂型入脑的（相对）药时曲线下面积；D_{in1} 与 D_{in2} 为两种制剂的给药剂量。

如果对照为静脉给药则式变为

$$F = \frac{AUC_{in} \times D_{iv}}{AUC_{iv} \times D_{in}} \times 100\% \tag{9-3}$$

3. 脑血比

脑血比是指给药后脑内的药物含量和血浆含量的比值（$R_{\text{Brain-Plasma}}$）。评价静脉给药的靶向制剂或鼻腔给药的入脑效率可以采用脑血比，即采用同时间点的脑内药物浓度和血液浓度的比值来衡量药物跨过或绕过血脑屏障入脑的效率，通常采用对数形式，如式（9-4）。考虑到药物在脑内和血液中的消除速度不同，通常需要比较不同时间点的血脑比。因此，在利用此指标评价时可采用多点比较，更精确的计算可采用式（9-5）计算

$$R_{\text{Brain-Plasma}} = \lg\left(\frac{\text{脑组织浓度}}{\text{血液组织浓度}}\right) \tag{9-4}$$

$$R_{\text{Brain-Plasma}} = \lg\left(\frac{AUC_{\text{脑组织}}}{AUC_{\text{血液}}}\right) \tag{9-5}$$

式中，$AUC_{\text{脑组织}}$ 和 $AUC_{\text{血液}}$ 分别为药物在脑组织和血浆中的药时曲线下面积。

鼻腔给药时可以借鉴静脉给药时脑血比计算公式考察药物经鼻腔入脑的比值，尤其适于比较鼻腔给予的不同剂型。该指标只是考察药物进入脑组织的效率，并不能比较不同给药方式之间的效率。

药物脑靶向指数（drug targeting index，DTI）可以被用来比较不同途径给药后药物脑靶向性，又称脑靶向效率（brain targeting efficiency），其计算公式为

$$DTI = \frac{AUC_{in\text{脑}} / AUC_{in\text{血浆}}}{AUC_{iv\text{脑}} / AUC_{iv\text{血浆}}} \tag{9-6}$$

4. 脑摄取指数

脑摄取指数（brain uptake index，BUI）是指测试药物和参比药物进入脑内的药量比值与其剂量比例的乘积，即为待测药物和参比药物效率比值（Oldendorf WH，1970）。

$$BUI(\%) = \frac{\text{脑内待测药物量}}{\text{脑内参比药物量}} \times \frac{\text{待测药物注射剂量}}{\text{参比药物注射剂量}} \times 100\% \tag{9-7}$$

式（9-7）中，参比药物可以是同一药物的不同剂型，通常为公认药物或剂型。

上述公式采用的待测药物和参比药物为同一种给药途径，而且在极短时间（15s）内采集脑组织样本，这对于实验技术熟练程度有相当高的要求。此法是基于放射性同位素标记法测定的，其中以 ^3H 标记的水或 ^{14}C 标记的丁醇作为参比剂。经鼻腔给药后，药物进入血液和中枢神经系统。进入血液可用式（9-1）评价，而进入中枢神经系统效率则可以参考静脉给药的 BUI 进行评价，即采用不同标记的参比物质和待测药物同时混合鼻腔给药。但选择与药物性质相近的参比物质是关键所在，除同位素标志外，荧光物质标记的药物或工具药物也可以作为鼻腔给药的参比制剂，FITC 标记的不同分子量右旋糖酐可以模拟不同蛋白质的鼻腔给药入脑的过程。

BUI 也是待测药物和参比药物的效率比，在参比药物的入脑效率一定时，测出待测药

物的效率比就可以求出 BUI，具体公式如下：

$$BUI(\%)=\frac{脑内待测药物量}{待测药物剂量}\times\frac{参比药物剂量}{参比药物剂量}=E_{待测药物}\times E_{参比药物}\times100\%\qquad(9\text{-}8)$$

式中，E 为药物通过血脑屏障的效率。在放射性同位素标记法测定时，丁醇的血脑屏障通过率为 100%，水的通过率 75%。

5. 脑药物直接转运百分比

Zhang 等提出脑药物直接转运百分比（brain drug direct transport percentage，DTP）概念，是考察药物经鼻腔直接转运至脑组织的百分比。鼻腔给药后药物入脑来自两部分，一部分直接来自鼻腔入脑，另外一部分则是来自经血液跨过血脑屏障入脑，所以计算直接转运比时需要，去除来自血液的部分。首先按式(9-9)计算得到鼻腔给药后入血药物跨过血脑屏障部分的曲线下面积 $AUC_{in\text{-}X}$，然后按式(9-10) 计算 DTP。

$$\frac{AUC_{in\text{-}X}}{AUC_{in\text{-}plasma}}=\frac{AUC_{iv\text{-}brain}}{AUC_{iv\text{-}Plasma}}\qquad(9\text{-}9)$$

式中，$AUC_{in\text{-}brain}$ 和 $AUC_{iv\text{-}brain}$ 分别为静脉给药和鼻腔给药时的脑内药时曲线下面积；$AUC_{in\text{-}plasma}$ 和 $AUC_{iv\text{-}Plasma}$ 分别为静脉给药和鼻腔给药时血浆的药时曲线下面积。

$$DTP(\%)=\frac{AUC_{in\text{-}brain}-AUC_{in\text{-}X}}{AUC_{in\text{-}brain}}\times100\%\qquad(9\text{-}10)$$

6. 存在问题

上述鼻腔给药后的评价仅停留于脑组织摄取，即药物经鼻腔吸收的效率评价。实际上鼻腔给药进入脑内后也经历分布、代谢和排泄过程。需要合适的方法和模型评价药物吸收入脑、脑内分布和清除过程。

二、鼻腔给药物动力学数学模型

目前，大量的研究报告了药物进入脑组织和血液循环发挥作用，绝大部分研究仅是简单地利用上述指标评价药物自鼻腔进入脑组织中或血液中的可能性。对药物进入脑组织和循环的速度和滞留时间以及药物在脑内分布、代谢、排泄等特征参数研究甚少。尤其针对核酸和蛋白质类药物，很多的研究仅对其鼻腔给药后 2h 内的脑组织进行检测，不能全面地评价药物在脑内的药物动力学特征。药物在脑内或鼻腔给药之后的动力学模型，为评价药物经鼻腔给药后进入体内分布、代谢和排泄的过程。

由于血脑屏障的存在，中枢神经系统和血液系统分别形成较为独立的空间，血液中绝大多数的物质不能进入脑组织中，停留在血液中。药物可以通过以下方式进出脑组织。

① 药物经脑脊液进出　脑组织被脑脊液包绕，脑脊液中药物或物质可以进入脑实质内，脑实质内的物质也可以出来。脑脊液中的药物可以通过淋巴系统被排出一部分，脑脊液中的药物也可以跨过血脑屏障被外排至血液中。

② 药物跨过血脑屏障进入脑组织　要求药物具有较好的脂溶性，可以经血液进入脑组织中。在脑组织中的药物也可以通过某些机制被外排至血液中。

③ 脑脊液和血液中的药物直接交流　部分药物经此途径进入脑脊液，分布至脑组织中。相反地，脑脊液中的药物也可经此途径进入血液。

④ 药物经鼻腔进入脑组织和脑脊液　鼻腔给予的药物可在进入血液后跨越血脑屏障进入

脑组织中，因此，药物可在脑组织与外界之间进行直接或间接的交流，该过程涉及鼻腔吸收、血液分布、脑组织内分布、外周组织和脑组织的清除等。因此，有人提出了静脉给药后颅内药物分布的房室模型，将之分成脑实质室、脑脊液室和血室室。脑脊液又细分为侧脑室脑脊液、延髓小脑池脑脊液和蛛网膜下腔脑脊液；脑实质细分为脑细胞内液和细胞外液（图 9-1）。

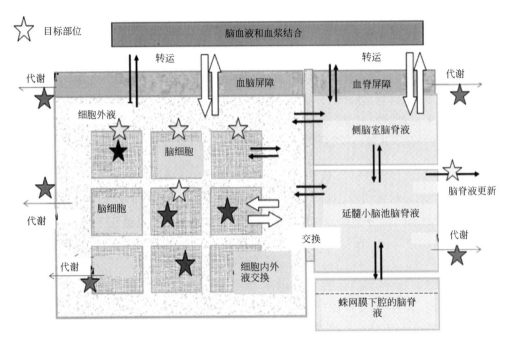

图 9-1 哺乳类动物颅内药物交流通路和腔室模式

黑色箭头表示这些房室之间的物质交换；白色箭头表示主动转运；

灰色箭头表示代谢和排泄、脑脊液更新等。

有学者以对乙酰氨基酚为模型药物，对该模型进行验证与预测。大鼠和人的研究结果显示，药物经静脉给药后进入脑组织的动力学行为与预测较为一致（基于一只大鼠的药物浓度数据），而且脑脊液的几个亚室的药物浓度几乎成平行关系，三者之间并无明显的差异。实测和预测之间的趋势和水平高低基本一致（图 9-2）。以该房室模型计算喹尼丁在脑组织深部组织的药物动力学参数，发现脑细胞外液药物动力学和脑脊液的动力学有明显的差别，从而解释了两者差异产生的机理（图 9-3）。但是相比静脉注射或灌注的脑内分布模型，在鼻腔给药条件下，脑内药物来源比静脉复杂得多。有学者提出了鼻腔给药条件下几种房室模型

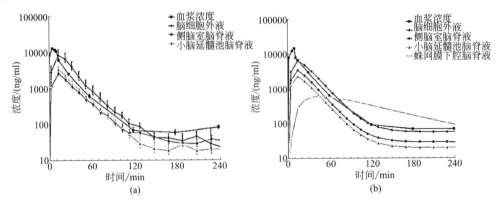

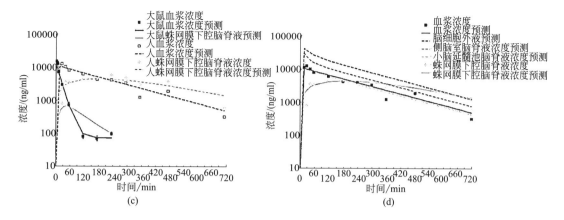

图 9-2 对乙酰氨基酚经脉给药后颅内各部分药物浓度和预测浓度

(a) 大鼠静脉注射对乙酰氨基酚后脑内各部分液体内的药物含量变化；

(b) 图为基于一只大鼠的数据预测的脑内各部分液体内含量变化；

(c) 为检测和预测的大鼠和人的血浆、蛛网膜下腔脑脊液中药物含量；

(d) 为检测到的大鼠和人蛛网膜下腔脑脊液和血浆药物含量。

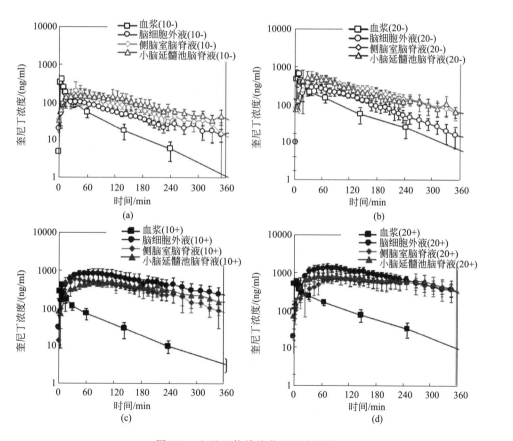

图 9-3 奎尼丁静脉给药后脑内分布

(a) 和 (b) 分别是 10mg/kg 或 20mg/kg 奎尼丁＋溶剂，(c) 和 (d) 分别是 10mg/kg 或 20mg/kg 奎宁丁＋15mg/kg 他立喹达；他立喹达为 P-gp 抑制剂。10－、20－表示 10mg/kg、20mg/kg 奎尼丁不合用他立喹达；10＋、20＋表示 10mg/kg、20mg/kg 奎尼丁合用他立喹达。

（图 9-4），并以瑞莫必利（D2 选择性拮抗剂）为模型药物分析了这些房室模型的精确性。结果发现，第 5 种鼻腔给药后药物分布的房室模型比其他几种模型更加精确地预测到静脉注射和鼻腔给药后脑细胞外液和血浆中药物的浓度。

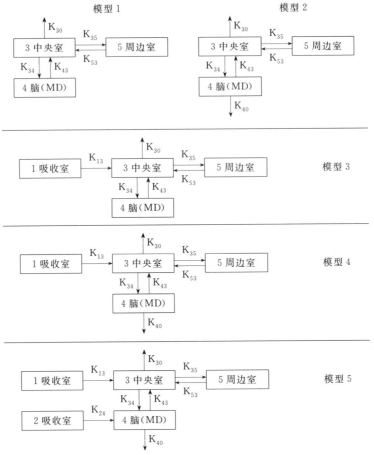

图 9-4　鼻腔给药静脉给药的几种房室模型（数字表示药物分布和吸收的房室序号）

第二节　鼻腔给药后药物动力学的基本特点

鼻腔内有丰富的血管丛，局部给药后可以快速到达血管，可以避免静脉穿刺。采用喷雾给药较鼻腔滴入方式能得到更好的鼻腔内分布，更易达到有效浓度。由于鼻腔给药容易进入血管床，且能改善药动学参数，减少药物浓度波动，因此一直以来被认为是替代静脉给药、肌内注射、口服给药最有希望的给药途径。

一、鼻腔黏膜给药对药物动力学的改善作用

① 药物经鼻腔直接吸收进入血液，避免了消化道对药物的破坏和肝脏的首关效应，能获得比口服给药更好的性价比和快速可预测的生物有效性。

② 对许多药物而言，鼻腔给药的吸收率和血浆浓度与静脉给药相当，明显优于皮下注射和肌内注射。

③ 药物经鼻腔吸收过程较缓慢，血药浓度较为稳定。

④ 鼻腔的位置临近脑，鼻腔给药后脑脊液内的药物浓度可以超出血浆浓度，能快速达到脑部和脊髓的药物治疗浓度。

鉴于鼻腔给药的上述优点，鼻腔给药通常用来替代静脉给药和口服给药等给药方式。但是鼻腔给药也受剂型、药物性质、鼻腔内环境等因素的影响，可导致脑内或血液中的含量差别较大。

二、鼻腔给药后血液内药物动力学行为

一般而言，静脉给药后血液中的药物浓度逐步下降，口服给药后则有吸收达峰的过程。如图 9-5 所示，当鼻腔给药后，进入血液中的药物动力学过程与静脉给药和口服给药不同，吸收明显变缓慢，消除相曲线也变缓慢，消除时间延长，表现出类似缓释制剂的特征，即血药浓度变得平稳，平均滞留时间延长，这种特征可能与鼻腔黏膜结构有关。黏膜上皮细胞间的致密连接限制药物过快地进入血管丛，从而延长其吸收过程（表 9-1）。

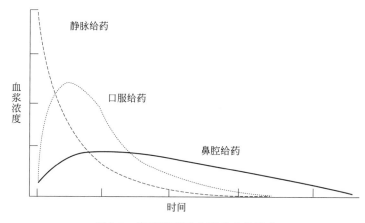

图 9-5　鼻腔给药后血浆动力学示意

表 9-1　鼻腔内药物吸收的因素

障碍	小分子丢失率/%	大分子丢失率/%
降解	0～15	0～5
清除①	0～30	20～50
沉积(前部)	10～20	10～20
健康状况和环境	10～20	10～40
膜透性①②	0～30	20～50
黏液层	<1	<1

① 取决于辅料；

② 取决于药物的物理化学特性，例如分配系数等。

摘自：Hillery AM，Lloyd AW，Swarbrick J. Drug delivery and targeting USA and Canada Taylor & Francis Inc，2005.

鼻腔给药后的药动学改变已被多数研究证实。志愿者的实验研究中，不同的舒马普坦制剂进行对比。结果显示在鼻腔给予舒马普坦粉末吸入剂 22mg 和鼻腔喷雾剂（20mg），两者结果相近。6mg 舒马普坦静脉注射后血药浓度经历明显上升达到峰值，约为鼻腔给药两种剂型的 6 倍。口服制剂动力学特征与粉末鼻腔给药后的动力学特征相似（图 9-6，表 9-2）。舒马普坦鼻腔给药后血浆内的动力学过程与口服给药相似。结果说明鼻腔给药这种方式可以作为口服给药和静脉给药的替代。

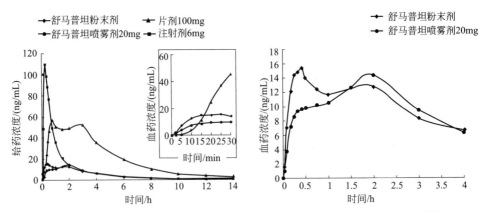

图 9-6　舒马普坦的粉末和喷雾剂鼻腔给药、静脉给药和口服给药后的动力学特征

表 9-2　舒马普坦粉末和喷雾剂鼻腔给药、静脉给药和口服给药后的动力学参数

PK 参数	粉末吸入剂 均值±标准差 （$n=20$）	20mg 鼻腔喷雾剂 均值±标准差 （$n=20$）	100mg 口服制剂 均值±标准差 （$n=20$）	6mg 静脉注射 均值±标准差 （$n=20$）
C_{max}/(ng/ml)	20.8±12.2	16.4±5.7	70.2±25.3	111.6±21.6
$AUC_{0\sim1}$/(ng·h/ml)	63.0±20.3	59.2±17.7	292.6±87.5	127.3±17.3
$AUC_{0\sim\infty}$/(ng·h/ml)	64.9±20.6	61.1±17.8	308.8±92.4	128.2±17.4
$AUC_{0\sim15min}$/(ng·h/ml)	2.1±1.6	1.2±0.7	0.7±0.7	16.2±4.0
$AUC_{0\sim30min}$/(ng·h/ml)	5.8±4.1	3.6±1.9	8.1±5.0	39.7±7.1
$t_{1/2}$/h	3.1±0.6	3.3±0.9	3.8±1.8	2.3±0.4
λ_Z	0.2±0.0	0.2±0.1	0.2±0.1	0.3±0.0
$AUC_{\%cxtrap}$/%	3.0±1.4	3.4±2.3	5.2±4.5	0.7±0.3

摘自：Obaidi M，Offman E，Messina J，Carothers Jennifer，Djupesland and Mahmoud R A. Improved pharmacokinetics of sumatrptan with breath poweredTM nasal delivery of sumatriptan powder. Headache，2013，53（8）：1323-1333.

三、鼻腔给药脑内动力学

1. 水溶性较强的药物评价

Wang 等（2006）利用 DTP 和 DTI 评价雷替曲塞 2.5mg/kg 鼻腔给药和静脉给药后的脑靶向性和鼻腔直接入脑比例。结果显示，鼻腔给药后血浆药浓度增加缓慢，消除也缓慢（图 9-7），在皮层、小脑、嗅脑和嗅束内雷替曲塞含量高于静脉组，滞留时间明显长于静脉

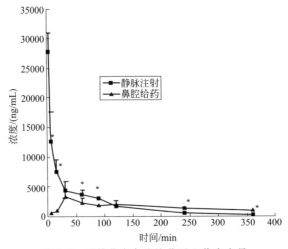

图 9-7　雷替曲塞鼻腔给药后血浆内含量

给药组。脑血比值计算后发现两者血浆的比值为76.6%，而嗅球、嗅束、皮层和小脑的生物利用度值分别为9740%、12100%、9160%和5430%，提示鼻腔给药极大地提高了上述组织内药物的生物利用度（表9-3）。对脑靶向指数和脑药物转运百分比的计算结果显示，前者分别达到127、158、120和71，远高于1，而转运百分比则达到98.5%以上（表9-4）。以上结果表明，雷替曲塞鼻腔给药后具有脑靶向性，可在脑内组织大量分布。

表 9-3　雷替曲塞 2.5mg/kg 鼻腔给药和静脉给药后药动学参数

参数	途径	血浆	嗅脑	嗅束	皮层	小脑
C_{max}/(ng/ml)	鼻腔给药	3270±765	1870±686	388±324	201±108	153±57
	静脉注射	27700±3240	300±176	153±36	122±19	166±37
AUC_{0-360}/(ng·min/ml)	鼻腔给药	576000	214000	63400	43900	35200
	静脉注射	752000	2222	525	479	648
(AUC_{in}/AUC_{iv})/%		76.6	9740	12100	9160	5430

表 9-4　雷替曲塞按 2.5mg/kg 鼻腔给药后脑组织内的脑靶向指数和脑药物直接转运比例

脑组织	脑靶向指数	脑药物直接转运比例/%
嗅脑	127	99.2
嗅脑	158	99.4
脑皮层	120	99.2
小脑	71	98.6

摘自：Wang D，Gao Y，Yun L. Study on brain targeting of raltitrexed following intranasal administration in rats. Cancer Chemother Pharmacol，2006，57（1）：97-104.

2. 脂溶性较强的药物鼻腔给药后的评价

Yasir M 等制备包载氟哌啶醇的固体纳米粒，比较了固体纳米粒、溶液剂鼻腔给药和溶液剂静脉给药之后进入血液和脑的效率，发现固体纳米粒在脑组织和血液的各项参数没有太大的差别（表9-5），说明固体纳米粒鼻腔给药进入血液和脑组织效率相差无几。脑组织含量明显高于溶液剂鼻腔给药组和静脉给药组，而血浆中浓度则明显低于静脉组，说明药物经鼻腔给药之后改变药物的分布行为，由血液向脑组织分布为主转为以由鼻腔直接入脑为主。从数据看（表9-6），固体纳米粒显著提高了药物进入脑组织的效率，固体纳米粒的脑靶向指数约为溶液剂的2倍，脑药物直接转运百分比也有所提高。脑药物直接转运百分比提高不大，可能与药物本身能通透血脑屏障进入脑组织内有关（图9-8，表9-6）。

表 9-5　氟哌啶醇固体纳米粒鼻腔给药脑组织和血浆的药动学参数比较

参数	固体纳米粒鼻腔给药		溶液剂鼻腔给药		溶液剂静脉注射	
	脑	血浆	脑	血浆	脑	血浆
C_{max}/(ng/ml)	329.17±20.892	393.5±24.634	90.137±6.28	306.967±13.47	76.957±7.62	21907±60.67
T_{max}/h	2	4	2	1	1	0.167
$AUC_{0\sim24h}$ /(ng·h/ml)	2172.337±60.41	2433.057±18.54	623.167±8.517	1460.717±15.6	433.657±15.46	11464.597±150.45
$AUC_{0\sim\infty}$ /(ng·h/ml)	2389.177±78.82	2612.317±40.67	683.157±30.17	1681.827±32.83	500.827±12.78	12017.57±180.87
$AUMC_{0\sim24h}$ /(ng·h²/ml)	12172.677±56.59	13725.217±135.43	2881.237±27.08	8696.867±124.78	2881.317±30.76	57642.097±580.45
$AUMC_{0\sim24h}$ /(ng·h²/ml)	15665.207±25.59	19864.677±256.43	7079.167±35.53	14650.317±145.75	5199.467±120.67	70374.147±960.87
Ke/h⁻¹	0.0797±0.0065	0.0977±0.003	0.0777±0.005	0.117±0.003	0.0957±0.003	0.157±0.007
MRT/h	12.607±0.99	7.607±0.32	9.177±0.45	8.97±0.57	10.387±0.65	5.927±0.57

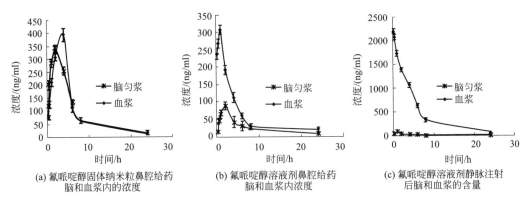

(a) 氟哌啶醇固体纳米粒鼻腔给药
脑和血浆内的浓度

(b) 氟哌啶醇溶液剂鼻腔给药
脑和血浆内浓度

(c) 氟哌啶醇溶液剂静脉注射
后脑和血浆的含量

图 9-8　氟哌啶醇固体纳米粒鼻腔给药后的血浆和脑中药物浓度

表 9-6　脑靶向效率和脑药物直接转运百分比

制剂	脑靶向效率/%	脑药物直接转运百分比/%
氟哌啶醇固体纳米粒	2362.43	95.77
氟哌啶醇溶液剂	1128.61	91.14

摘自：Yasir M，Sara UVS. Solid lipid nanoparti cles for nose to brain delivery of haloperidol：in vitro drug release and pharmacokinetics evaluation. Acta Pharmaceutica Sinica B，2014，4（6）：454-463.

3. 脂溶性很强的药物鼻腔给药后的评价

王晓梅从两个不同角度出发，分别将 E2（雌二醇）利用二甲基-β-环糊精制成包合物，进而利用具有生物黏附性的壳聚糖制备壳聚糖纳米粒以及制成亚微乳剂两种制剂，采用 DTP 和 DTI 评价两种制剂的脑靶向性和鼻腔直接入脑比例。E2 不同剂型鼻腔给药后的 DTI 均大于 1，其中 E2 包合物为 2.61，E2 壳聚糖纳米粒为 3.1，E2 亚微乳剂为 3.80，表明 E2 不同剂型鼻腔给药有一定的靶向性，且靶向性强弱的顺序为：E2 包合物＜E2 壳聚糖纳米粒 ＜E2 亚微乳剂。DTP 计算结果表明：E2 不同剂型鼻腔给药后，E2 包合物到达脑部的药物 为 61.91%，E2 壳聚糖纳米粒到达脑部的药物为 68.43%，E2 亚微乳剂到达脑部的药物为 73.63%。由表 9-7 中结果可知鼻腔给药后 CSF 中药-时曲线下面积明显高于静脉注射给药后 的浓度，将两种给药途径的 AUC_{CSF}/AUC_{plasma} 值，两两之间进行 t-检验，结果显示两种给 药途径的 AUC_{CSF}/AUC_{plasma} 值有显著性差异（$P<0.05$）。

表 9-7　雌二醇鼻腔后脑内分布参数

参数	途径	AUC_{CSF} /(ng・min/ml)	AUC_{plasma} /(ng・min/ml)	$\dfrac{AUC_{CSF}}{AUC_{plasma}}$	DTI	DTP/%
E2 IC	鼻腔给药	6573.76±3506.22	4117.24±602.50	1.59±0.99	2.61	61.91
	静脉注射	4771.03±1037.51	7844.61±2783.13	0.61±0.24		
E2 CS-NP	鼻腔给药	12788.35±4093.62	6057.11±2385.05	2.11±0.96	3.15	68.43
	静脉注射	6121.05±2075.86	9183.88±2631.10	0.67±0.28		
E2 SE	鼻腔给药	21208.12±9572.46	6404.59±2154.96	3.31±2.27	3.80	73.63
	静脉注射	10081.75±4484.45	11544.94±4003.41	0.87±0.72		

摘自：王晓梅. 雌二醇鼻腔给药脑靶向制剂的研究. 沈阳药科大学，2008.

第三节　药物的鼻腔内过程

一、鼻腔内的吸收

呼吸区（鼻甲）是鼻腔中最大的部分，具有纤毛上皮的黏膜大大增加了药物吸收的有效表面积，是药物经鼻黏膜给药后全身吸收的主要途径。鼻黏膜上皮下层有丰富的毛细血管、静脉窦、动-静脉吻合支以及毛细淋巴管交织成网，使药物能迅速进入体循环，而避免了肝脏的首关效应和胃肠道的降解作用。嗅区约占鼻腔总表面积的 10%，该区黏膜的总表面积为 $200\sim400mm^2$。嗅区黏膜主要由支持细胞构成，其间分布嗅神经，黏膜下有筛状骨板，将鼻腔与中枢神经系统（central nervous system，CNS）分开，其上分布着筛孔，嗅神经从筛孔穿过，与大脑的嗅球相连。药物经鼻黏膜给药后可经由嗅神经通路或嗅黏膜上皮途径吸收进入脑脊液（cerebral spinal fluid，CSF），从而绕过血脑屏障（blood-brain barrier，BBB）直接进入 CNS 发挥治疗作用。

鼻黏膜吸收的优点：①提高肽类药物的生物利用度；②避免肝脏首关效应；③增加药物向脑内递释；④鼻腔黏膜免疫；⑤减少对胃肠道的刺激。

二、鼻腔内分布

药物进入鼻腔后，其在鼻腔内的分布可能影响药物的吸收。如第二章所述，鼻腔内的黏膜中上鼻甲、中鼻甲和下鼻甲和鼻嗅区的黏膜的功能不尽相同，受神经支配也不相同，这些结构与药物递送途径和机理相对应。因此，药物进入鼻腔吸附到黏膜的位置直接影响药物进入血液或脑组织的途径和机理。有研究分析了吸入粉末剂和传统的液体喷雾泵进入鼻腔后的鼻内分布。2min 内标记物在鼻腔内的分布各不相同，传统的喷雾剂主要分布在中、下鼻甲，尤其是下鼻甲后部；而粉末喷射吸入剂主要分布在中、上鼻甲，尤其是中鼻甲的后部（图 9-9）。这说明不同方式鼻腔给药影响鼻内药物的分布，可能导致药物进入血液和脑内含量不同。这也可能是造成动物鼻腔给药后组织内或血液内药量差异较大的原因。

三、鼻腔给药的药物吸收和清除

药物接触吸收组织（鼻腔黏膜）的时长会影响药物跨过黏膜进入组织或血液的多少。鼻腔黏膜内的药量取决于药物的吸收和清除速率，包括药物"排泄"（离开鼻腔）和鼻黏膜代谢。鼻腔内的清除速率高对清除有毒的药物颗粒或制剂清除有利。显然，相反的，对鼻腔内药物的吸收是不利的。药物在鼻腔内的分布影响药物的清除速率，如分布在鼻腔后部或咽喉部的药物清除缓慢，而分布于鼻甲的药物清除快，在沉积部位则快速清除（图 9-10）。主要原因在于：上皮细胞的纤毛密度分布不均匀。药物分布于非纤毛区域或纤毛较少的区域，药物黏附于黏膜时间长，更有利于吸收；分布于纤毛密度较高的鼻腔后部时，药物会直接被排向咽喉部，在咽喉区域的药物颗粒被迅速吞入消化道，而不被鼻腔吸收。鼻腔给药后 9~20min 内药物排向咽喉部，如喷雾或滴鼻给药后鼻甲内药物或标记物也在 20min 内迅速的消除，然后经历缓慢消除相，这可能与喷雾剂分布于鼻腔前部和中、下鼻甲前部等非纤毛区有关，详见第五章。

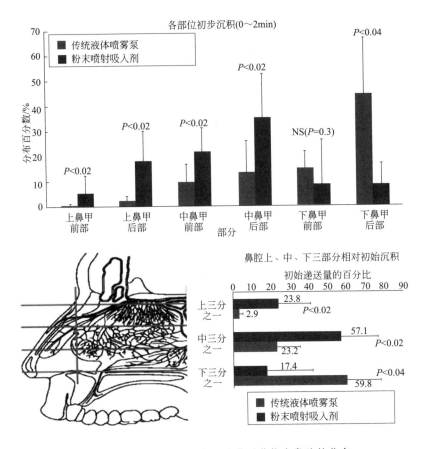

图 9-9　鼻腔粉末吸入剂鼻腔给药后药物在鼻腔的分布

上图为 2min 内粉末在鼻内各部位的分布；下图为分布区域示意。

摘自：Djupesland PG，Messina JC，Mahmoud RA. The nasal approach to delivering treatment for brain diseases：an anatomic，physiologic，and delivery technology overview. Therapeutic delivery，2014，5（6）：709-733.

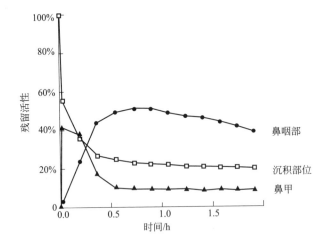

图 9-10　鼻腔给药后的药物或标记物的消除曲线

摘自：Hillery AM，Lloyd AW，Swarbrick J. Drug delivery and targeting USA and Canada Taylor & Francis Inc，2005.

鼻腔内存在各种酶，包括代谢蛋白质和多肽的酶类、代谢小分子药物的酶类以及其他一些蛋白质，对药物在鼻腔的吸收、分布产生明显影响。尽管在鼻腔内存在各种酶，但其活性较消化道的酶活性要低很多。但是鼻嗅区黏膜部分的细胞色素 P450 活性高于肝脏，含量高出肝脏 3～4 倍，P450 能够代谢进入鼻腔组织的毒物或药物，而形成活性代谢产物，或代谢药物致其失活。

鼻腔内存在着丰富的淋巴管网和相关的淋巴节，统称为鼻腔相关的淋巴组织，这对抵抗病原体的入侵有重要的作用。但对于蛋白质等生物大分子，则可能当作抗原被鼻腔相关淋巴组织捕获而产生相应抗体，尤其是反复给药，可能诱导产生抗体，从而清除药物。有研究表明鼻腔给予胰岛素后，在鼻腔的分泌物中检测到胰岛素的抗体，说明鼻腔中的淋巴组织也参与了药物的消除，尤其是大分子药物，并可能引发炎症反应。另外，某些制剂或药物颗粒被鼻腔相关淋巴组织中的树状细胞吞噬，虽不产生抗体，但从鼻腔黏膜中消除。

四、给药方式和剂型等对药物在鼻腔的分布和组织内分布的影响

给药方式和位置也能显著影响给药效果，还能影响药物在鼻腔内的分布和组织内分布，详见第五章第一节部分。

第四节 鼻腔给药药物动力学研究实例

一、脂溶性药物-孕酮鼻腔给药研究

孕酮（黄体酮）是由卵巢黄体分泌的一种天然孕激素，在受孕和孕期对子宫内膜有显著形态学影响，为维持妊娠所必需。受早期研究（甾体类激素在脑脊液含量中含量较高）的启发，1977 年 Anand Kumar TC 等观察到孕酮和炔诺酮鼻腔给药后能抑制恒河猴卵巢的排卵行为。由于孕酮、雌激素和其他甾醇类激素口服给药、后来多项实验对孕酮在鼻腔给药后吸收、分布和代谢等特征进行研究。结果显示，$10\mu g$ 孕酮溶液（溶于乙醇：聚乙醇：水 $= 3:3:4$）鼻腔喷入脑脊液和血浆含量高于静脉注射、肌内注射、鼻腔滴入和滴眼给药，血浆中药物含量大约为脑脊液的 20 倍左右；因此，后续实验采用鼻腔喷入同样剂量的孕酮与静脉给药比较，血浆孕酮的药物动力学参数要优于静脉注射的，与静脉持续灌入组（$1\mu g/min \times 10min$）相当，血药浓度快速达到峰浓度且较为平稳（图 9-11）。经鼻腔喷雾给药促进冠毛猴的生殖能力，维持正常月经周期等。在成年妇女志愿者的实验中也具有同样的效果。孕酮鼻腔给药后可以进入脑脊液中，鼻腔喷雾剂较静脉给药、肌内注射和鼻腔滴入等方式进入脑脊液更多，但是其含量仍然约为血液的 1/5（图 9-11）。孕酮鼻腔给药后除了对生殖系统及内分泌有明显的影响外，也能明显的改善中枢神经系统行为，说明孕酮可以进入脑组织中。后来的实验对此进行了研究，成年猪和大鼠鼻腔给予孕酮后，其脑血比例和静脉给药脑血比例并无明显的差别，说明孕酮这种脂溶性药物鼻腔给药后进入脑组织并不是直接来自鼻腔，而是进入血液循环再进入脑组织中。

在人类女性孕酮的鼻腔给药后获得良好的效果。在绝经后妇女的临床实验研究中比较了鼻腔喷雾给予孕酮（每侧鼻孔 2 次）和孕酮油膏的效果，结果显示鼻腔喷雾给药效果明显的高于油膏给药，无论其峰浓度还是药时曲线下面积显著高于油膏组（图 9-12）。提示鼻腔给药的吸收效率显著高于油膏组。此后，同一实验室比较了两种不同的鼻腔喷雾制剂，一种为杏仁

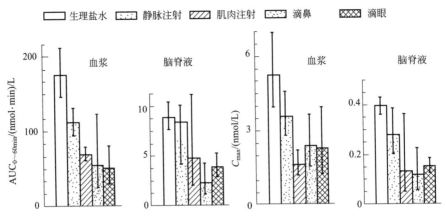

血浆药动学参数	静脉注射	静脉灌注	鼻腔喷雾
$\text{AUC}\big|_0^{60}/(\text{nmol}\cdot\text{min}/\text{L})$	144.74(112.32～186.53)	230.30(203.97～260.03)	213.45(186.00～244.95)**
$\text{AUC}\big|_0^{\infty}/(\text{nmol}\cdot\text{min}/\text{L})$	203.33(179.52～230.30)	408.13(337.51～493.53)	371.19(313.40～439.64)**
$C_{\max}/(\text{nmol}/\text{L})$	5.05(3.97～6.42)	7.57(6.55～8.75)	6.00(5.13～7.02)
$T_{\max}/\text{min}$	3.83(2.79～5.25)	8.92(6.58～12.09)	5.52(3.78～8.06)
β/min^{-1}	0.196(0.129～0.0299)	0.0135(0.0104～0.0175)	0.152(0.0114～0.0205)
$t_{1/2}\beta/\text{min}$	35.21(23.11～53.65)	50.94(39.19～66.12)	45.27(33.79～60.66)
$Cl_{\text{TB}}/(\text{L}/\text{min})$	0.15(0.10～0.23)	0.11(0.08～0.15)	0.13(0.08～0.19)
V_d/L	8.14(6.34～10.45)	—	—

图 9-11　恒河猴孕酮鼻腔喷雾给药血浆和脑脊液的动力学参数

上图表示鼻腔喷雾给药后脑脊液和血浆的药时曲线下面积和峰浓度均高于其他途径给药。下表显示为不同给药方法进行给药后药动学参数比较，**$P<0.01$，与静脉注射组比较，$n=3$。

摘自：David GF，Puri CP，Anand Kumar TC. Bioavailability of progesterone enhanced by intranasal spraying. Experientia，1981，37（5）：533-534.

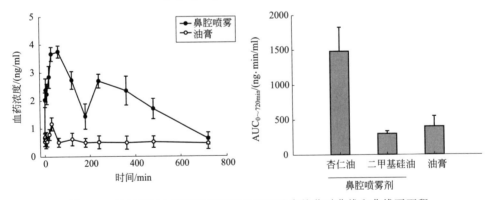

图 9-12　绝经后妇女孕酮鼻腔喷雾给药和油膏给药时曲线和曲线下面积

给药剂量喷雾剂 11.2mg，油膏 20mg。

左图：根据 Cicinelli E，Ragno G，Cagnazzo I，Fanelli F，Vetuschi C，Cantatore FP. Nasally-administered progesterone：comparison of ointment and spray formulations. Maturitas 1991；13（4）：313-317 的数据重新作图。

右图：根据 Cicinelli E，Savino F，Cagnazzo I，Scorcia P，Galantino P. Progesterone administration by nasal spray in menopausal women：comparison between two different spray formulations. Gynecological endocrinology：the official journal of the International Society of Gynecological Endocrinology 1992；6（4）：247-251 和上述文献提供的数据作图。

油（总剂量 11mg），另一种则为二甲基硅油（28mg）。给药后检测血浆中的孕酮水平，发现杏仁油喷雾制剂达峰浓度和时间（$C_{max}=3.75$ng/ml，$T_{max}=60$min）比二甲基硅油（$C_{max}=1.049$ng/ml，$T_{max}=30$min）均有改善，杏仁油喷雾剂孕酮的曲线下面积 [（1481.6 ± 343）ng·min/L] 大约为二甲基硅油的 [（302.06 ± 37.5）ng·min/L] 的 5 倍。在双侧卵巢和子宫全切除的患者鼻腔给予孕酮和雌二醇混合物（雌二醇：孕酮：二甲基-β-环糊精：水 = 2mg：5mg：62mg：1ml）后，孕酮的血浆浓度可以到 6nmol/L 浓度。绝经期妇女接受反复鼻腔给药可见明显的子宫内膜增生和血浆内分泌指标明显改善。由于鼻腔喷雾易被吸入下呼吸道，造成药物的损失，在鼻腔内分布可能分布于鼻腔的中、下鼻甲的前部，吸收较差，故发展了鼻腔粉末吸入剂。鼻腔粉末吸入剂比溶液喷雾剂效率高，不同配比的粉末剂均高于口服给药，与喷雾剂比较相当，说明在孕酮鼻腔给药剂型中，鼻腔粉末吸入剂也是选择之一。

　　尽管上述孕酮制剂鼻腔给药后能改善血液药物动力学参数，但是其生物利用度仍然不容乐观，生物利用度一般为 15%～50%。为提高生物利用，有研究制备了环糊精-孕酮偶合物的卡波姆凝胶制剂，并对制剂处方进行优化（表 9-8，表 9-9）后测定了其体内过程。实验结果显示孕酮以鼻用凝胶鼻腔给药后的生物利用度普遍提高，环糊精-孕酮偶合物加入凝胶后生物利用度可达到 70%～80%，明显改善孕酮鼻腔给药生物利用度（表 9-10）。

表 9-8　孕酮鼻用凝胶的组分

组分	F1	F2	F3	F4	F5	F6	F7	F8	F9
孕酮/mg	10	10	—	10	10	—	10	10	—
环糊精-孕酮偶合物(孕酮含量 mg)	—	—	10	—	—	10	—	—	10
β-环糊精/mg	—	181	—	—	181	—	—	181	—
聚乙二醇/mg	0.5	0.5	0.5	0.5	0.5	0.5	0.5	0.5	0.5
卡波姆/mg	100	100	100	100	100	100	100	100	100
水/g	10	10	10	10	10	10	10	10	10

表 9-9　孕酮鼻用凝胶的体外释放度

剂型	K 值	2h 释放度/%
F1	$0.320\times10^{-2}\pm1.17$	30.31 ± 0.72
F2	$0.591\times10^{-2}\pm2.18$	62.13 ± 1.50
F3	$0.906\times10^{-2}\pm2.33$	91.52 ± 0.72
F4	$0.313\times10^{-2}\pm0.17$	34.47 ± 3.87
F5	$0.542\times10^{-2}\pm0.18$	56.53 ± 4.26
F6	$0.839\times10^{-2}\pm1.34$	82.83 ± 1.36
F7	$0.306\times10^{-2}\pm3.11$	31.8 ± 0.36
F8	$0.501\times10^{-2}\pm2.32$	50.73 ± 1.23
F9	$0.824\times10^{-2}\pm0.33$	81.87 ± 12.7

表 9-10　孕酮鼻用凝胶鼻腔给药后的药动学参数

剂型	$AUC_{(0-\infty)}$/(ng·min/ml)	C_{max}/(ng/ml)	T_{max}/min	生物利用度/%
i.v.	27891 ± 2.5	25.1 ± 2.3	10	—
F1	11158 ± 7.8	12.1 ± 3.6	10	40.98 ± 4.7
F2	17146 ± 11.9	15.4 ± 4.2	10	62.47 ± 9.3
F3	22341 ± 8.6	20.4 ± 5.3	10	80.1 ± 14.3
F4	11002 ± 10.2	11.6 ± 2.3	10	39.4 ± 12.1
F5	15428 ± 3.6	14.6 ± 6.3	10	55.3 ± 5.6
F6	21201 ± 4.9	18.7 ± 4.6	10	76.0 ± 8.4
F7	9854 ± 13.6	11.2 ± 5.3	10	35.3 ± 5.3
F8	13251 ± 9.7	13.6 ± 2.1	10	47.5 ± 8.6
F9	19803 ± 11.4	18.2 ± 1.7	10	71.0 ± 10.2

二、水溶性药物-胰岛素鼻腔给药研究

胰岛素作为降血糖药物，主要用于治疗 1 型糖尿病和口服降糖药物无效的 2 型糖尿病。一般的胰岛素给药途径主要是皮下注射、肌内注射和静脉注射方式给药。皮下注射是常见的给药方式，但无论何种注射方式给药，都会给患者带来痛苦。因此寻求无创的胰岛素给药方式成为糖尿病治疗的热点之一。鼻腔的解剖结构的特殊性为胰岛素治疗糖尿病提供了一种较为理想的给药途径。早期研究制备了胰岛素胆酸盐溶液喷雾剂，在鼻腔吸收效率在为静脉注射的 10％左右，给药后 10min 开始降低血糖，30min 降至低谷，60～80min 回到基线水平。对于糖尿病患者，胰岛素鼻腔给药的降血糖作用则能持续 5h。说明胰岛素鼻腔给药可以调节血糖，并持续较长的一段时间，对于维持血糖的稳定非常有益。不同的胆酸盐对胰岛素鼻腔吸收不同，亲水性胆酸盐并未促进血清胰岛素的吸收，而疏水性可大幅促进胰岛素的吸收，其中以脱氧胆酸盐最为显著。利用鼻腔胰岛素喷雾剂治疗 1 型糖尿病时，长期给药有良好的耐受性和血糖控制效果。胰岛素的喷雾剂治疗 1 型糖尿病的临床实验表明，鼻腔给胰岛素后血浆胰岛素达到峰值和回到基线均早于皮下给药，100IU/ml 胰岛素鼻腔喷雾剂的生物利用度与 500IU/ml 胰岛素皮下注射的生物利用度相当（5.14％±0.38％和 4.64％±0.46％）。

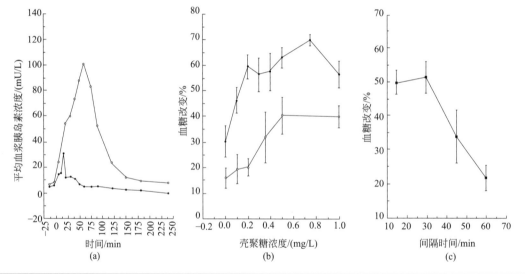

	血糖 AUC/(％·min)	血糖值/(％基线)	胰岛素 AUC/(mIU/L)	C_{max}/(mIU/L)
人胰岛素钠盐溶液(2IU/kg)	22940(±953)	83(±3)	1346(±120)	34(±4)
人胰岛素钠盐溶液(2IU/kg)＋壳聚糖(0.5％)	16548(±1331)	43(±10)	9809(±2816)	191(±16)

图 9-13　壳聚糖促进胰岛素降糖作用

（a）为绵羊鼻腔给予 2IU/kg 后血浆胰岛素平均值，空心圈为胰岛素和壳聚糖联合，实心为单纯胰岛素；

（b）为壳聚糖浓度对胰岛素鼻腔后血糖改变值，空心位胰岛素 2IU/kg，实心位胰岛素 4IU/kg；

（c）为壳聚糖和胰岛素鼻腔给药时间间隔。图中表为血糖和胰岛素曲线下面积和最大血药浓度改变。

由于胆酸盐对鼻腔黏膜的损伤作用，寻找合适的促进剂成为胰岛素鼻腔给药的难点。有学者利用烷基糖苷类、环糊精和壳聚糖改善了胰岛素进入血液的效果。鉴于环糊精和壳聚糖良好的组织相容性和促透性，研究人员研究了十二烷基麦芽糖苷和壳聚糖合用对胰岛素鼻腔给药后降血糖效果的影响。壳聚糖和十二烷基麦芽糖苷单独使用可以促进胰岛素降血糖

（图 9-13，图 9-14），发现两者合用（10∶1）时胰岛素的降血糖效果降低（图 9-14）。也有人考察胆酸盐和环糊精合用对胰岛素鼻腔吸收的影响，发现两者合用能促进胰岛素吸收。十四烷基麦芽糖苷能促进胰岛素吸收，但导致鼻腔上皮细胞形态上发生改变。后来的研究利用壳聚糖作为基质，分别与不同浓度的 EDTA、聚山梨酯-80、β-环糊精、羟丙基-β-环糊精合用能形成制剂，发现这些材料中只有羟丙基-β-环糊精和壳聚糖合用能促进胰岛素在鼻腔的吸收。胰岛素鼻腔给药制剂中，除上述剂型外，凝胶剂也是促进胰岛素吸收的重要剂型。如Aminated 明胶在鼻腔也能促进胰岛素的吸收。后来研究利用壳聚糖制备类包载胰岛素和2%中等分子量的壳聚糖制备成壳聚糖凝胶鼻腔给药后，进一步提升了胰岛素的吸收效果，使其降血糖效果达到静脉给药的 46%。

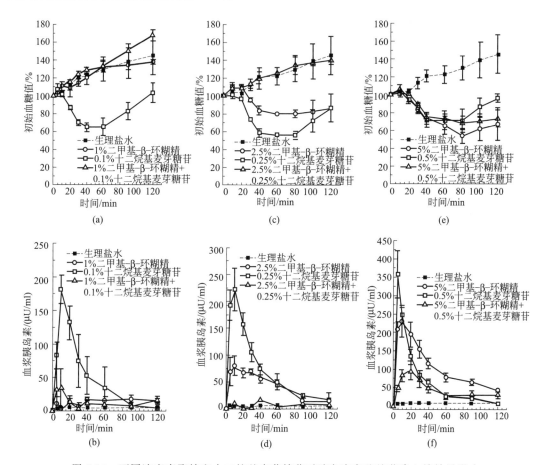

图 9-14　不同浓度壳聚糖和十二烷基麦芽糖苷对胰岛素鼻腔给药降血糖效果影响
（a）、（c）、（e）图为不同浓度壳聚糖和十二烷基麦芽糖苷对胰岛素鼻腔给药降血糖的影响；
（b）、（d）、（f）图为两者对血浆胰岛素水平的影响。

尽管胰岛素鼻腔给药有较好降血糖作用，且有较好的耐受性和依从性，但是对以胰岛素为代表的多肽和蛋白质类药物鼻腔给药的生物利用度仍然不高，采取上述措施后有所提高，并能达到理想水平。近年来发展的胰岛素鼻腔新剂型，由氨基聚乙烯醇-聚乳酸接枝共聚物[amine-modified poly(vinyl alcohol)-graft-poly(L-lactide)]自组装的纳米复合物作为载体鼻腔给药，结果显示这种纳米聚合物能有效地提高生物利用度，给药后 50～80min 血糖下降20%，而糖尿病大鼠则能降低 30%，且持续时间延长。生物黏附递送系统或带有促进剂的不溶于水的粉末剂可能是理想的胰岛素鼻腔给药制剂。壳聚糖和 PVC 凝胶、淀粉纳米粒均能提高胰岛素的吸收。最近研制出的一种超快起效的胰岛素剂型，将重组常规人类胰岛素和促进剂 CPE-215（cyclopentadecalactone）组合，鼻腔给药能有效地、剂量依赖性地增加血浆胰岛素水平，降低糖尿病患者的血糖（图 9-15）。

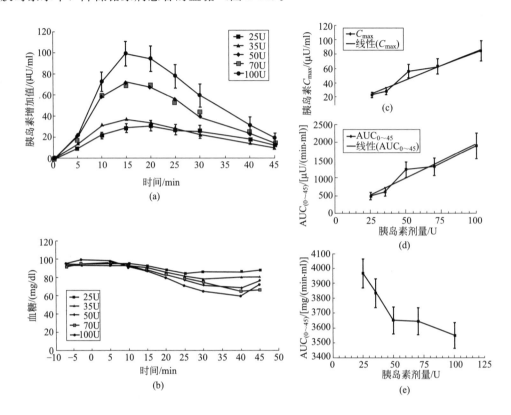

图 9-15　快速起效的胰岛素剂型人鼻腔给药后对胰岛素和血糖的影响
（a）图为血浆胰岛素增加量的改变；（b）图为血糖改变；（c）和（d）图分别是血浆胰岛素及其曲线下面积和给药剂量的关系；（e）图为胰岛素剂量和血糖曲线下面积的关系。

参考文献 ▶▶

[1]　Oldendorf WH. Measurement of brain uptake of radiolabeled substances using a tritiated water internal standard. Brain Res，1970，24（2）：372-376.

[2]　Burns J，Weaver DF. A mathematical model for prediction of drug molecule diffusion across the blood-brain barrier. The Canadian journal of neurological sciences Le journal canadien des sciences neurologiques，2004，31（4）：520-527.

[3]　Wang K，Li Z，Chen Y，Su C. The pharmacokinetics of a novel anti-tumor agent，beta-elemene，in Sprague-Dawley rats. Biopharm Drug Dispos，2005，26（7）：301-307.

[4]　Wang D，Gao Y，Yun L. Study on brain targeting of raltitrexed following intranasal administration in rats. Cancer Chemother Pharmacol，2006，57（1）：97-104.

[5]　Zhang Q，Jiang X，Jiang W，Lu W，Su L，Shi Z. Preparation of nimodipine-loaded microemulsion for intranasal delivery and evaluation on the targeting efficiency to the brain. Int J Pharm，2004，275（1-2）：85-96.

[6]　Yasir M，Sara UVS. Solid lipid nanoparti cles for nose to brain delivery of haloperidol：in vitro drug release and phar-

macokinetics evaluation. Acta Pharmaceutica Sinica B，2014，4（6）：454-463.

[7]　Bitter C，Suter-Zimmermann K，Surber C. Nasal drug delivery in humans. Curr Probl Dermatol，2011，40：20-35.

[8]　Bitko V，Barik S. Nasal delivery of siRNA. Methods Mol Biol，2008，442：75-82.

[9]　Anand Kumar TC，David GF，Puri V. Ovulation in rhesus monkeys suppressed by intranasal administration of progesterone and norethisterone. Nature，1977，270（5637）：532-534.

[10]　David GF，Puri CP，Anand Kumar TC. Bioavailability of progesterone enhanced by intranasal spraying. Experientia，1981，37（5）：533-534.

[11]　Anand Kumar TC，David GF，Sankaranarayanan A，Puri V，Sundram KR. Pharmacokinetics of progesterone after its administration to ovariectomized rhesus monkeys by injection，infusion，or nasal spraying. Proc Natl Acad Sci U S A，1982，79（13）：4185-4189.

[12]　Moudgal RN，Jagannadha Rao A，Murthy GS，Neelakanta R，Banavar SR，Kotagi SG，et al. Effect of intranasal administration of norethisterone and progesterone on pituitary and gonadal function in adult male and female bonnet monkeys（Macaca radiata）. Fertil Steril，1985，44（1）：120-124.

[13]　Steege JF，Rupp SL，Stout AL，Bernhisel M. Bioavailability of nasally administered progesterone. Fertil Steril，1986，46（4）：727-729.

[14]　Cicinelli E，Savino F，Cagnazzo I，Scorcia P，Galantino P. Progesterone administration by nasal spray in menopausal women：comparison between two different spray formulations.

[15]　Cicinelli E，Ragno G，Cagnazzo I，Fanelli F，Vetuschi C，Cantatore FP. Nasally-administered progesterone：comparison of ointment and spray formulations. Maturitas，1991，13（4）：313-317.

[16]　Hermens WA，Belder CW，Merkus JM，Hooymans PM，Verhoef J，Merkus FW. Intranasal administration of estradiol in combination with progesterone to oophorectomized women：a pilot study. European journal of obstetrics，gynecology，and reproductive biology，1992，43（1）：65-70.

[17]　Cicinelli E，Cignarelli M，Resta L，Scorcia P，Petruzzi D，Santoro G. Effects of the repetitive administration of progesterone by nasal spray in postmenopausal women. Fertil Steril，1993，60（6）：1020-1024.

[18]　Cicinelli E，Petruzzi D，Scorcia P，Resta L. Effects of progesterone administered by nasal spray on the human postmenopausal endometrium. Maturitas，1993，18（1）：65-72.

[19]　Provasi D，De Ascentiis A，Minutello A，Colombo P，Catellani PL. Nasal delivery progesterone powder formulations comparison with oral administration. Bollettino chimico farmaceutico，1993，132（10）：402-404.

[20]　van den Berg MP，Verhoef JC，Romeijn SG，Merkus FW. Uptake of estradiol or progesterone into the CSF following intranasal and intravenous delivery in rats. Eur J Pharm Biopharm，2004，58（1）：131-135.

[21]　Skipor J，Grzegorzewski W，Einer-Jensen N，Wasowska B. Local vascular pathway for progesterone transfer to the brain after nasal administration in gilts. Reprod Biol，2003，3（2）：143-159.

[22]　Rathnam G，Narayanan N，Ilavarasan R. Carbopol-based gels for nasal delivery of progesterone. AAPS PharmSciTech，2008，9（4）：1078-1082.

[23]　Ducharme N，Banks WA，Morley JE，Robinson SM，Niehoff ML，Mattern C，et al. Brain distribution and behavioral effects of progesterone and pregnenolone after intranasal or intravenous administration. Eur J Pharmacol，2010，641（2-3）：128-134.

[24]　王晓梅. 雌二醇鼻腔给药脑靶向制剂的研究. 沈阳药科大学，2008.

[25]　Improved pharmacokinetics of sumatrptan with breath poweredTM nasal delivery of sumatriptan powder，Head，2013，53（8）：1323-1333.

[26]　Moses AC，Gordon GS，Carey MC，Flier JS. Insulin administered intranasally as an insulin-bile salt aerosol. Effectiveness and reproducibility in normal and diabetic subjects. Diabetes，1983，32（11）：1040-1047.

[27]　Gordon GS，Moses AC，Silver RD，Flier JS，Carey MC. Nasal absorption of insulin：enhancement by hydrophobic bile salts. Proc Natl Acad Sci USA，1985，82（21）：7419-7423.

[28]　Salzman R，Manson JE，Griffing GT，Kimmerle R，Ruderman N，McCall A，et al. Intranasal aerosolized insulin. Mixed-meal studies and long-term use in type I diabetes. N Engl J Med，1985，312（17）：1078-1084.

[29]　Illum L，Farraj NF，Davis SS. Chitosan as a novel nasal delivery system for peptide drugs. Pharm Res，1994，11

(8)：1186-1189.

［30］ Shao Z，Krishnamoorthy R，Mitra AK. Cyclodextrins as nasal absorption promoters of insulin：mechanistic evalua-tions. Pharm Res，1992，9 (9)：1157-1163.

［31］ Chandler SG，Thomas NW，Illum L. Nasal absorption in the rat. III. Effect of lysophospholipids on insulin absorption and nasal histology. Pharm Res，1994，11 (11)：1623-1630.

［32］ Valensi P，Zirinis P，Nicolas P，Perret G，Sandre-Banon D，Attali JR. Effect of insulin concentration on bioavail-ability during nasal spray administration. Pathol Biol (Paris)，1996，44 (4)：235-240.

［33］ Ahsan F，Arnold JJ，Meezan E，Pillion DJ. Mutual inhibition of the insulin absorption-enhancing properties of dode-cylmaltoside and dimethyl-beta-cyclodextrin following nasal administration. Pharm Res，2001，18 (5)：608-614.

［34］ Zhang Y，Jiang XG，Yao J. Nasal absorption enhancement of insulin by sodium deoxycholate in combination with cy-clodextrins. Acta Pharmacol Sin，2001，22 (11)：1051-1056.

［35］ Wang J，Sakai S，Deguchi Y，Bi D，Tabata Y，Morimoto K. Aminated gelatin as a nasal absorption enhancer for peptide drugs：evaluation of absorption enhancing effect and nasal mucosa perturbation in rats. J Pharm Pharmacol，2002，54 (2)：181-188.

［36］ Arnold JJ，Ahsan F，Meezan E，Pillion DJ. Correlation of tetradecylmaltoside induced increases in nasal peptide drug delivery with morphological changes in nasal epithelial cells. J Pharm Sci，2004，93 (9)：2205-2213.

［37］ Yu S，Zhao Y，Wu F，Zhang X，Lu W，Zhang H，et al. Nasal insulin delivery in the chitosan solution：in vitro and in vivo studies. Int J Pharm，2004，281 (1-2)：11-23.

［38］ Leary AC，Stote RM，Breedt HJ，O'Brien J，Buckley B. Pharmacokinetics and pharmacodynamics of intranasal in-sulin administered to healthy subjects in escalating doses. Diabetes Technol Ther，2005，7 (1)：124-130.

［39］ Simon M，Wittmar M，Kissel T，Linn T. Insulin containing nanocomplexes formed by self-assembly from biode-gradable amine-modified poly (vinyl alcohol) -graft-poly (L-lactide)：bioavailability and nasal tolerability in rats. Pharm Res，2005，22 (11)：1879-1886.

［40］ Varshosaz J，Sadrai H，Heidari A. Nasal delivery of insulin using bioadhesive chitosan gels. Drug Deliv，2006，13 (1)：31-38.

［41］ Agrawal AK，Gupta PN，Khanna A，Sharma RK，Chandrawanshi HK，Gupta N，et al. Development and charac-terization of in situ gel system for nasal insulin delivery. Pharmazie，2010，65 (3)：188-193.

［42］ Jain AK，Khar RK，Ahmed FJ，Diwan PV. Effective insulin delivery using starch nanoparticles as a potential trans-nasal mucoadhesive carrier. Eur J Pharm Biopharm，2008，69 (2)：426-435.

［43］ Stote R，Marbury T，Shi L，Miller M，Strange P. Comparison pharmacokinetics of two concentrations (0.7% and 1.0%) of Nasulin，an ultra-rapid-acting intranasal insulin formulation. Journal of diabetes science and technology，2010，4 (3)：603-609.

［44］ Stote R，Miller M，Marbury T，Shi L，Strange P. Enhanced absorption of Nasulin，an ultrarapid-acting intranasal insulin formulation，using single nostril administration in normal subjects. Journal of diabetes science and technology，2011，5 (1)：113-119.

［45］ Westerhout J，Ploeger B，Smeets J，Danhof M，de Lange EC. Physiologically based pharmacokinetic modeling to investigate regional brain distribution kinetics in rats. The AAPS journal，2012，14 (3)：543-53.

［46］ Stevens J，Ploeger BA，van der Graaf PH，Danhof M，de Lange EC. Systemic and direct nose-to-brain transport pharmacokinetic model for remoxipride after intravenous and intranasal administration. Drug Metab Dispos，2011，39 (12)：2275-2282.

第十章

鼻腔制剂的应用与药效评价

（赵应征　杨伟　虞希冲　田福荣　傅红兴）

第一节　鼻腔给药药效学研究概述

一、鼻腔给药应用

鼻腔给药被广泛应用于鼻腔疾病、全身性疾病和中枢神经系统疾病。前文介绍了鼻腔给药的药动学方面的特点，如避免胃肠道的首关消除、改善药物动力学特征、提高依从性。鼻腔作为一个特殊的器官，有着复杂的结构和生理特点，是动物或人类连接外界环境的重要通道，常常受外界病原体、空气污染物、异物等的影响，产生不同的疾病，如过敏性鼻炎、萎缩性鼻炎、鼻息肉等。鼻腔给药最直接的应用就是鼻腔局部疾病，目前大部分鼻腔用制剂用于鼻腔疾病的治疗，只有少数鼻腔制剂用于全身性疾病的治疗，比如胰岛素鼻腔给药治疗糖尿病。目前热门研究的应用则是利用鼻腔药物治疗中枢性疾病，常见的主要疾病包括阿尔茨海默病、帕金森病和脑卒中、脑外伤等。

二、鼻腔给药后药效研究基本技术

药物临床前研究是新药研发的重要阶段，是评价药物有效性和安全性的基础工作，是保证药物研发成功和降低临床研究风险的重要措施。药物的临床前研究主要是指使用非人类模式生物或实验动物进行的研究，通过不同的动物模型和实验方法评价药物的药理作用，研究其作用机制、毒性作用。鼻腔给药的疗效评价有多种方法，评价标准有所差异。根据各种疾病干预的方式和研究目的不同，采用不同的评价方法。大致可以分成以下几类。

（1）动物水平研究　即采用动物模型对鼻腔给药后的疗效、机理进行研究，从模型不同角度阐释鼻腔给药相关问题，这也是目前广泛流行的基本技术和方法。

（2）临床实验　即在正常人或患者身上进行实验，根据临床实验设计不同，采用不同的无创性的研究手段或技术进行药效学评价。

（3）细胞水平评价　鼻腔制剂直接接触鼻腔组织，如果用于治疗鼻腔的局部疾病，可以培养鼻腔的不同组织细胞，进行体外实验，以评价药物对鼻腔黏膜细胞的作用。如果鼻腔制剂用于治疗非鼻腔疾病，细胞培养实验可以用来评价药物或制剂对鼻腔局部组织的毒性。

（4）分子生物学评价　分子生物学技术在研究药物效应中有突出的优点，分子生物学技术在鼻腔给药后疾病评价中也有重要的作用，比如利用蛋白质组学技术评价药物过敏性鼻炎的分泌物中蛋白表达情况。此外，也有研究利用此技术分析鼻窦炎的分子生物特征等。

针对不同的实验目的，合理运用实验技术，对鼻腔给药后药效的评价十分重要。具体技术介绍参见第六章。

三、鼻腔给药药效学中的重要研究进展

近年来，鼻腔制剂对疾病的治疗，尤其是对中枢神经性疾病的治疗取得了重要进展，尤其是阿尔茨海默病。近年来，鼻腔给药治疗阿尔茨海默病治疗的研究趋于白热化，尝试的药物种类不断增加，剂型也趋于多样化，并且在鼻腔组织结构和阿尔茨海默病关系的研究中取得了进展。目前鼻腔给药治疗阿尔茨海默病的药物主要有石杉碱甲、胰岛素、碱性成纤维生长因子等，其中大部分是多肽或蛋白质类药物。在剂型方面，纳米粒是目前发展的重点剂型，如鼻用纳米粒递送碱性成纤维生长因子。

第二节　鼻腔制剂的局部治疗作用

一、鼻腔制剂的局部治疗概述

目前，已经应用于临床的鼻腔制剂有十几种，如主要用于防治尿频、尿失禁及夜间遗尿症等的赖氨酸加压素鼻腔喷雾剂，用作子宫收缩剂的催产素鼻腔喷雾剂，还有降钙素鼻喷雾剂，高浓度去氨加压素鼻腔喷雾剂和胰岛素鼻用制剂等。鼻腔制剂除溶液剂和气雾剂较为常用外，国内外正在研究开发的还有粉末制剂、凝胶制剂、微球制剂等，它们可不同程度地延长药物在鼻黏膜的停留时间，从而提高药物的生物利用度，提高疗效。

对于肽类和蛋白类药物而言，注射给药这一常用途径未来可能会被鼻腔给药取代。虽然与其他常用给药方式相比，鼻腔给药的剂型所占比例还较小，但在过去的十几年中已呈现出良好的发展势头。国内鼻腔剂型发展迅速，常见的有醋酸曲安奈德鼻喷剂、富马酸酮替芬鼻用喷雾剂、氢溴酸右美沙芬滴鼻剂、缩宫素鼻喷雾剂、缩宫素鼻用溶液、盐酸西替利嗪滴鼻剂、胰岛素喷鼻剂。中药鼻腔制剂有辛桂滴鼻剂、羚羊角滴鼻剂等。随着鼻腔制剂的快速发展，相信在不久的将来，会有越来越多的鼻腔剂型上市。

二、已上市用于鼻腔局部疾病治疗的药物

鼻腔给药最早用于治疗鼻腔疾病，包括鼻腔、鼻窦内部疾病以及鼻出血等。现在已经有鼻腔止血消炎膜、舒鼻宁滴鼻剂、复方薄荷油滴鼻剂等许多疗效较好的制剂，但是由于中药复方制剂有效成分定性定量工作的滞后，使得这些制剂还仅限于医院制剂。

鼻腔制剂局部治疗鼻炎、鼻窦炎、鼻出血等疾病的优势在于：①易于形成保护膜，消炎、杀菌、止痒，有利于吸收，增强了疗效；②能较均匀地分布于创面，特别对深部创口显示出优越性；③通过鼻腔给药直接迅速作用于病灶，用药量少、起效快、疗效好、安全、操作简便，很有推广价值。

目前，已经上市的鼻用制剂有激素类药物、抗组胺药物、抗病毒药物、中药有效成分等品种。已上市用于鼻腔局部疾病治疗的常用药物见表10-1。

表 10-1 已上市用于鼻腔局部治疗的药物

药物	剂型	临床用途	商品名
丙酸倍氯米松	粉雾剂	治疗支气管哮喘	贝可乐
丙酸倍氯米松	气雾剂	预防和治疗常年性及季节性过敏性鼻炎；血管舒缩性鼻炎	必可酮
丙酸倍氯米松	喷雾剂	同气雾剂	伯克纳
丙酸氟替卡松	喷雾剂	预防和治疗季节性过敏性鼻炎（包括枯草热）和常年性过敏性鼻炎	辅舒良
曲安奈德	喷雾剂	治疗常年性过敏性鼻炎或季节性过敏性鼻炎	星瑞克

三、鼻腔制剂的局部治疗应用

1. 治疗干燥性鼻炎

干燥性鼻炎（rhinitis sicca）是以鼻腔干燥感、时有疼痛、时有鼻出血等症状为特点的鼻腔慢性炎症疾病。临床表现：鼻腔黏膜干燥、充血、分泌物减少、退变、有的表面覆有结痂。鼻部炎症治疗不及时，会向下引起咽炎、扁桃体、喉炎、气管支气管炎甚至引起肺炎、哮喘以及鼻窦炎、鼻息肉、中耳炎等。本病属于中医的"鼻燥"范畴。

2. 治疗过敏性鼻炎

过敏性鼻炎（allergic rhinitis）又称变应性鼻炎，是鼻腔黏膜的变应性疾病，并可引起多种并发症。由于鼻黏膜面积大，黏膜下血管丰富，动脉、静脉、毛细血管交织成网状，药液可迅速吸收。药物经鼻腔给药治疗过敏性鼻炎可直接作用于病灶，避免了药物口服时的首关效应，且生物利用度高。通过鼻腔喷雾器给药，由于其喷射面广而深，易于分散在黏膜表面并与鼻黏膜结合，提高生物利用度，减少药物资源的浪费，克服滴鼻液分散不均匀、局限、易流失到咽部及气管等缺点，避免引起苦涩、咳嗽等使人不愉快的感觉，具有用药方便、用量少、疗效显著的优点。

辛夷具有散风寒、通鼻窍之功，主要有效成分是挥发油。辛夷挥发油纳米脂质体显著减轻二甲苯所致小鼠耳肿胀程度，显著抑制醋酸所致的小鼠毛细血管通透性增加，并能有效对抗大鼠过敏性鼻炎所产生的鼻痒、喷嚏和流涕症状，疗效优于辛夷挥发油。辛夷挥发油纳米脂质体有较好的抗炎、抗过敏作用，采用纳米制剂技术可以显著提高辛夷传统制剂的功效。辛夷挥发油纳米脂质体经灌胃及鼻腔给药无明显毒性反应，且鼻黏膜局部毒性实验发现，大鼠鼻黏膜超微结构无明显改变。辛夷挥发油纳米脂质体对蛙上腭黏膜纤毛的活性影响较低，对大鼠鼻黏膜毒性较小，辛夷挥发油纳米脂质体对黏膜无明显毒性作用。通过 30 例患者的临床观察，结果表明辛夷挥发油纳米脂质体滴鼻剂治疗儿童变应性鼻炎有较好的疗效。采用平行对照方法，选择变应性鼻炎患儿 190 例，随机分成两组，观察临床疗效、主要症状、体征及中医证候积分、外周血嗜酸性粒细胞（EOS）的变化情况，发现辛夷挥发油纳米脂质体对于儿童变应性鼻炎有治疗作用，并可能是通过降低血 EOS 计数实现。

中药醒鼻方是鼻腔局部用药经验方，其组成主要有薄荷、冰片等，具有疏风清热、开窍醒鼻之功效，可以将其制成醒鼻凝胶滴鼻制剂。药效学研究表明，中药醒鼻凝胶滴剂治疗豚鼠变应性鼻炎有显著疗效，其作用机制是降低机体的白三烯 E4（LTE4）、免疫球蛋白 E（IgE）含量及鼻黏膜的嗜酸性粒细胞等。中药醒鼻凝胶滴剂治疗小儿变应性鼻炎 50 例，临床疗效显著，变应性鼻炎患儿尿中 LTE4 水平明显升高，LTE4 参与了变应性鼻炎的炎症反应，醒鼻凝胶滴剂对症状和体征的改善程度较布地奈德鼻喷剂稳定而持久。

3. 其他应用

临床上有应用由生理盐水、鱼腥草注射液、地塞米松配制而成的复方鱼腥草鼻腔冲洗液治疗慢性鼻炎的方法，有研究通过观察 187 例临床应用疗效，发现鼻腔黏膜有较快的吸收作用，鼻腔冲洗可达到局部与全身治疗的双重作用，效果较好。

此外，青蒿滴鼻液用于临床治疗鼻出血，治愈率为 94%，优于麻黄素对照组。将辛夷、黄芩等制成治疗慢性单纯性鼻炎的制剂，有效率为 83.9%，高于呋喃西林麻黄素对照组的有效率（33.3%）。在临床上，中药沙参麦冬汤加鼻雾化吸入剂治疗萎缩性鼻炎取得了很好的疗效，且对鼻腔无刺激性，也未发现毒副作用。

第三节　鼻腔制剂的全身应用

鼻腔制剂常用于治疗鼻腔内部疾病，但随着药物新剂型和新技术的不断改进以及药物在临床应用中的不断发展，鼻腔制剂在治疗疾病方面也有了新的突破。由于鼻黏膜血流丰富，对某些药物有良好的渗透性且吸收迅速，所以鼻腔制剂不仅局限于局部用药治疗鼻腔、鼻窦疾病，还可代替口服或静脉注射等途径治疗某些全身性疾病，尤其适用于生物活性较强、易被消化道破坏的多肽或蛋白类大分子药物。鼻腔给药已被看做是最具潜力的给药途径。近两个世纪以来，人们渐渐认识到鼻腔药物制剂的潜在优势，本世纪初在欧美市场已有 14 种处方药和 33 种非处方药物是经鼻腔途径给药的，目前还有近 70 种药物进入临床试验阶段，鼻腔途径给药未来将获得巨大的商业利益。

一、用于治疗全身性疾病的鼻用制剂

在国外已经有多种药物通过鼻腔给药治疗全身疾病（表 10-2），如激素替代治疗的雌二醇；治疗骨质疏松症的降钙素；治疗疼痛的双氢麦角胺、布托啡诺和舒马曲坦；抗利尿药去氨加压素和赖氨加压素；治疗子宫内膜异位的那法瑞林；治疗艾滋病的 T 肽；戒烟的烟碱等。我国则有用于退热的小儿用安乃近滴鼻剂等。

目前，经鼻腔给药治疗全身性疾病的应用主要体现在以下几个方面：①用于治疗感冒、发热等上呼吸道感染疾病，缓解其症状；②用于治疗病毒性感染等疾病；③用于某些突发状况或救急，如中毒、勃起功能障碍、睡眠诱导、心脏病突发等；④用于某些需长期治疗的疾病，如糖尿病、骨质疏松症等；⑤用于缓解疼痛，尤其是爆发性癌痛等的剧烈疼痛；⑥用于麻醉或麻醉前给药。

表 10-2　国外作用于全身的鼻腔制剂

药物名称	临床用途	研制单位
降钙素	骨质疏松症	RPR，Sandoz，SBC
双氢麦角胺	偏头痛	Sandoz
布托啡诺	偏头痛	BMS
去氨加压素	抗利尿作用	Ferring
赖氨加压素	抗利尿作用	Sandoz
那法瑞林	子宫内膜异位	Syntex
T 肽	艾滋病	Vnpharm
尼古丁	戒烟	Pharmacia

二、上呼吸道感染

感冒是日常生活中常见的疾病，主要表现为鼻塞、流涕、打喷嚏、咳嗽、咽部不适及畏寒、低热等局部和全身症状。现在虽然感冒已经几乎不会对人造成致命威胁，但是由于其症状引起人体的不适，会对人们的工作和生活造成一定的影响。若不及时按医嘱服药，可能会发展成较严重的疾病，如肺炎等。目前，治疗感冒发热的药物从中药到西药，从颗粒剂到胶囊剂已经数不胜数，新的给药方式也层出不穷，鼻腔给药就是其中一种。

鼻腔给药治疗上呼吸道感染，近年来在临床上的应用日益广泛，一般认为鼻腔给药在此方面具有以下特点：①作用迅速，由于病毒侵袭和复制的主要部位在鼻黏膜和鼻咽部的上皮细胞，滴鼻治疗时药液可以直达鼻、咽部的黏膜表面，而且浓度高，直接作用于病毒可阻碍病毒核酸的合成，迅速而持久地阻止了病毒的复制；②鼻腔给药可以使药液经鼻腔上部黏膜的下层毛细血管吸收进入血液循环到达全身，避免了药物对胃肠道的刺激和肝脏的首关效应，提高了药物的生物利用度；③使用方便简单，患者易于接受，尤其适用于老人和儿童；④给药量少，安全性好，降低不良反应发生率；⑤用药量大大减少，降低费用。下面介绍几种用于上呼吸道感染治疗药物。

1. 解热镇痛抗炎药物

贝诺酯是阿司匹林与对乙酰氨基酚以酯键结合形成的中性化合物，将其制成滴鼻液后，起效快、使用剂量小，所用剂量在一天内能使高热体温降至正常范围。有研究者采用5%贝诺酯滴鼻液治疗感冒发热患者，将滴鼻液向患者每侧鼻腔滴入4～6滴，每天用药4～6次，不使用其他药物。结果表明，贝诺酯滴鼻液退热效果明显。

扑热息痛是常用的非甾体解热镇痛抗炎药，主要治疗小儿上呼吸道感染，解热作用与阿司匹林相似，镇痛作用较弱，无抗炎、抗风湿作用，是乙酰苯胺类药物中最好的品种。扑热息痛制成滴鼻液后，剂型稳定、使用方便、依从性好，起效快、生物利用度显著提高。有研究者使用扑热息痛滴鼻液治疗小儿上呼吸道感染所致的发热，治疗效果与扑热息痛普通片剂对照，用法用量为每次5mg/kg，每天3～4次。实验组和对照组同时给予药物，30min后测量患者体温，以30min内体温下降至37℃以下为显效进行效果观察。结果表明，使用扑热息痛滴鼻剂的患儿显效率为73%；服用扑热息痛片剂的患儿仅有3%的显效率，两组之间存在显著差异（$P < 0.01$），表明了扑热息痛滴鼻剂起效明显优于其片剂，起到快速退热作用。

有研究者挑选了120例由上呼吸道感染引起发热且体温达38.5℃以上的患儿，分成两组，各60例，A组使用滴鼻剂治疗，并根据患儿的年龄调整给药剂量；B组以注射剂肌内注射作为对照。A、B两组的患儿在给药后0.5h、1.0h、1.5h分别测量体温。结果表明，A、B两组患儿在给药后0.5h就出现体温下降的现象，均有良好的解热镇痛作用，疗效无显著差异，但由于A组采用鼻腔给药疗法，无针痛，也没有肌内注射后产生肌肉局部硬块的不良反应。故此，认为鼻腔给药疗法优于注射给药。

安乃近为氨基比林与亚硫酸钠相结合的化合物，易溶于水，其解热镇痛作用较氨基比林快而强，临床上一般用于紧急退热。作为已上市的滴鼻剂安乃近滴鼻液，其剂型稳定，性状为无色或微黄绿色的澄明液体，使用时，需针对患儿的年龄进行个体调整，具体用法用量如下：1岁以内一次1～2滴、1～3岁一次3～4滴、4～6岁一次4～5滴，一日4～6次，滴后轻揉鼻翼2～3次。由于安乃近片剂和注射剂副作用大且依从性不好，故采用滴鼻剂治疗，以减少药物用量以减少不良反应，并提高起效速度、生物利用度和依从性（见表10-3）。目前，临床上使用安乃近滴鼻液治疗儿童退热几乎没有出现不良反应。

安痛定即为氨基比林与安替比林以 50mg：20mg 量配合而成的药物组合物，该组合物能增强解热镇痛作用，并有抗风湿和消炎作用，给药后可产生即时解热镇痛作用。安痛定一般有片剂和注射剂，但由于儿童服用不便，依从性不好，故制成安痛定滴鼻剂。其剂型稳定、生物利用度与肌内注射相比无明显差异，易于患儿使用。

表 10-3　安乃近三种制剂的药动学参数

参数	片剂	注射剂	滴鼻剂
$t_{1/2a}/h$	0.47	0.12	0.34
t_{max}/h	1.51	0.52	1.18
$C_{max}/(\mu g/ml)$	4.94	4.99	5.19
$t_{1/2\beta}/h$	3.78	3.41	3.88
$AUC/(h \cdot \mu g/ml)$	36.55	27.81	33.97

2. 中药及其成分的鼻腔制剂

天然药物疗效明确，副作用较小，近年来已受到全世界广泛关注。我国传统应用的汤剂、丸剂对许多患者来说使用不便，所以研究中药新剂型，扩大应用范围，完善其质量标准及有效含量测定方法，任务艰巨而紧迫。传统医学鼻腔给药治疗上呼吸道感染疾病方面发展很迅速，许多清热解毒、辛凉解表的中药材可单独或合理配伍后制备成鼻腔制剂，或直接使用，或科学合用西药抗生素等治疗上呼吸道感染，缓解头痛、发热等症状。将中药复方运用于鼻用制剂是我国鼻用制剂的一个特色发展方向，如柴胡滴鼻剂、双黄连滴鼻剂等药物制剂，常用的中药配伍如表 10-4 所示。

表 10-4　中药常用鼻腔给药治疗上呼吸道感染疾病配伍表

药物	剂型	适应证	药物	剂型	适应证
白芷	乳剂	感冒、头痛	黄连、黄芩、金银花、连翘	滴鼻剂	感冒、发热
柴胡	滴鼻剂	高热	金银花、连翘、薄荷、桔梗	滴鼻剂	感冒
柴胡、鹅不食草、辛夷	滴鼻剂	感冒、发热	翻白草、古山龙、大蒜泥	涂鼻剂	流感
柴胡、防风、佩兰	滴鼻剂	感冒、发热	野菊花	涂鼻剂	流感

除了中药的复方制剂，许多重要的单一成分也可制成鼻腔制剂，用来治疗普通感冒。有研究表明，角叉菜胶鼻腔喷雾剂可有效加速清除病毒、缩短感冒病程、减少感冒的复发率，说明角叉菜胶鼻腔给药能明显改善感冒症状，且减少副作用。

3. 干扰素滴鼻制剂

干扰素是广谱抗病毒药物，可以抑制合胞病毒、流感病毒、副流感病毒和腺病毒的增殖，也具有激发和增强细胞免疫功能和增强吞噬的功能。目前干扰素已被用来预防和治疗多种疾病，鼻腔内给药主要用于防治上呼吸道病毒感染。鼻腔局部给药充分利用了鼻黏膜上有丰富的纤毛和毛细血管，使干扰素得到良好的吸收。此外，鼻黏膜表面存在单核细胞和巨噬细胞上的 IgG 受体，干扰素通过鼻腔黏膜及临近组织细胞膜上的受体系统可达到抗病毒作用。

有研究者选择了 140 例儿童上呼吸道感染的病患，分成两组，治疗组给予药物干扰素滴鼻液（即人 α-干扰素 20000U，用生理盐水 4ml 溶解），采用无菌滴鼻管滴鼻，每侧鼻腔各滴 2～3 滴，每隔 1h 滴鼻 1 次；对照组则按常规剂量给予抗生素、止咳药、退烧药。给药完毕后，观察两组的临床症状和体征变化。结果表明，治疗组和对照组的有效率分别为 93% 和 45.7%

（$P<0.01$），而且治疗组在降低体温、缓解鼻塞、缩短病程方面均优于对照组，在治疗过程中患者鼻黏膜未出现红肿等损伤，未出现鼻塞、过敏等不良反应，取得了较好疗效。

目前，国内外有许多干扰素滴鼻剂的研究报道及专利，如俄罗斯研究者发明了"滴鼻剂型的抗病毒剂"，国内研究者发明了重组人干扰素 α-2α 滴鼻剂。这些根据滴鼻剂的要求及干扰素生物学特性，加入适当的保护剂、增稠剂制成的干扰素鼻腔制剂，对流感、上呼吸道感染等疾病能达到预防和治疗的目的。一项关于重组人干扰素 α-2β 的临床实验发现重组人干扰素 α-2β 的鼻腔喷雾剂对于普通感冒并未有效治疗，反而有较大的副作用，这点与重组人干扰素 α-2α 滴鼻剂有明显的差异。

三、心血管疾病

心血管系统的常见疾病包括高血压、心绞痛、心肌梗死、心律失常、心衰和心肌炎等。目前用于心血管疾病的鼻腔制剂多数处于实验阶段或临床 I 或 II 期研究，未来有望替代口服给药治疗心血管疾病。

1. 抗高血压药物

高血压是常见心血管疾病，发病率高。对高血压的治疗主要依赖口服、注射给药。目前大部分药物采用口服方法摄入，在高血压急诊或合并有其他严重疾病时往往采用注射方式。抗高血压药的口服给药首关效应相当高，如硝酸甘油首关消除95%，普萘洛尔可达60%以上。注射方式，尤其静脉注射带来的血压波动过大。阿替洛尔通过鼻腔给药，几分钟内血药浓度可达峰值，血药浓度-时间曲线几乎与静脉注射相重合，因此可以替代静脉给药发挥作用。

早期使用硝酸甘油预防内窥镜检查、气管插管引起的血压升高，0.75mg 硝酸甘油鼻腔给药 10min 内后能有效抑制收缩压的上升，甚至使之下降 20mmHg。说明硝酸甘油鼻腔给药能有效抑制血压的升高，剂量相当于常规剂量的 $1/8 \sim 1/6$。另一常用抗高血压药——硝苯地平经鼻腔给药也能有效抑制高血压危象，对术中的高血压、搭桥手术后高血压等类型高血压有效。这些研究说明心血管药物可以通过鼻腔给药进入血液系统起到抗高血压的效果。血管紧张素受体拮抗剂缬沙坦制成黏附性微球后，鼻腔给药能有效降低地塞米松诱导的高血压。

2. 冠心病

早在 1992 年，有学者将同一公司的硝酸甘油鼻腔喷雾剂和片剂的抗心绞痛的效果进行比较，结果显示这种硝酸甘油鼻腔喷雾剂具有与片剂相同的效果。普纳洛尔鼻腔给药也能有效预防治疗心绞痛，提高心绞痛患者的运动耐量和抑制心率升高，鼻腔剂量加倍后甚至能降低静息状态下的心率，说明普纳洛尔的鼻腔给药能有效提高运动耐量。此外，美托洛尔也能获得良好的效果。硝苯地平鼻腔制剂能进入血液，可治疗高血压，而硝苯地平也是治疗心绞痛的主要药物，因此，该制剂也可以用于冠心病的治疗。

心肌梗死是冠心病的严重类型。上述药物鼻腔给药可预防心绞痛的发生，同样也能预防心肌梗死的发生。对心肌梗死的治疗除了这些药物鼻腔给药外，其他药物也可以应用此方法。例如，卡维地洛已被制成鼻用微球，有良好的鼻腔黏附性和生物利用度，有望成为治疗心肌梗死的另一新药。

中药经鼻腔给药取得明显效果的，将以麝香为主的活血化瘀中药复方制成速效冠心滴鼻剂，经临床对比试验，滴鼻剂组在抗心绞痛，改善心电图等方面，显著高于速效救心丸舌下含化组。

3. 心肌炎

心肌炎的种类较多，但是最多见的病毒感染引起的心肌炎和自身免疫性心肌炎，因此，在以往的研究或临床研究多是针对病毒性心肌炎。利用干扰素-γ 鼻腔给药后对病毒引起的心肌炎有明显的抑制作用，且抑制病毒增殖，改善预后。该制剂对腺病毒诱导鼠类心肌炎也有作用。采用鼻腔病毒免疫可以预防病毒性心肌炎的发生，如鼻腔免疫柯萨奇病毒 B_3 的鼻腔免疫后产生抗体，减少该病毒引起的心肌炎的概率。

除病毒引起心肌炎外，自身免疫性心肌炎也是重要的类型。对自身免疫性心肌炎的治疗采用心肌动蛋白鼻腔给予后，能明显减少脾细胞产生的 il-2、TNF-α、IL-1β，有效减轻心肌炎的程度，同时也能对病毒性心肌炎起效。

4. 其他

心律失常往往发生基础性疾病，也可单独发生，如发生与心绞痛和心肌梗死的心律失常，往往在冠心病得到控制后的消失。因此从某种意义上讲，抗心绞痛药物对治疗冠心病引起的心律失常有帮助，但是目前尚无鼻腔给药治疗心律失常的药物或制剂。心力衰竭是各种心脏疾病的终末疾病，有多种疾病可引起心力衰竭，常见的是高血压引起的充血性心力衰竭。心力衰竭的治疗主要通过减轻前后负荷、提高心肌收缩力、减少血液容量和调整神经内分泌状态。因此，某些抗高血压的药物可以预防和治疗心力衰竭，如硝酸甘油、缬沙坦、普萘洛尔和硝苯地平等。

四、内分泌和代谢性疾病的治疗

鼻腔给药治疗内分泌疾病是研究最为广泛的一类药物，包括性激素、甾体类激素、代谢性激素和神经内分泌激素等类型，多数为激素肽类、甾体类激素，如用脑垂体后叶素鼻腔给药治疗垂体性尿崩症。重组人生长激素鼻腔给药用于内源性生长激素缺乏症、慢性肾功能衰竭、特纳综合征所致儿童生长缓慢以及重度烧伤的治疗。非肽类物质中，主要是性激素的应用。表 10-5 所列的一些多肽类激素鼻腔给药的特点，表 10-6 所列为已经上市的两种多肽。

表 10-5　多肽类药物鼻腔给药

多肽	氨基酸残基数目	达峰时间/min	相对生物利用度/%	受试对象
促甲状腺激素释放激素	3	5～15	10～20	大鼠、人体
脑啡肽类似物	5	5～10	70～90	大鼠、人体
催产素	9	5～10	30～40	人体
加压素类似物	9	10～20	6～12	人体
LHRH 激动剂和拮抗剂	9～10	10～30	2～5	猴、人体
胰高血糖素	29	5～10	70～90	人体
生长激素释放因子	40～44	20～40	2～20	大鼠、狗、人体
胰岛素	51	5～10	10～30	大鼠、狗、人体

表 10-6　部分已上市用于全身给药的鼻腔制剂

药物	剂型	通用名	临床用途
鲑鱼降钙素	喷鼻剂	金尔力	1. 骨质疏松症 2. 伴有骨质溶解和/或骨质减少的骨痛 3. Paget's 病（变形性骨炎） 4. 高血钙症和高钙危象 5. 神经性营养不良症
醋酸去氨加压素	鼻喷雾剂 滴鼻液	依他停	1. 中枢性尿崩症以及颅外伤或手术所致暂时性尿崩症 2. 尿崩症的诊断和鉴别诊断 3. 夜间遗尿症（6 岁或 6 岁以上的患者） 4. 肾脏浓缩功能试验 5. 血友病 A（FⅧ：C 缺乏症）、血管性血友病（vWD） 6. 用于血小板减少症

1. 生殖内分泌系统

雌激素（雌二醇）和孕激素的疗效研究相对较为全面。雌激素鼻腔给药可以减少给药剂量和副作用，可用作卵巢切除后和更年期的替代疗法。有学者研究在非子宫切除的绝经后妇女中使用鼻内雌激素，结果表明这是一种安全有效的激素替代疗法。改善绝经综合征的多数症状，包括骨质疏松、心血管症状，降低同型半胱氨酸和血脂水平。雌二醇鼻腔给药后与其他途径一样，能降低更年期心血管疾病的风险。药动学和药效研究发现，这种替代治疗的效果与皮下注射无差异。因此鼻腔给药治疗更年期综合征是一种较好的选择。一般采用脉冲给药方式，以模拟体内激素的分泌规律。

鼻腔给予促黄体生成激素释放激素（luteinizing hormone releasing hormone，LHRH）后升高血浆中促黄体素（luteinizing hormone 或 lutropin，LH）和促卵泡激素（follicle stimulating hormone，FSH）和睾丸酮升高。促性腺激素释放激素（gonadotropin-releasing hormone，GnRH）鼻腔给药同样也能对 LH 和 FSH 产生影响，而 FSH 给药则能促进排卵。鼻腔给予不同的激素，能引起下游激素的调节，从而调节排卵活动。

2. 肾上腺皮质功能不全或缺乏

肾上腺是重要的内分泌腺，分泌肾上腺糖皮质激素、盐皮质激素和小部分性激素。糖皮质激素具有众多的生理药理作用，鼻腔给药主要用于治疗鼻腔局部的疾病，这已经在前面作了介绍。糖皮质激素鼻腔给药也可以用于全身性过敏反应的治疗。盐皮质激素主要用于替代治疗，单独鼻腔给药未见报道，但是在制剂中混入盐皮质激素后，可能产生严重的低钾血症引起的心脏损伤。

肾上腺皮质激素的分泌，受下丘脑、腺垂体分泌的激素调控。有研究者发现，鼻腔给予促肾上腺皮质素（adrenocorticotropic hormone，ACTH）。可促进单一性促肾上腺皮质激素缺乏症患者血中糖皮质激素水平的升高。此外，鼻腔给予 ACTH 也能引起肾上腺素释放。因此建议鼻内吸入 ACTH 作为肾上腺功能检查和 ACTH 替代治疗的一种途径。

3. 调节甲状腺激素释放

鼻腔内给予促甲状腺释放激素（thyrotropin releasing hormone，TRH）引起血浆中 TSH 水平增加，而鼻腔给予 TSH 时则能引起甲状激素 T3 和 T4 的升高。同时 TRH 也能促进血中催乳素的升高。

4. 糖尿病

糖尿病是由遗传因素、免疫功能紊乱、微生物感染及其毒素、自由基、精神因素等多种致病因子作用于机体，导致胰岛功能减退、胰岛素抵抗等而引发的糖、蛋白质、脂肪、水和电解质等一系列代谢紊乱综合征。临床上以高血糖为其主要特点，典型病例可出现多尿、多饮、多食、消瘦等表现，即"三多一少"症状。目前利用鼻腔给药治疗糖尿病的药物多数是多肽类物质，包括胰岛素。

（1）胰岛素　胰岛素是机体内降低血糖的主要激素，同时促进糖原、脂肪、蛋白质合成的激素。它是目前治疗胰岛素依赖型糖尿病的主要药物，属多肽类药物，分子量大，半衰期短，脂溶性差，不易透过生物膜，易被胃肠道消化酶所降解。迄今为止，胰岛素的给药途径以注射给药为主，不仅用药不便，而且会出现注射部位炎症、硬结、过敏反应等副作用及产生耐药性，给患者带来了极大的痛苦和不便。由于鼻腔给药的诸多优点，鼻腔给药被认为是其他给药途径的理想替代途径。

胰岛素非注射给药剂型的开发与研制是一项具有挑战性的课题，国内外学者一直致力于胰岛素非注射给药剂型的开发与研制，而胰岛素鼻腔给药早已引起人们的关注。Harsch 等比较了鼻内吸入和皮下注射胰岛素对I型糖尿病的疗效，经鼻吸入胰岛素的效果和安全性与皮下注射胰岛素相当，吸入法避免了皮下注射的疼痛，在不伴有肺部疾患的吸烟患者中吸入法起效快且强。Siamopoulou 等发现在口服降糖药物控制血糖失败后的II型糖尿病患者中，1/3 的患者单独使用鼻内胰岛素较好地控制血糖，可替代皮下注射胰岛素，绝大部分患者耐受性良好。

近来许多胰岛素鼻腔制剂的药动学研究表明：鼻黏膜吸收胰岛素的机制与体内内源性的胰岛素释放极为相似，这为胰岛素的鼻腔给药提供了充分的理论依据。现今制成的鼻腔给药胰岛素剂型有滴鼻液、液体喷雾剂及粉末气雾剂，通过鼻腔黏膜吸收入血，后者生物利用度较高。

相关研究表明，胰岛素鼻腔气雾剂可长期用于治疗I型糖尿病。若在餐前给药，糖尿病患者可耐受至少 3 个月。由于胰岛素皮下注射吸收缓慢，需在餐前 45～60min 给药，而鼻腔给药 5～10min 就可达到血药浓度峰值，产生的效应与静脉注射相当。故鼻腔给药可以作为胰岛素皮下注射的辅助疗法。目前，胰岛素的鼻腔制剂在美国已经有商品出售，商品名为 Nazlin® 和 Norolin Nasal®。有关胰岛素及其制剂鼻腔给予后治疗糖尿病已在第九章的研究实例中详细讲述。

（2）胰高血糖素样肽-1　胰高血糖素样肽-1（glucagon-like peptide 1，GLP-1）是由肠道分泌的肽类，具有调节胰岛 B 细胞分裂增殖、分泌胰岛素的功能，调节血糖。GLP-1 一直以来通过静脉给药治疗糖尿病。近来，GLP-1 鼻腔给药治疗II型糖尿病取得较好效果，能有效地降低糖化白蛋白的含量，有效提高胰岛素、抑制胰高血糖素水平，同时无明显的不良反应。

（3）其他肽类　目前对依克那肽已经在临床用于抗糖尿病治疗。近年来，采用穿膜肽提高依克那肽的鼻腔给药生物利用度，对依克那肽鼻腔给药的应用奠定了基础。

第四节　鼻腔制剂的脑靶向治疗作用

一、鼻腔制剂脑靶向的概述

近年来，鼻腔制剂以其吸收快、使用方便、可避免药物胃肠道降解和肝脏首关效应、生物利用度高等特点，日益受到人们的重视，成为制剂学领域的研究热点之一。对于脑部疾病的治疗，药物必须进入脑内才能发挥疗效，然而由于血脑屏障（blood-brain barrier，BBB）的存在，常规途径给药后在脑内的药物浓度都比较低，限制了对脑部疾病的治疗。鼻脑通路的存在为脑部疾病治疗提供了新方法，药物经鼻给药，可以直接或间接通过鼻脑通路到达脑部，实现脑靶向给药。

现代解剖学根据功能及组织结构的不同将鼻腔分为三个区域：鼻前庭、鼻嗅区和呼吸区。鼻前庭几乎无吸收功能，呼吸区是鼻腔中最大的部分，其黏膜富含毛细血管，血流丰富，药物由此吸收进入体循环；嗅区位于上鼻甲，面积约为 $10cm^2$，紧贴筛板之下，药物可由此吸收进入脑脊液，从而进入中枢神经系统，具体递送通路详见第四章。以下列举一些化合物经鼻腔给药的可能吸收途径，见表 10-7 所示。

表 10-7　一些化合物鼻吸收的可能途径

化合物	可能途径
白蛋白	鼻黏膜→嗅上皮感觉细胞→蛛网膜下组织→入血
卵蛋白	鼻黏膜→淋巴
血浆蛋白	
氰化亮氨酸	鼻黏膜→鼻腔神经→CNS
精氨酸、谷氨酸、甘氨酸、脯氨酸、丝氨酸等	鼻黏膜→主动转运→入血
染料	
T-1824	鼻黏膜→血流
活性染料	鼻黏膜→淋巴
亚铁氰化钾	鼻黏膜→嗅受体神经细胞→淋巴网→咽喉淋巴结
雌二醇	鼻黏膜→CSF
	黏膜→嗅神经→脑和 CSF
	鼻黏膜→嗅树状突→神经系统
炔诺酮	鼻黏膜→外周循环(高浓度)→CSF(低浓度)→CNS
	鼻黏膜支持细胞→黏膜下血管系统
	鼻黏膜→嗅树状突→神经系统
黄体酮	鼻黏膜支持细胞→黏膜下血管系统→CNS
	鼻黏膜→CNS
胶体金	鼻黏膜→嗅黏膜→嗅杆→支持细胞→血管
胶体 ^{198}Au 混悬液	鼻嗅区黏膜→脑前区蛛网膜下的 CSF
胶体银	鼻咽黏膜→嗅神经细胞→全身淋巴管
氯盐	鼻黏膜→血循环
	鼻中隔黏膜→CSF→CNS
青霉素	鼻黏膜→血循环
病毒	
单纯疱疹病毒	鼻黏膜→外周和头部神经→CNS
脊髓灰质炎病毒	鼻黏膜→嗅神经→CNS
蒸馏水	鼻咽→颈淋巴

注：CNS 为中枢神经；CSF 为脑脊液。

二、经鼻给药治疗脑部疾病的应用

目前常见的脑部疾病包括：脑部肿瘤、脑部感染、癫痫、偏头痛、中风、毒品成瘾、老年痴呆症、帕金森病、亨廷顿病、肌萎缩性侧索硬化、脊髓损伤等。由于天然生物膜屏障——血脑屏障的存在，多数药物无法通过血脑屏障，因此新的药物传输系统和新的给药途径已成为研究重点。鼻腔与颅腔在解剖生理上的独特联系使得将鼻腔给药作为脑内药物传递途径成为可能。由鼻腔进入脑组织的途径有嗅神经通路、黏膜上皮通路、血液循环通路和其他通路等。目前应用于临床的鼻腔制剂有用于替代性戒烟的尼古丁、治疗偏头痛的双氢麦角胺等。

1. 癫痫

癫痫是一组反复发作的神经无异常放电所致的暂时性中枢系统功能失常的慢性疾病，出现相应的神经生物学、认知、心理学以及社会学等方面的症状。癫痫发作是指脑神经元异常和过度超同步化放电所造成的临床现象，是常见的神经科急症之一，起病突然，经常造成意外伤害甚至威胁患者生命，因此需要进行迅速、准确、有效的急救处理。癫痫持续状态是一种以反复或持续的癫痫发作为特征的病理状况，癫痫持续状态若不及时得到控制，惊厥持续时间越长，产生不可逆脑损伤的可能性越大，重者危及生命。故癫痫持续状态需要及时、有效地予以处理，采取强有力的治疗措施，尽早使抽搐停止并控制其并发症，治疗越早越容易控制。1～2h 内及时控制发作，则预后较好。

鼻腔给药因吸收迅速、起效快、使用方便等特点使得该给药途径适合于急救、自救，并且可以绕过血脑屏障、具有一定的脑靶向性特点，可以使得一些大分子多肽类药物通过鼻腔嗅神经通道直接到达脑部。近年来抗癫痫药物通过鼻腔给药治疗癫痫发作已经成为癫痫发作患者急救、自救的一种新的给药途径。

（1）咪达唑仑 咪达唑仑具有抗焦虑、镇静、安眠、松弛肌肉、抗惊厥的作用，其药理作用特点为起效迅速、代谢灭活快、持续时间短。20 世纪 90 年代中期，有学者研究咪达唑仑鼻腔给药用于儿童癫痫发作的治疗，19 名儿童中有 14 名儿童的癫痫发作被成功控制，这是抗癫痫药物鼻腔给药在临床上用于癫痫发作的最早报道。随后的十余年中，咪达唑仑鼻腔给药治疗癫痫发作的临床报道从未间断，咪达唑仑成为抗癫痫药物鼻腔给药治疗癫痫发作的最热门药物。最近几年的报道中，将其应用于儿童癫痫、成人伴随学习能力损害等类型癫痫的治疗都获得了良好的效果，也有用于治疗癫痫发作和癫痫持续状态的研究，所有报道无一例外地显示出咪达唑仑鼻腔给药用于癫痫发作或癫痫持续状态起效快、给药方法简便、疗效令人满意等优点。有学者分别使用地西泮纳肛和咪达唑仑鼻内吸入治疗儿童惊厥，纳肛组 60％的患儿在 10min 以内惊厥停止，有 40％的患儿无反应；吸入组 87％的患儿在 10min 以内惊厥停止，只有 13％的患儿无反应。与地西泮等药物直肠给药相比，咪达唑仑鼻腔给药更加经济和易于被患者、家属、护理人员接受，是静脉注射给药途径建立之前的最佳给药途径。由于鼻黏膜在解剖生理上与脑部存在着独特联系，赋予鼻腔给药途径在脑内释药领域的独特优势，使其在脑部疾病治疗方面具有独到之处，值得进一步深入研究。

（2）苯二氮䓬类 除了咪达唑仑之外，劳拉西泮鼻腔给药用于治疗癫痫近几年在临床上已开始受到重视。劳拉西泮主要用于镇静、抗焦虑、催眠、镇吐等，其作用与地西泮相似，但抗焦虑作用较地西泮强，诱导入睡作用明显，口服吸收良好、迅速。有学者研究劳拉西泮鼻腔给药用于非洲儿童癫痫发作，与当地通常应用的三聚乙醛肌内注射进行比较，结果表明该方法有效、安全、损伤性小，更适合于在医院外应用。有学者对劳拉西泮鼻腔给药和静脉注射给药用于儿童癫痫进行了比较，给药 10min 内惊厥缓解率分别为 83.1％和 80.0％，两者差异无统计学意义。虽然鼻腔给药在疗效上并不显著优于静脉给药，但给药方便、无损伤性是其优点，适合于无法建立静脉给药的情况下使用。

地西泮是这类药物中应用最广泛的药物，主要用于癫痫的持续状态。以往多采用静脉给药或直肠给药方式治疗癫痫持续状态。地西泮鼻腔给药后能获得与静脉注射相似的药动学过程，地西泮鼻腔给药能快速缓解癫痫持续状态，并具有良好的依从性。

2. 急性脑血管疾病

急性脑血管病是指起病急骤的脑部血管循环障碍疾病，如脑血管突然堵塞，脑栓塞致缺血性脑梗死，脑血管破裂产生脑溢血，常伴有神经系统症状、肢体偏瘫、失语、精神症状、眩晕、共济失调、呛咳、严重者昏迷及死亡，临床上又称脑血管意外、卒中或中风。随着人口老龄化的不断加剧，都市生活压力的不断增大，近年来急性脑血管疾病的发病率越来越高，而且呈年轻化的趋势，治疗急性脑血管疾病迫在眉睫。由于患者常伴有神经系统症状，常常造成给药不便的困扰，故考虑用鼻腔给药的方式靶向治疗脑部疾病。

目前，很多动物实验证实了鼻腔给药治疗脑血管疾病的可行性。有学者通过对大鼠大脑中动脉闭塞脑缺血（middle cerebral artery occlusion，MCAO）再灌流模型的研究，发现经鼻给予血管内皮生长因子（vascular endothelial growth factor，VEGF）可以绕开 BBB，经嗅觉通路和三叉神经通路进入中枢神经系统，可促进局灶性脑缺血后梗死病灶周区血管再生，促进梗死后神经功能恢复。

（1）急性缺血性脑卒中损伤 目前通过鼻腔给药用于治疗急性缺血性脑卒中损伤的药物，主要包括一些蛋白质药物，如 bFGF、BDNF、NGF 等蛋白质。此外，一些小分子、中药经鼻腔给药后也能对脑卒中损伤有明显的保护作用。

有学者通过大脑中动脉线栓法建立大鼠局灶性脑缺血-再灌注模型，经鼻给予碱性成纤维细胞生长因子（basic fibroblast growth factor，bFGF），能诱导脑梗死大鼠内源性神经干细胞的增殖和存活，促进神经功能的恢复。BDNF、NGF、IGF、VEGF、NT-4 和胰岛素等鼻腔给药也能有效改善脑缺血再灌注损伤。这些蛋白质类药物通过保护神经细胞、促进神经元再生、突触生长等不同机制恢复或避免组织坏死。

某些中药鼻腔给药具有明显的抗脑卒中损伤作用。有学者用脑通滴鼻液（川芎、皂角、水蛭、胆南星、麝香、石菖蒲）治疗缺血性脑卒中患者 51 例，以尼莫地平组 30 例为对照。结果治疗组愈显率 74.51%，总有效率为 94.12%；对照组愈显率 40.00%，总有效率 93.33%，治疗组愈显率明显高于对照组，治疗后所有症状均有改善。有学者用脑醒喷鼻剂治疗 66 例急性缺血性脑卒中患者，与 34 例尼莫通组对照。结果两组的有效率分别为 90.9% 和 88.3%，显效率为 72.7% 和 58.8%，两组均有显著性差异，说明脑醒喷鼻剂治疗急性缺血性脑卒中疗效肯定，并显示该方法能改善脑部循环灌注，减轻自由基损伤，保护脑细胞。有学者应用脑醒喷雾剂治疗脑梗死 41 例，结果显示患者血浆 ET/NO、血液流变学各项指标、浆纤维蛋白原和血小板积聚率治疗前后自身比较有显著差异，提示脑醒喷鼻剂可降低血液黏度，保护脑的血管内皮功能，减轻病变血管的收缩和痉挛，从而增加缺血脑组织血流量和脑灌注，改善脑的微循环，对缺血性脑损伤有保护作用。

（2）短暂性脑缺血发作 鼻腔制剂对短暂性脑缺血发作也有效、安全、损伤性小。有学者观察芎冰喷雾剂治疗椎基底动脉供血不足（VBI）的即时疗效，并与安慰剂喷鼻对照。发现给药 15min 后，治疗组眩晕分值、症状总分自身比较及与对照组比较明显下降；椎基底动脉的血流速度较给药前明显升高，基底动脉给药 30min 后搏动指数低于对照组，说明芎冰喷雾剂治疗 VBI 疗效迅速、确切，经鼻给药的治疗途径可取。表 10-8 列举了几种中药鼻腔给药脑靶向制剂的应用。

表 10-8　中药鼻腔制剂的应用举例

应用情况	药物	适应证
《中国药典》(2010 年版)	通关散：猪牙皂、鹅不食草、细辛	卒中、昏厥
李如奎(上海中医药大学附属上海市中医医院)	中风一号：大黄、知母、山栀、泽泻、生蒲黄、胆南星、葶苈子、冰片	缺血性卒中
陈宏珪(广州中医药大学第一附属医院)	脑醒喷鼻：川芎、石菖蒲等	急性缺血性卒中
张沁园(山东中医药大学)	脑通滴鼻液：麝香、皂荚、川芎、石菖蒲、冰片、水蛭	缺血性卒中急性期

3. 偏头痛

偏头疼是一种反复发作的搏动性头疼，属众多头疼类型中的多发病。其发作前常有闪光、视物模糊、肢体麻木等先兆，约数分钟至 1h 左右出现一侧头部一跳一跳的疼痛，并逐渐加剧，直到出现恶心、呕吐后，感觉才会有所好转，在安静、黑暗环境内或睡眠后头疼缓解。在头痛发生前或发作时可伴有神经、精神功能障碍。

经鼻腔用药可治疗偏头痛。在祖国传统医学中就有利用鼻烟治疗头痛的记载，搐鼻散鼻腔给药可治疗血管性头痛。在现代医学中鼻腔给药治疗偏头痛也取得了良好的成效。如Markowitz 等给头痛患者鼻内喷雾吸入舒马普坦（sumatriptan），止痛效果及耐受性良好。Diener 等采用 5-羟色胺拮抗剂阿尼地坦（alniditan）2mg 鼻内吸入治疗偏头痛，超过 1/3 的患者头痛在 1h 之内缓解，50mg 鼻内喷雾可预防簇集性头痛的发作。目前已被 FDA 批准的鼻腔用治疗偏头痛的药物有舒马曲坦、布托啡诺、双氢麦角胺和佐米曲坦。

吴琼等应用中药鼻腔制剂治疗中老年偏头痛的临床实验取得了很好的疗效，鼻腔用药与口服用药起效时间分别为 5～10min 和 2～4h，并且两组每次给药的药量分别是 0.1g 和 1g，鼻腔给药起效时间明显快于口服用药，药量仅为口服用药的 1/10。表明中药头痛鼻疗剂治疗偏头痛起效迅速、毒副作用小。龚志南等以白芷有效成分欧前胡素和异欧前胡素为检测指标，白芷乳剂鼻腔给药，体内药动学过程符合一室模型，达峰时间较快，进入脑组织的时间短，脑组织中欧前胡素和异欧前胡素的含量较高，证实白芷乳剂鼻腔给药具有一定的可行性，为其治疗偏头痛提供了科学依据。

4. 血管性痴呆

与脑血管因素有关的痴呆，统称为血管性痴呆（vascular dementia）。痴呆实际上是指大脑功能衰退，特别是与智能有关的功能全面衰退到一定程度的综合征，通常包括记忆力、认知力、情绪与行为等一系列的症状与体征，并且持续到数月或半年以上。疾病病因主要是脑内血管病变，即颈动脉与椎基底动脉两大系统。可以是这些血管本身的病变，也可以是颅外大血管及心脏的病变，间接影响脑内血管，供血不足而致脑组织缺血、缺氧性改变，最终使大脑功能全面衰退。

目前，某些药物鼻腔制剂对治疗血管性痴呆有较好的疗效，有实验证明，复聪香液药氧吸入对血管性痴呆模型大鼠海马 CA1 区神经元损伤有一定的保护作用。有学者通过临床观察证明复方菖蒲液加氧经鼻吸入法配合头皮针治疗血管性痴呆可以改善患者定向力、记忆力、计算能力及言语功能等方面，对提高患者生活质量方面有显著疗效。

有学者应用复方药氧液（安息香、牛黄、红花、川芎、低流量氧）经鼻腔吸入治疗血管性痴呆 42 例，显效 37 例，有效 3 例，无效 2 例，总有效率为 95.2％。38 例在治疗后睡眠、精神及情感明显改善，29 例卒中患者的症状及日常生活能力显著好转。39 例 CT 扫描基底节-内囊区小圆形低密度灶均有不同程度的缩小，5 例发现异常密度影消失，说明药氧液经鼻腔吸入治疗血管性痴呆有一定疗效。

5. 阿尔茨海默病

阿尔茨海默病即所谓的老年痴呆症，是一种进行性发展的致死性神经退行性疾病，临床表现为认知和记忆功能不断恶化，日常生活能力进行性减退，并有各种神经精神症状和行为障碍。据中国阿尔茨海默病协会 2011 年公布的调查结果显示：全球有约 3650 万人患有痴呆症，每 7 秒就有一个人患上此病，平均生存期只有 5.9 年，是威胁老人健康的"四大杀手"之一。在中国 65 岁以上的老人患病率高达 6.6％以上，年龄每增加 5 岁，患病率增长一倍，3 个 85 岁以上的老人中就有一个是老年痴呆，保守估计全国老年痴呆患病人数高达 800 万以上。目前用于治疗阿尔茨海默病的药物，基本只是延缓或减轻症状，并不能阻止疾病的进展，可能与口服、注射后某些药物入脑的效果不佳等原因有关。

阿尔茨海默症研究中心（明尼苏达州，圣保罗市）的 William H. Frey Ⅱ 于 1989 年首次提出了将治疗药物经鼻腔直接转运至大脑，并对此申请了专利。此后的众多研究报告证实，鼻腔给药的治疗剂能够转运至 CNS，并且可以治疗神经系统的疾病和失调。因此鼻腔给药也是治疗阿尔茨海默病重要给药途径。

全身性给药在治疗中枢性神经系统疾病时的主要障碍是如何递送药物到达脑组织。大多数小分子药物和几乎所有的大分子药物全身性给药治疗中枢性神经系统疾病无效，血脑屏障是其主要的障碍。血脑屏障的存在对保护脑组织免受病原体和血液成分的影响至关重要，同时也使药物不能到达脑组织。鼻腔给药为阿尔茨海默病治疗提供了便捷、快速入脑的途径。大量研究已经表明，鼻腔给药入脑的效果要比静脉注射、口服的效果好，因此，采用鼻腔给药可改善药物入脑的效率和效果，改善阿尔茨海默病的治疗效果。

（1）抗胆碱酯酶药物　阿尔茨海默病的一个重要特征是脑内胆碱能递质的缺乏。目前对阿尔茨海默病治疗的小分子药物大多数通过胆碱酯酶活性提高中枢神经系统胆碱能神经元的功能。但是这些药物的外周副作用大，尤其是第一代的抗胆碱酯酶药。石杉碱甲、多奈哌齐，加兰他敏和利斯的明口服给药可以有效地改善阿尔茨海默病，鼻腔给药后同样也能获得相似的药动学参数，能显著改善痴呆症状。但这些药物口服给药受限于肝脏代谢和胃肠道副作用的影响，超过 50％的患者口服胆碱酯酶抑制药因严重毒性反应或副作用导致中断治疗。鼻腔给药的优良特性为抗胆碱酯酶药物进入脑内、减少副作用提供了可选择的方式。

鼻腔给药在药物动力学、改善记忆方面和静脉注射、腹腔注射作用相当。乙酰胆碱酯酶抑制剂早在 20 世纪 90 年代就开始通过鼻腔给药研究，新斯的明经鼻腔给药后，生物利用度为 100％，药时曲线下面积与静脉给药无差别，但是鼻腔给药后血浆清除时间延长，说明新斯的明可以通过鼻腔给药代替静脉注射。毒扁豆碱、槟榔碱、石杉碱甲的鼻腔给药后的生物利用度为 100％、85％和 94％，这些药物在脑脊液中的浓度比静脉注射的要高。加兰他敏，通过这种途径靶向入脑，也有望改善脑部分功能。这些药物可以通过血液和鼻腔直接入脑发挥抗阿尔茨海默病作用，且比静脉注射和口服给药的副作用明显减轻。

（2）胰岛素　研究显示，在阿尔茨海默病患者和阿尔茨海默病模型脑内，胰岛素和胰岛素受体信号异常。胰岛素的作用可能与 mRNA 和/或 PI3K/Akt 信号转导调节，改善下游信号环腺苷酸反应元件结合蛋白和糖原合酶激酶 3β 的表达有关。在小鼠阿尔茨海默病模型中，同时注射链脲霉素（STZ）去诱导产生Ⅰ型糖尿病模型，导致小鼠认知功能低下，神经纤维磷酸化；同时在患有糖尿病和 AD 的模型鼠中，磷酸肌酸-3-激酶（PI3K）途径明显受抑制。鉴于胰岛素可提高 PI3K/Akt 信号转导，鼻腔给予胰岛素能逆转这种变化，在阿尔茨海默病治疗和改善认知损害上扮演重要角色。

胰岛素是一种公认的具有调节能量代谢功能的多肽，分子质量为 5.8kD，其受体也在大脑中表达，所以它可能改善中枢神经系统的胰岛素相关的信号，可能具有抑制神经细胞凋亡、改善能量代谢等作用。鼻腔用胰岛素的研究启动几十年之后，有研究者提出使用鼻腔给药方法直接将胰岛素经嗅区通路释放至大脑。研究证明在鼻腔给药 1h 后，^{125}I-胰岛素就广泛分布在整个大鼠的脑部，在三叉神经和嗅球可以检测到最高的 ^{125}I-胰岛素含量。在 CNS ^{125}I-胰岛素的含量显著高于在相同时间点皮下注射 ^{125}I-胰岛素的含量。说明鼻腔给予胰岛素可以直接进入脑内发挥作用。

借助这种方法，研究人员发现正常个体鼻腔给予胰岛素及胰岛素类似物之后，记忆和情绪有非常显著的改善。鼻腔给胰岛素可以明显缓解认知能力减退，防止大脑形态异常，并且降低了Ⅰ型糖尿病小鼠模型中的死亡率。鼻腔给药的胰岛素并非通过改变血液中的胰岛素或血糖水平而产生作用，这与此前的研究发现一致。相反，胰岛素鼻腔给药之后直接到达 CSF，也很可能与胰岛素样生长因子-1（IGF-1）类似，直接经鼻黏膜到达大脑。鼻腔给药的胰岛素用于急性治疗后，对记忆的改善呈剂量依赖性，并且经鼻给药 21 天后能够改善专注力、记忆以及认知功能。此外，在胰岛素给药小鼠中可以观察到小鼠短期和长期记忆、识别对象、气味辨别的能力和抗焦虑行为加强。在阿尔茨海默病患者，胰岛素经鼻腔给药，经急性治疗后，能够改善记忆；连续鼻腔给药 21 天，能够改善注意力、记忆力和认知功能。对阿尔茨海默病患者每天鼻腔给予 20~40 单位胰岛素可以改善语言记忆能力。这些有希望的结果仍需做更多研究去确定最佳剂量。

（3）GLP-1 和依克那肽药物　GLP-1 除了有降血糖作用外，鼻腔给药还能用于抗阿尔茨海默病。研究表明 GLP-1 鼻腔给药具有神经保护作用，能提高学习记忆能力，GLP-1 受体缺乏将导致学习记忆受损。相反，GLP-1 受体高表达则提高学习记忆能力。依克那肽是一种多肽激素，是同源的胰高血糖素/胰高血糖素样肽-1 家族的保守结构域，它是 GLP-1 的受体（GLP-1R）激动剂。依克那肽分别经鼻腔给药与静脉给药 10 天后，前者给药方式在脑/血浆的含量更高，并发现其已分布到嗅球、前脑、海马、小脑和脑干，在脑脊液中的含量介于嗅球和全脑之间。鼻腔给予依克那肽可以促进学习，降低小鼠中红藻氨酸诱导的细胞凋亡率，这有可能是通过海马介导 GLP-1R 表达的作用。

（4）其他　NAP（Asn-Ala-Pro-Val-Ser-Ile-Pro-Gln）是一个八肽化合物，来源于活性依赖性神经保护蛋白（activity dependent neuroprotective protein，ADNP），对于抵抗 Aβ 诱导的神经毒性具有保护作用，大大降低 Aβ 在脑中出现的水平。鼻腔给予 NAP，每天 500ng，经过 3 个月的治疗，小鼠脑中显示降低了 Aβ 含量、tau 磷酸化水平，增加了微管蛋白的稳定性。NAP 鼻腔药物传递系统临床上已被应用于具有先天认知障碍的患者。NAP 鼻腔药物传递系统针对具有阿尔茨海默病患者的治疗试验研究，目前已进入Ⅱ期临床试验阶段，不久，也可作为治疗阿尔茨海默病的Ⅲ期临床研究也将开展。

鼻腔给药的 NGF、BDNF、IGF-1 等对脑缺血的大鼠具有神经保护作用，在患有阿尔茨海默病的小鼠模型中能够减少 tau 蛋白的过度磷酸化以及淀粉样 β 蛋白的积聚，同样具有改善阿尔茨海默病的作用。

神经肽垂体腺苷酸环化酶激活多肽（PACAP，$M_w=4.5kD$）长期鼻腔给药后，已被证明在阿尔茨海默病模型中可产生良好的效果。鼻腔给 ^{125}I-PACAP 5min 后到达大脑，30min 后还能检测到其存在。PACAP 能改善认知功能，刺激淀粉样前体蛋白的非淀粉样处理，明显增加脑源性神经营养因子以及抗凋亡蛋白 Bcl-2 的水平。

6. 镇痛

随着人口老龄化进程地不断加快，各种急慢性疼痛的患者不断增加，全球疼痛治疗药市场也随之稳步发展。医药工作者只有开发出更好的镇痛药才能满足患者治疗疼痛和提高生活质量、解除不适情绪的需要。经鼻途径治疗各种的疼痛的研究也在不断发展。

（1）爆发性癌痛 癌痛是一种常见的与肿瘤相关的疼痛类型，一般分为两类：第一类是持续性基础癌痛，即长时间持续稳定的疼痛，通过定时给予固定剂量阿片类药物治疗，可缓解疼痛至可耐受水平；第二类为爆发性癌痛，以短暂、瞬间"突破"正在连续服用的止痛药物止痛效力的，并出现严重或极令人痛苦的剧烈疼痛爆发为特点，疼痛强度可超出患者已控制的基础疼痛水平。爆发性癌痛发作迅速，通常在 3min 内即到达最大疼痛强度，同时持续时间相对较短，一般不超过 $0.5\sim2h$。爆发性癌痛既会自发性地发作，又可因某些运动或动作所触发。

有关研究指出，肿瘤患者可能每日经历 $2\sim7$ 次的爆发性癌痛发作。一项由疼痛治疗专家在 24 个国家进行的多中心调查还发现，约有 65% 的肿瘤患者存在爆发性癌痛症状。鉴于爆发性癌痛的发作频率及其强度，这种疼痛对患者身心和生活质量的严重不良影响是显而易见的。癌痛一般推荐使用阿片类药物治疗，即缓释型口服吗啡（morphine）制剂，这是目前最常使用的一类爆发性癌痛发作治疗药物。但是，口服吗啡的起效相对缓慢且作用持续时间太长，疗效并不可观。2009 年 7 月，Nycomed 公司开发的枸橼酸芬太尼（fentanyl citrate）鼻喷雾液——Instanyl 获得欧盟委员会批准，用于治疗已在服用阿片类药物止痛的肿瘤患者的爆发性癌痛发作。枸橼酸芬太尼属强效阿片类止痛药物，而 Instanyl 则是迄今全球范围内获准上市的唯一一种枸橼酸芬太尼鼻内喷雾制剂。

Instanyl 鼻腔给药时，能被人体迅速吸收，更快地产生强力止痛效果，将在爆发性癌痛治疗领域中占据重要地位。临床试验已经证实：Instanyl 不仅能在用药 10min 内提供显著的疼痛缓解效力，且此疼痛缓解效力优于 Actiq（枸橼酸芬太尼的口腔用糖锭，其治疗爆发性癌痛的止痛效力显著优于口服吗啡制剂）。Instanyl 治疗癌痛的耐受性也好，口腔干燥的发生率低于 Actiq 制剂。总之，药动学以及有效性和安全性研究数据均显示，Instanyl 有望成为爆发性癌痛发作治疗的首选药物。

（2）其他各种疼痛 中药鼻腔制剂治疗各种疼痛，如术后疼痛、咽痛、牙痛、持续性癌痛等。由于给药后起效快且给药方便，鼻腔制剂是各种疼痛对症治疗的新选择之一。

有研究者采用中药鼻吸入剂息痛宁（由川芎、细辛、乳香、没药、冰片等经 90% 乙醇回流提取、浓缩、干燥而得）治疗各种疼痛，总有效率达到 92.8%，其中以术后或换药后止痛效果最好，口腔疾患和咽部疼痛次之。又有研究者以癌痛欣滴鼻剂（包括细辛、冰片、防风、荆芥、葛根、白花蛇舌草、五味子、枸杞子等，含生药 4g/ml）治疗癌痛患者 41 例，首次用药后 60min 内，中度以上疼痛缓解率为 73.13%，总有效率为 92.68%，平均起效时间在 $4\sim5min$，且无明显不良反应。

这些研究表明，鼻腔给药治疗疼痛的技术具有简便易行、疗效确切、起效快、不良反应少、可重复操作、患者顺应性良好等优点，为疼痛患者的药物治疗提供了新的给药模式。

7. 其他疾病治疗

（1）脑肿瘤 有学者通过实验证明，鼻腔给予抗肿瘤药甲氨蝶呤（methotrexate，MTX）能明显抑制脑肿瘤的增长，降低脑肿瘤的质量。有研究证明，鼻腔给予端粒酶抑制剂 GRN163 有利于抑制肿瘤的生长，延长实验大鼠寿命，且此作用是选择性地杀死肿瘤细胞，对正常脑组织无毒性反应。

（2）焦虑 缩宫素（oxytocin）这种肽类激素已经用于人体的鼻腔给药，能够使中枢神经介导的行为发生显著改变，例如增加信任、减少恐惧和焦虑，并且能够改善社会行为和社会记忆。

（3）激越症 激越症是一种严重而未被全面认识的精神分裂症和双相情感障碍症状。目前，FDA 精神药物委员会的专家们建议 FDA 批准洛沙平（loxapine，ASUVE）单剂量鼻腔给药（24h 内）用于伴随激越症状的精神分裂症和双相情感障碍患者的治疗。洛沙平是单剂量吸入性粉末，其口服制剂早先已被 FDA 批准用于精神分裂症的治疗。对于激越症患者而言，吸入剂比注射剂更能让患者接受。吸入之后 10 分钟起效，且安全性和有效性已在 1600 名患者中进行的 13 项临床试验中得到证实。

三、鼻腔制剂脑靶向的优势

由于鼻黏膜在解剖生理上与脑部存在着独特的联系，赋予鼻黏膜给药途径在脑内释药领域的独特优势，使其在脑部疾病治疗方面具有独到之处。与当前使用的其他方法如脑室内给药相比，这种非入侵性的给药方式更简单、安全且节省费用。

对于那些目标受体位于中枢神经系统，且疗效与脑功能有关的药物比如用于帕金森病、阿尔茨海默病或偏头痛等的药物，尤其在常规给药途径下脑内浓度极低的药物，经鼻腔给药的优势更为明显。随着该领域的深入研究，鼻腔给药在阿尔茨海默病、脑部肿瘤、精神分裂症、情感障碍（如抑郁、躁狂、焦虑）、毒品成瘾、脑部肿瘤、卒中引起的大脑皮层循环障碍、衰老引起的脑部变化等脑部疾病的治疗上将有所突破。

大多数需脑靶向治疗药物具有：易被胃肠代谢或首关效应明显；需长期给药；使用剂量小；需快速起效。所以，相比传统的口服制剂或静脉注射剂而言，脑靶向鼻腔药物制剂具有明显的优势：①经"鼻-脑"通路释药，避免了血-脑屏障对脑内释药的阻碍作用，提高入脑生物利用度，且起效迅速、脑内疗效可优于静脉注射；②避免了口服给药的首关效应和胃肠道的破坏作用；③患者可自己定量施药，提高了患者的依从性；④中药鼻腔制剂有通窍启闭、宣畅气机、益气固脱的功效，尤其患者在神昏口噤的情况下，更是治疗脑部疾病的一种很好的给药途径。与全身给药不同，中医鼻腔制剂治疗脑部疾病常为活血化瘀药。除解表药等外，还常配以芳香通络开窍之品，以开窍药芳香上窜之势，达到快速穿透 BBB，带领主药到达脑部治疗部位。

第五节　鼻腔疫苗

一、鼻腔疫苗概况

疫苗分为治疗性疫苗和预防性疫苗，我们常说的疫苗为预防性的疫苗，一般为灭活或减毒活疫苗，新型疫苗有核酸疫苗、T 细胞疫苗、树突状细胞疫苗等。疫苗接种防治疾病是一种非常有效的方法，其接种通常采用肌内注射给药，使得人们普遍对接种疫苗的顺应性差，特别是老人和儿童的接种率很低。此外，疫苗注射还可能引发二次感染。所以开发疫苗非注射给药制剂是很有应用前景的。鼻腔制剂可产生局部作用和全身作用，可替代多肽蛋白类药物的静注给药。由于超过 80％的免疫系统在黏膜上且大于 90％的传染性物质通过黏膜进入我们的体内，所以通过鼻腔给药进行免疫也引起了人们的兴趣。

由于可溶性抗原跨鼻黏膜屏障转运效率较低的特征，限制了疫苗鼻腔给药途径的应用。多数抗原单独进行鼻腔接种，免疫原性弱，极易引起免疫耐受，这可能与抗原本身的性质有关，也有可能与黏膜表面特殊的理化性质有关。此外，鼻黏膜表面的少量蛋白水解酶的作用、黏液的保护作用、纤毛运动和分泌物的机械冲刷等都可能减弱鼻腔免疫应答的强度，因此鼻腔免疫合理化设计的要点包括：①防止抗原被酶消化；②促进呼吸道黏膜的微褶细胞或者普通上皮细胞摄取抗原；③能够刺激天然免疫细胞以激发适应性免疫应答；④诱导免疫记忆。

针对以上四点，各国学者们设计了多种鼻腔免疫策略，但都涉及佐剂的应用，佐剂的合理应用是鼻腔免疫成功的关键。佐剂就是指能够增强或者调节抗原的体液和/或细胞免疫应答的物质，可以有效增强疫苗的免疫原性及免疫效果，佐剂的应用是提高流感疫苗的免疫效果的极具发展前景的策略之一，但仍存在如安全性等问题，至今还未发现特殊的方法来解决佐剂应用所存在的问题。鼻腔免疫中所用的佐剂按其作用机制不同可分为免疫调节分子和免疫传递系统。

鼻腔给药方式不仅可降低疫苗免疫的成本，同时可避免目前注射免疫的许多副作用。从保护鼻黏膜的角度考虑，应选择间歇用药、治疗指数较大的药物。近年来，研究者研制了活的减毒冷适应病毒疫苗，通过鼻黏膜给予，作为灭活疫苗外的另一种选择，如流感病毒减毒疫苗。研究者们还在动物模型中证实了通过鼻腔给药给予疫苗，预防鼠疫、破伤风、白喉的有效性和可能性。目前常用的剂型有微球和脂质体，所选用的高分子材料有丙交酯乙交酯共聚物和脱乙酰壳多糖等。

二、鼻腔疫苗的优势

鼻黏膜免疫作为最有效且方便的免疫途径之一，主要的特点如下。

① 鼻黏膜靠下的组织分布着鼻相关淋巴样组织（NALT），它同小肠相关淋巴样组织、支气管相关淋巴样组织等统称为机体的黏膜相关淋巴组织。NALT 上的纤毛细胞、黏膜杯状细胞和一些非纤毛状的上皮细胞，这些细胞的作用与肠道中的微褶细胞相似，能够摄取疫苗和微粒。鼻相关淋巴组织（NALT）是黏膜表面重要的防护屏障，当药物（主要是可溶性抗原）鼻腔给药时，容易穿过鼻黏膜上皮而与上皮间和黏膜下的淋巴细胞接触，到达浅表淋巴结，激发的黏膜免疫和系统免疫对于防御病原体侵入机体至关重要。NALT 接触疫苗后，局部淋巴组织就可以产生各种抗体分泌到分泌液中，包括能够具有防护作用的分泌型 IgA。

② 鼻黏膜有丰富的血管分布，并且鼻腔上皮细胞表面覆盖大量的微绒毛增加了吸收面积，有利于药物的吸收，与胃肠道黏膜免疫相比，疫苗通过鼻腔给药可以减少被酸、酶等的降解，给药方便，能够产生有效的免疫应答。

③ 鼻腔免疫途径更接近自然感染过程，既可激活黏膜免疫又可激活系统免疫，能够同时产生体液和细胞介导的免疫应答（IgA 和 IgG）。

④ 与注射途径相比，可以使机体获得长久的免疫记忆力，能够长期抵御病原体的再次侵犯。

⑤ 鼻黏膜免疫还具有"长距离"性，即通过鼻腔给药后，不仅可以防护上呼吸道感染，而且在远端的肠道黏膜和阴道黏膜处也能获得免疫应答，因此也可以预防性疾病的传染。

⑥ 经鼻免疫不使用注射器和针头，避免了肌内注射接种引起的疼痛、恐惧和麻烦，可以避免潜在感染的因素，容易被人们接受，患者依从性高。

⑦ 无证据显示鼻黏膜淋巴组织功能随着年龄的增长而降低，但人类分泌型抗体 IgA 的能力并没有随着年龄的增长而明显减弱，所以鼻黏膜免疫受年龄的影响相对较小。

三、鼻腔疫苗的研制

1. 流感疫苗鼻腔喷雾剂——FluMist

疫苗的鼻腔制剂由于鼻黏膜的特殊结构，以及这种给药方式具有的许多优越性，使得鼻腔免疫具有较好的应用前景而引起人们的广泛关注。到目前为止，一种安全、有效、方便的流感鼻腔接种疫苗制剂已可供选择。2003 年 6 月 17 日，美国 FDA 已批准流感疫苗鼻腔喷雾剂——FluMist 投产上市，并被用于预防儿童、青少年及成年人 A 型和 B 型流行性感冒。它是一种活的冷适应经鼻弱毒性活疫苗，在临床实验中，有 20228 名受试者，其中超过 10000 名为 5～17 岁的儿童，儿童接种疫苗后，预防流感的有效率约为 87%。在 18～49 岁的成人中，FluMist 可减轻流感引起的发热、上呼吸道疾病等症状。但在这些临床试验中，FluMist 的最常见不良反应是流鼻涕和鼻充血，并且 FluMist 价格偏高，单剂量为 16～20 美元，是普通疫苗制剂的 3 倍。

日前，美国 FDA 宣布批准了 FluMist 四价疫苗，这种疫苗可在 2～49 岁人群中用于季节性流感的预防，是首个四价疫苗，包含了 4 种流感的菌株。FluMist 四价疫苗由马里兰州盖瑟斯堡市的 MedImmune 有限责任公司制造，它含有经过弱化的 4 种病毒株（2 种甲型流感病毒株、2 种乙型流感病毒株）。四价疫苗和之前的 FluMist 三价疫苗一样通过鼻腔喷入接种。

2. 预防 SARS 的鼻腔疫苗

SARS 的鼻腔疫苗是由美国国立变态反应和传染病研究所（NIAID）研制的鼻腔疫苗，它能保护猴子抵抗 SARS 病毒。这种疫苗最突出的地方是它能直接接种到 SARS 病毒感染的初始部位——鼻腔。

SARS 病毒表面有很多突起，这些突起叫做纤突蛋白（SARS-S），SARS-S 能使病毒黏附并感染人体细胞，而疫苗恰恰针对 SARS 病毒表面突起的 SARS-S 发挥作用。NIAID 正在研制的抗 HPIV3 的实验性疫苗是将编码 SARS-S 的基因插入减毒型的人-3 型-副流感病毒（HPIV3）。

将所制疫苗喷入非洲绿猴的鼻腔，一组给予 BHPIV3/SARS-S，另一组则给予对照 BH-PIV3（不含 SARS-S 基因）。接受 BHPIV3/SARS-S 的非洲绿猴能产生抗 SARS-S 病毒的中和抗体，而对照组则不能。接种后第 28 天，两组动物均鼻腔感染 SARS 病毒，结果接受单剂 BHPIV3/SARS-S 的猴子没有出现病毒复制，而对照动物则在接触病毒后出现病毒复制。现有形式的疫苗可能对幼儿最有效。由于大多数成人在儿童期感染 SARS-S 病毒而具有一定水平的抗 HPIV3 的免疫力，因而很可能会抑制基于 HPIV3 的 SARS 疫苗的有效免疫应答。

3. 其他正在研究的鼻腔疫苗

Glueck 介绍了一种鼻内流感疫苗 Nasalflu，这种疫苗通过病毒颗粒将抗原经鼻黏膜导入体内，能够快速激起机体产生足够的抗流感抗体。通过考察新型鼻内感冒疫苗的保护性免疫效力、安全性和不良反应，验证了鼻内疫苗是一种安全有效的疫苗。有学者以无毒的大肠杆菌突变体作为佐剂，通过高分子生物载体系统将脑膜炎球菌疫苗经鼻腔导入小鼠体内，在血浆和黏膜中产生高效价的特异性保护抗体，显示了鼻内抗细菌疫苗的可行性和高效性。另有学者经转基因小鼠鼻腔吸入含有人体白细胞抗原的脂肽，可快速激活其全身的 CD8+、MHC I 类抗原免疫活性，同时可诱导全身和局部黏膜 CD4＋、T 淋巴细胞增生，提示经鼻腔黏膜接种是一种安全、无痛且非损伤的途径。一些正在开发的鼻腔疫苗见表 10-9。

表 10-9　正在开发的鼻腔疫苗

药名/通用名	开发者	临床用途	所处阶段
FluMist	MedImmune	流感预防	已上市
UreAB	Acambis	幽门螺旋菌感染预防	临床 II 期
Inflivac	West	流感预防	临床 II 期
FluNsure	IDBiomedical	流感预防	临床 II 期
PIV3	Wyeth	流感预防	临床 II 期
StreptAvax	IDBiomedical	链球菌感染预防	临床 II 期
Shigellafloneri	IDBiomedical	副痢疾杆菌感染预防	临床 II 期
Shigellafloneri	IDBiomedical	宋内-志贺菌感染预防	临床 II 期
RSV	Wyeth	呼吸道合体细胞病毒感染预防	临床 II 期

四、鼻腔疫苗存在的问题及展望

疫苗鼻腔制剂作为一种新型非侵入性疫苗给药途径，具有方便、安全、患者依从性好、可以实现疫苗的缓释长效作用、提高免疫效果并诱导黏膜免疫等特点，特别适合用于那些经黏膜感染导致的流行性疾病，如流感、白喉等的预防接种。虽然近年来疫苗鼻腔制剂的发展十分迅速，但目前仍存在以下几个方面的问题，需要予以重视和解决：①抗原微粒对鼻腔上皮细胞和鼻纤毛的毒性；②疫苗的稳定性；③某些佐剂的安全性问题；④实验动物模型的选择。

但是随着对疫苗免疫诱导规律和机制的进一步研究及新材料、新工艺和附加剂的不断开发，相信疫苗鼻腔给药将会有更为广阔的发展前景。

第六节　鼻腔制剂药效研究实例

一、催产素的开发历程简介和作用

催产素是由丘脑下部合成沿下丘脑-垂体转运至神经垂体分泌的多肽类激素。自 1895 首次研究垂体提取物生物学效应时发现了它的作用，能迅速提高血压，但持续时间不长。后来明确这种物质来自神经垂体，具有缩宫作用，因此命名为缩宫素。陆续发现缩宫素有射乳作用，抑制男性尿排泄和抗利尿作用，实际上该成分中含有缩宫素和加压素。

催产素在女性生殖功能中有重要作用，在分娩时刺激乳头引起催产素大量释放入血。催产素最古老的应用是促进分娩和哺乳，如启动分娩、预防产后子宫出血。近来的研究表明催产素在行为、情绪控制、社会认知和母性等方面有调节作用，因此缩宫素也被认为是"爱的激素"。此外，催产素还可能和成瘾有一定关系，如催产素能减少对特定事物的渴求，包括毒品和药物的渴求行为，如其成分缩宫素减轻对甜品的渴求。因此催产素不仅起到促分娩和射乳的作用，还存在神经内分泌和调控情绪的作用。

二、催产素鼻腔给药的应用

（1）促进排乳　自1958年催产素通过鼻腔给药诱导哺乳妇女的排乳行为后，鼻腔给药方式一直是催产素给药方式的选择之一。此后对鼻腔给药诱导射乳行为进行系统研究，并对催产素喷雾剂使用后的不良反应进行了监测，发现催产素喷雾剂可增加泌乳早期的乳房充血现象。在鼻腔给予催产素后，3min内在乳头出现乳汁并滴下，5min成线性下滴，多数哺乳妇女的哺乳意愿得到改善。催产素促进正常分娩的产妇射乳和改善哺乳质量，对早产的产妇，在母婴分离的情况下，使用催产素喷雾剂能有效诱导母乳分泌增加，见图10-1。

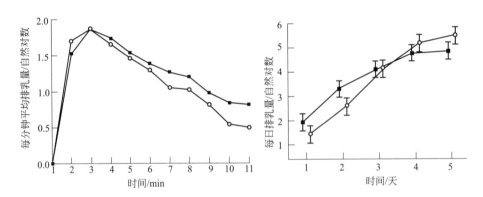

图 10-1　催产素对早产的产妇排量的影响（在早产后1～5天内鼻腔喷入催产素）
○—安慰剂组；■—催产素组

摘自：Fewtrell MS, Loh KL, Blake A, Ridout DA, Hawdon J. Randomised, double blind trial of oxytocin nasal spray in mothers expressing breast milk for preterm infants. Archives of disease in childhood Fetal and neonatal edition, 2006, 91 (3): F169-174.

（2）启动分娩　催产素能启动分娩，启动子宫收缩乏力且胎位正常的产妇宫缩。在比较了皮下、静脉和口腔黏膜给药方式的药效和安全性能后，发现催产素鼻腔给药启动分娩，能获得有效促进分娩作用和较好的安全性能。但是鼻腔给药同样也能带来类似静脉注射的严重不良反应，如子宫破裂。

（3）对药物成瘾　催产素具有潜在的成瘾治疗作用。催产素对酒精成瘾、可卡因成瘾等有调节作用。因毒品或药物成瘾均与脑内奖赏系统的强化有关，因此，催产素的这种调节作用与脑内多巴胺介导的奖赏系统调节有关。事实上，多数的实验结果证实了这一点，但是也有相反的报道，催产素在可卡因成瘾受试者的鼻腔给药并未明显改善其对可卡因的渴求行为。

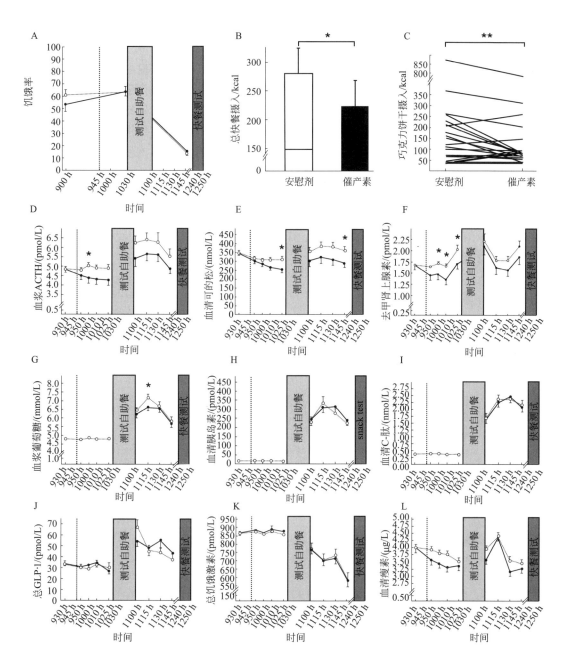

图 10-2　催产素鼻腔给药对健康人奖赏驱动食物摄取及对血浆 HPA 轴及血糖调节激素的影响

图中所示的时间轴从 930h 开始，志愿者提早到达实验室的时间为 0～800h，800～930h 进行有关
实验前的测试-930h。* $P<0.05$，** $P<0.01$，与对照组比较。

摘自：Zhang H，Wu C，Chen Q，Chen X，Xu Z，Wu J，Cai D. Treatment of obesity and diabetes
using oxytocin or analogs in patients and mouse models. PLoS One，2013，8（5）：e61477.

（4）肥胖和糖尿病　最近的临床和实验研究表明，催产素脑室内给药能有效地降低肥胖
小鼠和肥胖者的体重、降低食物摄入量，有效降低糖尿病小鼠和正常小鼠的糖耐量、胰岛素
水平和空腹血糖。在健康成年人体实验中，鼻腔给药后催产素显著减少零食消耗，尤其巧克
力消耗减少 25％，降低基础和餐后的促皮质激素和可的松的血浆水平，抑制食物相关的血

浆血糖的升高。此外，能量消耗和饥饿驱动的食物摄入和嗅觉功能并不受影响，能升高血浆胰岛素、胰高血糖素样肽-1、饥饿激素、可的松和 ACTH 水平（图 10-2），说明催产素鼻腔给药对糖尿病和肥胖有一定程度的抑制作用，可能与抑制食欲，同时提高血糖水平、减轻饥饿感有关。催产素鼻腔给药可用于糖尿病及其并发症的治疗，并可获得满意的疗效。

（5）镇痛　目前对鼻腔给药是否具有镇痛作用有争议。一项临床研究显示，鼻腔给予催产素后有效减轻急性疼痛，减轻疼痛的不舒服感觉和疼痛引起的心率加快，说明催产素对急性疼痛有效。也有研究提出相反的观点，但认为其能减轻焦虑情绪。该项研究需要更多的实验进行验证。

（6）其他　催产素鼻腔给药对精神性疾病有效，如焦虑、精神分裂症、抑郁症等有效。催产素对缺血性疼痛诱导的焦虑情绪有明显的抑制作用。临床实验表明，男性抑郁症患者接受催产素鼻腔给药后，抑郁症状明显改善。有学者认为催产素的这种作用可能与脑内肽类激素的平衡修复有关。

此外，近年来已有大量的研究发现催产素对男性性行为、社交行为有影响，催产素鼻腔给药后同样有用。

参考文献 ▶▶

[1] 王振荣. 鼻炎净滴鼻剂的制备及临床应用. 中国医院药学杂志, 2002, 22 (2): 116-111.

[2] 郭桥, 陈爽, 盛军. 干扰素鼻腔给药系统的研究进展. 中国生物制品学杂志, 2004, 17 (6): 414-416.

[3] 国家药典委员会编. 中华人民共和国药典（二部）. 北京: 化学工业出版社, 2010.

[4] 温筱煖, 侯郑漪, 张玉萌. 药物雾化吸入治疗小儿呼吸道疾病的进展. 中国药物应用与监测, 2004, 1 (4): 15-17.

[5] 王洪田, 苟静玲, 黄得亮, 王荣光. 鼻腔局部给药治疗全身疾病的研究进展. 中国药物应用与监测, 2005, 2 (6): 45-48.

[6] 陈颖萍, 赵美瑾, 宋宇宁, 李志强, 詹君, 张文杰. 鼻通水抗炎作用的实验研究. 中国中医药科技, 2003, 10 (3): 148-149.

[7] 叶秀秦. 鼻腔给药治疗疾病的研究进展. 海峡药学, 2006, 18 (4): 160-162.

[8] 钮跃贞, 赵德运, 郑清芬, 毛彩香, 王兴华. 鼻腔给药的研究概况. 中国新药与临床杂志, 2001, 20 (5): 381-383.

[9] 雷剑波, 熊大经, 潘红丽. 变应性鼻炎中医外治临床研究进展. 河南中医, 2006, 26 (6): 86-87.

[10] 牛红梅. 癌痛欣滴鼻剂治疗癌痛的临床与实验观察. 山东中医药大学学报, 1999, 23 (6): 430-433.

[11] 张沁园, 寇全春. 脑通滴鼻液治疗缺血中风临床研究. 山东中医药大学学报, 2006, 30 (1): 39-41.

[12] 杨开清, 陈宏珪, 李荣. 脑醒喷鼻剂对缺血性中风患者血管内皮细胞功能的影响. 中药新药与临床药理, 2005, 16 (2): 139-141.

[13] 陆燕, 刘华, 王东兴. 中药鼻腔给药的临床应用进展. 中国药物应用与监测, 2011, 8 (4): 251-254.

[14] 平其能等. 现代药剂学. 北京: 中国医药科技出版社, 1988.

[15] 冯午一, 赵生全, 莫小为, 马玉英. 鼻用止血散的制备与临床应用. 中国医院药学杂志, 1996, 16 (4): 181-183.

[16] 郭晓娟, 李嘉泳, 林楚迎, 杨帆. 中药鼻腔给药治疗脑部疾病的用药探析. 广东药学院学报, 2011, 27 (2): 211-214.

[17] Hu KF, Elvander M, Merza M, Akerblom L, Brandenburg A, Morein B. The immunostimulating complex (ISCOM) is an efficient mucosal delivery system for respiratory syncytial virus (RSV) envelope antigens inducing high local and systemic antibody responses. Clin Exp Immunol, 1998, 113 (2): 235-243.

[18] Kagatani S, Inaba N, Fukui M, Sonobe T. Nasal absorption kinetic behavior of azetirelin and enhancement by acylcarnitines in rats. Pharmaceutical Research, 1998, 1 (15): 77-81.

[19] Bechgaard E，Lindhardt K，Martinsen L. High-performance liquid chromatographic analysis of melatonin in human plasma and rabbit serum with on-line column enrichment. Journal of Chromatography B，1998，712（1-2）：177-181.

[20] Nielsen HW，Bechgaard E，Twile B. Intranasal administration of different liquid formulations of bumetanide to rabbits. International Journal of Pharmaceutics，2000，204（1-2）：35-41.

[21] 刘玉玲，何晓玲. 地西泮滴鼻治疗小儿惊厥. 广东医学，2000，2（21）：149-150.

[22] Alpar HO，Eylesb JE，Williamson ED，Somavarapu S. Intranasal vaccination against plague，tetanus and diphtheria. Advanced Drug Delivery Reviews，2001，51（1-3）：173-201.

[23] Ugwoke MI，Agu RU，Verbeke N，Kinget R. Nasal mucoadhesive drug delivery：background，applications，trends and future perspectives. Adv Drug Del Rev，2005，57（11）：1640-1665.

[24] Markowitz JS，Kellner CH，DeVane CL，Beale MD，Folk J，Burns C，ec al. Intranasal sumatnptan in post-ECT headache：results of an open-label trial. JECT，2001，17（4）：280.

[25] Diener HC，Louis P，Schellens R. Treatment of migraire attacks with intranasal alniditan：an open study. Cephalalgia，2001，21（2）：140.

[26] Borland ML，Jacobs I，Geelhoed G. Intranasal fentanyl reduces acute pain in children in the emergency department：a safety and efficacy efficacy study. Emerg Med，2002，14（3）：275.

[27] Dallman JA，Ignelzi MA Jr，Briskie DM. Comparing the safety，efficacy and recovery of intranasal midazolam vs. oral chloral hydrate and promethazine. Pediatr Dent 2001；23（5）：424.

[28] Fisgin T，Gurer Y，Tezic T，et al. Effects of intranasal midazolam and rectal diazepam on acute convulsions in children：prospective randomized study. J Child Neurol，2002，17（2）：123.

[29] Glueck R. Review of intranasal influenza vaccine. Adv Drug Deliv，2001，51（1-3）：203.

[30] 郭桥，陈爽，盛军. 干扰素鼻腔给药系统的研究进展. 中国生物制品学杂志，2004，17（6）：414.

[31] Huang P，Wu QH，Rong XL. The effectofborneol combination with ligustrazine to the cAMP/cGMP of rat's plasma and brain tissue. ChinTraMed Pharm and Clin，2004，20（2）：8-9.

[32] Wang F，Jiang XG. Advances of using the nasal route for drug delivery to the brain. Acta Pharm Sin，2001，36（8）：636-640.

[33] 金方，谢保源，施丽西. 用于全身治疗的鼻腔给药系统. 中国医药工业杂志，1998，29（3）：137-141.

[34] 张骁. 胰岛素非注射给药方法研究进展及市场前景. 中国医药技术与市场，2003，3（6）：28-29.

[35] 何美清，孙保亮，韩翔宇，刘文健，刘喜梅. 多肽和蛋白质类药物经鼻靶向中枢给药的研究进展. 中华神经医学杂志，2009，8（4）：428-429.

[36] Illum L. Nasal drug delivery-possibilities，problems and solutions. J Controlled Release，2003，87（1-3）：187-98.

[37] 戎文慧，李娜. FDA 批准第一个鼻腔喷雾式流感疫苗. 国外医学（药学分册），2003，（5）：3201.

[38] 高天曙. 中药鼻腔给药系统治疗脑部疾病的应用现状. 中医研究，2011，24（10）：76-79.

[39] 吴震西，李福如，龚传美，明顺华，吴自强，张锦秀等. 头痛塞鼻锭治疗偏头痛的临床和实验研究. 中医外治杂志，1993，2（4）：3-5.

[40] 杨开清，李荣，陈宏珪. 脑醒喷鼻剂治疗急性缺血性中风66 例. 广州中医药大学学报，2003，20（1）：28-30.

[41] 谈燕飞，梁柳梅，唐淑华. 药氧吸入治疗血管性痴呆的临床研究及护理. 护理学杂志，2004，19（7）：34-36.

[42] 石森林，徐莲英. 脑部疾病的鼻腔给药研究. 中药新药与临床药理，2004，15（2）：145-148.

[43] Mcdonough JH，Vanshura KE，Lamont JC，McMonagle JD，Shih TM. Comparison of the intramuscular，intranasal or sublingual routes of midazolam administration for the control of soman-induced seizures. Basic Clin Pharmacol Toxicol，2009，104（1）：27-34.

[44] Gilat E，Goldman M，Lahat E，Levy A，Rabinovitz I，Cohen G，et al. Nasal midazolam as a novel anticonvulsive treatment against organophosphate-induced seizure activity in the guinea pig. Arch Toxicol，2003，77（3）：167-172.

[45] Gilat E，Kadar T，Levy A，Rabinovitz I，Cohen G，Kapon Y，et al. Anticonvulsant treatment of sarin-induced seizures with nasal midazolam：an electrographic，behavioral，and histological study in freely moving rats. Toxicol Appl Pharmacol，2005，209（1）：74-85.

[46] Ahmad S，Ellis J C，Kamwendo H，Molyneux E. Efficacy and safety of intranasal lorazepam versus intramuscular paralde-

hyde for protracted convulsions in children: an open randomised trial. Lancet, 2006, 367 (9522): 1591-1597.

[47] Arya R, Gulati S, Kabra M, Sahu JK, Kalra V. Intranasal versus intravenous lorazepam for control of acute seizures in children: a randomized open-label study. Epilepsia, 2011, 52 (4): 788-793.

[48] Illum L, Davis SS. Nasal vaccination: a non-invasive vaccine delivery method that holds great promise for the future. Adv Drug Del Rev, 2001, 51 (1-3): 1-3.

[49] Vajdy M, O'Hagan DT. Microparticles for intranasal immunization. Adv Drug Deliv Rev, 2011, 51 (1-3): 127-141.

[50] Lubben IM, Verhoef JC, Borchard G, Junginger HE. . Chitosan for mucosal vaccination. Adv Drug Deliv Rev, 2001, 52 (2): 139-144.

[51] Davis S. Nasal Vaccines, Advanced Drug Deliver Reviews. Adv Drug Deliv Rev, 2001, 51 (1-3): 21-42.

[52] Gross PA, Hermogenes AW, Sacks HS, Lau J, Levandowski RA. The efficacy of influenza vaccine in elderly persons, A meta analysis and review of literature. Ann Intern Med, 1995, 123 (7): 518-527.

[53] 高小玲, 蒋新国. 鼻腔免疫研究进展. 中国药学杂志, 2003, 39 (7): 486-490.

[54] Ugwoke MI, Verbeke N, Kinget R. The biopharmaceutical aspects of nasal mucoadhesive drug delivery. J Pharm Pharmacol, 2001, 53 (1): 3-21.

[55] Koenighofer M, Lion T, Bodenteich A, Prieschl-Grassauer E, Grassauer A, Unger H, et al. Carrageenan nasal spray in virus confirmed common cold: individual patient data analysis of two randomized controlled trials. Multidisciplinary respiratory medicine, 2014, 9 (1): 57.

[56] Ludwig M, Enzenhofer E, Schneider S, Rauch M, Bodenteich A, Neumann K, et al. Efficacy of a carrageenan nasal spray in patients with common cold: a randomized controlled trial. Respir Res, 2013, 14: 124.

[57] Fazekas T, Eickhoff P, Pruckner N, Vollnhofer G, Fischmeister G, Diakos C, et al. Lessons learned from a double-blind randomised placebo-controlled study with a iota-carrageenan nasal spray as medical device in children with acute symptoms of common cold. BMC complementary and alternative medicine, 2012, 12: 147.

[58] Eccles R, Meier C, Jawad M, Weinmullner R, Grassauer A, Prieschl-Grassauer E. Efficacy and safety of an antiviral Iota-Carrageenan nasal spray: a randomized, double-blind, placebo-controlled exploratory study in volunteers with early symptoms of the common cold. Respir Res, 2010, 11: 108.

[59] Grover VK, Sharma S, Mahajan RP, Singh H. Intranasal nitroglycerine attenuates pressor response to tracheal intubation in beta-blocker treated hypertensive patients. Anaesthesia, 1987, 42 (8): 884-887.

[60] Lopez-Herce J, Dorao P, Ruza F, de la Oliva P. Treatment of hypertensive crisis with intranasal nifedipine. Crit Care Med, 1988, 16 (9): 914.

[61] Puri GD, Batra YK. Efficacy of intranasal nifedipine for relief of intra-operative hypertension. Indian heart journal, 1988, 40 (1): 4-7.

[62] Miller DR, Teasdale SJ, Mullen JM. Intranasal administration of nifedipine for treatment of hypertension. Crit Care Med, 1989, 17 (10): 1082-1083.

[63] O'Leary G, Qureshi SA, Laganiere S, McGilveray I, Boylan JF, Hassard P, et al. Intranasal nifedipine for post-bypass hypertension--hemodynamics and pharmacokinetics. Can J Anaesth, 1990, 37 (4 Pt 2): S144.

[64] Rajinikanth PS, Sankar C, Mishra B. Sodium alginate microspheres of metoprolol tartrate for intranasal systemic delivery: development and evaluation. Drug Deliv, 2003, 10 (1): 21-28.

[65] Pardeshi CV, Rajput PV, Belgamwar VS, Tekade AR. Formulation, optimization and evaluation of spray-dried mucoadhesive microspheres as intranasal carriers for Valsartan. J Microencapsul, 2012, 29 (2): 103-114.

[66] Kethelyi J. Clinical examination of nitroglycerin spray (EGIS) in angina pectoris patients. Ther Hung, 1992, 40 (4): 173-176.

[67] Landau AJ, Frishman WH, Alturk N, Adjei-Poku M, Fornasier-Bongo M, Furia S. Improvement in exercise tolerance and immediate beta-adrenergic blockade with intranasal propranolol in patients with angina pectoris. Am J Cardiol, 1993, 72 (14): 995-998.

[68] Rajinikanth PS, Sankar C, Mishra B. Sodium alginate microspheres of metoprolol tartrate for intranasal systemic delivery: development and evaluation. Drug Deliv, 2003, 10 (1): 21-28.

[69] Patil S, Babbar A, Mathur R, Mishra A, Sawant K. Mucoadhesive chitosan microspheres of carvedilol for nasal ad-

ministration. J Drug Target，2010，18（4）：321-331.

［70］ Yamamoto N，Shibamori M，Ogura M，Seko Y，Kikuchi M. Effects of intranasal administration of recombinant murine interferon-gamma on murine acute myocarditis caused by encephalomyocarditis virus. Circulation，1998，97（10）：1017-1023.

［71］ Wang Y，Afanasyeva M，Hill SL，Kaya Z，Rose NR. Nasal administration of cardiac myosin suppresses autoimmune myocarditis in mice. J Am Coll Cardiol，2000，36（6）：1992-1999.

［72］ Xu W，Shen Y，Jiang Z，Wang Y，Chu Y，Xiong S. Intranasal delivery of chitosan-DNA vaccine generates mucosal SIgA and anti-CVB3 protection. Vaccine，2004，22（27-28）：3603-3612.

［73］ Yue Y，Xu W，Hu L，Jiang Z，Xiong S. Enhanced resistance to coxsackievirus B3-induced myocarditis by intranasal co-immunization of lymphotactin gene encapsulated in chitosan particle. Virology，2009，386（2）：438-447.

［74］ Fousteri G，Dave A，Morin B，Omid S，Croft M，von Herrath MG. Nasal cardiac myosin peptide treatment and OX40 blockade protect mice from acute and chronic virally-induced myocarditis. J Autoimmun，2011，36（3-4）：210-220.

［75］ Wang M，Yue Y，Dong C，Li X，Xu W，Xiong S. Mucosal immunization with high-mobility group box 1 in chitosan enhances DNA vaccine-induced protection against coxsackievirus B3-induced myocarditis. Clinical and vaccine immunology：CVI，2013，20（11）：1743-1751.

［76］ Garnero P，Tsouderos Y，Marton I，Pelissier C，Varin C，Delmas PD. Effects of intranasal 17beta-estradiol on bone turnover and serum insulin-like growth factor I in postmenopausal women. J Clin Endocrinol Metab，1999，84（7）：2390-2397.

［77］ Lopes P，Merkus HM，Nauman J，Bruschi F，Foidart JM，Calaf J. Randomized comparison of intranasal and transdermal estradiol. Obstet Gynecol，2000，96（6）：906-912.

［78］ Wattanakumtornkul S，Pinto AB，Williams DB. Intranasal hormone replacement therapy. Menopause，2003，10（1）：88-98.

［79］ Nielsen TF，Ravn P，Bagger YZ，Warming L，Christiansen C. Pulsed estrogen therapy in prevention of postmenopausal osteoporosis. A 2-year randomized，double blind，placebo-controlled study. Osteoporosis international：a journal established as result of cooperation between the European Foundation for Osteoporosis and the National Osteoporosis Foundation of the USA，2004，15（2）：168-174.

［80］ Nielsen TF，Ravn P，Pitkin J，Christiansen C. Pulsed estrogen therapy improves postmenopausal quality of life：a 2-year placebo-controlled study. Maturitas，2006，53（2）：184-190.

［81］ Bechgaard E，Gizurarson S，Hjortkjaer RK. Pharmacokinetic and pharmacodynamic response after intranasal administration of diazepam to rabbits. J Pharm Pharmacol，1997，49（8）：747-750.

［82］ Lemay A. Intranasal LHRH agonist combined periodically with a progestogen for contraception. Advances in contraception：the official journal of the Society for the Advancement of Contraception，1989，5（4）：253-262.

［83］ Illig R，Torresani T，Bucher H，Zachmann M，Prader A. Effect of intranasal LHRH therapy on plasma LH，FSH and testosterone，and relation to clinical results in prepubertal boys with cryptorchidism. Clin Endocrinol（Oxf），1980，12（1）：91-97.

［84］ Smitz J，Devroey P，Mannaerts B，Coeling-Bennink H，Van Steirteghem AC. The use of recombinant FSH for ovulation induction. Ann Endocrinol（Paris），1994，55（2）：79-83.

［85］ Hiroi N，Ichijo T，Tsuchida Y，Miyachi Y. A trial of intranasal ACTH（1-24）administration to a patient with isolated ACTH deficiency. Med Sci Monit，2004，10（2）：CS9-13.

［86］ Yoshida-Hiroi M，Tsuchida Y，Yoshino G，Hiroi N. Intranasal administration of ACTH（1-24）stimulates catecholamine secretion. Horm Metab Res，2005，37（8）：489-493.

［87］ Borkenstein MH. The effects of intranasally sprayed synthetic TRH on TSH and on PRL secretion in children. European journal of pediatrics，1983，140（1）：17-18.

［88］ Staub JJ，Ryff-Deleche AS，Paul S，Girard J，Polc B，von der Ohe M. Intranasal thyrotrophin releasing hormone is a potent stimulus for TSH release in man（comparison with intravenous and oral TRH）. Clin Endocrinol（Oxf），1985，22（4）：567-572.

[89] Ueno H，Mizuta M，Shiiya T，Tsuchimochi W，Noma K，Nakashima N，et al. Exploratory trial of intranasal administration of glucagon-like peptide-1 in Japanese patients with type 2 diabetes. Diabetes care，2014，37（7）：2024-2027.

[90] During MJ，Cao L，Zuzga DS，Francis JS，Fitzsimons HL，Jiao X，et al. Glucagon-like peptide-1 receptor is involved in learning and neuroprotection. Nat Med，2003，9（9）：1173-1179.

[91] Kapoor M，Winter T，Lis L，Georg GI，Siegel RA. Rapid delivery of diazepam from supersaturated solutions prepared using prodrug/enzyme mixtures：toward intranasal treatment of seizure emergencies. The AAPS journal，2014，16（3）：577-585.

[92] Sperling MR，Haas KF，Krauss G，Seif Eddeine H，Henney HR，3rd，Rabinowicz AL，et al. Dosing feasibility and tolerability of intranasal diazepam in adults with epilepsy. Epilepsia，2014，55（10）：1544-1550.

[93] Zhu W，Cheng S，Xu G，Ma M，Zhou Z，Liu D，et al. Intranasal nerve growth factor enhances striatal neurogenesis in adult rats with focal cerebral ischemia. Drug Deliv，2011，18（5）：338-343.

[94] Zhao HM，Liu XF，Mao XW，Chen CF. Intranasal delivery of nerve growth factor to protect the central nervous system against acute cerebral infarction. Chin Med Sci J，2004，19（4）：257-261.

[95] Jiang Y，Wei N，Lu T，Zhu J，Xu G，Liu X. Intranasal brain-derived neurotrophic factor protects brain from ischemic insult via modulating local inflammation in rats. Neuroscience，2011，172：398-405.

[96] Newton M，Egli GE. The effect of intranasal administration of oxytocin on the let-down of milk in lactating women. Am J Obstet Gynecol，1958，76（1）：103-107.

[97] Huntingford PJ. Intranasal use of synthetic oxytocin in management of breast-feeding. British medical journal，1961，1（5227）：709-711.

[98] Stern BD. MILK LET-DOWN-The Use of Intranasal Oxytocin for Nursing Mothers. California medicine，1961，95（3）：168-169.

[99] Clement JE，Harwell VC，Mc CJ. Use of intranasal oxytocin for induction and/or stimulation of labor. Am J Obstet Gynecol，1962，83：778-785.

[100] Fewtrell MS，Loh KL，Blake A，Ridout DA，Hawdon J. Randomised，double blind trial of oxytocin nasal spray in mothers expressing breast milk for preterm infants. Archives of disease in childhood Fetal and neonatal edition，2006，91（3）：F169-174.

[101] Sarnyai Z. Oxytocin as a potential mediator and modulator of drug addiction. Addict Biol，2011，16（2）：199-201.

[102] Baskerville TA，Douglas AJ. Dopamine and oxytocin interactions underlying behaviors：potential contributions to behavioral disorders. CNS neuroscience & therapeutics，2010，16（3）：e92-123.

[103] Chapman CD，Frey WH，Craft S，Danielyan L，Hallschmid M，Schioth HB，et al. Intranasal treatment of central nervous system dysfunction in humans. Pharm Res，2013，30（10）：2475-2484.

[104] Lee MR，Glassman M，King-Casas B，Kelly DL，Stein EA，Schroeder J，et al. Complexity of oxytocins effects in a chronic cocaine dependent population. Eur Neuropsychopharmacol，2014，24（9）：1483-1491.

[105] Pedersen CA. Schizophrenia and alcohol dependence：diverse clinical effects of oxytocin and their evolutionary origins. Brain Res，2014，1580：102-123.

[106] Ott V，Finlayson G，Lehnert H，Heitmann B，Heinrichs M，Born J，et al. Oxytocin reduces reward-driven food intake in humans. Diabetes，2013，62（10）：3418-3425.

[107] Zhang H，Wu C，Chen Q，Chen X，Xu Z，Wu J，et al. Treatment of obesity and diabetes using oxytocin or analogs in patients and mouse models. PLoS One，2013，8（5）：e61477

[108] Wang YL，Yuan Y，Yang J，Wang CH，Pan YJ，Lu L，et al. The interaction between the oxytocin and pain modulation in headache patients. Neuropeptides，2013，47（2）：93-97.

[109] Rash JA，Campbell TS. The effect of intranasal oxytocin administration on acute cold pressor pain：a placebo-controlled，double-blind，within-participants crossover investigation. Psychosom Med，2014，76（6）：422-429.

[110] Goodin BR，Anderson AJ，Freeman EL，Bulls HW，Robbins MT，Ness TJ. Intranasal Oxytocin Administration is Associated with Enhanced Endogenous Pain Inhibition and Reduced Negative Mood States. The Clinical journal of pain，2014.

［111］ Scantamburlo G，Hansenne M，Geenen V，Legros JJ，Ansseau M. Additional intranasal oxytocin to escitalopram improves depressive symptoms in resistant depression：An open trial. Eur Psychiatry，2015，30（1）：65-68.

［112］ Scantamburlo G，Ansseau M，Geenen V，Legros JJ. Intranasal oxytocin as an adjunct to escitalopram in major depression. J Neuropsychiatry Clin Neurosci，2011，23（2）：E5.

［113］ Neumann ID，Landgraf R. Balance of brain oxytocin and vasopressin：implications for anxiety，depression，and social behaviors. Trends Neurosci，2012，35（11）：649-659.

［114］ MacDonald K，MacDonald TM，Brune M，Lamb K，Wilson MP，Golshan S，et al. Oxytocin and psychotherapy：a pilot study of its physiological，behavioral and subjective effects in males with depression. Psychoneuroendocrinology，2013，38（12）：2831-2843.

［115］ Bahadur S，Pathak K. Physicochemical and physiological considerations for efficient nose-to-brain targeting. Expert Opin. Drug Deliv，2012，9（1）：19-31.

［116］ Plum L，Schubert M，Bruning J C. The role of insulin receptor signaling in the brain. Trends Endocrinol Metab，2005，16（2）：59-65.

［117］ Francis G J，Martinez J A，Liu W Q，Xu K，Ayer A，Fine J，et al. Intranasal insulin prevents cognitive decline，cerebral atrophy and white matter changes in murine type I diabetic encephalopathy. Brain，2008，131（Pt 12）：3311-3334.

［118］ Francis G，Martinez J，Liu W，Nguyen T，Ayer A，Fine J，et al. Intranasal insulin ameliorates experimental diabetic neuropathy. Diabetes，2009，58（4）：934-945.

［119］ Rat D，Schmitt U，Tippmann F，Dewachter I，Theunis C，Wieczerzak E，et al. Neuropeptide pituitary adenylate cyclaseactivating polypeptide（PACAP）slows down Alzheimer's disease-like pathology in amyloid precursor protein-transgenic mice. FASEB J，2011，25（9）：3208-3218.

第十一章

鼻腔制剂材料的药理毒理评价

（虞希冲　杨伟　赵应征　林倩　于文泽）

毒理学是生物医学的一门重要学科，也是药物研究的重要内容，主要应用毒理学技术评价药物或外界粒子对器官、组织、细胞及其超微结构的影响，为药物研发和制剂的开发提供可靠的数据。毒性评价是药物开发过程中必不可少的一环，鼻腔制剂的研发过程中，需要评价药物与辅料的毒性。鼻腔制剂或辅料的毒性主要有：①对鼻腔组织的毒性（包含了对鼻腔纤毛的毒性）；②对上皮细胞的毒性，如一些超微结构的改变等；③对嗅神经和三叉神经的损伤作用。另外一个重要的任务，就是评价药物对中枢神经系统的作用，尤其是慢性给药的评价。此外，由于鼻腔作为免疫防御的前沿地带，其对生物大分子的反应，可能引发免疫应答，导致免疫毒性。因此，对鼻腔制剂及其辅料的毒性进行评价显得相当重要，尤其是在细胞或离体组织上进行初步毒性筛选和评价。但是，目前有限的资料和报道，让我们很难对制剂材料和辅料的鼻腔毒性、神经中枢的毒性、免疫毒性等有充分了解。加之，目前对鼻腔制剂药效的报道中大部分只报道药效学、药动学的内容，仅有为数不多的文献提及制剂的毒性。本章就有关鼻腔制剂给药后的局部组织毒性、神经毒性和免疫毒性等多方面进行介绍，为今后开展相关研究和治疗提供参考。

第一节　鼻腔吸收促进剂对鼻腔黏膜的毒性作用评价

目前可用于鼻腔制剂毒理学的评价方法和技术手段，与其他毒理学评价方法相似。但鼻腔给药时的评价手段略有差异。鼻腔制剂直接接触鼻腔的黏膜、纤毛等结构，可能对这些组织、细胞造成威胁。在鼻腔制剂的研究中，对纤毛的毒性大小应予以充分的重视，除与药物本身及其浓度有关外，还明显受药液的渗透压及 pH 等条件的影响，鼻腔制剂对鼻腔纤毛毒性主要包括药物、附加剂、促透剂和防腐剂对纤毛活动的作用。这些成分的鼻腔黏膜、神经组织损伤与本身特性、给药剂量有明显的关系。

一、鼻腔黏膜毒性的评价方法

鼻腔制剂首先影响的是鼻腔黏膜，因此对黏膜的毒性评价，也就成了影响评价药物或制剂材料、辅料等成分的观察窗口。对鼻腔黏膜的毒性观察，包括以下几种方法。

1. 对纤毛清除作用的影响

对纤毛清除作用的影响主要通过以下几种方法进行评价。

① 测定纤毛摆动频率（CBF）　最常用的技术为透射光电技术；常用的离体组织为人体黏膜组织、鸡胚胎气管黏膜组织。

② 测定纤毛持续运动时间　常用光学显微镜观察纤毛持续运动时间，动物模型主要有鸡胚胎气管黏膜纤毛和蛙或蟾蜍上腭黏膜纤毛。

③ 测定黏膜纤毛转运能力　蛙上腭是常用的体外模型，可用立体显微镜测定石墨微粒在黏膜表面移动一定距离所需时间。动物体内评价采用荧光球、荧光乳胶微粒为清除标记物。人体内评价可选用糖精法及多种标记物，包括放射性物质、染料等。

2. 黏膜形态考察

鼻黏膜毒性最直接的评价方法是观察给药后上皮细胞组织结构的变化及表面纤毛形态的变化。大鼠、兔或狗可使用光学或电子显微镜观察。共聚焦激光扫描显微镜是一种有效的显微形态观察技术，可观察生物标本的三维图像，已被用来研究鼻黏膜吸收促进剂对药物转运和细胞形态的影响。

3. 溶血实验考察

吸收促进剂使鼻黏膜受损的原因之一是其对鼻腔上皮细胞膜的破坏作用，因此考察吸收促进剂对生物膜的作用可间接评价其鼻黏膜毒性。常用的天然生物膜是红细胞膜，达到完全溶血所需的吸收促进剂浓度越小，吸收促进剂对膜的破坏作用就越大。将二棕榈酰磷脂胆碱（DDPC）分散至水中可模拟生物膜，吸收促进剂与DDPC作用后会使其晶格转化温度发生改变，由此可定量考察不同吸收促进剂对DDPC模拟生物膜的破坏作用。

4. 用生化指标进行评价

鼻黏膜受损时会释放出膜蛋白及酶，通过测定一些特定蛋白和酶的释放量，即可检测黏膜受损的情况。通常用大鼠在体鼻腔灌流技术，将含药溶液通过鼻腔循环灌流，灌流一定时间后收集循环液，测定其中蛋白质和酶的总量，或特定酶的含量。

5. 对刺激性的评价

有些促进剂虽然从组织学看没有任何损伤，但却有很强的刺激性。目前为止，在非人实验中评价刺激性仍面临很多难题。如果化合物的刺激性是通过对鼻黏膜的损伤引起的，那么可以通过细胞培养来评价其作用，如Caco-2细胞或动物模型。但是有的吸收促进剂对鼻黏膜没有任何损伤却有刺激性，动物或细胞实验很难准确评价，有研究者采用电位测定或测定免疫细胞化学标记物（如c-Fos蛋白）等技术在动物模型上进行刺激性评价。

二、药物对鼻腔纤毛的毒性作用

在鼻腔制剂的研究中，对纤毛的毒性大小应予以充分的重视，除与药物本身及其浓度有关外，还明显受被试药液的渗透压及pH等条件的影响，鼻腔制剂对鼻腔纤毛毒性主要包括药物、附加剂、促透剂和防腐剂对纤毛活动的作用。有研究用在体蟾蜍上腭模型方法测定普萘洛尔、硫酸庆大霉素、乙酰氨基酚、盐酸普罗帕酮等8种药物的纤毛毒性。结果表明，此方法测定结果不仅与离体动物模型法结果一致，且具有可以测定混悬剂中药物的纤毛毒性的

优点，该方法简便易行，适用面广，结果可靠，是一种比较理想的鼻纤毛毒性评价方法。表
11-1 是一些药物及辅料对纤毛的毒性。

表 11-1　部分药物及辅料对纤毛的毒性

药物及附加剂	作用	对纤毛毒性
利多卡因,可卡因,布比卡因	局麻药	毒性依次增大
磺胺醋酸钠	抗生素	可逆性毒性
氯霉素	抗生素	毒性较大
杆菌肽	多肽类抗生素	可逆性毒性
青霉素	抗生素	几乎无影响
苯海拉明	抗组胺药	毒性大
曲吡那敏	抗组胺药	毒性大
氢化可的松磷酸钠	皮质甾醇	毒性小
布地缩松	平喘药/肾上腺皮质激素	毒性小
普萘洛尔	β肾上腺素受体阻断剂	毒性大
茶碱、氨茶碱	平喘药	轻度增加 CBF
纳洛酮	阿片受体拮抗药	轻度增加 CBF
丁丙诺啡	阿片受体部分激动剂	轻度增加 CBF
月桂酸钠	促透剂	毒性大
胆酸盐	油脂乳化剂	随亲脂性增大而增大
STDHF(牛磺双氢褐毒素纳)	油脂乳化剂	毒性小
β-环糊精	助溶剂	毒性小
氯丁酸	脂溶性防腐剂	毒性大
硫柳汞	含汞防腐剂	不可逆毒性很大

注：CBF 为纤毛摆动频率。

三、常见吸收促进剂的毒性

吸收促进剂又称为化学促进剂，它通过改变鼻黏膜的结构使其通透性增加，从而提高大
分子药物的吸收率。分子量较大的药物，鼻黏膜对其吸收会明显降低，在应用吸收促进剂
后，可获得很好的吸收效果。理想的吸收促进剂对鼻黏膜和纤毛不应产生毒性和刺激性，无
异味、不引发变态反应、作用强而持久、且用量较小。

应用吸收促进剂虽能提高鼻黏膜对于药物的吸收能力，但吸收促进剂均存在不同程
度的毒性，因而限制了其在鼻腔制剂中的应用。吸收促进剂的毒性主要表现在对纤毛功
能的影响、黏膜形态的改变、刺激性及溶血等方面。吸收促进剂的促吸收机理往往也是
其毒性反应的机理。一些吸收促进剂对鼻黏膜的破坏是可逆的，但另一些吸收促进剂的
破坏是不可逆的。例如，胆酸盐、磷脂等可损伤鼻黏膜，产生灼烧感、疼痛等；溶血磷
脂酰胆碱在低浓度时毒性不大，但超过 1％可破坏黏液层的结构，引起充血等局部刺激，
导致鼻纤毛不可逆性损害；皂苷类促进剂对鼻黏膜有很强的刺激性，还有严重的溶血现
象，微量即可引起红细胞的破坏。因此，鼻腔制剂中的吸收促进剂的使用浓度、时间和
剂量都应严格控制。

1. 纤毛毒性

有学者研究了十二烷基硫酸钠（SDS）、去氧胆酸（SDC）、苄泽 35（Brij35）、聚山梨

酯 80（Tween-80）、乙二胺四乙酸二钠（Na₂EDTA）、2-羟丙基-β-环糊精（2-HP-β-CD）、卵磷脂（lecithin）七种常用吸收促进剂的鼻黏膜毒性。实验结果如图 11-1 和表 11-2 所示，各种吸收促进剂对纤毛持续运动时间均有一定程度的影响。1％ lecithin、5％ HP-β-CD 组纤毛清晰完整，纤毛运动活跃，说明这两种吸收促进剂对黏膜组织及纤毛运动影响较小。1％ SDS、1％ SDC 组黏膜表面杂乱，纤毛大部分脱落，说明这两种吸收促进剂对黏膜组织及纤毛运动有严重影响。1％ SDS、1％ SDC、1％ Brij 35、0.1％ EDTA 的纤毛毒性是不可逆的，5％ Tween-80、1％ lecithin、5％ HP-β-CD 的纤毛毒性是可逆的。通过对给药组和生理盐水对照组的纤毛持续运动时间进行 T 检验，表明 1％ lecithin 与生理盐水对照差异有显著性，其余的吸收促进剂与生理盐水对照差异具有较大显著性（$P < 0.001$）。吸收促进剂对纤毛持续运动时间的影响：1％ SDS＞1％ SDC＞1％ Brij35＞5％ Tween-80＞0.1％ Na₂EDTA＞5％ HP-β-CD＞1％ lecithin。

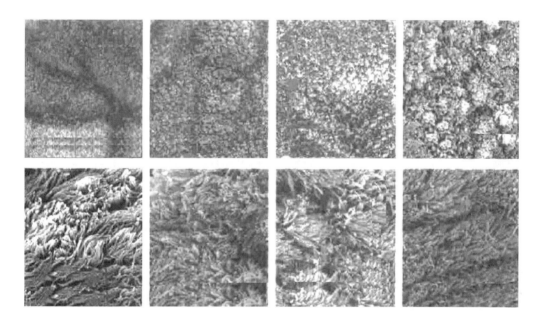

图 11-1　经鼻腔给吸收促进剂后鼻黏膜扫描电镜结果

5000 倍：（a）1％SDS；（b）1％SDC；（c）1％ Brij35；（d）5％ Tween-80；
（e）0.1％ Na₂EDTA；（f）5％ HP-β-CD；（g）1％ lecithin；（h）生理盐水。

表 11-2　吸收促进剂对纤毛持续运动时间的影响（$n = 5$）

吸收促进剂	给予吸收促进剂后纤毛持续运动时间 /min	给予等量生理盐水后纤毛持续运动时间 /min	用生理盐水将黏膜上促渗剂洗净后纤毛持续运动时间/min	吸收促进的纤毛持续运动时间占生理盐水组的百分比/％
1％ SDS	3.0±2.0	696.4±72.6	0	0.43±0.27
1％ SDC	9.6±4.2	767.2±57.4	0	1.26±0.59
1％ Brij35	39.8±8.9	716.25±31.3	0	5.54±1.41
5％ Tween-80	81.6±23.0	660.8±18.0	39.3±7.6	12.3±3.28
0.1％ Na₂EDTA	174.4±17.1	725.0±53.0	0	24.11±2.46
5％ HP-β-CD	449.2±39.4	717.2±27.5	175.2±55.0	62.64±4.88
1％ lecithin	688.0±91.9	837.8±20.7	20.0±7.6	82.20±11.56

表 11-3　吸收促进剂对纤毛输送速率的影响

给药溶液	给予不同吸收促进剂后纤毛 输送速率/(cm/min)	吸收促进组纤毛输送速率占 生理盐水组的比例/%
1% Brij35	0	0
1% SDC	0.0387±0.0045	3.00
1% SDS	0.1721±0.0376	13.32
0.1% Na$_2$EDTA	0.2593±0.0685	20.07
1% lecithin	0.4323±0.2301	33.45
5% Tween-80	0.8767±0.2301	67.85
5% HP-β-CD	1.1051±0.4176	85.52
生理盐水	1.2921±0.0931	100.00

各种吸收促进剂对纤毛输送速率均有一定程度的影响（表 11-3）。1%SDC、1%Brij 35、1%SDS 喷到蟾蜍口腔上腭后可看到口腔黏膜明显变得红肿，且黏膜上黏液分泌明显增多，说明这 3 种吸收促进剂对黏膜组织及纤毛运动有严重影响。对给药组和生理盐水对照组纤毛输送速率进行 T 检验，5%HP-β-CD 与生理盐水对照差异无显著性，其余的吸收促进剂与生理盐水对照差异有显著性。吸收促进剂对纤毛输送速率的影响：1%Brij 35>1% SDC>1%SDS>0.1% Na$_2$EDTA>1%lecithin>5%Tween-80>5%HP-β-CD。

2. 鼻腔黏膜组织损伤

黏膜形态学考察发现，生理盐水对照组鼻中隔黏膜标本显示上皮表面纤毛分布稠密、排列整齐、方向一致，未见纤毛脱落、断裂、倒伏等不正常现象。1%SDS、1%SDC、1%Brij35 对大鼠鼻黏膜的损伤严重，部分上皮脱落，上皮未脱落区纤毛严重损伤，只剩下裸露的基部。5%Tween-80 对大鼠鼻黏膜的损伤较严重，黏膜纤毛部分脱落，纤毛萎缩并呈簇状分散。0.1% EDTA、5% HP-β-CD、1% lecithin 对大鼠鼻黏膜损伤轻微，上皮表面纤毛分布稠密，纤毛排列不规则，有倒伏现象，但均无纤毛脱落、长短不一或柱状细胞裸露等实质性形态学改变。

吸收促进剂的纤毛毒性与其对鼻黏膜组织结构和形态的影响有很好地相关性，能较好地反映鼻黏膜毒性。1% SDS、1% SDC、1% Brij35 的鼻黏膜毒性很严重，应避免采用。5% Tween-80 的鼻黏膜毒性较大，0.1% EDTA、5% HP-β-CD、1% lecithin 的鼻黏膜毒性较小。在临床应用中除了考虑各种吸收促进剂的毒性，还应结合对具体药物的促吸收效果，综合选择合适的吸收促进剂。

吸收促进剂也会影响鼻腔黏膜细胞的形态。在使用促进剂帮助药物跨过鼻黏膜时，会对鼻腔的细胞产生明显损伤作用。众所周知，胆酸盐在鼻腔给药中能大大提高药物入血入脑的效率，但是胆酸盐的这种促透作用是以损伤上皮细胞结构为代价的（图 11-2），并且伴随着鼻腔黏膜的强烈刺激症状。通过模型药发现 1%脱氧胆酸盐、1%Tween-80、1%氮酮、1%甘草酸二钾、2%β-CD、5%HP-CD、0.5%冰片、0.5%壳聚糖和 0.1%EDTA 的促透作用与毒性作用成正相关，损伤作用依次减轻，损伤越大促透作用越强。

3. 吸收促进剂的溶血作用

吸收促进剂大多数具有溶血作用。环糊精类物质是常见的能引起溶血的促进剂。合成的乳化剂品种较多，分为离子型和非离子型两大类。微乳常用非离子型乳化剂，如聚山梨酯

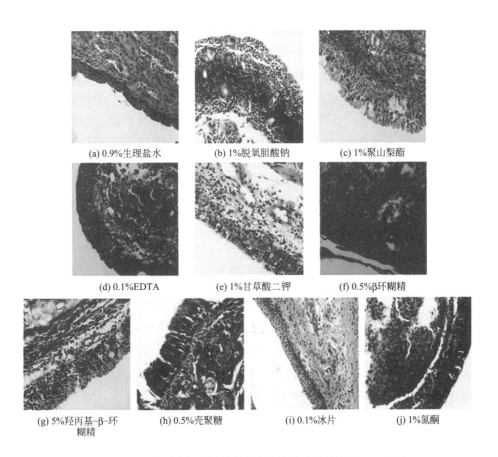

(a) 0.9%生理盐水　　　(b) 1%脱氧胆酸钠　　　(c) 1%聚山梨酯

(d) 0.1%EDTA　　　(e) 1%甘草酸二钾　　　(f) 0.5%β环糊精

(g) 5%羟丙基-β-环　　　(h) 0.5%壳聚糖　　　(i) 0.1%冰片　　　(j) 1%氮酮
　　糊精

图 11-2　几种不同促进剂对大鼠鼻腔黏膜结构的影响（200 倍）
摘自：陈新梅，朱家璧，孙卫东，张立建. 吸收促进剂对人参皂苷 Rg1
鼻腔吸收的促进作用及鼻腔毒性. 药学学报，2006，41（2）：149-155.

（亲水性）、脂肪酸山梨坦（亲油性）、聚氧乙烯脂肪醇醚类（商品名 Brij，为亲水性）、聚氧乙烯脂肪酸酯类（商品名 Myrj，亲水性）、聚氧乙烯聚氧丙烯共聚物类（聚醚型，商品名 poloxamer 或 pluronic）、单硬脂酸甘油酯和蔗糖脂肪酸酯类等。非离子型的乳化剂一般认为鼻用给药没有毒性，静脉给药有一定的毒性，其中 pluronic F68 的毒性很低。这些表面活性剂一般都有轻微的溶血作用，其溶血作用的强度为：聚氧乙烯脂肪醇醚类＞聚氧乙烯脂肪酸酯类＞聚山梨酯类。聚山梨酯类中，溶血作用的顺序为：聚山梨酯-20＞聚山梨酯-60＞聚山梨酯-40＞聚山梨酯-80。

4. 过敏反应

聚山梨酯作为常见的表面活性剂，常常加入制剂配方中，其中聚山梨酯-80 最为常用。聚山梨酯的刺激性已经被大量的研究报道证实，主要集中在注射液方面的刺激性和过敏反应，如细辛注射液。聚山梨酯-80 有急性超敏反应，在外周神经可能会造成囊状细胞的退化，还可能导致明显的全身性的改变，包括肝、肾脏组织损伤，这些已被国内的临床观察和实验研究证实和报道。鼻腔作为重要疫苗接种器官，具有较强的免疫反应性，笔者认为聚山梨酯-80 鼻腔给予亦能产生过敏反应，因此鼻腔制剂制备过程中最好避免使用这类具有引发过敏反应的促进剂。

第二节 常见制剂材料及其制剂的药理毒理作用

在实验研究和临床研究中，所使用的材料多是安全无毒的。但是，多数药物毒性的研究是基于全身给药的条件，并未对鼻腔局部毒性进行考察，有些限于实验室条件也未就这些材料进入脑内的毒性进行考察。本节就一些常见药用材料及制剂在非鼻腔给药和鼻腔给药时药理毒理作用作介绍，为选择合适的制剂和设计处方提供参考。

一、环糊精

包合物材料环糊精及其衍生物在人体和动物实验中均发现致死的现象。该材料在人体内和动物体内的分布并不很广泛，消除较快（表11-4），在鼻腔给药时环糊精的给药剂量很少，不会造成蓄积。环糊精及其衍生物在成年动物实验中均发现有明显的鼻腔毒性，且对生殖和胚胎发育有一定程度的影响（表11-5），比如β-环糊精的衍生物羟丙基-β-环糊精对胚胎有轻微的影响，但不会造成子代畸形。因此，在应用环糊精制备某些药物剂型或者作为促透剂时，应充分考虑药物和环糊精的生殖毒性影响，比如应用雌二醇环糊精包合物鼻腔给药后对生殖毒性的影响。环糊精在肾脏的浓度较高，且环糊精在血液中常常与胆固醇偶合。因此，环糊精被排泄时胆固醇也带到肾脏，造成肾脏组织轻微的细胞改变。

实践中，常常利用环糊精及其衍生物前包合物递送蛋白多肽类激素，例如胰岛素、促肾上腺皮质激素类似物等，可直接或间接促进其在鼻腔的吸收，提高生物利用度。此类促进剂的作用机制一般被认为是：环糊精的增溶作用可使生物膜中的磷脂溶解并被提取，从而增加细胞间的空隙。其中，二甲基-β-环糊精（DM-β-CD）作用最强。某些药物包合后可以降低化学促进剂的黏膜毒性，但是环糊精本身如何影响鼻腔黏膜通透性未见系统的报道。有研究报道环糊精的促透作用可能与鼻腔黏膜的轻微损伤有关。近年来，有研究认为β-环糊精和胆固醇的偶合，导致细胞膜微囊（一种脂质筏）的流动性下降，可能导致细胞的信号传导改变，引发细胞间隙紧密连接的改变。这种连接蛋白的减少势必引起细胞间隙的通透性增加，从而增加药物的通透性。笔者认为，在鼻腔给药时环糊精的这种促吸收作用可能存在超微结构上的毒性，需要进一步研究。

表 11-4   环糊精及其衍生物在动物和人体内的动力学参数

环糊精	物种	剂量/(mg/kg)	$T_{1/2}$/min	V_d/(ml/kg)	血浆清除率/(ml/min·kg)
β-CD	大鼠	50	21.6	201.8	7.53
G-β-CD	大鼠	50	17.3	308.1	12.5
HP-β-CD	大鼠	200	23.9	194	7.2
HP-β-CD[1]	人类	43	102	222	1.57
HP-β-CD[2]	人类	114	114	253	1.54
SBE-β-CD	大鼠	600	18	300	9.8
SBE-β-CD	家兔	600	30	200	5.2
SBE-β-CD	家兔	240	66	430	4.7
SBE-β-CD[3]	狗	100	84	200	1.9
M-β-CD[4]	家兔	200	420	2500	3.8

注：注释参见表11-5。

表 11-5 环糊精及其衍生物的动物生殖和发育毒性

环糊精	给药途径	每天最高剂量/(g/kg)	测试物种	阶段Ⅰ	阶段Ⅱ	阶段Ⅲ
α-CD②	食物20%	13g/kg	大鼠	+	+	
α-CD②	食物20%	7.5g/kg	家兔	+	+	
β-CD③	食物5%	6.2g/kg	大鼠			+
β-CD	灌胃	5g/kg	大鼠		+	
γ-CD②	食物20%	11g/kg	大鼠	+	+	
γ-CD②	食物20%	7g/kg	家兔	+	+	
HP-β-CD④	喂食	5g/kg	大鼠	+	+	+
HP-β-CD④	静脉	400mg/kg	大鼠	+	+	+
HP-β-CD	喂食	5g/kg	家兔		+	
SBE-β-CD⑤	静脉	3g/kg	大鼠	+	+	+
SBE-β-CD	静脉	3g/kg	家兔		+	

①表示已有报道，②表示测试物仅在妊娠0～21天的动物；③表示连续三代研究；④表示Ⅲ阶段研究仅在妊娠16～21天的妊娠动物母体进行；⑤表示仅在妊娠6～21天的动物个给药。

注：HP-β-CD为羟丙基环糊精；SBE-β-CD为磺丁基醚-β-环糊精。

二、壳聚糖

壳聚糖是被公认为无明显毒性的安全的药用制剂材料，可用于凝胶、微球、纳米粒等制剂的制备，被广泛应用于实验和临床。壳聚糖作为鼻腔给药常见的制剂材料可促进药物的吸收。多数研究认为壳聚糖本身具有轻度的黏膜损伤作用，且随剂量增加而增加。壳聚糖作为一种具有活性的多糖，具有抑制肿瘤细胞的增殖、抑制细菌生长、激活caspase-8等作用。壳聚糖整体实验中并未发现致死性毒性和明显的器官毒性。但是其三甲基化衍生物则显示出毒性。在肠道上皮细胞培养实验中，加入壳聚糖及其衍生物后，发现细胞存活率和LDH漏出率均随剂量增加有所下降，其衍生物下降更加明显，溶血实验也是如此。口服亚急性毒性实验（504mg/kg）显示其对组织形态学产生明显的影响。壳聚糖及其低三甲基化的衍生物实验并未发现导致肝脏血窦局部炎症和小叶中心性坏死，然而较高程度三甲基化的壳聚糖衍生物实验中出现了中度肝脏毒性。较高季铵化的衍生物出现明显肾脏充血和炎症反应，而脾无明显的损伤作用（图11-3）。因此壳聚糖的甲基化衍生物对鼻腔组织具有潜在的毒性。事实上，较大浓度的壳聚糖可以引起鼻腔黏膜的损伤。

有不少的研究已经报道了关于壳聚糖鼻腔给药后对黏膜的影响，剂量从0.25%～2%的壳聚糖不等，一般0.25%～0.5%的壳聚糖被用于鼻腔后，能促进蛋白质的吸收，同时纤毛形态并无明显变化，说明在此浓度壳聚糖的鼻腔黏膜的通透性增强可能是通过某种机制改变细胞的通透性。壳聚糖制备制剂后并未增加其毒性，但是改变进入细胞的方式，进入细胞的量与壳聚糖的脱乙酰化程度有关。

三、泊洛沙姆

凝胶剂因其特点适用于鼻腔给药的制剂之一。泊洛沙姆188和泊洛沙姆407是凝胶剂的重要基质材料。对泊洛沙姆108进行的急性、亚急性毒理和药理学实验表明，心脏、肝部分细胞浊肿与其剂量有关，泊洛沙姆108对心血管功能、血液生化指标、对神经系统功能无明显的作用。

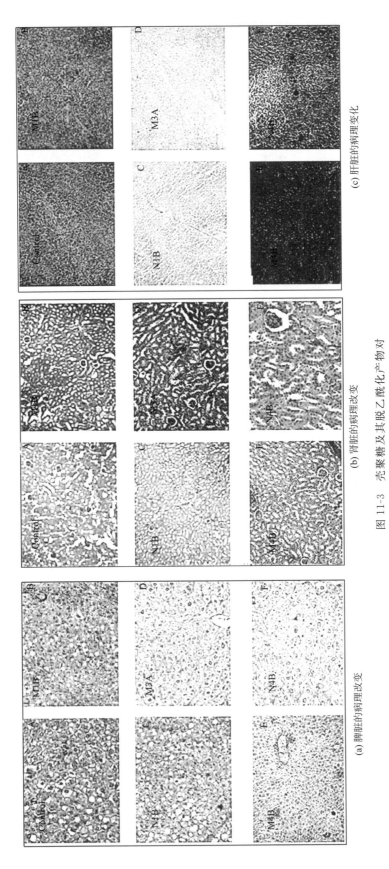

(a) 脾脏的病理改变 (b) 肾脏的病理改变 (c) 肝脏的病理变化

图 11-3 壳聚糖及其脱乙酰化产物对
脾、肾、肝的损伤作用（100 倍）

A 为无菌生理盐水；B 为高分子量的壳聚糖高剂量；C 为中等分子量的较高剂量；
D 为低剂量高分子量壳聚糖 24%脱乙酰化；E 为高剂量的高分子量壳聚糖 61%脱
乙酰化；F 为高剂量中等分子量 61%脱乙酰化。

泊洛沙姆 407 的毒性研究表明，按 50mg/kg 剂量注射后 3 天和 7 天可减少血浆尿素氮、升高总甘油三酯和胆固醇，导致一过性高脂血症，这可能与血浆中的 LPL 活性受抑制、肝脏内胆固醇代谢紊乱有关（图 11-4）。长期注射可能导致动脉粥样硬化，出现类似的高脂血症，引起动脉改变。这种高脂血症与人类的高脂血症较为相似，因此，泊洛沙姆 407 诱导的高脂血症通常作为一种药物筛选的模型药物使用。长期使用可能导致长时间的高脂血症，触发或促进动脉粥样硬化的发展，这对于治疗是不利的。如果在凝胶的处方中加入了泊洛沙姆 407，很有可能导致局部组织细胞，尤其是血管内皮细胞出现脂质过氧化、动脉粥样硬化，甚至出现局部组织细胞的丢失等。目前，关于泊洛沙姆 407，对鼻腔局部组织或细胞的损伤或毒性缺乏实验证据。鼻腔给药时，含有泊洛沙姆 407 的处方应慎重使用，需要对其慢性毒性进行评估。

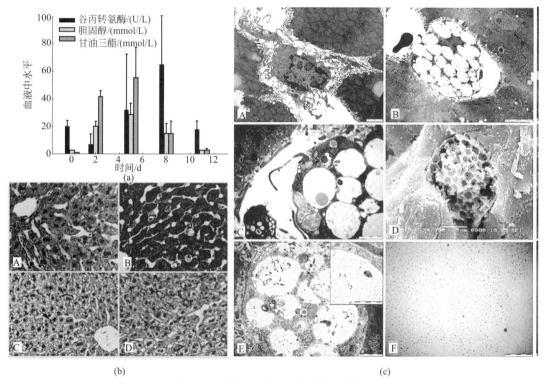

图 11-4　泊洛沙姆 407 的毒性实验结果

（a）为泊洛沙姆 407 注射后不同时间血液中甘油三酯、胆固醇和谷丙转氨酶的含量；（b）为泊洛沙姆 407 注射后肝组织结构变化，A 图箭头所示为枯否细胞，B 图为枯否细胞吞噬泊洛沙姆 407，C 和 D 图分别对照组和泊洛沙姆 407 处理后肝脏的 F4/80 免疫组化染色；（c）为电子显微镜的枯否细胞图，A 图为对照肝脏枯否细胞，B 和 D 图显示的是枯否细胞的特征性，C 图为枯否细胞内含有脂蛋白的空泡（箭头），E 图为包含有类似泊洛沙姆 407 胶束的颗粒，F 图为泊洛沙姆 407 溶于水时的电子显微镜图。

摘自：Warren A，Benseler V，Cogger VC，Bertolino P，Le Couteur DG. The impact of poloxamer 407 on the ultrastructure of the liver and evidence for clearance by extensive endothelial and kupffer cell endocytosis. Toxicologic pathology，2011，39（2）：390-397.

泊洛沙姆 188 作为另外一种重要的水凝胶制剂成分，未现出与泊洛沙姆 407 截然不同的特点，它具有增加血脑屏障的通透性及神经保护作用（图 11-5）。泊洛沙姆 188 的耐受剂量可达 11.2g/kg，证明泊洛沙姆 188 具有安全的使用范围。泊洛沙姆 188 的神经保护作用已经在较多的细胞和动物模型中得到证实。如在小鼠海马神经元 HT22 细胞系、小鼠的脑血肿模型中，泊洛沙姆 188 对神元细胞的凋亡有保护作用，可能与自噬有关。在卒中模型、脊髓损伤模型中，泊洛沙姆 188 同样显示明显的神经保护作用。

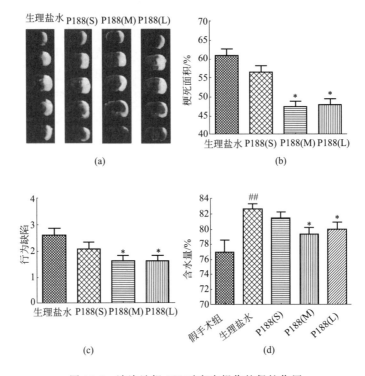

图 11-5　泊洛沙姆 188 对卒中损伤的保护作用

A 和 B 图分别为卒中后 TTC 染色和梗塞面积百分比图；C 和 D 图分别是卒中损伤后行为学缺陷评分图和脑水肿图。＊$P<0.05$，与生理盐水组比较；＃＃$P<0.01$，与假手术组比较。P188 为泊洛沙姆 188；S、M 和 L 分别代表小、中和大剂量。

摘自：Gu JH，Ge JB，Li M，Xu HD，Wu F，Qin ZH. Poloxamer 188 protects neurons against ischemia/reperfusion injury through preserving integrity of cell membranes and blood brain barrier. PLoS One，2013，8（4）：e61641.

四、脂质成分

脂质材料包括卵磷脂、氢化卵磷脂、硬脂酸、胆固醇等。这些成分中卵磷脂和氢化卵磷脂是细胞膜的成分之一，属于基本无毒的生物兼容性材料，也是制备脂质体的主要材料。胆固醇用于维系细胞膜的成分，过多存在时可能导致细胞膜的流动性变缓慢，一般作为脂质体的次要成分，短时间少剂量使用，对机体影响不大。一些脂质成分以不同比例构成脂质体后，如硬脂酰胺和蛋黄卵磷脂（1∶9）制成脂质体后加入家兔的 3％红细胞溶液中，导致细胞溶解。脂质体中加入带负电荷的磷脂时则抵消这种溶血作用（表 11-6）。其中带正电荷的硬脂酰胺对 L1210 细胞有明显的毒性作用，这种毒性作用可能与脂质体中快速吸附的胺类有关，带有两条链的两亲性胺具有较慢的吸附速率和更低的毒性，包括磷酸十六烷酯、磷脂酰丝氨酸，它们可以在脂质体表面提供负电荷，也能加强脂质体的细胞毒性。当脂质体中有溶血磷脂胆碱或者磷脂酸时则无明显的细胞毒性（表 11-7）。因此脂质体的成分不同，对细胞的毒性也不同，阳离子脂质体对细胞有一定的毒性作用。阳离子脂质体已经被广泛用于递送质粒、siRNA 和疫苗等，是重要的递送工具，在跨膜递送中起到不可替代的作用。阳离子脂质体在鼻腔免疫中取得良好的效果，可能与阳离子脂质体快速进入免疫细胞或靶细胞中有关。鼻腔给药通过对局部细胞的溶解作用或快速进入细胞内而被转运，而递送药物入脑是否也有类似的作用、是否带来鼻腔组织毒性作用等仍有待考察。

表 11-6　不同磷脂成分对溶血作用的抑制

抑制性性磷脂	$ID_{50}/(\mu mol/L)$
磷脂酸	20
磷脂酰丝氨酸	60
心磷脂	60
磷脂酰甘油	80
磷脂酰肌醇	100
脑磷酯	＞200

表 11-7　不同组成的脂质体对 L1210 细胞的生长的抑制

脂质体电荷	脂质体组成	ID_{50}	
		50 (nmol/ml)[①]	(mg/10^6细胞)[②]
中性	PC：Chol（4：1）	954	＞20
中性	PC：Chol：lysoPC	Neutral＞2000	—
负电荷	PC：ChoI：PA	—	＞20
负电荷	PC：ChoI：PS	＞2000	0.36
负电荷	PC：ChoI：DCP	1380	0.32
正电荷	PC：ChoI：SA	20	0.23

① 2×10^5 个细胞与构成比为 7：2：1 的脂质体共孵育 2h；

② 1×10^6 个细胞与构成比为 4：1：1 的脂质体共孵育 1h。

摘自：Parnham MJ, Wetzig H. Toxicity screening of liposomes. Chemistry and physics of lipids, 1993, 64 (1-3)：263-274.

五、明胶

明胶（geltin，GA）是一种来源于动物皮肤、骨、肌膜等结缔组织胶原的降解产物，在体内或细胞内可被降解成机体所需的氨基酸，继而被代谢消除，不在体内残留。但早期毒性研究表明，明胶大剂量长期静脉使用可能导致严重后果，狗连续静脉注射明胶(12.4mg/kg)2～3 周后，出现贫血症、低蛋白血症等症状，部分狗甚至出现死亡，这可能与明胶质量有关。但在现代制剂工艺下，制剂中使用的明胶量远低于最低低毒性剂量，在静脉给药时出现反应的可能性较小。明胶一直用来制备明胶海绵用于局部止血，也有用明胶制备微球、纳米粒等制剂。明胶海绵的细胞毒性可能与不同的交联剂有关（图 11-6）。有研究对不同交联剂制备的明胶海绵的细胞毒性进行测试（表 11-8），结果显示除 GS-GSA1 外，所有明胶海绵给药后 48h 均出现不同程度成纤维细胞的毒性作用。对照组倍增时间达到 24.48h；细胞形态也发生了明显的变化。在明胶包被的培养板，$n=0.8775$，比对照组要低，并能随培养液更换带走明胶。GS-F 组 n 值也低于明胶组。GS 和 GS-F 组的细胞数目也少于对照组，而 GS-GA1 组非常接近对照组，且细胞形态正常。但 GA 从 0.25mmol 到 0.50mmol 时细胞数量明显下降，说明有明显的毒性。EDAC 交联的明胶海绵导致 91.8% 的细胞死亡，显示非常高的细胞毒性（表 11-9）。明胶海绵也被用于鼻腔外伤后的止血作用，对局部与之接触的细胞也可能产生类似的细胞毒性，但未见报道。

明胶可以作为制备纳米粒和微球的材料。研究表明，明胶纳米粒的细胞毒性均很小或不明显，对细胞毒性随剂量增加有轻微的加强。明胶纳米粒有希望作为递送药物入脑的制剂，但其对鼻腔黏膜细胞的毒性和进入神经系统后的毒性有待评估。

表 11-8 不同交联剂用量

样本	交联剂类型	交联剂数量	交联剂/mmol	交联剂/(g/mm³)
GS	—	—	—	0.0070±0.0004
GS-GA1	戊二醛	5ml,0.5%(体积比)	0.25	0.0064±0.0004
GS-GA3	戊二醛	1ml,5%(体积比)	0.50	0.0081±0.0015
GS-EDAC1	碳化二亚胺盐酸化物	1ml,0.5%(体积比)	0.026	0.0062±0.0011
GS-EDAC4	碳化二亚胺盐酸化物	1ml,5%(质量浓度)	0.26	0.0060±0.0004
GS-EDAC6	碳化二亚胺盐酸化物	5ml,5%(质量浓度)	1.30	0.0076±0.0008
GS-F	果糖	0.075g	0.42	0.0077±0.0009

注：GS 表示明胶，GA 表示戊二醛，EDAC 表示碳化二亚胺盐酸化物，F 表示果糖。

表 11-9 不同交联剂交联明胶对细胞毒性的影响

样本	交联剂数量	细胞产生指数/n	倍增时间/h	死亡/%
对照	—	1.9601	24.48	—
GS	—	0.8775	54.70	52.7
GS-GA1	0.25	1.9764	24.29	0
GS-GA3	0.50	0.2740	175.18	68.8
GS-EDAC1	0.026	0.5462	87.88	62.4
GS-EDAC4	0.26	0.5462	87.88	62.4
GS-EDAC6	1.30	0	—	91.8
GS-F	0.42	0.7395	64.91	57.0

注：GS 表示明胶，GA 表示戊二醛，EDAC 表示碳化二亚胺盐酸化物，F 表示果糖。

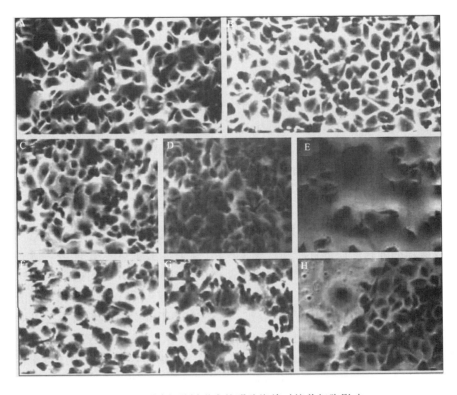

图 11-6 不同交联剂形成的明胶海绵对培养细胞影响

摘自：Ulubayram K，Aksu E，Gurhan SI，Serbetci K，Hasirci N. Cytotoxicity evaluation of gelatin sponges prepared with different cross-linking agents. J Biomater Sci Polym Ed，2002，13（11）：1203-1219.

六、 蛋白质类材料

蛋白质类物质，包括胎牛蛋白、血清白蛋白以及其他较为惰性的蛋白均可作为制剂材料制备蛋白微球。无论是蛋白质本身还是蛋白质微球，也不论是异种蛋白质还是本身来源的蛋白质，均有可能被当作抗原物质，而被免疫系统捕获，产生抗体。蛋白微球作为制剂递送药物或疫苗进入免疫细胞较为合适，如果这种蛋白质本身也是疫苗的成分则更加合适。

七、 聚乙二醇

聚乙二醇（polyethylene glycol，PEG）大鼠灌胃后，PEG4000 和 PEG6000 不吸收，而 PEG1000 和 PEG1540 轻度吸收（少于 2%）。PEG 在人体内的排泄很快，PEG400、PEG1000 和 PEG6000 静脉给药后 12h 内分别有 77%、85% 和 96% 随肾脏排泄出去、PEG4000 仅 61%。口服 PEG400、PEG1000 则分别有 50% 和 8% 出现在尿液中，PEG 400、PEG1000，PEG1540 和 PEG4000 的清除率与肌酐清除率相同。排泄与吸收具有明显的分子量依赖性（图 11-7），在消化道和鼻腔给药（25mg/只）后，PEG2000 只有 1% 的总量在尿液中出现。聚乙二醇有轻微促凝血倾向，快速注射可能引起血液凝固。聚乙二醇急性毒性的相关研究见表 11-10。聚乙二醇的亚急性毒性实验发现不同分子量 PEG 不同剂量给予 90 天，发现在 4%（PEG 占食物的百分比）时动物体重均有下降，但在狗和猴子未发现严重的毒性。长期毒性发现 PEG1500 6mg/kg 和 PEG4000 2mg/kg 没有任何副作用。

对于患者，低分子量 PEG200 和 PEG300 则可能引发过敏反应。PEG 还可能引发肾功能衰竭。研究表明，在没有肾脏疾病存在的背景下，PEG 灌肠液能增加肾功能损伤的风险，后来的研究发现 PEG 灌肠液并不增加 65 岁以上老年人患急性肾衰的风险，最近的研究显示，在肾功能衰竭风险期（4 周以内）使用 PEG 灌肠液可成倍增加急性肾功能衰竭的风险，但机理未明。最近的一项 PEG 长期毒性实验表明，在大鼠静脉注射（3 月）不同分子量的 PEG10K、PEG20K 和 PEG40K100mg/kg，高分子量的 PEG 主要分布于肺、肝、脾和肾，PEG 在体内主要为肾脏毒性；受检的各脏器中以脾中含量最高，不能通透血脑屏障；病理组织发现 PEG 主要分布于血管相关的结构，如肾脏主要分布于肾足细胞中；无论何种组织摄取 PEG 后均会出现空泡化现象，如其在肾脏可导致肾小管的退行性变化（图 11-8）。

聚乙二醇也被用作鼻腔制剂材料，比如制成鼻腔喷雾用溶液、凝胶、修饰脂质体和纳米粒等。聚乙二醇通常和蛋白质进行配接，可促进蛋白质经鼻腔的吸收，常用聚合度为 1000~2000 的 PEG 和蛋白配接，如唾液素-4，显著增加其降血糖的作用。PEG400 能影响不同药物在鼻腔的生物利用度，甚至相反的现象。已有的资料表明聚乙二醇在人体鼻腔可能导致喷嚏、瘙痒等不适感，且在鼻腔能透过黏膜进入组织内，那么，PEG 是否也能在某些条件下，诱发鼻腔的某种改变或全身性改变。既然高分子量 PEG 难以透过血脑屏障进入脑实质中，而在鼻腔给药时可以绕过血脑屏障进入脑实质中，这是否也会引起脑组织和鼻腔组织细胞的空泡化，导致细胞退行性变化，尚未可知。笔者认为这极有可能发生，在反复鼻腔给药后药物可能进入脑组织中并蓄积，导致大脑的细胞空泡化而退变（图 11-9）。

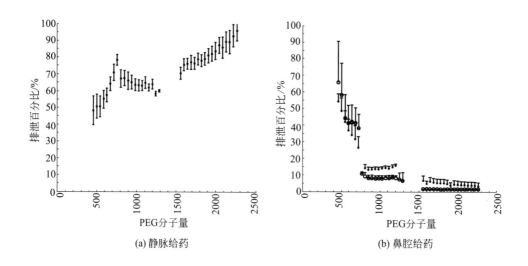

图 11-7　PEG600～2000 的吸收和排泄与分子量的关系

●—鼻腔给药；○—灌胃

摘自：Donovan MD，Flynn GL，Amidon GL. Absorption of polyethylene glycols 600 through 2000：the molecular weight dependence of gastrointestinal and nasal absorption. Pharm Res，1990，7（8）：863-868.

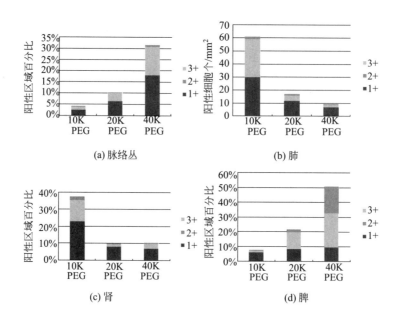

图 11-8　不同高分子 PEG 在脉络丛、肺、肾和脾中阳性细胞分布

图中纵坐标为阳性细胞的面积占所取视野百分比。

1＋、2＋和3＋表示免疫反应阳性的等级，即相当于＋，＋＋，＋＋＋。

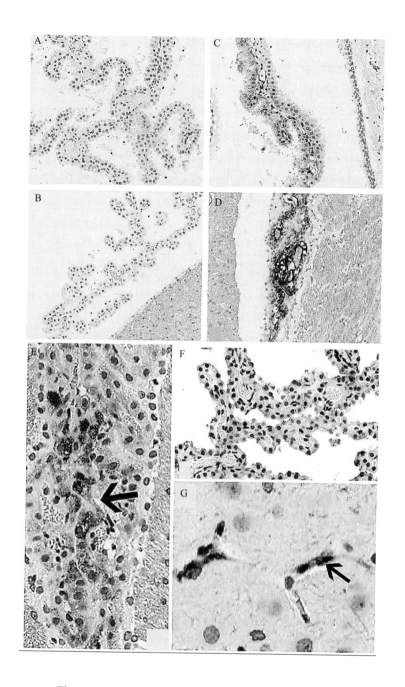

图 11-9　PEG 在脑脉络膜和脑实质微血管的分布和特征

A～D 为来自短尾猴的脉络膜；A 和 B 是对照组的脉络膜上皮细胞；C 和 D 是 PEG80K-多肽 X 在脉络膜的上皮细胞，脑实质中并未发现染色；E～G 为大鼠的脉络膜上皮细胞和脑实质中的毛细血管；F 为 PEG10K 在脉络丛的分布（250 倍）；E 和 G 分别是脉络膜和脑实质中的毛细血管中 PEG40K 的分布（200 倍）

摘自：Rudmann DG，Alston JT，Hanson JC，Heidel S. High molecular weight polyethylene glycol cellular distribution and PEG－associated cytoplasmic vacuolation is molecular weight dependent and does not require conjugation to proteins. Toxicologic pathology，2013，41（7）：970-983.

表 11-10 聚乙二醇的急性毒性

动物	LD$_{50}$/(g/kg)							
	PEG200	PEG300	PEG400	PEG600	PEG1000	PEG4000	PEG6000	PEG9000
小鼠	33.9(O)	/	35.6(O)	35.6(O)	>50.0(O)	>50.0(O)	>50.0(O)	>50.0(O)
	11.80(ip)	11.80(ip)	12.9(ip)	10.2(ip)	3.1(ip)	10.7(ip)	5.9(ip)	6.5(ip)
大鼠	28.9(O)	31.70(O)	43.6(O)	38.1(O)	42.0	>50.0(O)	>50.0(O)	>50.0(O)
		17.00(ip)				13.0(ip)	6.8(ip)	
大鼠(雄)	34.0(O)	29.90(O)	32.6(O)	32.6(O)	44.7	13.0(O)	>50.0(O)	>50.0(O)
大鼠(雌)	28.25(O)	29.90(O)	32.5(O)	30.5(O)	32.0	>50.0(O)	>50.0(O)	>50.0(O)
豚鼠(雌)	16.90(O)	21.10(O)	21.3(O)	28.3(O)	15.6(ip)	>50.0(O)	>50.0(O)	>50.0(O)
家兔(雄)	14.10(O)		22.3(O)	18.9(O)	41.0	46.4(O)	>50.0(O)	>50.0(O)
家兔(雌)		21.10(O)			>50.0	>50.0(O)		>50.0(O)

注:LD$_{50}$表示半数致死量;O 表示口服;ip 表示腹腔注射。聚乙二醇均是以 50% 的水溶液进行给药。

数据来源:http://www.inchem.org/documents/jecfa/jecmono/v14je19.htm。

八、聚乳酸

聚乳酸(PLA)于 1845 年由 Theophile-Jules Pelouze 通过乳酸的缩合而制得,之后发展的乳酸聚合方法获得专利。PLA 具有较好的组织相容性,随着应用不断拓展,对其开发就显得越来越重要。目前很多研究者对 PLA 进行改造形成了多种聚合物,并应用于制剂的制备,有一部分被应用于鼻腔给药递送入血或入脑。

大量的实验研究已经对 PLA 毒性进行了检测,包括对动物、人体和体外实验进行毒性的检测。大部分的研究结果显示 PLA 是一种组织兼容性好、对组织有轻微毒性或者无毒的聚合物,在不同物种和不同的组织有不同改变,可能与实验条件有关,如表 11-11 所示。PLA 被广泛地用于制剂的制备以改善药物的性质。聚乳酸的多聚物可以作为生物支架材料用于修复鼻腔或鼻窦损伤。有研究报道了聚乳酸的多聚物用来治疗鼻窦炎产生的毒性反应,小鼠急性实验中,4g/kgPLA 组 7 天时死亡 2 只,6g/kgPLA 组则在 5 天和 9 天分别死亡 2 只和 1 只,尸检发现死于肠梗阻、急性腹膜炎;这些组的肝、肠道表面有黄色的附着物,肝脏中有巨细胞存在。亚急性实验发现,不同剂量组的小鼠死于粘连性肠梗阻,有接近一半的小鼠出现慢性肝炎的改变;局部鼻腔的改变表现为鼻腔黏膜发红,局部组织有单核细胞和淋巴细胞轻度浸润,电镜检查黏膜表面有复合纤毛,但上皮并未出现改变。

表 11-11 聚乳酸的组织、细胞毒性反应

应用	物种	结果
组织缝合	大鼠、豚鼠、家兔、猴、猪	轻微炎症反应、巨细胞反应、软组织反应
	人	与普通手术缝线(丝线)一致的吸收反应
软组织	小鼠、大鼠、家兔	生物兼容、轻微反应、局部少量细胞反应
骨组织	绵羊、大鼠、狗、家兔	无宿主反应、增加细胞活性、轻微的慢性炎症
	人	无反应
全身或局部给药	人	无反应或轻微的局部改变
体外实验	细胞培养	可能产生细胞毒性

九、其他

随着技术的发展，目前越来越多的药用、医用材料被开发应用，许多的材料被用来制备鼻腔制剂，如核酸物质、支架材料等。有些材料展现出优越的组织相容性，有些则可能有潜在的毒性，需要进行评估，如核酸物质可以作为材料包载药物完成递送。但是核酸物质可能带来局部组织改变，因为大多数核酸为人工合成的双螺旋结构 DNA 片段及其聚合物，而这些人工合成的核酸可能带来基因改变的风险。

第三节　避免制剂材料及其辅料毒性的对策

药物本身并无毒性作用，但是由于制备某种制剂时，加入的制剂材料或辅料可能产生毒性，因此要慎重选择制剂材料。

一、降低药物引起的鼻腔毒性反应

药物多数为有活性的化学物质，这些化学物质可能对正常的鼻腔组织有一定作用，有些可能有益，有些则可能有害。一些抗肿瘤药物普遍具有细胞毒性，而鼻腔直接给药入脑治疗作用，对鼻腔黏膜的损伤是巨大的，因此需要通过制剂改造解决该问题。

药物被脂质体包封后，主要被网状内皮系统的巨噬细胞所吞噬，在肝、脾和骨髓等网状内皮细胞较丰富的器官中聚集，使药物在心、肾中的累积量明显低于游离药物。因此如将对心、肾有毒性的药物或对正常细胞有毒性的抗癌药包封于脂质体中，可明显降低药物的毒性。如两性霉素 B，它对多数哺乳动物的毒性较大，制成两性霉素 B 脂质体，可使其毒性大大降低而不影响抗真菌活性。

二、寻找替代材料

寻找无鼻腔毒性的材料，一直是制剂研究的重点方向。可以通过改造原有的材料使之成为新的无毒、性质优良的替代材料。

目前研究较热的是选择无毒或轻微毒性的脂类替代有毒的胆酸盐类。有学者进行了大鼠体内吸收的研究，选用甘氨胆酸盐/亚油酸作为蛋白多肽类鼻腔制剂的吸收促进剂，发现其促吸收作用明显强于胆酸盐类吸收促进剂，甘氨胆酸盐/亚油酸给药 5h 后混合胶团引起的黏膜形态学改变较为温和。有研究者采用混合胶团法，联合运用亚油酸、单油酸甘油酯等制成吸收促进剂，不仅促吸收效果比单用胆酸好，而且明显减轻了对鼻纤毛的毒性。又比如在制剂中加入另外的促进剂降低胆酸盐类物质的毒性。有研究表明，加入 β-CD 或二甲基-β-CD 能显著降低去氧胆酸钠（SDC）的溶血作用和鼻纤毛毒性，两者的最佳比例是 SDC 与环糊 1：2（物质的量比）。β-CD 与 SDC 联用后降低了 SDC 的纤毛毒性，并保留了较强的胰岛素吸收促进作用。研究发现，溶血磷脂酰胆碱（LPC）与卵磷脂以适宜的比例混合后，会促进 LPC 的球状结构向板层状结构转化，减少 LPC 的游离分子，从而降低 LPC 的鼻黏膜毒性。

三、 联合

联合应用不同种类的促进剂可以减少某种有鼻腔毒性的促进剂的用量，减弱促进剂的毒性。有报道，含有1％壳聚糖和1.2％β-CD的胰岛素与只含1％壳聚糖的胰岛素相比，鼻腔给药后利用度反而降低了，而换成5％羟丙-β-CD后，胰岛素的降血糖作用明显提高。因此，在制剂应用中应考虑不同种类吸收促进剂联合应用，以降低吸收促进剂的鼻腔毒性。

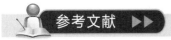
参考文献 ▶▶

[1] 赵莹，张大卫，郑爱萍. 7种吸收促进剂的鼻黏膜毒性及评价方法. 北京大学学报. 2004，36（4）：417-420.

[2] 邓秋，张罗. 鼻用药物防腐剂对呼吸道黏膜功能的影响. 国际耳鼻咽喉头颈外科杂志. 2009，33（4）：242-246.

[3] 陈新梅. 壳聚糖微球对伊文思蓝鼻腔给药靶向到脑的影响及鼻腔毒性研究. 中国医院，药学杂志，2009，29（12）：991-994.

[4] 谢悦良，张毕奎. 黏膜上皮细胞模型的建立及在鼻腔给药系统中的应用. 药物生物技术，2009，16（6）：582-86.

[5] 李昕，王晖. 药物吸收促进剂的毒性研究进展. 中国医药工业杂志. 2005，36（1）：51-55.

[6] 吴品江，许润春，苏柘僮，魏萍，林彦君，杨明，郑琴. 黄芩苷脂质体、β-环糊精包合物及磷脂复合物鼻黏膜渗透性及毒性研究. 药学学报，2009，44（4）：417-424.

[7] 陈新梅，朱家璧，孙卫东，张立建. 吸收促进剂对人参皂苷Rg1鼻腔吸收的促进作用及鼻腔毒性. 药学学报，2006，41（2）：149－155.

[8] Hermens WA，Deurloo MJ，Romeyn SG，Verhoef JC，Merkus FW. Nasal absorption enhancement of 17 beta-estradiol by dimethyl-beta-cyclodextrin in rabbits and rats. Pharm Res. 1990，7（5）：500-503.

[9] Yokogawa K，Toshima K，Yamoto K，Nishioka T，Sakura N，Miyamoto K. Pharmacokinetic advantage of an intranasal preparation of a novel anti-osteoporosis drug，L-Asp-hexapeptide-conjugated estradiol. Biol Pharm Bull，2006，29（6）：1229-1233.

[10] Gould S，Scott RC. 2-Hydroxypropyl-beta-cyclodextrin（HP-beta-CD）：a toxicology review. Food Chem Toxicol，2005，43（10）：1451-1459.

[11] Takimoto H，Hasegawa M，Yagi K，Nakamura T，Sakaeda T，Hirai M. Proapoptotic effect of a dietary supplement：water soluble chitosan activates caspase-8 and modulating death receptor expression. Drug Metab Pharmacokinet，2004，19（1）：76-82.

[12] Huang M，Khor E，Lim LY. Uptake and cytotoxicity of chitosan molecules and nanoparticles：effects of molecular weight and degree of deacetylation. Pharm Res，2004，21（2）：344-353.

[13] 马孔深，黄永军，王双，李经才. 新型辅料-泊洛沙姆108毒性及一般药理研究. 沈阳药学院学报，1993，10（2）：105-109.

[14] 李柏，凌昌全，王文俭. 新型辅料-泊洛沙姆407急性毒性初步研究. 中国药房，1998，9（3）：111-112.

[15] Dhanikula RS，Dhanikula AB，Panchagnula R. Thermoreversible liposomal poloxamer gel for the delivery of paclitaxel：dose proportionality and hematological toxicity studies. Pharmazie，2008，63（6）：439-445.

[16] Frim DM，Wright DA，Curry DJ，Cromie W，Lee R，Kang UJ. The surfactant poloxamer-188 protects against glutamate toxicity in the rat brain. Neuroreport，2004，15（1）：171-174.

[17] Mina EW，Lasagna-Reeves C，Glabe CG，Kayed R. Poloxamer 188 copolymer membrane sealant rescues toxicity of amyloid oligomers in vitro. Journal of molecular biology，2009，391（3）：577-585.

[18] Warren A，Benseler V，Cogger VC，Bertolino P，Le Couteur DG. The impact of poloxamer 407 on the ultrastructure of the liver and evidence for clearance by extensive endothelial and kupffer cell endocytosis. Toxicologic pathology，2011，39（2）：390-397.

[19] Palmer WK，Emeson EE，Johnston TP. The poloxamer 407-induced hyperlipidemic atherogenic animal model. Med

Sci Sports Exerc，1997，29（11）：1416-1421.

[20] Johnston TP，Baker JC，Jamal AS，Hall D，Emeson EE，Palmer WK. Potential downregulation of HMG-CoA reductase after prolonged administration of P-407 in C57BL/6 mice. Journal of cardiovascular pharmacology. 1999，34（6）：831-842.

[21] Johnston TP，Li Y，Jamal AS，Stechschulte DJ，Dileepan KN. Poloxamer 407-induced atherosclerosis in mice appears to be due to lipid derangements and not due to its direct effects on endothelial cells and macrophages. Mediators of inflammation，2003，12（3）：147-155.

[22] Leon C，Wasan KM，Sachs-Barrable K，Johnston TP. Acute P-407 administration to mice causes hypercholesterolemia by inducing cholesterolgenesis and down-regulating low-density lipoprotein receptor expression. Pharm Res，2006，23（7）：1597-1607.

[23] Follis F，Jenson B，Blisard K，Hall E，Wong R，Kessler R. Role of poloxamer 188 during recovery from ischemic spinal cord injury：a preliminary study. J Invest Surg，1996，9（2）：149-156.

[24] Curry DJ，Wright DA，Lee RC，Kang UJ，Frim DM. Poloxamer 188 volumetrically decreases neuronal loss in the rat in a time-dependent manner. Neurosurgery，2004，55（4）：943-948；discussion 48-49.

[25] Frim DM，Wright DA，Curry DJ，Cromie W，Lee R，Kang UJ. The surfactant poloxamer-188 protects against glutamate toxicity in the rat brain. Neuroreport，2004，15（1）：171-174.

[26] Bao HJ Wang T，Zhang MY，Liu R，Dai DK，Wang YQ，Poloxamer-188 attenuates TBI-induced blood-brain barrier damage leading to decreased brain edema and reduced cellular death. Neurochem Res，2012，37（12）：2856-2867.

[27] Gu JH，Ge JB，Li M，Xu HD，Wu F，Qin ZH. Poloxamer 188 protects neurons against ischemia/reperfusion injury through preserving integrity of cell membranes and blood brain barrier. PLoS One，2013，8（4）：e61641.

[28] Wang T，Chen X，Wang Z，Zhang M，Meng H，Gao Y. Poloxamer-188 can attenuate blood-brain barrier damage to exert neuroprotective effect in mice intracerebral hemorrhage model. J Mol Neurosci，2015，55（1）：240-250.

[29] Parnham MJ，Wetzig H. Toxicity screening of liposomes. Chemistry and physics of lipids，1993，64（1-3）：263-274.

[30] Robscheit-Robbins FS，Miller LL，Whipple GH. Gelatin-Its Usefulness and Toxicity：Blood Protein Production Impaired by Continued Gelatin by Vein. J Exp Med，1944，80（2）：145-164.

[31] Ulubayram K，Aksu E，Gurhan SI，Serbetci K，Hasirci N. Cytotoxicity evaluation of gelatin sponges prepared with different cross-linking agents. J Biomater Sci Polym Ed. 2002，13（11）：1203-1219.

[32] Spector SL，Toshener D，Gay I，Rosenman E. Beneficial effects of propylene and polyethylene glycol and saline in the treatment of perennial rhinitis. Clinical allergy，1982，12（2）：187-196.

[33] Kim TH，Park CW，Kim HY，Chi MH，Lee SK，Song YM，ea al. Low molecular weight（1 kDa）polyethylene glycol conjugation markedly enhances the hypoglycemic effects of intranasally administered exendin-4 in type 2 diabetic db/db mice. Biol Pharm Bull，2012，35（7）：1076-1083.

[34] Donovan MD，Flynn GL，Amidon GL. Absorption of polyethylene glycols 600 through 2000：the molecular weight dependence of gastrointestinal and nasal absorption. Pharm Res，1990，7（8）：863-868.

[35] Rahman M，Lau-Cam CA. Evaluation of the effect of polyethylene glycol 400 on the nasal absorption of nicardipine and verapamil in the rat. Pharmazie，1999，54（2）：132-136.

[36] Hjortkjaer RK，Bechgaard E，Gizurarson S，Suzdak C，McDonald P，Greenough RJ. Single- and repeated-dose local toxicity in the nasal cavity of rabbits after intranasal administration of different glycols for formulations containing benzodiazepines. J Pharm Pharmacol，1999，51（4）：377-383.

[37] Russmann S，Lamerato L，Marfatia A，Motsko SP，Pezzullo JC，Olds G. Risk of impaired renal function after colonoscopy：a cohort study in patients receiving either oral sodium phosphate or polyethylene glycol. The American journal of gastroenterology. 2007，102（12）：2655-2663.

[38] Choi NK，Chang Y，Jung SY，Choi YK，Lee J，Lee JH. A population-based case-crossover study of polyethylene glycol use and acute renal failure risk in the elderly. World J Gastroenterol，2011. 17（5）：651-656.

[39] Choi NK，Lee J，Chang Y，Jung SY，Kim YJ，Lee SM. Polyethylene glycol bowel preparation does not eliminate the risk of acute renal failure：a population-based case-crossover study. Endoscopy，2013，45（3）：208-213.

[40] Athanasiou KA, Niederauer GG, Agrawal CM. Sterilization, toxicity, biocompatibility and clinical applications of polylactic acid/polyglycolic acid copolymers. Biomaterials, 1996, 17 (2): 93-102.

[41] Rudmann DG, Alston JT, Hanson JC, Heidel S. High molecular weight polyethylene glycol cellular distribution and PEG-associated cytoplasmic vacuolation is molecular weight dependent and does not require conjugation to proteins. Toxicologic pathology, 2013, 41 (7): 970-983.

[42] Min YG, Kim YK, Jeon SY, Rha KS, Jeong SY. Toxicity of Polylactic Acid Polymer in the Treatment of Paranasal Sinusitis. J Rhinol, 1997, 4 (2): 104-110.

第十二章

鼻腔药物制剂的热点问题和应用前景

（王东兴　赵应征　高慧升　吴疆）

鼻腔药物制剂用于全身系统疾病的治疗已有多种上市药品，技术趋于成熟。但是已上市药品大多未添加吸收促进剂，这是因为对于小分子药物而言，所选药物有适当的脂溶性，较易通过鼻黏膜吸收；对于大分子肽类药物而言，药物的药理效应较强，仅需极少量药物即能发挥药理作用。如何继续扩大鼻腔给药的药物范围，使得一些不容易透过鼻黏膜吸收的药物分子，比如水溶性强的、分子量大的药物能够通过鼻腔给药发挥作用，这都需要在鼻腔药物的吸收促进剂方面做进一步研究，以开发出更多低毒、高效的吸收促进剂。

此外，鼻腔药物制剂已在脑部疾病治疗方面显示出巨大的应用潜力，但是目前除传统中药的芳香开窍用鼻腔药物制剂外，脑靶向鼻腔制剂还多是停留在临床前研究或实验阶段。再者，鼻腔给药对于疫苗等大分子药物提供了一条有利的递送途径，并取得了初步成效，但是目前上市的疫苗品种也不多。因此今后对于脑靶向鼻腔制剂尤其是大分子药物鼻腔制剂的研究开发还有待深入。

近二十年，鼻腔给药装置有了飞速发展，出现了越来越多符合个性化需求的产品，患者的依从性更好，但是目前一些鼻腔给药装置还存在成本高、个体差异大等问题，设计符合不同年龄段患者需要的鼻腔给药装置，降低装置的经济成本可能是今后鼻腔给药装置研究的重点。

以上这些方面都是今后鼻腔药物制剂研究的热点和难点所在。

第一节　鼻腔给药的黏膜吸收促进剂研究进展

鼻腔药物制剂用于全身系统疾病的治疗已广为接受和应用，上市产品也日渐增多，目前的热点问题集中在如何扩大适用于鼻腔给药的药物种类和范围。已上市的鼻腔给药产品，无论是小分子药物，还是大分子生物药物，均未添加黏膜吸收促进剂，一个重要原因是黏膜吸收促进剂安全性较低，容易对鼻黏膜造成损伤。因此，十分有必要开发更多新型的安全有效的黏膜吸收促进剂，以增加鼻腔给药的大分子生物药物的种类，并进一步提高已上市的鼻腔给药的大分子生物药物的生物利用度。下面将分别介绍一些近年来由商业公司推出的极富发展前景的鼻黏膜吸收促进剂，其中的许多吸收促进剂既安全又有效，有很好的临床前或临床研究数据支持。

一、氮酮

氮酮（结构如图 12-1 所示）是很好的经皮吸收促进剂，CPEX 制药有限公司首次将其用作鼻腔给药的黏膜吸收促进剂。氮酮是存在于欧洲白芷中的一种天然化合物，安全无毒，可作为食品添加剂和香料，被 FDA 批准为药用辅料。氮酮的作用机制不详，但就其表面活性剂的分子结构而言，其作用机制可能是与生物膜相互作用，增加生物膜的流动性，从而增加药物的透细胞吸收。

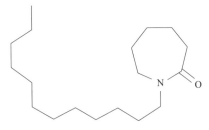

图 12-1　氮酮的分子结构

CPEX 制药有限公司开发了一种含氮酮的胰岛素鼻腔制剂，这种胰岛素鼻腔制剂被命名为 Nasulin® 鼻腔喷雾剂，已经进行了Ⅰ期和Ⅱ期临床试验。其中一项有 8 位健康人参加的探索性研究表明，该胰岛素鼻腔制剂的处方具有良好的耐受性，并且胰岛素吸收迅速、良好，t_{max} 为 10~20min，C_{max} 和 AUC 均随胰岛素剂量的增加而增加。随后进行的一项有 13 名健康人参加的试验表明，该胰岛素鼻腔制剂相对于皮下注射给药的生物利用度为 12％~15％。二型糖尿病患者连续使用 Nasulin® 鼻腔喷雾剂 3 个月未见鼻黏膜出现任何炎症反应，这与在大鼠和狗身上进行的 3 个月的毒理学试验结果一致，可见氮酮作为鼻黏膜吸收促进剂是安全的。

Nasulin® 鼻腔喷雾剂的研究显示氮酮作为鼻腔给药的黏膜吸收促进剂是有效和安全的，这为其他肽类、蛋白质类药物鼻腔给药在黏膜吸收促进剂的选择上提供了参考。

二、烷基糖苷类

Aegis 公司开发了一系列的烷基糖苷类物质作为有效的透黏膜吸收促进剂，并将其命名为 Intravail®。烷基糖苷是一种表面活性剂，由极性的糖端基团如乳糖、蔗糖等与非极性的烷基链酯化结合而成，其中最有潜力作为鼻腔给药的黏膜吸收促进剂的是十四烷基乳糖苷（结构如图 12-2 所示）。

有人评价了烷基链的长度对相应的烷基乳糖苷促进药物透黏膜吸收能力的影响，发现浓度为 0.125％的辛烷乳糖苷对降钙素的鼻腔吸收没有促进作用，而相同浓度的十四烷乳糖苷能显著促进降钙素的鼻腔吸收。另有研究比较了烷基链长度从 C8 到 C16 的乳糖苷以及烷基链长度从 C10 到 C14 的蔗糖苷对胰岛素鼻腔给药的吸收促进作用，结果显示两种糖苷上烷基链的长度均能显著影响胰岛素的鼻腔吸收，并且发现十四烷基乳糖苷对胰岛素的鼻腔吸收具有最强的促进作用。

十四烷基乳糖苷被选定为吸收促进剂，进行了一系列的肽类、蛋白类、多糖类药物经大鼠鼻腔吸收的试验。其中，在低分子量肝素钠（依诺肝素钠和达肝素钠）的鼻腔吸收试验

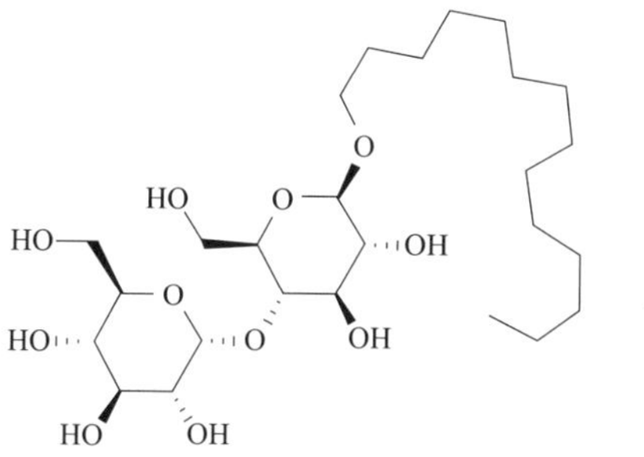

图 12-2　十四烷基乳糖苷的分子结构

中，浓度为 0.25% 的十四烷基乳糖苷能显著增加血液中抗-Xa 因子的浓度（约 8 倍左右），其中依诺肝素钠的相对皮下给药的生物利用度为 23% 左右。浓度为 0.25% 的十四烷基乳糖苷能分别显著增加重组人生长激素、瘦素、胰岛素鼻腔给药的相对生物利用度到 31%、59% 和 55%，而浓度为 0.50% 的十四烷基乳糖苷则能分别显著增加重组人生长激素、瘦素、胰岛素的相对生物利用度到 80%、88% 和 77%。由此可见，十四烷基乳糖苷促进大分子肽类、蛋白类药物鼻腔吸收的效果令人惊喜。当然，这些结果均来自于在麻醉状态下的大鼠，理所当然要好于非麻醉状态的大鼠。

通过对大鼠鼻黏膜的组织学观察发现，浓度为 0.125% 的十四烷基乳糖苷能使大鼠鼻黏膜的形态发生中度改变，浓度越高大鼠鼻黏膜的形态改变越严重。研究人员通过上述试验还推断十四烷基乳糖苷的作用机制为增加了鼻黏膜上皮细胞的胞饮速率和黏膜的流动性，而不是打开了鼻黏膜上皮细胞间的紧密连接。然而随后的一些研究又证实十四烷基乳糖苷的促进吸收机制部分是通过细胞间通路，但该通路是否为主导机制尚不明确。研究还发现上述大鼠鼻黏膜的形态改变是暂时和可逆的，这种改变在给药 1~2h 后即可恢复。

2008 年 Aegis 公司与 Zelos 公司（最近更名为 Azelon 公司）达成协议，采用 Intravail® 技术共同研究一种甲状旁腺激素类似物的鼻腔给药制剂。此次使用的吸收促进剂为 N-十二烷基-β-D-乳糖苷，分别研究了该吸收促进剂对甲状旁腺激素类似物在大鼠、兔子、猴子的鼻腔给药。研究表明，浓度为 0.18% 的 N-十二烷基-β-D-乳糖苷最为有效，其中甲状旁腺激素类似物猴子的鼻腔给药的相对生物利用度达 35%~40%，t_{max} 为 15min，而皮下给药的 t_{max} 为 5~10min。

2011 年 Neurelis 公司其以 Intravail® 为吸收促进剂的在正常志愿者人体进行的一项随机交叉试验，结果显示，地西泮鼻腔给药的绝对生物利用度高达 96%。

综上所述，以 Intravail® 为吸收促进剂的鼻腔给药技术，表现出良好的毒理学特性、令人难忘的促进肽类药物鼻腔吸收的效果，前景一片光明。

三、壳聚糖

无论是对小分子药物还是对肽类、蛋白类药物而言，壳聚糖已被证实为有效的鼻腔给药吸收促进剂。细胞培养和动物模型试验均已证明壳聚糖的促黏膜吸收机制为暂时开放细胞间通路，以及其生物黏附性强，延长了鼻腔吸收时间。而且壳聚糖对黏膜无刺激性，局部和系统毒性也很低。因此，壳聚糖是一种适合鼻腔给药的促进剂和制剂材料。

　　壳聚糖最早作为有效的吸收促进剂被用于吗啡的鼻腔给药。在以绵羊为模型的试验中，吗啡水溶液鼻腔给药的生物利用度仅为 10% 左右，而 0.5% 的壳聚糖溶液能将吗啡鼻腔给药的生物利用度提高到 26% 左右，并且吸收速度加快。壳聚糖和吗啡的干粉配方鼻腔给药的生物利用度则高达 54.6%。一项由 12 名志愿者参加的 I 期临床试验表明，志愿者对吗啡的壳聚糖干粉配方和水溶液配方均具有良好的耐受性，生物利用度均可达 56% 左右。鼻腔给药的壳聚糖-吗啡制剂后来被 Javelin 制药公司进一步开发为用于急性中重度疼痛治疗的产品——Rylomine™。在 II 期临床试验中，该产品的绝对生物利用度高达 60%～83%，略高于 I 期临床试验的结果。

　　以壳聚糖为吸收促进剂，促进的肽类、蛋白类药物的鼻腔吸收也早已有动物模型的研究报道。例如戈舍瑞林，相对于皮下注射给药，该药的壳聚糖微球、壳聚糖粉末及壳聚糖水溶液鼻腔给药的相对生物利用度分别为 36.6%、25.6% 和 11.6%。在该研究中，壳聚糖粉末的作用，被解释为壳聚糖在鼻腔内表面形成一层凝胶从而延长了药物在鼻腔黏膜的停留时间。近年来，较多的实验室对壳聚糖进行了结构改造，使其鼻腔给药的性能更加优越，未来有望开发出更高效的壳聚糖衍生物用于鼻腔给药。

　　Archimedes 制药正在开发壳聚糖（结构如图 12-3 所示）作为鼻腔药物制剂用于不同种类的药物，并将其命名为 Chisys™。

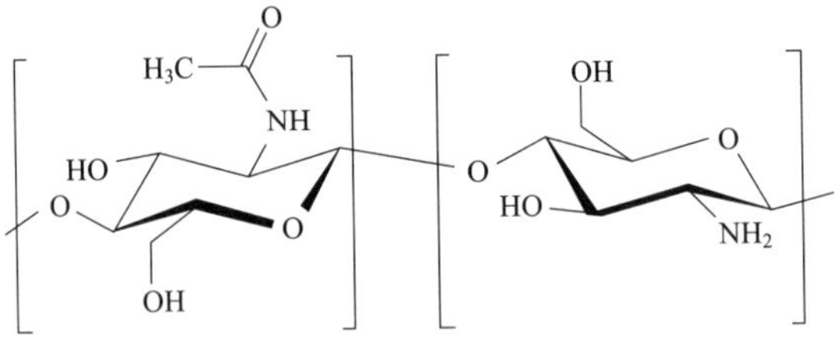

图 12-3　壳聚糖的分子结构

四、低甲氧基果胶

　　果胶的凝胶特性受由其结构中半乳糖醛酸的酯化度影响很大，低甲氧基果胶的酯化度小于 50%。PecSys™ 是基于低甲氧基果胶（结构如图 12-4 所示）的药物递送系统，以溶液形式进入鼻腔后在鼻黏膜黏液中钙离子的作用下在鼻黏膜表面形成凝胶。确切地说，低甲氧基果胶不是吸收促进剂，而是一种能改变药物在鼻腔吸收的药动学特性的调节剂，其作用机制是使药物吸收在凝胶中从而延长其在鼻腔的驻留时间。

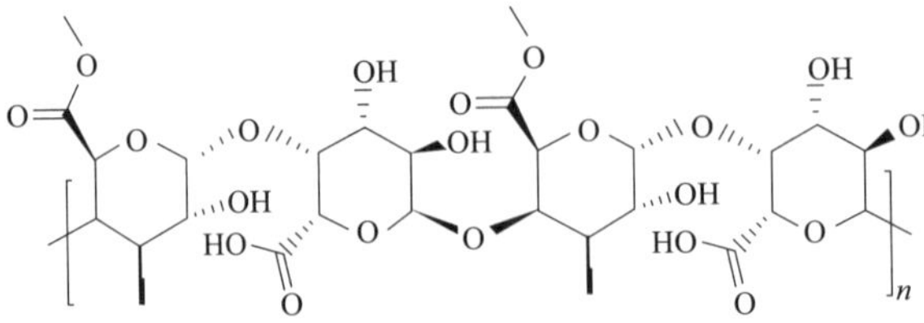

图 12-4　低甲氧基果胶的分子结构

　　有人采用低甲氧基果胶即 PecSys™ 系统开发了芬太尼鼻腔制剂 PecFent®，该制剂已分别于 2009 年和 2011 年在欧洲和美国上市。该制剂相对于口腔黏膜给药，能提高生物利用度，起效更快，作用更持久。其中的低甲氧基果胶对鼻黏膜安全性也很高，是一种很好的鼻腔给药吸收调节剂。

五、羟基脂肪酸聚乙二醇酯

Critical 制药有限公司的研究人员首先发现了羟基脂肪酸聚乙二醇酯是有效的黏膜吸收促进剂，能有效增加药物跨黏膜上皮细胞的转运。其中 15-羟基硬脂酸聚乙二醇酯（单酯和双酯的混合物）（结构如图 12-5 所示）被用于水溶性小分子药物和肽类、蛋白类药物鼻腔递送的吸收促进剂并被命名为 CriticalSorb™。CriticalSorb™ 是一种安全的药用辅料，研究显示它是跨细胞的吸收促进剂，在已上市静脉注射类药物和口服药物中被用作增溶剂。

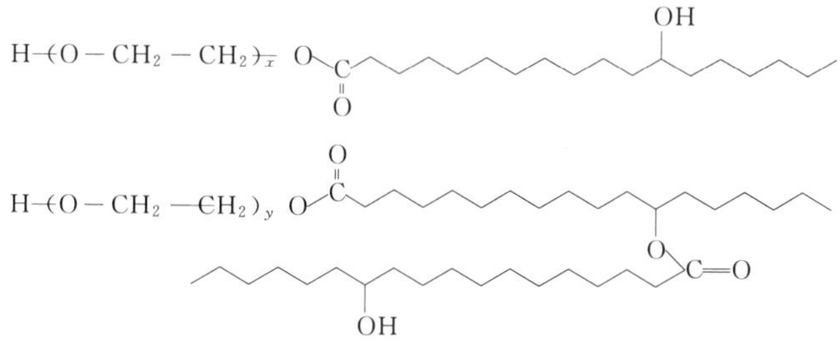

图 12-5　15-羟基硬脂酸聚乙二醇酯

在清醒大鼠的研究发现，CriticalSorb™ 能有效促进胰岛素溶液的鼻腔吸收，基于 $AUC_{0\sim1h}$ 的相对于皮下注射给药的生物利用度达 100%，而不含 CriticalSorb™ 的胰岛素溶液的鼻腔给药的生物利用度几乎为零。类似研究表明，含 CriticalSorb™ 促进清醒大鼠鼻腔对人生长激素溶液的吸收，在清醒大鼠鼻腔给药，$AUC_{0\sim2h}$ 的相对生物利用度达 49.9%，而不含 CriticalSorb™ 的人生长激素溶液的生物利用度仅为 0.7%。该生物利用度是已有报道的研究中是最高的，高于在麻醉大鼠的以 Intravail® 为吸收促进剂的生物利用度。

CriticalSorb™ 的大鼠鼻腔给药的毒理学研究结果表明，CriticalSorb™ 既没有全身性毒性，又没有鼻腔局部毒性，是一种非常安全的鼻腔吸收促进剂。

Critical 制药有限公司于 2009 年宣称，以 CriticalSorb™ 为吸收促进剂的人生长激素鼻腔制剂已开始 I 期临床试验。2011 年该公司称临床试验的结果表明以 CriticalSorb™ 为吸收促进剂的人生长激素鼻腔制剂的效果与已上市皮下注射产品相同，有望替代皮下注射产品。

六、　穿膜肽

研究发现，细胞穿膜肽（cell penetrating peptides，CPP）辅助策略有望在大分子药物递送中发挥重要作用。CPP 已广泛应用于促进蛋白质、核酸、治疗性纳米粒和基于脂质体的药物的给药系统中。如 CPP 介导的蛋白递送已被认为是革命性的突破，在 CPP 的帮助下，几乎所有的蛋白质都可以具备细胞膜穿透性，并且已被证明，在 CPP 的帮助下，生物大分子的细胞渗透性提高了 1000 倍以上，已被用于在局部递送系统中。更重要的是，已报道某些类型的 CPP 可以协助大分子物质通过各种生物屏障，如皮肤、血脑屏障、鼻腔和肠黏膜。

CPP 和大分子药物可以通过共价键连接在一起，也可以通过非共价键方式结合，来发挥在递送系统中的作用。在蛋白质类药物的应用上，两种不同的连接方式在鼻到脑的递送系统中没有明显的差异，但在透皮递送系统中共价结合方式比非共价结合方式具有更高的递送效率，这种差异与蛋白质本身的特性有关。由于 CPP 通用的渗透能力，使其成为大分子药物用于治疗时的递送范例。CPP 也被用来帮助生物大分子穿过鼻腔黏膜进入组织。穿膜肽能显著提高 GLP-1 和依克那肽鼻腔给药后的生物利用度，分别达到 15％ 和 7.7％。也有人研究了穿膜肽和两者之间的相互作用发现，与穿膜肽的结合越多，则进入上皮细胞的越多。后来以胰岛素为工具药对穿膜肽的毒性研究表明，穿膜肽能显著提高鼻腔给药的生物利用度，几乎可以达到 100％，同时鼻腔黏膜上皮保持了完整，血浆中炎症成分和鼻腔分泌物标志物也未发生变化，说明了穿膜肽的高效递送效果和安全性。

穿膜肽在跨膜转运方面具有优越的性能，但是穿过生物膜之后，因无靶向性，进入血液后，其在体内无特异性的分布将会产生严重的副作用。这仍然是实现全身安全、有效应用的一个悬而未决的问题。局部应用（如经皮和鼻内吸收）可以有效地限制不需要的药物的作用，这应该是个潜在的解决方案。

总之，上述新型的鼻腔给药吸收促进剂均需要在有效性和安全性（毒性）之间达到一种平衡。可以预见，未来将有含上述吸收促进剂的鼻腔给药产品上市。

第二节　鼻腔给药的疫苗研究进展

绝大多数致病的细菌、病毒和寄生虫都是通过黏膜表面进入人体的。大多数免疫系统要么位于黏膜内部，要么与黏膜直接接触，构成了抵御有害微生物的第一道防线。在众多黏膜中，鼻黏膜由于具有容易渗透、酶活性低、有大量免疫活性细胞存在的特点，使得鼻腔疫苗令人关注。尽管有这些令人鼓舞的特性，但仅仅经鼻给予抗原后通常难以单独引起保护性反应。疫苗的物理特性能在很大程度上影响其免疫效果。鼻腔疫苗必须通过专门的配方和优化来获得良好的免疫反应，并避免局部刺激性和其他潜在的副作用。为了增强鼻腔疫苗的效力，配方中应当包括诸如 Toll 样受体腺体、毒素佐剂或细胞毒素等免疫佐剂（如免疫刺激分子）。基于目前的认识，将抗原包裹入生物黏附性（纳米）粒子中是促进鼻腔疫苗递送的发展方向之一。这些载有抗原的粒子，其中有些正在进行临床验证，可以通过将疫苗包载于脂质体中、添加佐剂或核内体逃逸促进剂等，以提供长期的保护性免疫效果。

目前为止，仅有极少数鼻腔疫苗产品被批准用于人类，例如鼻腔流感疫苗 FluMist，说明新型有效的疫苗的发展仍相当缓慢。鼻腔疫苗的发展机遇不仅仅存在于一个单独的研究领域，而是需要包括免疫学、生物技术、微生物学和药学等研究领域的互相结合。目前的共识是，结合各种靶向技术包括使用修饰有识别功能的粒子性抗原运送体系，例如生物黏附性聚合物、特定细胞靶向腺体、佐剂和核内体逃逸促进剂，将最终产生新的鼻腔疫苗产品。

第三节　鼻腔给药装置的研究进展

鼻腔给药装置的发展对于鼻腔给药的发展起着至关重要的作用，从最早的滴鼻给药到鼻腔喷雾给药，从鼻腔给药的液体制剂到固体粉末制剂，无不是随着相应的鼻腔给药装置而发展起来的。最早的滴鼻给药，由于无法精确控制药液的体积以及药液无法在鼻黏膜表面均匀分布，大多仅用于鼻腔局部疾病的给药。后来，随着鼻腔定量喷雾泵的出现，用于全身系统疾病的鼻腔给药才得以迅猛发展。

鼻腔给药装置大致可分为滴鼻装置、机械动力鼻腔喷雾装置、气体动力鼻腔喷雾装置、鼻腔气雾剂、电动鼻腔喷雾剂以及呼吸驱动的双向鼻腔给药装置。

一、呼吸驱动的双向鼻腔给药装置

过去，传统的鼻腔喷雾给药是在吸气的同时将药物通过鼻孔喷雾给药，这样的鼻腔喷雾给药面临着一个两难境地：一方面，通过减小粒径可以促进鼻腔药物吸收，另一方面，药物粒径过小可能会造成药物被吸入肺中。药物粒径过小，甚至会使得 60％ 的药物通过鼻腔被吸入肺部，不但达不到鼻腔给药的目的，还会产生肺部的副作用。目前使用的鼻腔喷雾泵一般将喷雾平均粒径控制在 $50\mu m$ 左右，以控制吸入肺部的药物比例少于 5％，然而这种粒径难以有效地使药物分布于鼻黏膜上。于是，一个全新的概念诞生了——双向鼻腔药物递送，将鼻腔循环与肺部隔离开来，从而使得药物粒径、喷速、方向的优化成为可能。双向鼻腔药物递送是基于鼻腔的以下解剖和生理特征：人体呼气时软腭会封闭鼻腔与肺部的连接，使鼻腔与肺部完全隔离开；两侧鼻孔是通过鼻腔的内部互相连通的。双向鼻腔药物递送最为关键的给药装置的创新与突破，这是一个单剂量给药装置，该装置有两个口，一个含入口腔，一个插入鼻孔，给药时以口腔呼气，口腔呼出的气体进入给药装置内部，携带着药物从插入鼻孔的出口进入一侧鼻腔，然后从另一侧鼻孔出来，使得药物得以较完全地滞留在鼻腔深部（图 12-6）。

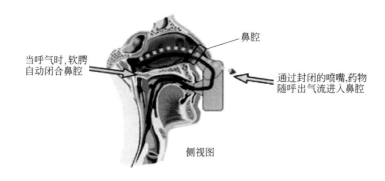

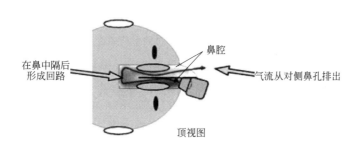

图 12-6　双向鼻腔药物递送的给药装置及原理

OptiNose 公司进行了一系列临床研究以评价双向鼻腔药物递送的概念，通过研究证实，双向鼻腔药物递送能显著增加药物在包括嗅区在内的鼻黏膜、鼻窦入口处、中耳、淋巴等部位的沉积；能显著减少药物在鼻腔前部的沉积；避免肺部药物沉积；并能靶向到嗅区、鼻窦开口及淋巴组织。

使用者调查显示，双向鼻腔给药系统与传统鼻腔喷雾给药系统相比，更加舒适，并能减少传统鼻腔给药后的喉部药物异味感。传统的鼻腔喷雾给药系统，仅有约5％的药物可以到达鼻黏膜嗅区，而使用双向鼻腔给药系统后，通过特定的靶向喷头，这一比例可增加到30％～40％。

这一极具创新性的鼻腔给药装置的出现，使得鼻腔给药的过程中不必再担心药物会由于粒径过小而被吸入到肺部，可以通过控制粒径、喷头的类型来控制药物在鼻腔内的分布，以达到全身给药、局部给药或脑靶向给药的不同目的，必将对鼻腔给药的发展产生重大影响。

二、电泳粒子导向的鼻腔给药装置

为了增加鼻腔给药的药物在鼻腔嗅区的聚集，有学者研究了电泳粒子导向的鼻腔给药装置的可行性，这种给药装置的示意图见图12-7。简单地说，就是含有药物的粒子在特殊的给药装置中带上电荷（通常是正电荷），然后在电场作用下聚集成粒子束被吸入鼻腔。同时鼻腔的外层也被放置了一层电极层，用于控制进入鼻腔的带电粒子的前进方向，使得这些含药粒子更多地到达鼻黏膜的嗅区，更好地起到脑靶向的作用。目前，这种装置还仅停留在实验室阶段，尚无上市产品，但毫无疑问，电泳粒子导向的鼻腔给药装置必将大大推动脑靶向鼻腔制剂的发展。

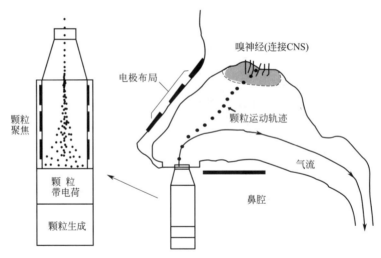

图 12-7　电泳粒子导向的鼻腔给药装置示意

第四节　促进脑靶向鼻腔制剂递送技术研究进展

治疗药物透过血脑屏障一直以来都是药学科学家们的巨大挑战，鼻腔给药方式可以绕过血脑屏障，是药物进入中枢神经系统的研究热点之一，已有很多的临床前研究和一些人体试验证实了这一点。

尽管脑靶向鼻腔制剂的研究报道已经很多，而且大多是正面的研究结果，但是对脑靶向鼻腔制剂的质疑从一开始就没有停止过。这是因为已有的脑靶向鼻腔制剂的研究报道大多是在动物身上进行的临床前试验，而各种动物的鼻黏膜中对脑靶向鼻腔制剂起着重要作用的嗅区所占比例与人类是有显著差异的。例如在大鼠的鼻黏膜中嗅区的面积占了 50% 左右，而人类仅为 3%，而且人类鼻黏膜的嗅区位于鼻腔顶部，药物难以顺利抵达此部位。另外大多数哺乳动物包括大鼠的鼻腔中有犁鼻器，犁鼻器中有神经直接从鼻腔通往大脑，而人类鼻腔中的犁鼻器是否存在尚有争议。此外，很多动物研究中大鼠被实施了外科手术，比如气管插管以保持顺畅呼吸，食管结扎以避免药物被吞咽，鼻腔药物灌注，这些在人类都是无法实现的。有报道称，脑靶向鼻腔制剂到达脑部的药物量仅占给药剂量的 0.1% 或更少。

如何增加脑靶向鼻腔制剂到达脑部的药物量，是今后脑靶向鼻腔制剂研究的核心。黏膜吸收促进剂能促进药物的鼻黏膜吸收，黏附性聚合物通过延长药物在鼻黏膜的滞留时间而增加药物吸收，采用纳米粒包封技术制备低粒径制剂以促进鼻黏膜对药物制剂的吸收，这些措施对于增加药物从鼻腔到达脑部都是有利的。纳米粒药物递送系统，可以将药物包封在纳米粒里面，纳米粒可以通过胞饮进入神经元及支持细胞内部，从而增加药物从鼻黏膜到中枢神经系统的转运。这一技术尤其适用于小分子药物，有研究证明纳米粒技术可以增加小分子治疗药物丙戊酸从鼻黏膜到中枢神经系统的递送。然而，最为关键的是增加药物在鼻黏膜嗅区的量，这样才能从根本上增加药物到达脑部的比例。因此通过新型鼻腔给药装置，靶向性地控制药物在鼻黏膜嗅区的滞留，从而提高药物从鼻黏膜到达脑部的量是最切实可行的。

一、脑靶向药物递送策略

如表 12-1 所示，很多因素影响了治疗药物通过 BBB（血脑屏障）和 BCSFB（血-脑脊液屏障）的通路。目前已经研究出很多方法来克服血脑屏障。这些方法一般归为三大类：侵入性的、非侵入性的或其他替代方法，如图 12-8 所示。

表 12-1　影响药物穿透血脑屏障、血-脑脊液屏障的通路的因素

药物的理化性质	生物药剂和药物动力学因素	剂型因素	生物因素
脂溶性	组织相容性和吸收	制备工艺、处方和辅料	给药部位
分子量	跨细胞膜的转运机制	药物在聚合物基质中的浓度梯度	脑内血流情况
表面电荷	生物膜的相互作用（受体亲和性、外排泵、细胞膜转运载体）	粒径、流动性、渗透性	生理状态
化学结构	分布	分散和溶出速度	
化学组成	代谢途径		
多晶型	清除速度		

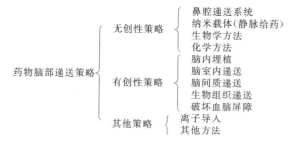

图 12-8　目前脑部药物递送的主要策略

二、最新脑靶向技术——超声诱导血脑屏障开放

图 12-9 展示的超声波开放血脑屏障（BBB）是一种侵入性的药物脑递送方法，但大面积 BBB 开放的同时大脑的渗透性和生化效应也遭到破坏，说明这种方法的应用存在弊端。例如，一些治疗药物因此广泛地分布于大脑中而可能造成不必要的副作用，也可能引起正常脑组织的损害。为了避免这些副作用，定向性和可逆性开放 BBB 能在保持完整 BBB 而保护非靶点脑区的同时提供解剖学上或功能上的靶向药物递送。

超声波（US）是由≥20kHz 频率的压力波构成。和光波与声波一样，超声波在通过介质时也可以聚焦、反射和折射。因此超声可以被精确控制聚焦到体内靶点或特定组织区域。超声技术应用于药物脑递送的优势包括：①超声技术本身的无创性；②立体控制能量吸收；③暴露在非电离超声下比较安全，可以避免与电离辐射相关的长期累积效应；④如果需要可以重复应用。

很多研究已经表明，超声诱导效应能导致局部的 BBB 开放而伴随或不伴随组织损伤。Barnard、Fry 和 Brennan 最早报道了关于超声辐照后 BBB 渗透性改变的研究。他们的组织学研究表明，聚焦超声（FUS）并没有引起脑血管形态学上的改变。之后，许多研究者重复了这个实验，并改进了该技术。也有临床证据表明，超声可以开放 BBB。在一项临床研究中发现，低频连续超声波（大约 300kHz）可以治疗脑血栓。经过治疗后，对比增强 CT 显示边远端的 BBB 被开放。

1. 超声及血脑屏障开放的物理效应

超声疗法是通过利用声能对生物系统的影响来达到治疗的目的。中心频率为 0.5～5MHz，超声的治疗强度易于被各种照射参数控制，这些参数包括声压振幅或强度、暴露时间、脉冲重复频率（PRF，脉冲重复周期的倒数）和占空比（DC，每个脉冲持续的时间与脉冲重复周期的比）。

超声和生物组织的相互作用是通过热和非热效应调节的。热效应与流体或组织对声能的吸收有关。非热生物效应一般不仅与振荡的或成穴的气泡有关，而且也与非空化效应如辐射压、辐射扭矩和声流等有关。在某种程度上，除非流体或粒子的运动（通过声流或辐射压力）增强了对流从而增强了药物运向或进入细胞，不然这些非空化生物效应很可能对于药物递送作用不大。

生物组织对声能的吸收取决于超声照射参数（如声强和超声频率），并随着组织吸收系数的增加而增加。当组织超声能的吸收率超过热量扩散或传导时，组织温度升高，可以引起细胞和组织的改变。Patrick 等证明 BBB 在超声诱导热损伤时是渗漏的，但是如果照射参数没有导致组织凝结则 BBB 就没有渗漏。其他一些研究者报道可控的和超声诱导的局部温热可以增强药物向脑的递送。这种热诱导开放 BBB 的方式已经被进一步的研究，但是它常伴随着组织损伤。然而，在组织培养中，已经显示高温可以诱导 BBB 可逆性开放。

当超声波辐照中枢血管部位时，介质（如组织）中的压强和流速产生了快速改变，因此超声波能在介质中产生剪切力和其他机械效应。然而，除非有微气泡（简称微泡）存在，不然这些作用还不足以开放细胞膜。当空化效应即超声场促使微泡形成、振动、生长和崩解产生时，超声诱导的机械活动和效应尤其显著。此空化效应通常被认为是惯性空化或稳态空化。尽管这两种类型的空化作用都描述了超声介导的动态微泡活动，但是涉及大微泡的振动和急剧崩解的惯性空化主要是由流体周围的惯性来主导的。当声压振幅超过一定阈值时空化

效应就会产生。空化阈值会随着超声频率的升高而降低，同时也取决于其他因素如气体在液体中的饱和度。特别是空化核的有效性和大小极大地影响了空化阈值，空化核通常以携带液体介质中杂质的微小气体或气囊的形式存在。大量的气体空化核的存在极大地降低了介质中的空化阈值。由于超声的中心频率是 MHz 级的，空化效应中微泡的振动和急剧的崩解对附近的细胞和组织产生了局部而显著的机械作用，增加了细胞膜和内皮屏障的通透性。这些机械效应如气泡振动产生的剪切力、气泡崩解产生的冲击波、声化学效应和流体的微射已经被证明是超声介导 BBB 开放的重要因素。

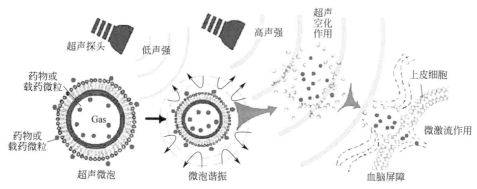

图 12-9　载药微泡在超声波作用下开放血脑屏障示意

2. 穿过颅骨的聚焦超声

利用超声开放 BBB 递送药物入脑的主要局限在于超声对颅骨的低穿透性。近二三十年来，人们认为为了进行大脑超声治疗需要移除头盖骨。然而，理论和实验研究均表明，通过使用大表面积的相控阵，超声照射可以聚焦并穿过颅骨。同时这些研究显示，超声频率低于 1MHz 时可以达到最佳穿颅聚焦。低频率（250～300kHz）超声已经被证明可以穿过人颅骨聚焦而不需要特定的畸变修正。近年来影像指导的聚焦超声在临床上得到发展，使得超声穿过完整颅骨到达脑靶向区域成为可能。动物实验和临床试验也已经显示出了令人振奋的结果。在实时磁共振成像（MRI）监控下，聚焦超声（FUS）显著地改善了热量沉积的精密度。MRI 监测的 FUS 系统为治疗脑部疾病提供了巨大潜能，它能既安全又有效地将药物递送到靶向区域。

3. 超声开放血脑屏障的应用

Kinoshita 等采用静脉给药方式将抗多巴胺 D4 受体胞外域的多克隆抗体靶向递送到了鼠脑。在 MRI 定向超声诱导 BBB 开放后，静脉注射的多巴胺 D4 受体靶向抗体可以通过 BBB 并能检测到抗原。抗多巴胺 D4 受体抗体只被递送到了超声区域。采用同样的方法，他们也将赫赛汀递送入脑。赫赛汀是重组人 IgG 单克隆抗体药物，用来阻断 25%～30% 的乳腺癌患者过度表达的 HER2/neu（erbB2）受体。赫赛汀是开发的第一个用于治疗转移性乳腺癌的致癌基因靶向抗体，使生存率和效率都得到提高。乳腺癌是第二常见的脑转移疾病，10%～15% 的患者会发展为中枢神经系统疾病。因为赫赛汀不能通过 BBB，它对于脑转移患者的治疗是很有限的，这些患者的平均生存时间仅为 1 年。

阿霉素作为全身性化疗使用最多的药物之一，或单独使用、或和多药耐药疗法结合、或和放射疗法结合用于治疗各种恶性肿瘤。这些恶性肿瘤包括乳腺癌、卵巢癌、子宫内膜癌、胃癌、肺癌、甲状腺肿、霍奇金和艾滋病相关的非霍奇金淋巴瘤、皮肤淋巴瘤、骨肉瘤和软组织肉瘤等。它被认为是脑部肿瘤化疗药物的一个强有力的候选者，已经被 MRI 指导的 FUS 技术介导的脑靶向递送研究所证实。

4. 超声介导的脑靶向药物递送系统潜在载体

越来越多不同类型的微粒或纳米粒开始在超声介导联合微泡增强的药物脑靶向递送系统中展现出应用前景。这些粒子大多数是非气体核心的，能用于 BBB 开放可能归因于超声辐射力和其特定的理化性质，尤其是弹性的结合。在一定的声功率级别，它们也能作为空化核而引起一系列生物效应。这些粒子不仅能作为有效的药物载体，还能促进超声（US）开放 BBB。虽然有几种粒子已经取得了初始的肯定结果，但是其他大多数粒子还仍然处于实验室阶段。下面介绍的几种微粒或纳米粒是 US 介导脑靶向药物递送系统应用的潜在载体。

（1）脂质体　脂质体作为载体的优势在于有可融合基因特性的膜和相当高的载药率。其聚合物膜能增加自身的循环半衰期和稳定性。典型的脂质体药物载体的粒径为 $65 \sim 200nm$，小的直径有利于其穿过渗漏的血管或者和细胞膜融合。它在血液中的稳定性会随着酰基链长度的增加而增加，在某些情况下随着长酰基链和胆固醇的合并延长了自身的循环时间并使得药物包封更加稳定。

通过特定的载药技术可以提高脂质体的载药量，这些技术包括 pH 梯度载药技术和硫酸铵梯度载药技术等。在脂质体形成过程中亲水性药物通常是通过被动方式包封在脂质体中，弱碱性两亲性药物是通过使用跨膜梯度和捕获剂来包载和稳定药物于脂质体内部。

通过局部吸收组织微环境中的声能所产生的热量促进了药物从脂质体中释放，且由超声引起的生物效应如细胞膜和血管通透性的改变能增强药物递送。因此，不管是在超声之前还是之后注入药物，超声引起的温热都能促进脂质体穿过血管到达组织间质，从而增加了药物在靶区的累积。

很多研究者使用化学疗法来检测聚焦超声（FUS）促进载药脂质体入脑的可行性。其中研究最多的是包载阿霉素（DOX）的脂质体，它们用于治疗卡波济肉瘤、卵巢癌和多发性骨髓瘤等。例如，包载 DOX 的长循环 PEG 化脂质体一旦通过 BBB 就会在脑中释放药物。另一项研究用 [111]In 标记的人动脉粥样硬化斑块特异性肽-1（AP-1）桥接 DOX 脂质体来评估超声诱导 BBB 开放后它们经静脉注入荷瘤小鼠体内后的药代动力学。和注射 ^{111}In-AP-1Lipo-DOX 或 ^{111}In-Lipo-DOX 的肿瘤对照组相比，接受超声介导药物治疗的小鼠脑肿瘤内药物浓度显著提高。其他一些载药脂质体联合超声的化学疗法也表现出相同的效果。例如，当应用 MRI 指导微泡（optison）增强的 FUS 通过完整的啮齿动物的颅骨时，阿霉素脂质体经全身给药后大鼠脑部药物浓度已经可以达到治疗浓度范围 $[(886 \pm 327)ng/g]$。

（2）微乳和纳米滴　微泡介导的药物递送系统的主要缺点是其粒径（$1 \sim 6\mu m$）较大，不利于微泡穿过血管上皮细胞到达脑。另外，微泡在体内循环几次后会聚集在气体发生交换的肺组织中。因此载药微泡主要被限制于心血管靶向。

为了解决这一问题，产生了粒径小于 $1\mu m$ 的微乳和纳米滴。全氟化碳微乳是微泡前体，会在靶组织有效累积并在超声作用下原位变成微泡。

包封在纳米滴核心的全氟化碳的沸点比较低（如全氟正戊烷或全氟己烷），一旦被注射入体内并受超声辐照能变成气态形式。液态全氟化碳的另一个优点是它们能被适当的表面活性剂（如普朗尼克、脂质）乳化和稳定化。

诱导微乳中的液滴向气体转变的因素被认为有三个：热量（加热）、机械力和声学（热量和/或机械力）。超声是同时具备了以上三个因素的最好方法。另外，Liu 等制备了氧化铁纳米粒包载微泡的复合体来作为 MRI 和 FUS 双模式成像的造影剂。从这项研究中发现，这些混合材料适合于双模式成像并能增强超声诱导开放的弛豫，使得它们成为 MRI 指导超声介导的脑靶向药物递送系统很好的运载工具。微乳和纳米滴已经被用于肿瘤的治疗，这些载体的粒径通常都小于 200nm，使得它们能从渗漏的肿瘤血管中溢出。当超声辐照肿瘤组织时，由于局部温度升高和超声产生的低压导致液态向气态转变。

（3）聚合物胶束 聚合物胶束是由两亲性嵌段共聚物自组装排列形成的一个疏水核心和一个亲水外壳组成。分子的疏水/亲水作用决定了胶束的结构。聚合物胶束已经被证明可用于包封药物并能在较低浓度时维持自身结构的完整性，粒径一般为 10～100nm。它在结构上被认为比由低分子化合物形成的胶束更加稳定。普朗尼克嵌段共聚物组成的胶束是由聚环氧乙烷（PEO）和聚丙烯氧化物（PPO）组成的三嵌段共聚物，通常用 PEO-PPO-PEO 表示。由于普朗尼克复合物在低浓度时对多药耐肿瘤细胞敏感，在递送肿瘤药物方面已经得到了特别关注。

在超声介导的肿瘤治疗中，普朗尼克胶束已用于提高药物递送的靶向性。由于聚合物胶束具有临界胶束浓度（CMC）值低、包封率高、纳米直径范围窄、渗透力良好和缓释-控释行为等优点，其和 FUS 结合有望开发成为一种新颖的药物递送系统。

5. 超声介导血脑屏障开放技术的展望

超声介导血脑屏障（BBB）开放的药物脑靶向递送技术已经得到发展。低频超声联合超声造影剂等外源性微泡能够诱导局部可逆性地开放 BBB。因此，聚焦超声（FUS）介导的 BBB 开放技术为克服递送不同分子大小药物入脑的瓶颈提供了一种可行性方法，以 FUS 为基础的技术对于大多数脑部疾病来说是一种有效的治疗模式，有望进入临床药物开发项目。

本书著者在研究中发现，结合载药纳米粒的微泡造影剂聚焦超声（FUS）更有利于降低 BBB 开放的风险性，提高药物向脑部的递送效率。

虽然聚焦超声（FUS）可以成功地开放血脑屏障，但是其中的确切机制仍然不清楚。因此，研究 FUS 介导 BBB 开放技术的详细过程和内在机制将能极大地促进该技术的临床应用和转化。超声-微泡与细胞或组织的相互作用涉及到各种物理、生物物理、生物学乃至生物化学过程，而且这些过程的时空尺度也不同，使得我们很难对其中所涉及的机制有一个连贯的理解。研究 FUS 介导 BBB 开放的机制是一个具有挑战性的任务，目前尚缺乏在体检测技术来观察脑部微脉管系统中动态且微观的空化状态的微泡活动和它们的生物反应。今后的研究可能集中于应用示踪技术，阐明脑血管中超声微泡的复杂的动态行为（物理过程）、BBB 开放的物理因素和生物效应之间的关系（生理机制）。

虽然目前的研究已经取得了令人瞩目的进展，但值得注意的是 FUS 介导 BBB 开放技术的临床转化仍然存在一些问题，因此如何应用于鼻腔制剂中发挥作用还有待深入研究。

首先，专门用于超声介导 BBB 开放技术的超声造影剂尚未标准化和成熟化。虽然现代的医学超声造影剂已经经过了三代的改进，但并不是所有的造影剂都适合用于 FUS 介导的 BBB 开放技术。很多研究者或购买商业造影剂或自制造影剂用于 FUS 介导 BBB 开放的研究。严格来讲，这些实验所得的数据没有可比性，因为使用的造影剂的成分是不同的。即使所使用的造影剂的组成成分相同，采用不同的制备方法产生的不同特征仍然会影响结果的准确性。例如，Definity 和 Optison 都属于由白蛋白组成的超声造影剂，然而相对于开放 BBB 的大小而言，在相同的压力振幅下 Definity 比 Optison 能产生更大的作用。

其次，尽管超声介导的脑靶向药物递送技术具有巨大的应用潜力，但是目前尚缺乏合适的载体。超声微泡可以直接作为药物载体，但是气体核心结构却限制了其对药物尤其是大分子药物的载药空间。许多研究者采用了各种方法来提高微泡的载药能力，其中亲和素-生物素桥接法最为常用。还有一些研究者提出在超声介导的药物递送系统中使用多功能微泡。已有动物实验报道得到了一些令人鼓舞的结果，但是修饰微泡或制备多功能微泡的复杂性限制了它们进一步的应用。纳米粒对于药物的脑靶向递送有着它们自身的优势，例如脂质体、微乳和聚合物胶束，它们已经被证明能增加超声介导的药物脑靶向递送。然而，这些纳米粒子大多数在声场中缺乏谐振能力，因此在超声介导的药物脑靶向递送中主要依靠它们的纳米特征起作用。考虑到技术再现性和可行性，纳米粒和超声微泡相结合将是一个优势互补的组合方式，这样的结合保持了纳米粒在载药量上的优势和超声微泡在超声功能上的优势，同时两者互相协同，可望实现理想的脑部靶向药物递送。

研究者的另一个关注热点是，BBB 反复开放数周或更长时间可能会对化疗（如赫赛汀或阿霉素）患者产生安全性问题，如何进行有效的药物分布和浓度监测来防控这些问题。在超声介导 BBB 开放过程中，较低频率的超声不能提供任何脑部的监测图像。包括本书笔者在内的大多数科学家认为，磁共振成像（MRI）结合载药示踪纳米粒的应用将为脑部药物的有效检测提供一种无创性的实时成像技术。

笔者前期在动物实验中已经取得了一些令人振奋的数据结果，证明了超声介导 BBB 开放技术在啮齿动物实验中是可行的。但是灵长类动物和啮齿动物的大脑的生理结构是不一样的。因此，从啮齿类动物那里得到的结果可能并不适用于人类，因而在该技术用于治疗人类脑部疾病之前，对于灵长类动物的研究需要有严谨的实验设计和临床试验。

随着现代社会的快速发展和环境的不断恶化，脑部疾病如脑卒中、脑胶质瘤、帕金森病和阿尔茨海默病已经成为了人类的困扰，甚至是恶魔。安全而有效的治疗脑部疾病已成为医学研究人员的目标。超声介导 BBB 开放技术为脑部疾病的治疗提供了新的希望。虽然 FUS 诱导 BBB 开放技术仍处于起步阶段，但是一个有前景的时代已经到来。尽管超声介导 BBB 开放技术现存的问题还不能完全被解决，但是这个新的技术将在包括静给药和鼻腔给药的脑靶向治疗中起到越来越重要的作用。该技术以一种空间和时间可控的方式选择性的暂时增加 BBB 的渗透性，对于脑部疾病的治疗显示出了巨大的希望和潜力。不断地加深对其作用机制的理解和发展新的跨学科方法，将有助于该技术在临床上的转化和鼻腔给药系统中的应用。成功地开发和转化该技术将会对医疗卫生事业产生深远影响，因为大量的脑部疾患者将受益于这种新的治疗方法。

三、脑靶向鼻腔制剂的新装置

1. 双向鼻腔给药系统

如前所述，采用了新装置的双向鼻腔给药系统与传统鼻腔喷雾给药系统相比，更加舒适，并能减少传统鼻腔给药后的喉部药物异味感。这一极具创新性的鼻腔给药装置可以通过控制粒径、喷头的类型来控制药物在鼻腔内的分布，以达到脑靶向给药的目的，传统的鼻腔喷雾给药系统，仅有约 5％的药物可以到达鼻黏膜嗅区，而使用双向鼻腔给药系统后，通过特定的靶向喷头，这一比例可增加到 30％～40％。

2. 电泳粒子导向的鼻腔给药装置

电泳粒子导向的鼻腔给药装置，通过特殊的电泳粒子导向鼻腔给药装置，可以更好地控制进入鼻腔的载药粒子，使其到达鼻黏膜嗅区，起到脑靶向的作用。详见第三节内容。

总而言之，在将来很长一段时间内，鼻腔药物制剂发展的重点和难点将集中在鼻黏膜吸收促进剂、鼻腔疫苗、脑靶向鼻腔制剂、大分子药物鼻腔制剂、个性化鼻腔给药装置等方面。随着这些方面的研究不断取得突破，鼻腔药物制剂在临床上的应用必将不断拓展，为人类战胜疾病提供更加多元化的选择。

第五节　生物大分子鼻腔给药入脑研究进展

生物大分子是生物体的基本构成，包括蛋白质、核酸、多糖等成分，它们往往具有重要的结构和活性，调控机体、组织或细胞的功能。生物大分子（多肽、蛋白质、核酸等）药物是临床用药的重要组成部分，因其特异的生物活性、生物相容性而用于治疗肿瘤、艾滋病、心脑血管病、肝炎等人类重大疾病，被认为是 21 世纪药物研究开发中最有前景的领域之一。生物大分子药物在带来福音的同时，由于其本身的特性也带来了一些问题：半衰期短，生物技术药物的基本剂型是冻干注射剂或注射液，需要长期、频繁注射给药，给患者带来了极大的痛苦；药物本身的尺寸大和亲水性，严重阻碍其扩散穿过组织，然后穿透进入细胞发挥作用。尽管少数种类的蛋白药物，如各类的细胞因子和抗体类药物，可以发挥它们的细胞外活性，但是许多蛋白质候选药物因其不能穿透生物膜和生物利用度低而受到限制。

体内生物膜的存在，尤其是血脑屏障的存在，使绝（大）多数药物不能进入脑内，限制类生物大分子的应用，其中包括活性的蛋白质、siRNA 及一些多糖类物质均不能有效通透血脑屏障进入脑内。如图 12-10 所示，血脑屏障是由毛细血管内皮细胞、星形胶质细胞和周细胞组成的功能单元，细胞间存在致密的紧密连接、细缝连接等结构，这些结构阻止生物大分子通过，导致此功能单元两侧成为相对独立的空间，即神经元和血液不直接接触。由于血脑屏障的存在，已经成为生物大分子入脑治疗中枢性神经系统疾病的瓶颈。

许多科学家设计了多种制剂并采用多种方法促进生物大分子入脑，但是药物进入脑内的效率仍然较低。而采用脑组织或脑室内注射生物大分子，给脑组织带来了创伤，不能被广泛接受。而生物大分子，尤其是多肽类和蛋白质类药物在稳定性及吸收等方面的困难，通过改变它们的构型或研究、开发新的药物剂型来增加鼻腔给药的治疗效果是制剂工业和研究者们的重要任务。鼻腔给药是传统的给药方式，鼻腔内的特殊生理结构为药物快速发挥作用提供了有力的条件。因此，多数生物大分子治疗脑部疾病通常选择绕开血脑屏障。事实上，许多生物大分子经鼻腔给药能达到有效的浓度和疗效。

生物大分子的鼻腔给药具有以下优点：鼻黏膜由一些特异性的细胞和淋巴构成，黏膜下血管非常丰富，动脉、静脉和毛细血管交织成网状，药液可迅速吸收自血管进入体循环，吸收速度和肌内注射相似，显著提高生物利用度 5％左右；分子量大的多肽类和蛋白类药物，也能在吸收促进剂的存在下较好地吸收，经过剂型改造后生物利用度可以到达 15％左右，但是进入脑内的药量还是较少；提高患者的依从性，用药方便，适合自身给药。利用制剂的优势和鼻腔直接入脑的解剖学特点，将有活性的生物大分子递送入脑。

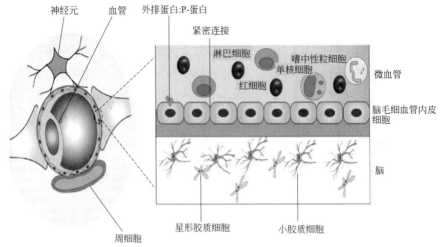

图 12-10　血脑屏障的结构横断面和纵切面示意

紧密连接严格限制蛋白质和多肽扩散，载体介导的转运和受体/
吸附介导的内吞作用是跨越血脑屏障的蛋白质和肽类转运的主要途径。

一、蛋白质类和多肽类药物

多肽和蛋白质类是迄今为止研究最多也较为关注的生物大分子。一些多肽和蛋白质类药物已经在临床使用，但这类药物即使静脉注射、肌内注射或皮下注射也不易达到有效治疗浓度，因此有些使用超大剂量的蛋白质类物质，甚至远超出生理浓度，达到几十微克或几百微克（动物实验），虽然达到治疗目的，但是却浪费了药物，并带来外周组织的副作用。某些具有强烈促增殖作用生长因子长期反复给药可能带来肿瘤发生的危险，比如 bFGF、aFGF等。因此，降低给药剂量并且提高进入脑药量是蛋白质入脑治疗中枢性疾病的重点方向之一。提高蛋白质和多肽类物质进入脑内的方法包括：①在不影响药物活性的前提下，对蛋白质和载体物质进行配接；②对蛋白质的结构进行改造，提取其有效多肽片段；③通过制剂手段包载蛋白质物质，提高生物利用度；④使用吸收促进剂。

1. 蛋白质药物的聚乙二醇化

药物与聚乙二醇（PEG）的结合具有延长药物的生物半衰期、稳定药物的化学结构及空间结构、减少血液成分对药物的破坏，增强某些药物的亲水性、减少吞噬细胞的作用等多方面的优点。研究药物与 PEG 的结合及作用已成为当前大分子结构改造的重要内容。腺苷酸脱氢酶（ADA）在体内很容易被肾小球滤过而清除，将其与 PEG 结合后增加了分子体积，延长了在体作用时间。腺苷酸脱氢酶与 PEG 连结用于治疗免疫缺损综合征已为 FDA 批准。

蛋白质与 PEG 的结合可以通过多种形式进行，根据降解需要、活性、安全性、成本等多方面考虑可以采取直接将 PEG 与氨基酸的氨基结合或选择通过某些介导基团结合。与PEG 等水溶性大分子结合可以形成热稳定性高、化学降解少、低抗原性和长效的多肽或蛋白质分子。例如，干扰素的 PEG 化衍生物延长了药物在血液循环中的半衰期，提高了血药浓度。在鼻腔给药时，PEG 化的蛋白质进入血液的含量增加了。最近的一项研究表明，PEG 化后依克那肽在体外培养的 RIN-m5F 细胞中显示出较好的结合率，尤其是 PEG2000和 PEG5000 偶合依克那肽时，抑制其降解。在体内实验中，PEG 化的依克那肽能显著延长在血浆中的滞留时间，并且与 PEG 的分子量成反比。在糖尿病鼠中，血糖抑制作用与分子量也反比，PEG 化的依克那肽呈现剂量依赖性的降低血糖水平（图 12-11）。

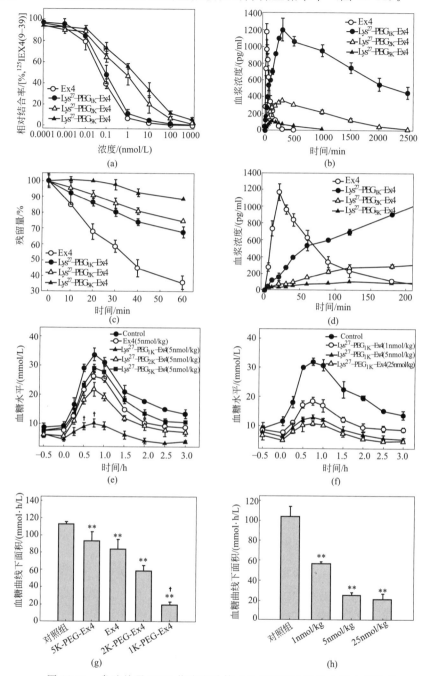

图 12-11 鼻腔给予 PEG-依克那肽体内外作用和动物体内降血糖效果

（a）和（c）为细胞实验中 PEG 化依克那肽的靶点结合率和降解率；（b）和（d）为 PEG 化依克那肽在 SD 大鼠药物动力学过程；（e）和（g）为 PEG 分子量对依克那肽对糖尿病小鼠的降血糖的影响；（f）和（h）为不同剂量的 PEG 化的依克那肽的降血糖效果。＊＊$p < 0.01$，与对照组比较。

摘自：Kim TH，Park CW，Kim HY，Chi MH，Lee SK，Song YM，et al. Low molecular weight（1 kDa）poly-ethylene glycol conjugation markedly enhances the hypoglycemic effects of intranasally administered exendin-4 in type 2 diabetic db/db mice. Biol Pharm Bull，2012，35（7）：1076-1083.

2. 微球包载蛋白质药物

自 FDA 批准使用聚乳酸及聚乙交酯-丙交酯等生物降解型的聚合物以来，长效缓释微球得到了发展。一些生物技术产品的长效缓释微球被批准上市，例如 1989 年上市的注射用亮丙瑞林缓释微球，每 1～3 个月注射 1 次，适应了乳腺癌、子宫颈癌、前列腺癌等的长期治疗需要。微球在鼻腔递送药物，起到缓释的作用，已经被大量的研究证实。近年来，为提高微球在鼻腔的黏附能力，对微球材料进行了改造。Nema T 等对卡波姆进行巯基化处理，这类巯基化卡波姆微球，具有很好的黏附性能，6h 内透过山羊的鼻黏膜层量显著提高（78.85％±3.1％和 52.62％±2.4％），在以胰岛素为模型药制备微球，鼻腔给药后能更加显著地降低血糖水平（75.25％±0.93％比 31.23％±2.12％，相对于自身初始血糖值）。最近 Cui Z 等利用甘露醇修饰壳聚糖微球递送铜绿假单胞菌膜蛋白 OprF190-342-OprI21-83（FI）（FI-MCS-MPs）进行鼻腔免疫，能靶向性结合到巨噬细胞。鼻腔给予该疫苗后，血浆内的干扰素水平、IL-4 等升高，经鼻腔免疫再次接触铜绿假单胞菌的有效保护率达到 75％，说明经甘露醇修饰的壳聚糖微球可作为疫苗递送的制剂。因此，对微球的改造修饰不单可以增加黏附力，还可以增强蛋白质跨膜转运和药效。

3. 脂质体包载蛋白质药物

将某些抗体与脂质体结合后再包埋各种多肽及蛋白质药物形成免疫脂质体，可以改变药物在体内的分布特性，令药物更易进入细胞发挥作用、提高受体敏感性、提高细胞毒活性。脂质体作为一种良好的免疫佐剂，是鼻腔免疫时常用的制剂形式。因此，脂质体也常被用来包载抗原进行鼻腔免疫。Wang HW 和 Jiang PL 等采用脂质体包载卵蛋白，然后将乳酸配接的脂质渗入脂质体双分子层中，此脂质体经鼻腔免疫后，鼻腔黏膜中针对卵蛋白的 IgA 产生量明显增高，血浆 IgG 也提高，并刺激干扰素、IL-5 和 IL-6 的产生，免疫后的小鼠对 EG7 肿瘤细胞移植有抵抗作用。这种半乳糖修饰的脂质体能靶向性地将抗原递送入巨噬细胞、树状细胞等抗原呈递细胞，加强呈递细胞的免疫活性。阳离子脂质体作为蛋白质的递送载体，在鼻腔给药后能有效将蛋白质递送入脑。但是蛋白质作为大分子也可以被抗原呈递细胞捕获，进而产生相应的抗体，脂质体亦会促进抗体产生，因此，笔者认为阳离子脂质体并不适合递送非疫苗蛋白。

4. 聚合纳米颗粒递送载体

为解决蛋白质类药物固有的理化性质和细胞膜的低渗透性，另一种有效的非侵入性手段是通过纳米结构的载体来递送药物以提高蛋白质和多肽的吸收，如微粒、高分子纳米颗粒、脂质体和固体脂质纳米粒包封递送。然而，在这个方面，与其他载体系统相比，聚合纳米颗粒提供了独特的优势，相对于微球其更小的尺寸更适合作为药物载体用于鼻腔入脑给药。此外，纳米粒子相对于微粒可在上皮表面有效地转运，聚合纳米粒在生物体中相比脂质体和固体脂质纳米粒也显示出较高的稳定性。此外，通用性制剂、持续释放、亚细胞大小、保护蛋白质和肽类被酶降解及组织生物相容性等特性使得纳米粒成为蛋白质和肽类药物递送中最具希望的输送系统。同时，可以根据不同的靶向配体和不同的需要来改变聚合物材料从而实现治疗目的，如物理化学性质（疏水性、表面电荷等）、药物释放曲线和生物行为（生物黏附、靶向给药、细胞摄取等）。

5. CPP-辅助蛋白质药物递送

详见本章第一节相关内容。

二、 核酸类物质鼻腔给药的研究

1. 核酸类药物的发展和前景

伴随着人类基因测序工程的完成，核酸以及类似物的应用和研究以其独特的优势登上历史舞台，针对疾病诊断、治疗和预防的核酸药物也应运而生，逐渐成为人类抗病菌、抗病毒和抗肿瘤的重要手段。RNA 干扰（RNA interference，RNAi）是一种哺乳动物细胞内天然存在的基因转录后沉默现象。自 RNAi 机制被发现以来，科学家们开始尝试利用 siRNA 治疗一些常规药物无能为力的疾病，RNA 干扰技术作为一种新型的基因沉默技术，由于其具有高特异性抑制靶基因的表达、疗效显著、副作用轻微等特点，应用 RNA 干扰技术已经药物研究领域中重点发展的方向之一，并逐渐应用于临床。目前大部分的核酸物质仅停留在实验室阶段或临床 I 期和 II 期实验，将来核酸类物质将会成为继蛋白质之后的另一重要领域。

目前，以眼部为靶器官的 siRNA 药物有 3 个，进入 II 期临床的是由 Quark 和 Prizer 合作开发的 PF-04523655。该药物以 Quark 发现的低氧敏感基因 $RTP801$ 为靶基因来治疗糖尿病黄斑水肿（DME）和湿性老年性黄斑变性（AMD）。抗病毒药物 ALN-RSV01 沉默 RSV 复制所必须的 N 基因，从而抑制病毒繁殖，ALN-RSV01 是首个进入临床试验的抗病毒 RNAi 药物，用于治疗呼吸道合胞体病毒（RSV）感染。应用不同的核酸药物产品治疗癌症，如 Calando 公司研发的静脉给药 siRNA 药物 CALAA-01 通过下调核糖核苷酸还原酶 M2 亚基的表达，达到阻止肿瘤细胞增殖的作用。又如 Atu027 是 Slience Therapeutics 研发的治疗晚期实体瘤的 siRNA 药物，作用靶点为 $PKN3$。临床前研究中，Atu027 对多种肿瘤均有抗肿瘤活性，包括胃肠道（包含胰）、前列腺、黑色素瘤、肝脏等，且未在老鼠和灵长类动物中发现遗传毒性。此外，siRNA 药物还在急性肾损伤、哮喘等疾病的治疗中有着重要应用，如 QPI-1002（15NP）可短暂且可逆地抑制前体凋亡蛋白 p53 的表达，用于预防心血管术的急性肾损伤和移植肾功能延迟恢复；Excellair，能够抑制炎症起始信号 Syk 激酶的表达，从而阻止多种炎性介质的释放，对支气管哮喘、应变性鼻炎等炎性疾病起到治疗作用。但是目前利用核酸药物治疗脑肿瘤及其他中枢性疾病的报道较少。

2. 核酸类药物递送的难点

① siRNA 极不稳定　在血浆中，由于核酸酶的存在，siRNA 的半衰期不到 15 min；

② siRNA 进入作用靶位要经受重重挑战　由于 siRNA 的极性，它很难穿过脂质双分子层构成的细胞膜，siRNA 在体内面临着不能迅速穿过血管内皮、滞留于肝脾等储血器官、被肾脏排泄、在胞内不能被释放，以及被胞内核酸酶降解等不利因素。

③ 全身性给药要求 siRNA 必须具有靶向性　过去几年的实验证明，体细胞对 siRNA 会生强烈的炎症反应，非靶向的细胞会摄取大量 siRNA，在大量消耗 siRNA 的同时，还增强了炎症反应的程度

针对这些困难，人们探索、改进了多种不同的 siRNA 递送手段，旨在解决药物递送的瓶颈问题。

3. 穿膜肽修饰的鼻腔制剂递送核酸类药物入脑研究

大量体外实验已经证明基于 RNA 的制剂药物对中枢神经系统（CNS）疾病有很好的疗效。然而，血脑屏障限制了其应用，T. Kanazawa 等人构建了连有细胞穿透肽 Tat 的聚乙二醇-聚己内酯共聚物（MPEG-PCL-Tat）纳米胶束，通过鼻-脑递送系统将 siRNA 递送至脑部。研究发现 MPEG-PCL-Tat 对鼻黏膜的高渗透性可以促进药物在嗅区、三叉神经通路的运输，增加了药物在脑部的递送效率。

T. Kanazawa 等研究证明，以右旋糖酐（分子量：10000）模拟 siRNA，采用 MPEG-PCL-Tat 鼻腔给药或静脉注射发现鼻腔给药后大脑中右旋糖酐的浓度明显高于静脉给药后的浓度。鼻腔给予 MPEG-PCL-Tat 修饰的右旋糖酐后，根据其在嗅球、前脑组织、脑部尾状核、脑干中的动态分布显示前脑组织中的浓度高，并且药物趋向分布于嗅球，但由于三叉神经的转运作用，前脑和脑干中的浓度最高。结果表明，一旦核酸通过嗅觉神经和三叉神经通路运送到嗅球和脑干，也会转移到其他的脑组织中。通过鼻腔给药系统递送 MPEG-PCL-Tat 修饰的核酸至脑主要是由核酸经嗅神经和三叉神经通路传送到大脑的。静脉注射或鼻腔给药后，MPEG-PCL-Tat 在脑组织中的动态分布如图 12-12 所示。

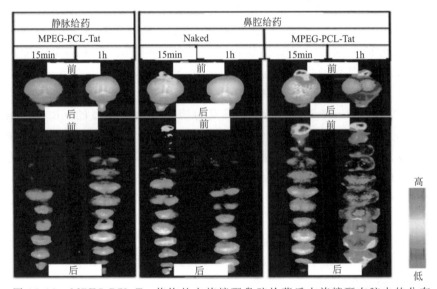

图 12-12　MPEG-PCL-Tat 修饰的右旋糖酐鼻腔给药后右旋糖酐在脑内的分布

静脉注射或鼻腔给右旋糖酐或 MPEG-PCL-Tat 修饰的右旋糖酐后的每个时间点处死大鼠，取脑，根据荧光强弱反应药物分布情况。

摘自：Kanazawa T1，Akiyama F，Kakizaki S，Takashima Y，Seta Y. Delivery of siRNA to the brain using a combination of nose-to-brain delivery and cell-penetrating peptide-modified nano-micelles. Biomaterials，2014，35（13）：4247.

穿膜肽修饰微纳米制剂表面，提高鼻腔给药时入脑效率。siRNA 由鼻入脑系统有望用于治疗顽固性中枢神经系统疾病，比如脑肿瘤、阿尔茨海默病和帕金森病。由 HIV-Tat 衍生的细胞穿膜肽-改性嵌段共聚物（MPEG-PCL-Tat）可与 siRNA 形成稳定的络合物或可包载抗癌药物并有效将其递送入脑。细胞穿膜肽-改性嵌段共聚物加速了siRNA/药物由鼻入脑的递送，这种制剂可以作为脑肿瘤和其他 CNS 疾病治疗的有效手段。有学者利用聚乙二醇和聚乙烯的共聚物形成的胶束表面与穿膜肽配接成功实现了对 Raf-1 的 siRNA 鼻腔递送，能显著缩小脑胶质瘤治疗的满意效果（图 12-13）。穿膜肽也可以修饰包载 siRNA 的纳米粒。有研究利用中等分子量壳聚糖制备纳米粒并采用穿膜肽修饰纳米粒，鼻腔给予不同剂量纳米粒后，纳米粒在体内各组织和脑的分布中各不相同。与对照组比较，0.5mg/kg 剂量能使 siRNA 显著进入脑内（该组的 siRNA 显著高于其他组）。研究说明穿膜肽修饰的纳米粒能显著增加药物入脑量（图 12-14）。此外，穿膜肽修饰的胶束、脂质体均能提高 siRNA 的入脑量。

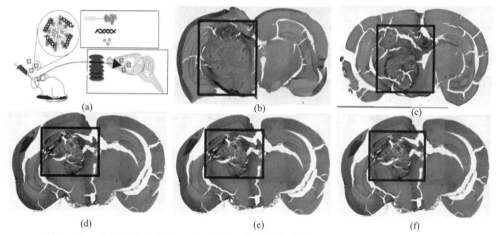

图 12-13　穿膜肽修饰 PCL-mPEG 共聚物胶束鼻腔递送 Raf-1-siRNA 缩小胶质瘤

（a）为 MPEG-PCL-Tat 纳米胶束包载的 siRNA 入脑演示；（b）为模型组；（c）为单纯 Raf-1-siRNA 组；（d）～（f）为穿膜肽修饰的胶束包载的 Raf-1-siRNA。

摘自：Kanazawa T, Morisaki K, Suzuki S, Takashima Y. Prolongation of life in rats with malignant glioma by intranasal siRNA/drug codelivery to the brain with cell-penetrating peptide-modified micelles. Mol Pharm，2014，11（5）：1471-1478.

4. 病毒载体递送

常见的 siRNA 病毒载体有逆转录病毒、腺病毒和腺相关病毒等。腺病毒载体具有较强的细胞毒性和肝毒性，腺相关病毒载体细胞毒性较低，并具有感染非分裂细胞的能力。腺病毒和腺相关病毒载体普遍均采用局部注射进行递送。在鼻腔给药时存在以下问题：①病毒性载体的递送效率高，但是制备和生产困难；②病毒性载体可能作为病原体被鼻腔相关淋巴组织捕获或破坏而产生免疫反应，再次进入可能引发过敏反应等；③存在插入突变等致癌、致毒风险。病毒载体携带的基因片段有部分进入人类细胞 DNA 内，带来潜在的基因改变风险。因此，病毒性载体携带 siRNA 目前仅用于实验研究中。

5. 非病毒载体递送

（1）化学修饰　siRNA 结构中的磷酸二酯结构（PO）对内切酶敏感，也不利于细胞摄取。将 S（PS）代替磷酸二酯结构中的 O（PO），或是对五碳糖中的 2-O 进行甲基化，可以延长双链 siRNA 的保留时间。广泛使用的化学修饰位点有核糖的 2'位置（包括 2'-O-甲基核糖、2'-O-丙烯基核糖、2'-脱氧尿苷等）和主链部分。进行恰当化学修饰的 siRNA

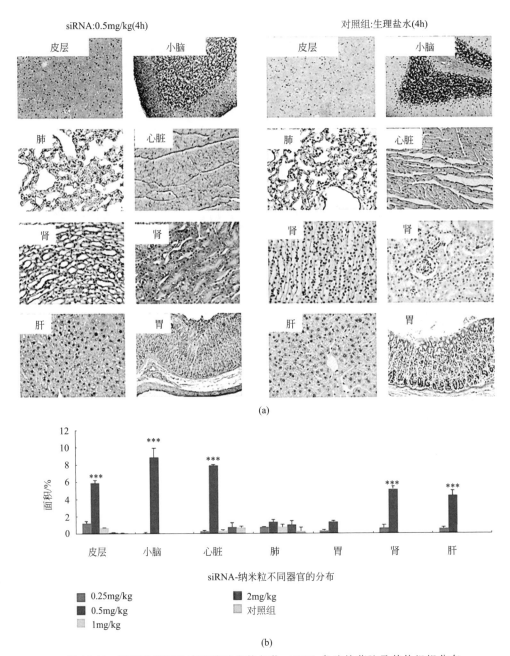

图 12-14　穿膜肽修饰的壳聚糖纳米粒包载 siRNA 鼻腔给药脑及其他组织分布

（a）图为各组织的组织切片图；（b）图为各剂量穿膜肽修饰的壳聚糖纳米分布。＊＊＊$p < 0.001$，与对照组比较。

摘自：Malhotra M，Tomaro-Duchesneau，C，Saha S，Prakash S. Intranasal delivery of chitosan-siRNAnanoparticle formulation to the brain. Methods Mol Biol，2014，1141；233-247.

稳定性好，并能改善药物代谢动力学特性。目前对修饰的 siRNA 鼻腔给药未见文献报道。笔者认为，siRNA 直接鼻腔给予后能进入脑内或者组织内，经修饰的 siRNA 也可以进入脑内或血液中。

（2）脂质体和脂质复合物　脂质体递送 siRNA 有着广泛的使用，其优势在于稳定的理化特性。新近发展的几种脂质复合物用于全身递送 siRNA，一种是阳离子与致融类脂的混合物 "AtuPLEX"，静脉注射其与 siRNA 的复合物后能够促进肝脏与肿瘤血管内皮细胞对 siRNA 的摄取；另一种是稳定的核酸脂质复合物（SNALP），对脂类进行 PEG 修饰使得复合物获得了亲水性外层，从而增强了其在血浆中的稳定性。SNALP 还增加了 siRNA 的载荷并且改善了细胞对 siRNA 的摄取及胞内释放。中性脂质体二油酰磷脂酰胆碱（DOPC）作为递送载体也被成功运用。采用靶向跨膜蛋白-2 的 siRNA 与 DOPC 形成复合物在小鼠模型中抑制了结肠癌细胞的生长。

（3）纳米多聚物颗粒　纳米粒复合物可以提高 siRNA 的稳定性，避免被肾脏排泄并可均匀抵达靶细胞。获得较好效果的纳米多聚物颗粒有两种，一种是由 3 种组分组成的多聚物，包括具有膜结合活性的聚合物（通过二硫键共价结合 siRNA）、PEG（屏蔽电荷）和 N-乙酰半乳糖胺（靶向肝细胞），三者通过 pH 敏感的作用力结合在一起，进入肝细胞后，在胞内的低 pH 条件下，三者解离，多聚物暴露出它带的正电荷，释放出 siRNA。另一种是利用含有环糊精的转铁蛋白靶向的阳离子多聚物纳米颗粒，这种复合物用于沉默表达转铁蛋白受体的尤文肉瘤中的 *EWS-FLI*1 基因取得了成功。

（4）蛋白与多肽复合体　蛋白与多肽复合体方法的原理是运用带有正电荷的蛋白与多肽结合 siRNA，正电荷可以与带负电荷的磷酸骨架结合。这种系统可以是非靶向的，如多聚乙烯亚胺（PEI）和细胞渗透性肽；也可以是靶向性的、含有受体特异性多肽或抗体。PEI 多聚物含有密集的正电荷，借助静电作用与细胞表面结合，通过胞吞作用进入细胞，在胞内的低 pH 环境中释放 siRNA。胞内释放机制是基于"质子海绵"现象，胞吞进入的大量 PEI 多聚物带入大量的水和正电荷，导致胞内渗透压改变，从而释放 siRNA。已有很多报道采用 siRNA-PEI 复合体进行鼻腔给药，但是支链较多的 PEI 在裸鼠荷瘤模型中能够引起基因改变，带来较大的毒性。

（5）抗体靶向　近年来，通过针对细胞表面特异性受体的单链抗体（scFv）递送 siRNA 进展迅速。scFv 可以精确识别细胞内外抗原，实现精确定位。鱼精蛋白截短体（tp）是一段长 15 个氨基酸残基的短肽，带有正电荷，具有结合核苷酸的功能。通过融合 scFv 和 *tp* 基因，获得同时具有靶向定位活性和 siRNA 结合活性的 scFv-tp 融合蛋白，与 siRNA 结合实现 siRNA 的靶向输送。2005 年，Song 等在 COS 细胞中表达了 gp160-scFv（F105）-tp 用于 siRNA 递送。这种分子在 HIV-1 感染的 T 细胞中成功抑制了 HIV 核心蛋白 p24 的表达。在体内，靶向 c-myc、MDM2 和 VEGF 的混合 siRNA 明显抑制了 B16-gp160 肿瘤的生长。scFv-tp 系统也能有效转染淋巴细胞。采用靶向淋巴细胞功能相关抗原（LFA）-1-scFv-tp 递送 Cy3-siRNA 至种植 K562 瘤的 SCID 小鼠体内，发现 Cy3-siRNA 只在肿瘤细胞中有分布。同时，研究还发现 LFA-1-scFv-tp-siRNA 复合物既不会引起淋巴细胞的活化，也不会触发干扰素效应。Wen 等报道了抗乙型肝炎表面抗原的 scFv 与 *tp* 的融合蛋白递送 siRNA，在体内能够有效抑制靶向基因表达，且不会产生肝细胞毒性，也不会引发干扰素效应。CD7 是广泛表达于 T 细胞表面的膜抗原。Kumar 等在抗 CD7 的 scFv C-末端加上一个 Cys 残基（scFv-CD7-Cys），在体外与 9 个精氨酸（9R）结合，依靠 9R 作为结合 siRNA 的部位。将 scFvCD7-9R-siRNA 注入人淋巴细胞或 CD34＋造血干细胞重建的敲除白介素-2 受体 γ 链的免疫缺陷小鼠，抑制了病毒的复制，抑制了 T 细胞数量的减少。scFv-tp 融合蛋白递送系统的主要缺陷是，对于不同类型的细胞，需寻找相应细胞表面的特异性标志物，制备其相应的 scFv-tp 融合蛋白。

上述非病毒载体中，在静脉给药、肌内注射和皮下注射时能获得较好的抑制效果。但是均未见利用上述非病毒载体在鼻腔给药的报道，笔者认为利用 siRNA 治疗中枢性疾病或作为工具药研究某些现象时，鼻腔给药是最佳的选择，可运用上述载体，作适当的修改或修饰，以达到递送 siRNA 入脑的效果。随着对不同 siRNA 体内递送系统越来越多的研究，对其体内作用机制、毒性机制和生物分布的深入了解，研制出具有更强特异性和靶向性，能够灵活适用于各种临床要求的 siRNA 递送方式将成为可能。

三、 基因（质粒、基因片段等）鼻腔给药

基因片段或 DNA 在治疗一些遗传性疾病、预防出生缺陷等方面具有独特的优势。但是基因片段或 DNA 和其他核酸类物质存在同样的问题，要想将基因递送入靶器官或全身组织，必须克服的如下问题：如何进入体内而不被灭活、进入体内或如何到达靶组织、进入靶组织又如何进入细胞发挥作用。如中枢性疾病中大部分的阿尔茨海默病、部分帕金森病与基因缺陷有关，基因治疗可能是将来治疗这些退行性疾病的选择之一。但是基因片段或 DNA 进入脑内依然是难题。近年来，鼻内基因疗法作为一种非侵入性给予基因治疗的方法备受关注。鼻腔给药已经实现非侵入性途径递送质粒 DNA 或抗原基因用来诱导或抑制中枢神经系统相关肽或蛋白的表达。

1. 病毒性载体

（1）质粒 DNA   In-Kwon Han 等研究了鼻腔给予质粒 DNA 到达大脑的效率和途径，质粒 DNA 的定量聚合酶链反应（PCR）在血液和脑组织中的测量结果表明，鼻内使用 pCMVβ（7.2 kb）和 pN2/CMVβ（14.1 kb）质粒显示出全身吸收和脑分布。鼻腔给予这些质粒后，β-半乳糖苷酶在脑组织中显著表达。动力学研究表明，鼻内给予质粒 DNA，10min 后进入大脑的剂量比静脉给予质粒 DNA 剂量高出 2595 倍。给药后 1h，鼻内给予质粒 DNA 的脑靶向效率一贯性地高于静脉注射质粒 DNA。给药 5min 和 10min 后，质粒 DNA 出现在九个脑组织区域（嗅球、内侧嗅区、纹状体、下丘脑、丘脑、中脑、海马、延髓和小脑）的含量。结果显示：鼻内给予质粒 DNA 在脑中九个不同区域的总质粒 DNA 水平与在静脉注射总质粒 DNA 水平相似。然而，鼻内给予质粒 DNA 在嗅球处具有最高的质粒 DNA 水平。说明质粒能够沿嗅脑递送进入脑内，并能大量表达。虽然可以运用质粒递送 DNA 片段或基因进入脑内组织内，但目前多数实验只是利用质粒作为工具实现基因敲入。

（2）噬菌体   I. S. Rakover 等将丝状噬菌体（长 1000nm，宽 6nm）编码髓鞘少突胶质细胞的蛋白质抗原决定簇（MOG36-44）通过鼻腔途径治疗实验性小鼠自身免疫性脑脊髓炎。D. Frenkel 等认为噬菌体可以作为一种载体用于递送药物、蛋白质入脑，作者构建了携带抗 Aβ 蛋白基因的线性噬菌体，鼻腔给药后能进入脑内，并在脑内表达抗体，免疫荧光揭示该噬菌体进入脑内后表达抗体显示 Aβ 蛋白。这一研究结果显示线性噬菌体可以作为一种载体携带目的基因进入脑内。M. R. Carrera 等利用噬菌体成功携带可卡因抗体基因进入中枢神经系统；显著提高可卡因诱导的自发活动抑制，再次展示了噬菌体作为携带目的基因入

脑的能力，并能发挥治疗作用。鼻腔给予噬菌体 MOG 可改善神经功能，减少促炎细胞因子表达和释放，如单核细胞趋化因子、γ-干扰素和白细胞介素-6 的释放，也有预防 MOG 损耗和髓鞘自身抗体脱失的功能，从而改善临床评分并减少炎症。先前的研究发现通过鼻腔给药进入大脑的是丝状噬菌体，而不是球体噬菌体，这表明噬菌体的尺寸和或形状决定鼻腔给药进入中枢神经系统的能力。

（3）DNA 疫苗　DNA 疫苗可通过不同的途径接种，近年经黏膜接种疫苗受到了人们的特别关注，因为这种途径能增加对老人和儿童的有效性。鼻腔黏膜是吸入性抗原接触的第一个位置，因此适用于疫苗接种，并得到了广泛的认可。鼻腔黏膜免疫和其他部位免疫不同，不仅能够诱导局部黏膜免疫应答，而且也能诱导系统免疫应答，其免疫效果与皮下注射免疫相近，比口服免疫更有效、更强烈。丛华等人对 DNA 疫苗鼻腔给药、口服和肌内注射抵抗小鼠致死性弓形虫感染的研究中，发现鼻腔黏膜疫苗可特异性增强黏膜和全身性体液免疫疫苗直接接种于黏膜表面是最佳的免疫方式。Shailbala Singh 等的研究表明 NKT 细胞激动剂 α-半乳糖作为佐剂增强病毒载体疫苗在介导鼻腔免疫恒河猴鼻腔给予流感 NP 蛋白 α-神经酰胺增强了适应性 T 细胞和抗体反应。说明鼻腔给予疫苗也是全身性免疫应答的有效途径。目前，欧洲已有鼻腔流感疫苗（Nasal Flu）上市。

2. 非病毒载体

非病毒载体输递系统由于具有低毒、低免疫反应、靶向性和易于组装等优点，已经成为当今基因治疗领域里一个新的研究热点。非病毒载体主要包括脂质体（liposomes）聚合物以及树状大分子（dendrimers）等。此外，非病毒载体没有基因尺寸方面的限制，而病毒载体被限制在 6～8kb。考虑到病毒载体的这些局限性，对非病毒载体的研究愈来愈引起人们的关注。

（1）微球　鼻腔给药作为一种非侵入性疫苗给药途径逐渐成为研究的热点，美国 FDA 批准了 Med Immune 公司的鼻腔喷雾给药流感病毒活疫苗（商品名：FluMist）。但是疫苗鼻腔给药具有易酶性降解、黏膜刺激性强、无法保持缓释长效作用等问题，因此出现了以微球为载体的疫苗微球鼻腔给药系统。一般选择可生物降解、毒性小的天然高分子材料或合成高分子材料作为疫苗微球鼻腔给药系统的载体。常用的天然高分子材料主要有壳聚糖及其衍生物、海藻酸钠、透明质酸及其酯化衍生物、聚丙烯淀粉；合成高分子材料包括乳酸-羟基乙酸共聚物、聚乳酸、聚己内酯等。

（2）阳离子脂质体　阳离子脂质体是一种自身带有正电荷的脂质囊泡，主要由阳离子脂质和中性辅助脂组成。阳离子脂质主要包括单电荷的阳离子脂质（如图 12-15），如（2，3-二油氧基丙基）、三甲基氯化铵（DOTAP）、N-［1-（2，3-二油酰氯）丙基]-N，N，N-氯化三甲铵（DOTMA）、双十八烷基二甲基溴化铵（DDAB）和 N-（N，N-二甲基胺乙基）氨基丙酰基-胆固醇（DC-Chol）等，以及多电荷的阳离子脂质，如精胺-5-羧基-氨基乙酸二十八烷基-酰胺（DOGS）、2，3-二油酰氯-N-［2（精胺羧基酰胺）乙基]-N，N-二甲基-1-丙基-三氟乙酸铵（DOSPA）和 MVL5 等。阳离子脂质为整个脂质体提供正电荷，使阳离子脂质体本身带有正电荷，可以与带有负电荷的质粒 DNA 通过静电作用紧密结合，形成脂质体与 DNA 的复合物，其可保护 DNA 不受 DNA 酶降解。DNA 疫苗阳离子脂质体鼻腔给药可获得良好的疗效，同时还可作为免疫佐剂提升免疫效果，如在 HIV-1 疫苗中，阳离子脂质体鼻腔给药后可显著地提高机体免疫效能。阳离子脂质体易于大量制备，应用现代制剂工艺不断改进后提高了其转化的效率，已经通过美国国立卫生研究院（NIH）和重组

DNA 咨询委员会（RAC）的批准作为基因治疗的载体进入Ⅱ期临床试验，用于某些癌症的治疗。阳离子脂质体基因复合物由于带有正电荷，在血液循环过程中，易与血液中带有负电荷的血清蛋白产生非特异性吸附，形成大尺寸的聚集体，聚集体易被网状内皮系统（RES）清除，造成表达时间短和靶向性低。相关研究人员进行了大量工作后对阳离子脂质体进行改性，制备了长循环阳离子脂质体。利用聚乙二醇（PEG）及其衍生物对阳离子脂质体表面进行修饰，可以有效地降低血清蛋白对阳离子脂质体的非特异性吸附，延长复合物的血液循环时间，提高阳离子脂质体复合物的被动靶向性。

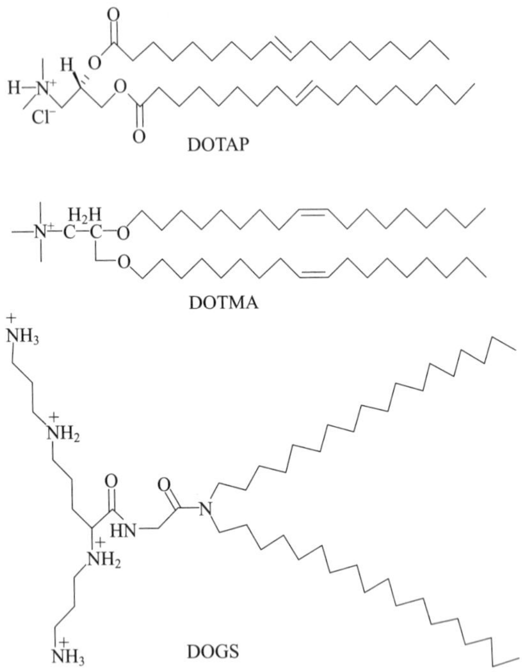

图 12-15　几种常用的阳离子脂质

　　（3）阳离子聚合物　聚合物载体材料主要包括天然高分子材料和合成性高分子材料，这些聚合物载体材料利用静电作用将基因药物输递到靶组织或细胞。聚合物的优点：易合成、易改性、无免疫原性等，在基因治疗中具有广泛的应用前景。

　　天然高分子材料：环糊精、壳聚糖、透明质酸、葡聚糖和明胶等。壳聚糖（chitosan）（如图 12-16 所示）及其衍生物是一种应用较为广泛的天然高分子聚合物，由自然界广泛存在的甲壳素（chitin）经去乙酰化形成，属于含有氨基的均态直链多糖，是天然多糖中唯一的碱性多糖，是无毒、来源丰富、具有良好生物相容性及生物可降解性的天然高分子材料。Mansouri 等采用壳聚糖载体传递半乳糖DNA 分子，48 h 后半乳糖在小鼠的前胫骨肌肉中稳定表达。与此相比，裸 DNA在前胫骨肌肉中没有明显表达。合成性高分子聚合物多是带有大量氨基基团的高分子，如聚-L-赖氨酸（PLL）、聚-L-谷氨酸（PGA）和聚乙烯亚胺（PEI）。聚乙烯亚胺（polyethylenimine，PEI）带正电，可与带负电的 DNA 分子结合形成 PEI 载体-DNA 复合物，能够在雾化过程中维持稳定，PEI 载体还能保护 DNA 不被细胞内酸碱度低的溶酶体环境所破坏。

四、干细胞或细胞鼻腔给药的进展

由于具有疗效良好、不良反应小等优势，细胞治疗在临床治疗领域中扮演着日益重要的角色。干细胞的研究在过去的 20 年里取得了飞速发展，广泛的研究领域包括有效地分离培养干细胞株、诱导分化成特定的细胞类型，以及对若干不治之症的临床试验研究，使人们对干细胞的临床应用前景充满期望，干细胞治疗更成为各个国家和地区医疗机构与药厂关注的重点。近年来，干细胞与再生医学研究与应用几乎涉及所有生命科学与生物医药领域，并可带动生命科学、材料科学、计算机控制、生物信息学、临床医疗等多学科的广泛交叉与合作。利用干细胞治疗血液病、移植物抗宿主疾病（GVHD）、神经修复、干外周血管性疾病、肝病、组织工程应用等临床应用与研究不断被发展与突破，无疑干细胞具有治疗人类多种疾病的潜能，如衰老、癌症、糖尿病、失明和神经性退化。但任何新疗法的指定标准都是一样的：有效性、安全性和可承受能力，这些新疗法应用到临床仍需很长的时间进行探索。

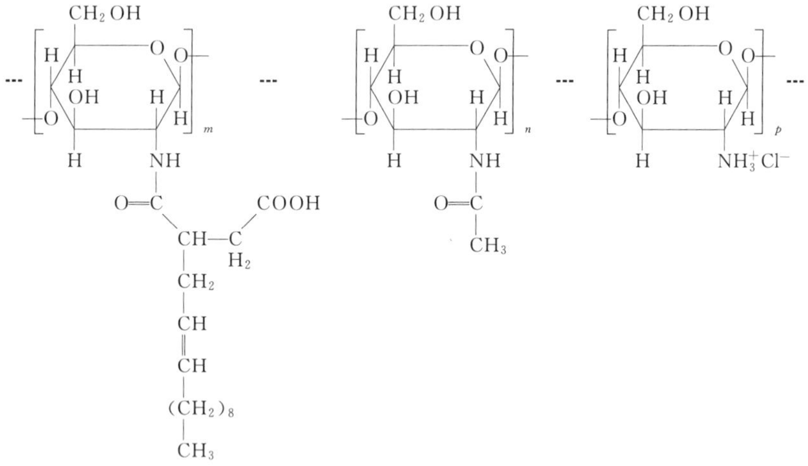

图 12-16　烷基侧链疏水修饰的低分子量壳聚糖分子式

近年来，干细胞治疗主要的移植方式有立体定位注射和经尾静脉注射。前者较为经典，但该法在实施过程中易产生诸多的并发症，如炎症等，使得其治疗后细胞的生存率极低。后者是目前常用方式，但效果欠佳，可能有如下原因。

① 免疫排斥　异种干细胞引起的全身免疫反应。尽管给予了免疫抑制剂，但静脉给予大量的间充质于细胞除了可以直接引发由 T 细胞介导的细胞毒作用外，炎性细胞因子（如白细胞介素、肿瘤坏死因子和干扰素等）也可参与 GVHD 的发生与发展。

② 归巢现象　有研究表明，在经 Cr 照射后但无其他损伤的大鼠中，静脉移植的干细胞主要分布在脾脏，其次在肝、肺等。容易增加细胞堆积在外周器官的风险，会造成诸多副作用。同时由于病变区域的神经变性，对干细胞的趋化作用弱，使其到达靶区的生物利用率低。虽然操作方便，但需要的细胞量极大，不利于临床推广。新近提出的经颈动脉注射、肌内注射等新型注射方式可避免以上存在的不足，但其作用机制和临床应用还需深入研究。

作为一种新的疗法，通过鼻腔向脑内递送具有疾病治疗作用的干细胞，将经鼻入脑给药系统与干细胞治疗相结合，用以治疗脑中枢系统疾病、脑肿瘤及脑损伤等成为研究的热点，也为多种疾病的治疗带来了新希望。

干细胞因具有取代死亡细胞或能递送神经营养因子给受损的细胞的功效，使其成为治疗多种中枢神经疾病强而有力的方法。将干细胞经鼻入脑的研究主要涉及神经系统疾病，包括帕金森、脑肿瘤及脑损伤等。

1. 干细胞经鼻入脑治疗帕金森疾病

目前，干细胞经鼻入脑研究最广泛的潜在应用是治疗帕金森病。有研究发现，被荧光标记的大鼠间充质干细胞（MSC）通过经鼻注入到小鼠体内 1h 后，可在小鼠嗅脑、海马、下丘脑、大脑皮层及蛛网膜下腔检测到（图 12-17）。将 MSC 经鼻给予到 PD 模型动物上，可在动物的嗅球、皮层、海马、纹状体、小脑、脑干和脊髓检测到 MSC，同时 24% 的细胞存活时间至少为 4.5 个月。在纹状体及黑质同侧病变区，滴鼻给予的 MSC 可增加病变区酪氨酸羟化酶的水平，抑制多巴胺含量的下降。行为学分析显示，给予 1×10^6 个细胞 40～110 天后，PD 动物的前爪运动明显改善。

研究证实，含骨髓干细胞的液滴经鼻给予 PD 大鼠后，观察到在皮质上，这些细胞的比例最高，在给药 4h 后出现在小脑、脑干和脊髓。这证明了干细胞可沿着神经迅速迁移到大脑。另有研究表明，间充质干细胞经由鼻递送优先迁移到脑部，并能存活至少 6 个月，能显著改善 PD 模型大鼠的运动功能，其恢复率高达 68%。干细胞经鼻治疗后的大鼠脑部多巴胺神经递质水平显著高于未处理的对照组模型动物。鼻腔给予干细胞可避免组织损伤和相关炎症的发生，以及在手术植入时引起的脑水胀的发生。这充分表现出经鼻入脑递送系统的优越性，避免了传统给药方式的不足。

干细胞的鼻腔给药为帕金森病的治疗提供了新的有效的方法。这种非侵入性的给药方法可进行干细胞多次给药、增加递送细胞的数量等提高治疗效果，此方式更安全且有效、无创。

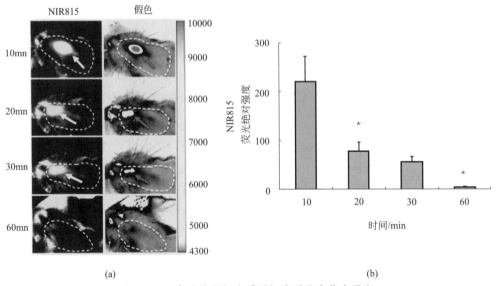

(a)　　　　　　　　　　　　　　　　(b)

图 12-17　鼻腔给予间充质干细胞后脑内荧光强度

摘自：Bossolasco P, Cova L, Levandis G, Diana V, Cerri S, Lambertenghi Deliliers G, et al. Noninvasive near-infrared live imaging of human adult mesenchymal stem cells transplanted in a rodent model of Parkinson's disease. International journal of nanomedicine, 2012, 7: 435-447.

2. 干细胞经鼻入脑治疗脑损伤的研究

间充质干细胞（MSC）的移植为缺血性脑损伤的治疗提供了希望，选择非侵入性的鼻腔给药途径递送细胞入脑，增加了干细胞有效修复及治疗新生儿脑损伤的可能性。

　　有研究将出生后9天的小鼠行脑缺氧缺血处理，建立新生儿脑损伤模型（HI）。造模10天后，对HI小鼠行MSC滴鼻处理。给药18天后，仍发现干细胞存在于受影响的脑半球上，且并没有分化成脑部其他类型的细胞。而HI小鼠在颅内直接注射MSC18天后，颅内检测不到MSC。这也可以证明MSC经鼻定向迁移到病灶区可能增加了MSC在大脑环境中的适应性，使MSC更好地在脑内生存。在造模后的第21天和第28天，经鼻MSC治疗过的小鼠较未处理过的小鼠，其感觉功能显著改善。同时，经鼻MSC治疗过的小鼠其灰质区及白质区的损伤面积分别下降34%、37%。此外，将HI10天后的脑提取物与MSC一起进行体外培养，与同样培养处理的假手术对照组提取物相比，检测到MSC能上调缺血性脑组织的几种生长因子，如成纤维细胞生长因子2和神经生长因子（图12-18）。这均充分证明了MSC能有效地通过鼻途径进入脑内，并诱导神经损伤区的功能修复和减小脑损伤。故可将干细胞鼻腔给药作为一个新途径，来探究其治疗新生儿缺血性脑损伤。在脑卒中模型、脑外伤模型中利用间充质干细胞鼻腔治疗同样获得可良好疗效。

3. 干细胞经鼻入脑治疗脑胶质瘤的研究

　　胶质瘤是最常见的原发性脑肿瘤类型，其具有弥漫性、浸润性生长等特点。目前传统的化疗与放射疗法均不是十分有效，治疗方案十分有限。神经干细胞/祖细胞（NSPC）具有修复潜力及固有的病区靶向性，使得其成为许多神经系统疾病的理想选择，如脑卒中、神经退行性疾病及脑肿瘤等。近年来，用干细胞来治疗脑肿瘤的研究不断进入到临床试验中，然而，如何将其有效地递送到脑部肿瘤组织是急需解决的问题。

　　在2012年，有研究团队用一种非侵入性经鼻入脑方式作为药物直接递送系统，研究了将NSPC经鼻入脑靶向治疗恶性脑胶质瘤。他们用同系的三种脑胶质瘤模型动物作为研究对象，用活体磁共振成像和组织学等研究手段研究了NSPC的肿瘤靶向性及脑内转移途径。结果显示，经鼻NSPC在给药6h后，大量的NSPC能够快速且具有肿瘤趋向性地堆积在肿瘤区域。组织学时间序列分析表明，NSPC在第一个24h之内，主要是通过嗅觉途径来进行迁移，且还通过鼻黏膜的微血管达到全脑分布的效果。经鼻NSPC能够快速、靶向迁移到肿瘤区域，使得经鼻入脑递送系统成为无创、安全高效的恶性胶质瘤治疗方案。

4. 干细胞经鼻入脑治疗阿尔兹海默病的研究

　　越来越多的研究表明小胶质细胞和巨噬细胞对阿尔茨海默病有保护作用，β淀粉样蛋白（Aβ）的清除率及炎症反应影响着神经变性的程度，而小胶质细胞能够通过细胞吞噬来清除Aβ斑块，单核吞噬细胞影响Aβ斑块的清除率。为能高效、安全地治疗阿尔茨海默病（AD），研究者进一步利用经鼻入脑递送系统，研究来源于骨髓的小胶质细胞和巨噬细胞对AD的治疗效果。

　　因间充质干细胞MSC和巨噬细胞包含了Iba-1阳性小胶质细胞样细胞和Iba-1-阴性圆形细胞，因此其对细胞内的β淀粉样蛋白（APP/PS1模型）或α-突触核蛋白（（Thy1）-h［A30P］α-S转基因模型）都有免疫反应。有人对经鼻递送MSC、巨噬细胞、小胶质细胞进入（Thy1）-h［A30P］α-S转基因帕金森PD模型和APP/PS1阿尔茨海默病模型脑部进行了研究。研究发现，对年幼C57BL/6小鼠经鼻腔给予小胶质细胞，能观察到其靶向、高效地递送细胞到达大脑部

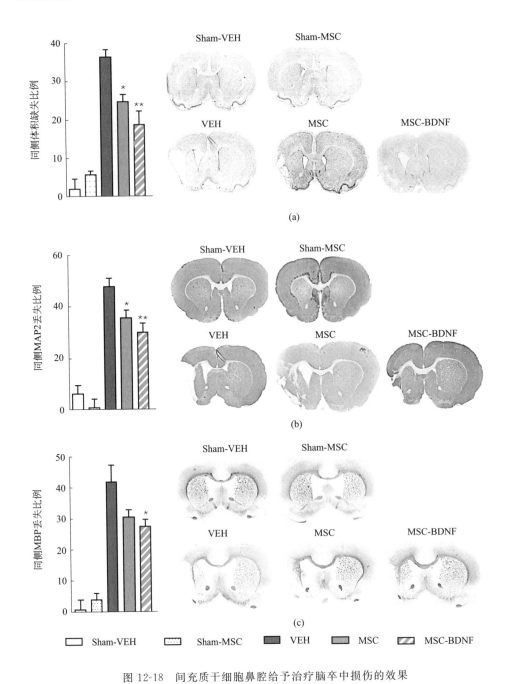

图 12-18　间充质干细胞鼻腔给予治疗脑卒中损伤的效果

sham 表示假手术组；VEH 表示空白溶媒；MSC 表示间充质干细胞；BDNF 表示脑源性神经营养因子。

摘自：van Velthoven CT，Sheldon RA，Kavelaars A，Derugin N，Vexler ZS，Willemen HL，et al. Mesenchymal stem cell transplantation attenuates brain injury after neonatal stroke. Stroke 2013，44（5）：1426-1432.

位。经鼻腔给予 1×10^6 个细胞，DNA 定量 PCR 荧光分析显示大脑中绿色荧光含量最高，含小胶质细胞高达 2.1×10^4 个，而外周器官细胞总量不超过 3.4×10^3 个。（Thy1）-h［A30P］α-S 转基因模型 PD 小鼠经鼻腔给药 7 天后，在嗅球、大脑皮层、杏仁核、纹状体、海马、小脑和脑干均检测到干细胞表达的绿色荧光蛋白，并显示了干细胞主要分布在嗅球和脑干内。13 个月大的 APP/PS1 小鼠 AD 经鼻给予巨噬细胞，结果显示细胞可进入嗅球、海马、皮质和小脑。此外，经鼻给予骨髓来源的巨噬细胞 7 天后，APP/PS1 小鼠大脑不同区域的 Aβ 斑块病理状态有所改善。目前的研究数据初步显示了经鼻递送细胞入脑治疗 AD 模型的成功性，但仍需对同种异体的巨噬细胞对转基因小鼠 AD 模型 Aβ 的全脑清除作用做进一步探讨，确定最佳剂量（单一治疗方案或重复给药）等，以实现改善小胶质细胞/巨噬细胞和干细胞经鼻给药的应用。因此。有学者提出：自体巨噬细胞/单核细胞能治疗阿尔兹海默病及中枢神经退行性疾病的假说。这些细胞能像转基因生物工厂一样，生产多种生长因子促进 AD 小鼠脑神经元细胞的生存、恢复认知功能及促进 Aβ 清除。这些因子包括 NGF、EPO 等。有报道称，在一期临床试验中，NGF 基因能减缓认知能力下降且没有明显的长期不良反应。众多体内和体外研究已证明，缺氧和卒中的非转基因啮齿动物模型 AD 和 6 -OHDA 造成的 PD 模型等多种脑疾病模型中，EPO 均有神经保护和增强的功能。因此，间充质干细胞和巨噬细胞经鼻腔给予后进入脑内修复受损组织，与其释放多种细胞因子有关。

在 AD 患者中，其单核细胞/巨噬细胞的吞噬活动有所影响。因此，利用体外研究方法来增强单核细胞的吞噬功能，如重组单核细胞/巨噬细胞来改善 AD 患者的 Aβ 清除，可能为未来发展提供一个新战略。与全身性应用相比，鼻腔给予不存在体外细胞全身分布所造成的细胞损失与副作用，提高了细胞生物利用度。另有体外研究发现，MSC 能通过改善 Aβ 的摄取，减轻 Tg2576 小鼠的 Aβ 斑块负荷，亦有治疗 AD 的潜力。经鼻内递送 MSC、巨噬细胞和小胶质细胞到 AD 和 PD 转基因小鼠模型脑部，对经鼻给药后的治疗功效、机制等进行深入探究，将为 AD 和 PD 的治疗开拓高效、安全、靶向及非侵入性的方法奠定基础。

5. 鼻腔干细胞治疗的其他疾病

目前，干细胞经鼻给予的疗效研究，大多还限于中枢神经系统疾病，除以上介绍的几种疾病外，该法对其他疾病的治疗也很有潜力。2013 年，美国一家名为 StemGenex 的公司宣布，他们为多发性硬化症患者提供了一种新疗法——通过鼻腔向脑内递送骨髓间充质干细胞，即"鼻吸"干细胞来修复损伤的大脑，这种方法也为多种神经疾病的治疗带来了新希望。目前的主要问题不是这些载体能做什么，而是它们进入大脑以后会去哪里。研究人员解释说，"鼻吸"（snorting）更准确的医学术语是"喷入"（insufflation）。虽然"喷入"更多的是将药物送到鼻窦或肺部。但据评估，现在这种方法已能把许多生物活性载体送到"更远"的地方。该方法有望用于治疗肌萎缩性侧索硬化症（ALS）和多发性硬化。

第六节　问题与展望

鼻腔给药作为非侵入性的给药途径，可进行干细胞反复多次给药，增加细胞治疗疾病的靶向性，提高细胞治疗效果。鼻腔给药的优点有：鼻黏膜面积相对较大，黏膜下血管非常丰富，动脉、静脉和毛细血管交织成网状，药液可迅速吸收自血管进入体循环，吸收速度和肌肉注射相似。药物经鼻黏膜吸收后直接进入体循环，可免受胃肠道中酶的破坏和肝脏对药物的首关效应，提高生物利用度。鼻腔还提供了一个沿着嗅觉途径到脑内室的直接通道，鼻腔给药可绕过血脑屏障，缩短了药物进入大脑的物理距离，其次减少了药物全身性分布，降低全身毒性及毒副作用，可直接、靶向、高效递送药物入脑。但是 90% 的传染性物质通过鼻黏膜进入可以我们的体内。同时，鼻腔给药也存在着一些问题，如：纤毛毒性（药物、附加剂、渗透促进剂和防腐剂）；鼻黏膜给药的剂量受限；药物在鼻黏膜上停留的时间短，这对药物的鼻黏膜吸收有影响等。基因药物鼻腔给药发展至今，始终面临着给药效率低下、给药剂量难以控制、药物分布不均匀以及给药载体的毒性反应等难题。鼻腔给药主要还受黏膜上的酶和抗原特性的影响，另外制剂的 pH、脂溶性和粒径，也影响生物利用度和临床疗效。其次，鼻内递送细胞发挥细胞治疗疾病效果还未普及到临床应用，鼻内递送细胞最终是否真的抵达了理想的目标，包括其促进疾病的恢复和提高治疗效果的作用机制，经鼻递送后体内毒性的探究等诸多问题仍有待进一步研究。

由于鼻腔给药具有许多其他给药途径所无法比拟的优越性，该类制剂必将得到迅速发展，一大批目前只能通过注射或口服给药的药物将出现鼻腔给药剂型，减轻用药的损伤性、提高疗效。

未来研究的重点方向之一就是多肽和蛋白质药物及其制剂，随着此类药物的开发逐渐增加，将有更多的蛋白质药物进入临床和生产，改变蛋白质药物制剂品种单一，发展非注射给药系统及多种类型的注射给药系统是疾病治疗和预防的需要。

未来基因药物鼻腔给药会集中于基因药物的创新、新型基因载体的开发以及给药装置的改进。从目前的发展趋势看，RNA 药物正逐步替代 DNA 药物；经多种修饰的阳离子高聚物载体正逐步替代最初的阳离子脂质体和阳离子高聚物载体；靶向技术将更为特异，从靶向一类细胞到靶向单个细胞，甚至细胞中的特定细胞器。但鼻内递送细胞发挥细胞治疗疾病效果还未普及到临床应用，鼻内递送细胞最终是否真的抵达了理想的目标，包括其促进疾病的恢复和提高治疗效果的作用机制，经鼻递送后体内毒性的探究等诸多问题仍有待进一步研究。

利用干细胞技术来治疗疾病，生物学家有种种设想，过程还很复杂，对于干细胞治疗疾病，鼻腔给药是否能成为现实，还需更多的科学研究加以证实。

总之，相信现在研究过程中遇到的难题将在不久的将来得以解决，鼻腔给药治疗方法必将为疾病的干细胞治疗作出不可估量的贡献。

参考文献 ▶▶

[1] Djupesland P G. Nasal drug delivery devices: characteristics and performance in a clinical perspective-a review. Drug Deliv Transl Res, 2013, 3 (1): 42-62.

[2] Tayebati S K, Nwankwo I E, Amenta F. Intranasal drug delivery to the central nervous system: present status and future outlook. Curr Pharm Des, 2013, 19 (3): 510-526.

[3] Illum L. Nasal drug delivery - recent developments and future prospects. J Control Release, 2012, 161 (2): 254-263.

[4] Landis M S, Boyden T, Pegg S. Nasal-to-CNS drug delivery: where are we now and where are we heading? An industrial perspective. Ther Deliv, 2012, 3 (2): 195-208.

[5] Gizurarson S. Anatomical and histological factors affecting intranasal drug and vaccine delivery. Curr Drug Deliv, 2012, 9 (6): 566-582.

[6] Grassin-Delyle S, Buenestado A, Naline E, et al. Intranasal drug delivery: an efficient and non-invasive route for systemic administration: focus on opioids. Pharmacol Ther, 2012, 134 (3): 366-379.

[7] Ozsoy Y, Gungor S. Nasal route: an alternative approach for antiemetic drug delivery. Expert Opin Drug Deliv, 2011, 8 (11): 1439-1453.

[8] Bitter C, Suter-Zimmermann K, Surber C. Nasal drug delivery in humans. Curr Probl Dermatol, 2011, 40: 20-35.

[9] Dhuria S V, Hanson L R, Frey W N. Intranasal delivery to the central nervous system mechanisms and experimental considerations. J Pharm Sci, 2010, 99 (4): 1654-1673.

[10] Pires A, Fortuna A, Alves G, et al. Intranasal drug delivery: how, why and what for? J Pharm Pharm Sci, 2009,

12 (3)：288-311.

[11] Chugh Y, Kapoor P, Kapoor A K. Intranasal drug delivery：a novel approach. Indian J Otolaryngol Head Neck Surg, 2009, 61 (2)：90-94.

[12] Jogani V, Jinturkar K, Vyas T, et al. Recent patents review on intranasal administration for CNS drug delivery. Recent Pat Drug Deliv Formul，2008, 2 (1)：25-40.

[13] Merkus F W, van den Berg M P. Can nasal drug delivery bypass the blood-brain barrier? questioning the direct transport theory. Drugs R D, 2007, 8 (3)：133-144.

[14] Miller G. Drug targeting. Breaking down barriers. Science, 2002, 297 (5584)：1116-1118.

[15] Wu J, Nyborg WL. Ultrasound, cavitation bubbles and their interaction with cells. Adv Drug Deliv Rev, 2008, 60 (10)：1103-1116.

[16] Barnard JW, Fry WJ, Fry FJ, Krumins RF. Effects of high intensity ultrasound on the central nervous system of the cat. J Comp Neurol, 1955, 103 (3)：459-484.

[17] Ballantine HT Jr, Bell E, Manlapaz J. Progress and problems in the neurological applications of focused ultrasound. J Neurosurg, 1960, 17 ：858-876.

[18] Warwick R, Pond J. Trackless lesions in nervous tissues produced by high intensity focused ultrasound (highfrequency mechanical waves). J Anat, 1968, 102 (Pt3)：387-405.

[19] Patrick JT, Nolting MN, Goss SA, Dines KA, Clendenon JL, Rea MA, et al. Ultrasound and the blood-brain barrier. Adv Exp Med Biol, 1990, 267：369-381.

[20] Hynynen K, McDannold N, Vykhodtseva N, Jolesz FA. Non-invasive opening of BBB by focused ultrasound. Acta Neurochir Suppl, 2003, 86：555-558.

[21] Reinhard M, Hetzel A, Kruger S, Kretzer S, Talazko J, Ziyeh S, et al. Blood-brain barrier disruption by Low-frequency ultrasound. Stroke, 2006, 37 (6)：1546-1548.

[22] Nyborg WL. Biological effects of ultrasound：development of safety guidelines. Part II：general review. Ultrasound Med Biol, 2001, 27 (3)：301-533.

[23] Miller DL. A review of the ultrasonic bioeffects of microsonation, gas-body activation, And related cavitation-like phenomena. Ultrasound Med Biol, 1987, 13 (8)：443-470.

[24] Krizanac-Bengez L, Mayberg MR, Janigro D. The cerebral vasculature as a therapeutic target for neurological disorders and the role of shear stress in vascular homeostatis and pathophysiology. Neurol Res, 2004, 26 (8)：846-853.

[25] Flynn H. Generation of transient cavities in liquids by microsecond pulses of ultrasound. J Acoust Soc Am, 1982, 72：1926-1932.

[26] Brujan EA. The role of cavitation microjets in the therapeutic applications of ultrasound. Ultrasound Med Biol, 2004, 30 (3)：381-387.

[27] Kondo T, Kodaira T, Kano E. Free radical formation induced by ultrasound and its effects on strand breaks in DNA of cultured FM3A cells. Free Radic Res Commun 1993, 19 (Suppl 1)：S193-200.

[28] Deng CX, Sieling F, Pan H, Cui J. Ultrasound-induced cell membrane porosity. Ultrasound Med Biol, 2004, 30 (4)：519-526 .

[29] Miller MW, Miller DL, Brayman AA. A review of in vitro bioeffects of inertial ultrasonic cavitation from a mechanistic perspective. Ultrasound Med Biol, 1996, 22 (9)：1131-1154.

[30] Hynynen K, McDannold N, Martin H, Jolesz FA, Vykhodtseva N. The threshold for brain damage in rabbits induced by bursts of ultrasound in the presence of an ultrasound contrast agent (Optison). Ult-rasound Med Biol, 2003, 29 (3)：473-481.

[31] Abbott NJ. Inflammatory mediators and modulation of blood-brain barrier permeability. Cell Mol Neurobiol, 2000, 20 (2)：131-147.

[32] Kinoshita M, McDannold N, Jolesz FA, Hynynen K. Noninvasive localized delivery of herceptin to the mouse brain by MRI-guided focused ultrasound -induced blood-brain barrier disruption. Proc Natl Acad Sci USA, 2006, 103 (31)：11719-11723.

[33] Bell R. What can we learn from Herceptin trials in metastatic breast cancer? Oncology, 2002, 63 (Suppl 1)：39-46.

[34] Sheeran PS, Luois S, Dayton PA, Matsunaga TO. Formulation and acoustic studies of a new phase-shift agent for diagnostic and therapeutic ultrasound. Langmuir, 2011, 27 (17): 10412-10420.

[35] Fang J, Nakamura H, Maeda H. The EPR effect: unique features of tumor blood vessels for drug delivery, factors involved, and limitations and augmentation of the effect. Adv Drug Deliv Rev, 2011, 63 (3): 136-151.

[36] Sheeran PS, Wong VP, Luois S, McFarland RJ, Ross WD, Feingold S, et al. Decafluorobutane as a phase-change contrast agent for low-energy extravascular ultrasonic imaging. Ultrasound Med Biol, 2011, 37 (9): 1518-1530.

[37] Husseini GA, Pitt WG. Micelles and nanoparticles for ultrasonic drug and gene delivery. Adv Drug Deliv Rev, 2008, 60 (10): 1137-1152.

[38] Marin A, Sun H, Husseini GA, Pitt WG, Christensen DA, Rapoport NY. Drug delivery in pluronic micelles: effect of high-frequency ultrasound on drug release from micelles and intracellular uptake. J Control Release, 2002, 84 (1-2): 39-47.

[39] Victorov IV, Prass K, Dirnagl U. Improved selective, simple, and contrast staining of acidophilic neurons with vanadium acid fuchsin. Brain Res Brain Res Protoc, 2000, 5 (2): 135-139.

[40] Wang F, Shi Y, Lu L, Liu L, Cai Y, Zheng H, et al. Targeted delivery of GDNF through the blood-brain barrier by MRI-guided focused ultrasound. PLoS One, 2012, 7 (12): e52925.

[41] Zhang L, Xu JS, Sanders VM, Letson AD, Roberts CJ, Xu RX. Multifunctional microbubbles for image-guided antivascular endothelial growth factor therapy. J Biomed Opt, 2010, 15 (3): 030515.

[42] McCusker CT, Wang Y, Shan J, Kinyanjui MW, Villeneuve A, Michael H, et al. Inhibition of experimental allergic airways disease by local application of a cell-penetrating dominant-negative STAT-6 peptide. J Immunol, 2007, 179 (4): 2556-2564.

[43] Khafagy EI-S, Morishita M, Kamei N, Eda Y, Ikeno Y, Takayama K. Efficiency of cell-penetrating peptides on the nasal and intestinal absorption of therapeutic peptides and proteins. Int J Pharm, 2009, 381 (1): 49-55.

[44] Khafagy EI-S, Morishita M, Takayama K. The role of intermolecular interactions with penetratin and its analogue on the enhancement of absorption of nasal therapeutic peptides. Int J Pharm, 2010, 388 (1-2): 209-212.

[45] Sakuma S, Suita M, Inoue S, Marui Y, Nishida K, Masaoka Y, et al. Cell-penetrating peptide-linked polymers as carriers for mucosal vaccine delivery. Mol Pharm, 2012, 9 (10): 2933-2941.

[46] Yang D, Sun YY, Lin X, Baumann JM, Dunn RS, Lindquist DM, et al. Intranasal delivery of cell-penetrating anti-NF-kappaB peptides (Tat-NBD) alleviates infection-sensitized hypoxic-ischemic brain injury. Exp Neurol, 2013, 247: 447-455.

[47] Kamei N, Takeda-Morishita M. Brain delivery of insulin boosted by intranasal coadministration with cell-penetrating peptides. J Control Release, 2015, 197: 105-110.

[48] Park YJ, Chang, LC, Liang, JF, Moon C, Chung CP, Yang VC. Nontoxic membrane translocation peptide from protamine, low molecular weight protamine (LMWP), for enhanced intracellular protein delivery: in vitroand in vivostudy. FASEB J, 2005, 19 (11): 1555-1557.

[49] van den Berg A, Dowdy SF. Protein transduction domain delivery of therapeutic macromolecules. Curr. Opin. Biotechnol, 2011, 22 (6): 888-893.

[50] Dohmen C, Wagner E. Multifunctional CPP polymer system for tumor-targeted pDNA and siRNA delivery. Methods Mol. Biol, 2011, 683: 453-463.

[51] Hsu T, Mitragotri S. Delivery of siRNA and other macromolecules into skin and cells using a peptide enhancer. Proc. Natl. Acad. Sci. USA, 2011, 108 (38): 15816-15821.

[52] Liu J, Zhao Y, Guo Q, Wang Z, Wang H, Yang Y, Huang Y. TAT-modified nanosilver for combating multidrug-resistant cancer. Biomaterials, 2012, 33 (26): 6155-6161.

[53] Xia H, Gao X, Gu G, Liu Z, Zeng N, Hu Q, Song Q, Yao L, Pang Z, Jiang X, Chen J, Chen H. Low molecular weight protamine-functionalized nanoparticles for drug delivery to the brain after intranasal administration. Biomaterials, 2011, 32 (36): 9888-9898.

[54] Zhang Q, Tang J, Fu L, Ran R, Liu Y, Yuan M, He Q. A pH-responsive alpha-helical cell penetrating peptide-mediated liposomal delivery system. Biomaterials, 2013, 34 (32): 7980-7993.

［55］　Nasrollahi S A，Taghibiglou C，Azizi E，Farboud E S. Cellpenetrating peptides as a novel transdermal drug delivery system. Chem. Biol. Drug Des，2012，80（5）：639-646.

［56］　He H，Sheng J，David AE，Kwon YM，Zhang J，Huang Y，Wang J，Yang VC. The use of low molecular weight protamine chemical chimera to enhance monomeric insulin intestinal absorption. Biomaterials，2013，34（31）：7733-7743.

［57］　Lee C，Choi JS，Kim I，Oh KT，Lee ES，Park ES，Lee KC，Youn YS. Long-acting inhalable chitosan-coated poly（lactic-co-glycolic acid）nanoparticles containing hydrophobically modified exendin-4 for treating type 2 diabetes. Int. J. Nanomedicine，2013，8：2975-2983.

［58］　Pinto Reis C，Neufeld RJ，Ribeiro AJ，Veiga F. Nanoencapsulation II. Biomedical applications and current status of peptide and protein nanoparticulate delivery systems. Nanomedicine，2006，2（2）：53-65.

［59］　des Rieux A，Fievez V，Garinot M，Schneider YJ，Préat V. Nanoparticles as potential oral delivery systems of proteins and vaccines：a mechanistic approach. J. Control. Release，2006，116（1）：1-27.

［60］　Shukla RS，Chen Z，Cheng K. Strategies of drug targeting. In：Advanced Drug Delivery，2013，Wiley. p. 105.

［61］　DhuriaSV，Hanson LR，Frey WH Ⅱ. Intranasal delivery to the central nervous system：mechanisms and experimental considerations. J. Pharm. Sci，2010，99（4）：1654-1673.

［62］　Lochhead JJ，Thorne RG Intranasal delivery of biologics to the central nervous system. Adv. Drug Delivery Rev，2012，64（7）：614-628.

［63］　Wen MM Olfactory targeting through intranasal delivery of biopharmaceutical drugs to the brain：current development Discov Med，2011，11（61）：497-503.

［64］　Pardeshi CV，Belgamwar VS. Direct nose to brain drug delivery via integrated nerve pathways bypassing the blood-brain barrier：an excellent platform for brain targeting. Expert Opin. Drug Deliv，2013，10（7）：957-972.

［65］　Bahadur S，Pathak K. Physicochemical and physiological considerations for efficient nose-to-brain targeting. Expert Opin. Drug Deliv，2012，9（1）：19-31.

［66］　Plum L，Schubert M，Bruning JC，The role of insulin receptor signaling in thebrain，Trends Endocrinol. Metab，2005，16（2）：59-65.

［67］　Francis GJ，Martinez JA，Liu WQ，Xu K，Ayer A，Fine J，et al. Intranasal insulin prevents cognitive decline，cerebral atrophy and white matter changes in murine type I diabetic encephalopathy. Brain，2008，131（Pt12）：3311-3334.

［68］　Francis G，Martinez J，Liu W，Nguyen T，Ayer A，Fine J，et al. Intranasal insulin ameliorates experimental diabetic neuropathy. Diabetes，2009，58（4）：934-945.

［69］　Marks DR，Tucker K，Cavallin MA，Mast TG，FadoolDA. Awake intranasal insulin delivery modifies protein complexes and alters memory，anxiety，and olfactory behaviors. J. NeuroscI，2009，29（20）：6734-6751.

［70］　DuringMJ，Cao L，Zuzga DS，Francis JS，Fitzsimons HL，Jiao X，et al. Glucagon-like peptide-1 receptor is involved in learning and neuroprotection. Nat. Med，2003，9（9）：1173-1179.

［71］　Banks WA，During MJ，Niehoff ML. Brain uptake of the glucagon-like peptide-1 antagonist exendin（9-39）after intranasal administration. J. Pharmacol. Exp. Ther，2004，309（2）：469-475.

［72］　Thorne RG，Nicholson C. In vivo diffusion analysis with quantum dots and dextrans predicts the width of brain extracellular space. Proc. Natl. Acad. Sci. USA，2006，104（13）：5567-5572.

［73］　Nonaka N，Farr SA，Kageyama H，Shioda S，Banks WA. Delivery of galanin-like peptide to the brain：targeting with intranasal delivery and cyclodextrins. J. Pharmacol. Exp. Ther，2008，325（2）：513-519.

［74］　Rat D，Schmitt U，Tippmann F，Dewachter I，Theunis C，Wieczerzak E，Postina R，van Leuven F，et al. Neuropeptide pituitary adenylate cyclaseactivating polypeptide（PACAP）slows down Alzheimer's disease-like pathology in amyloid precursor protein-transgenic mice. FASEB J，2011，25（9）：3208-3218.

［75］　ThorneRG，PronkGJ，Padmanabhan V，Frey WH Ⅱ. Delivery of insulin-like growth factor-I to the rat brain and spinal cord along olfactory and trigeminal pathways following intranasal administration. Neuroscience，2004，127（2）：481-496.

［76］　Liu XF，Fawcett JR，Thorne RG，DeFor TA，Frey WH Ⅱ. Intranasal administration of insulin-like growth factor-I bypasses the blood - brain barrier and protects against focal cerebral ischemic damage. J. Neurol. Sci, 2001, 187 (1-2): 91-97.

[77] Liu XF, Fawcett JR, Thorne RG, Frey WH Ⅱ, Non-invasive intranasal insulinlike growth factor-I reduces infarct volume and improves neurologic function in rats following middle cerebral artery occlusion Neurosci. Lett 2001, 308: 91-94.

[78] Liu XF, Fawcett JR, Hanson LR, Frey WH Ⅱ, The window of opportunity for treatment of focal cerebral ischemic damage with noninvasive intranasal insulin-like growth factor-I in rats, J. Stroke Cerebrovasc. Dis, 2004, 13 (1): 16-23.

[79] Lin S, Fan LW, Rhodes PG, Cai Z. Intranasal administration of IGF-1 attenuates hypoxic - ischemic brain injury in neonatal rats. Exp. Neurol, 2009, 217 (2): 361-370.

[80] Chen XQ, Fawcett JR, Rahman YE, Ala TA, Frey IW. Delivery of nerve growth factor to the brain via the olfactory pathway. J. Alzheimers Dis, 1998, 1 (1): 35-44.

[81] Capsoni S, Giannotta S, Cattaneo A. Nerve growth factor and galantamine ameliorate early signs of neurodegeneration in anti-nerve growth factor mice. Proc. Natl. Acad. Sci. USA, 2002, 99 (19): 12432-12437.

[82] De Rosa R, Garcia AA, Braschi C, Capsoni S, Maffei L, Berardi N, Cattaneo A. Intranasal administration of nerve growth factor (NGF) rescues recognition memory deficits in AD11 anti-NGF transgenic mice. Proc. Natl. Acad. Sci. USA, 2005; 102 (10): 3811-3816.

[83] Yang JP, Liu HJ, Cheng SM, Wang ZL, Cheng X, Yu HX, et al. Direct transport of VEGF from the nasal cavity to brain. Neurosci. Lett 2009; 449 (2): 108-111.

[84] Yang JP, Liu HJ, Wang ZL, Cheng SM, Cheng X, Xu GL, et al. The doseeffectiveness of intranasal VEGF in treatment of experimental stroke. Neurosci. Lett, 2009, 461 (3): 212-216.

[85] Banks WA. Are the extracellular pathways a conduit for the delivery of therapeutics to the brain? Curr. Pharm. Des 2004; 10 (12): 1365-1370.

[86] Furrer E, Hulmann V, Urech DM. Intranasal delivery of ESBA105, a TNF-alphainhibitory scFv antibody fragment tothe brain. J. Neuroimmunol, 2009, 215 (1-2): 65-72.

[87] Kanazawa T, Akiyama F, Kakizaki S, Takashima Y, Seta Y. Delivery of siRNA to the brain using a combination of nose-to-brain delivery and cell-penetrating peptide-modified nano-micelles. Biomaterials, 2014, 35 (13): 4247.

[88] Combs SE, Wagner J, Bischof M, Welzel T, Edler L, Rausch R. Radiochemotherapy in patients with primary glioblastoma comparing two Temozolomide dose regimens. Int. J. Radiat, Oncol, Biol, Phys, 2008, 71 (4), 999-1005.

[89] Kanazawa T, Morisaki K, Suzuki S, Takashima Y. Prolongation of Life in Rats with Malignant Glioma by Intranasal siRNA/Drug Codelivery to the Brain with Cell-Penetrating PeptideModified Micelles. Mol Pharm, 2014, 1 (5): 1471-1478.

[90] CliniealTrials. gov. Phase Ⅱ open label muhicenter study for age related macular degeneration comparing PF-04523655 versus lucentis in the treatment of subjects with CNV (MONET Study) [EB/OL]. (2012-07-23).

[91] CliniealTrials. gov. Phase 2b study of ALN—RSVO1 in lung transplant patients infected with respiratory syncytial virus (RSV) [EB/OL]. (2012-05-30).

[92] GURZOV EN, IZQUIERDO M. RNA interference against Heel inhibits tumor growth in vivo. Gene Ther, 2006, 13 (1): 1-7.

[93] ALEKU M, SCHULZ P, KEIL O, Atu027 a liposomal siRNA formulation targeting PKN3, inhibits cnacer progression. Cancer Res 2008; 68 (23): 9788—9798.

[94] Soutschek J, Akinc A, Bramlage B, Charisse K, Constien R, Donoghue M, et al. Therapeutic silencing of an endogenous gene by systemic administration of modified siRNAs. Nature, 2004, 432 (7014): 173-178.

[95] Akhtar S, Benter IF. Nonviral delivery of synthetic siRNAs in vivo J Clin Invest; 2007, 117 (12): 3623 - 3632.

[96] Judge AD, Sood V, Shaw JR, Fang D, McClintock K, MacLachlan I. Sequence-dependent stimulation of the mammalian innate immune response by synthetic siRNA. Nat Biotechnol, 2005, 23 (4): 457-462.

[97] Gurzov EN, Izquierdo M. RNA interference against Hec1 inhibits tumor Growth in vivo. Gene Ther, 2006, 13 (1):

1-7.

[98] Tomar RS, Matta H, Chaudhary PM. Use of adeno-associated viral vector for delivery of Small interfering RN. Oncogene, 2003, 22 (36): 5712-5715.

[99] Chiu YL, Rana TM. siRNA function in RNAi: A chemical modification analysis. RNA, 2003, 9 (9): 1034-1048.

[100] Santel A, Aleku M, Keil O, Endruschat J, Esche V, Fisch G, et al. A novel siRNA-lipoplex technology for RNA interference in the mouse vascular endothelium. Gene Ther, 2006, 13 (16): 1222-1234.

[101] Zimmermann TS, Lee AC, Akinc A, Bramlage B, Bumcrot D, Fedoruk MN, et al. RNAi-mediated gene silencing in non-human primates. Nature, 2006, 441 (7089): 111-114.

[102] Gray MJ, Van Buren G, Dallas NA, Xia L, Wang X, Yang AD, et al. Therapeutic targeting of neuropilin-2 on colorectal carcinoma cells implanted in the murine liver. J Natl Cancer Inst, 2008, 100 (2): 109-120.

[103] Rozema DB, Lewis DL, Wakefield DH, Wong SC, Klein JJ, Roesch PL, et al. Dynamic Poly Conjugates for targeted in vivo delivery of siRNA to hepatocytes. Proc Natl Acad Sci USA, 2007, 104 (32): 12982-12987.

[104] Hu-Lieskovan S, Heidel JD, Bartlett DW, Davis ME, Triche TJ. Sequence-specific knockdown of EWS-FLI1 by targeted, nonviral delivery of small interfering RNA inhibits tumor growth in a murine model of metastatic Ewing's sarcoma. Cancer Res, 2005, 65 (19): 8984-8992.

[105] Akhtar S, Benter I. Toxicogenomics of non-viral drug delivery systems for RNAi: Potential impact on siRNA-mediated gene silencing activity and specificity. Adv Drug Deliv Rev, 2007, 59 (2-3): 164-182.

[106] Kumar P, Wu H, McBride JL, Jung KE, Kim MH, Davidson BL, Lee SK, Shankar P, Manjunath N. Transvascular delivery of small interfering RNA to the central nervous system. Nature, 2007, 448 (7149): 39-43.

[107] Song E, Zhu P, Lee SK, Chowdhury D, Kussman S, Dykxhoorn DM, et al. Antibody mediated in vivo delivery of small interfering RNAs via cell-surface receptors. Nat Biotechnol, 2005, 23 (6): 709-717.

[108] Peer D, Zhu P, Carman CV, Lieberman J, Shimaoka M. Selective gene silencing in activated leukocytes by targeting siRNAs to the integrin lymphocyte function-associated antigen-1. Proc Natl Acad Sci USA, 2007, 104 (10): 4095-4100.

[109] Wen WH, Liu JY, Qin WJ, Zhao J, Wang T, Jia LT, et al. Targeted inhibition of HBV gene expression by single-chain antibody mediated small interfering RNA delivery. Hepatology, 2007, 46 (1): 84-94.

[110] Kumar P, Ban HS, Kim SS, Wu H, Pearson T, Greiner DL, et al. T cell-specific siRNA delivery suppresses HIV-1 infection in humanized mice. Cell, 2008, 134 (4): 577-586.

[111] Lochhead JJ, Thorne RG. Intranasal delivery of biologics to the central nervous system. Advanced Drug Delivery Reviews, 2012, 64 (7): 614-628.

[112] Freed NE, Myers CA, Russell KL. Diagnostic discrimination of live attenuated influenza vaccine strains and community-acquired pathogenic strains in clinical samples. Mol Cell Probes, 2007, 21 (2): 103-110.

[113] Han In-Kwon, Kim M Y, Byun H M, Hwang TS, Kim JM, Hwang KW, et al. Enhanced brain targeting efficiency of intranasally administered plasmid DNA: an alternative route for brain gene therapy. J Mol Med, 2007, 85 (1): 75-83.

[114] Rakover IS, Zabavnik N, Kopel R, Paz-Rozner M, Solomon B. Antigen-specific therapy of EAE via intranasal delivery offilamentous phage displaying a myelin immunodominant epitope. J Neuroimmunol, 2010, 225 (1-2): 68-76.

[115] Frenkel D, Solomon B. Filamentous phage as vector-mediated antibody delivery to the brain. Proc Natl Acad Sci USA, 2002, 99 (8): 5675-5679.

[116] Cong H, Yuan Q, Zhao QL, Zhao L, Yin H, Zhou H, et al. Comparative efficacy of a multi-epitope DNA vaccine via intranasal, peroral, and intramuscular delivery against lethal Toxoplasma gondii infection in mice. Parasit Vectors, 2014, 7 (145): 1-8.

[117] Singh S, Nehete PN, Yang GJ, He H, Nehete B, Hanley PW, et al. Enhancement of Mucosal Immunogenicity of Viral Vectored Vaccines by the NKT Cell Agonist Alpha-Galactosylceramide as Adjuvant. Vaccine, 2014, 2 (4): 686-706.

[118] Mao CQ, Du JZ, Sun TM. A biodegradable amphiphilic and cationic triblock copolymer for the delivery of siRNA targeting the acid ceramidase gene for cancer therapy. Biomaterials, 2011, 32 (11): 3124-3133.

[119] Zhang SB，Zhao BD，Jiang HM．Cationic lipids and polymers mediated vectors for delivery of siRNA．J Controlled Release，2007，123 (1)：1-10.

[120] Wei H，Volpatti LR，Sellers DL．Dual responsive，stabilized nanoparticles for efficient plasmid delivery．Angew Chem Int Edit，2013，52 (20)：5377-5380.

[121] Karmali PP，Cbaudburi A．Cationic liposomes as non-viral carriers of gene medicines：resolved issues，open questions，and future promises．Med Res Rev，2007，27 (5)：696-722.

[122] Liang YR，Liu ZL，Shuai XT．Delivery of cationic polymer-siRNA nanoparticles for gene therapies in neural regeneration．Biochem Biophys Res Commun，2012，421 (4)：690-695.

[123] Mintzer M A，Simanek E E．Nonviral vectors for gene delivery．Chem Rev，2009，109 (2)：259-302.

[124] Andrew M．Gene therapy：the first decade．Trends Biotechnol，2000，18 (3)：119-128.

[125] Yang XZ，Du JZ，Dou S．Sheddable ternary nanoparticles for tumor acidity-targeted siRNA delivery．ACS Nano，2012，6，(1)：771-781.

[126] Li SD，Huang L．Gene therapy progress and prospects：non-viral gene therapy by by systemic delivery．Gene Ther，2006，13 (18)：1313-1319.

[127] Zhang S，Xu YM，Wang B，et al．Cationic compounds used in lipoplexes and polyplexes for gene delivery．J Controlled Release，2004，100 (2)：165-180.

[128] Park TG，Jeong JH，Kim SW．Current status of polymeric gene delivery systems．Adv Drug Delivery Rev，2006，58 (4)：467-486.

[129] Mansouri S，Lavigne P，Corsi K．Chitosan-DNA nanoparticles as non-viral in gene therapy：strategies to improve transfection efficiency．Eur J Pharm Biopharm，2004，57 (1)：1-8.

[130] Prijic S，iron oxide nanoparticles into malignant cells by an external magnetic field．J Membr Biol，2010，236 (1)：167-179.

[131] 李光申．台湾地区干细胞治疗的研究方向及新进展．转化医学杂志，2014，3 (4)：207-208.

[132] Anjos-Afonso F，Siapati EK，Bonnet D．In vivo contribution of murine mesenchymal stem cells into multiple cell-types under minimal damage conditions．J Cell Sci，2004，117 (Pt23)：5655-5664.

[133] 沈立云，高清平．人重组罩细胞集落刺激因子对淋巴细胞分泌细胞因子和移植排斥反应的影响．实用儿科临床杂志，2003，18 (3)：187-188.

[134] Danielyan L，Schäfer R，von Ameln-Mayerhofer A，Bernhard F，Verleysdonk S，Buadze M，et al．Therapeutic efficacy of intranasally delivered mesenchymal stem cells in a rat model of Parkinson disease．Rejuvenation Res，2011，14 (1)：3-16.

[135] Van Velthoven CT，Kavelaars A，van Bel F，Heijnen CJ．Nasal administration of stem cells：a promising novel route to treat neonatal ischemic brain damage．PediatrRes，2010，68 (5)：419-422.

[136] Van Velthoven CT，Kavelaars A，van Bel F．Mesenchymal stem cell treatment after neonatal hypoxic-ischemic brain injury improves behavioral outcome andinduces neuroal and oligodendrocyte regeneration．Brain Behav Immun，2010，24 (3)：387-393.

[137] Stummer W，Reulen HJ，Meinel T，Pichlmeier U，Schumacher W，Tonn JC，et al．Extent of resection and survival in glioblastoma multiforme：Identification of and adjustment for bias．Neurosurgery，2008，62 (3)：564-576.

[138] Stupp R，Hegi ME，Mason WP．Effects of radiotherapy with concomitant and adjuvant temozolomide versus radiotherapy aloneon survival in glioblastoma in a randomised phase Ⅲ study：5-year analysis of the EORTCNCIC trial．Lancet Oncol 2009，10 (5)：459-466.

[139] Muller FJ，Snyder EY，Loring JF．Gene therapy：Can neural stem cells deliver? Nat Rev Neurosci，2006，7 (2)：75- 84.

[140] Coyne TM，Marcus AJ，Woodbury D，Black IB．Marrow stromal cells transplanted to the adult brain are rejected by an inflammatory response and transfer donor labels to host neurons and glia．STEM CELLS，2006，24 (11)：2483-2492.

[141] Coyne TM，Marcus AJ，Reynolds K，Black IB，Woodbury D．Disparate host response and donor survival after the transplantation of mesenchymal or neuroectodermal cells to the intact rodent brain．Transplantation，2007，84

（11）：1507-1516.

[142] Tatard VM, Menei P, Benoit JP , Montero-Menei CN, et al. Combining polymeric devices and stem cells for the treatment of neurological disorders：A promising therapeutic approach. Curr Drug Targets，2005，6（1）：81-96.

[143] Hansen K, Muller FJ, Messing M, 　Zeigler F, Loring JF, Lamszus K, et al. A 3-dimensional extracellular matrix as a delivery system for the transplantation of gliomatargeting neural stem/progenitor cells. Neuro Oncol, 2010, 12（7）：645-654.

[144] 　Sortwell CE. Strategies for the augmentation of grafted dopamine neuron survival. Front Biosci, 2003, 8：s522-s532.

[145] Takahashi Y, Tsuji O, Kumagai G, Hara CM, Okano HJ, Miyawaki A, et al. Comparative study of methods for administering neural stem/progenitor cells to treat spinal cord injury in mice. Cell Transplant，2011，20（5）：727-739.

[146] Brown AB, Yang W, Schmidt NO, 　Carroll R, Leishear KK, Rainov NG, et al. Intravascular delivery of neural stem cell lines to target intracranial and extracranial tumorsof neural and non-neural origin. Hum Gene Ther，2003，14（18）：1777-1785.

[147] Pendharkar AV, Chua JY, Andres RH , Wang N, Gaeta X, Wang H, et al. Biodistribution of neural stem cells after intravascular therapy for hypoxic-ischemia. Stroke, 2010, 41（9）：2064-2070.

[148] Reekmans KP, Praet J, De Vocht N, 　Tambuyzer BR, Bergwerf I, Daans J, et al. Clinical potential of intravenous neural stem cell delivery for treatment of neuroinflammatory disease in mice. Cell Transplant，2011，20（6）：851-869.

[149] Aboody KS, Najbauer J, Danks MK. Stem and progenitor cell-mediated tumor selective gene therapy. Gene Ther，2008，15（10）：739-752.

[150] Reitz M, Demestre M, Sedlacik J, Meissner H, Fiehler J, Kim SU, et al. Intranasal delivery of neural stem/Progenitor cells：a noninvasive passage to target intracerebral glioma. Stem Cells Transl Med，2012，1（12）：866-873.

[151] LiuY, Walter S, Stagi M, Cherny D, Letiembre M, Schulz-Schaeffer W, et al. LPS receptor (CD14)：a receptor for phagocytosis of Alzheimer's amyloid peptide. Brain，2005，128（Pt8）：1778-1789.

[152] Simard AR，Soulet D, Gowing G, Julien JP, Rivest S. Bone marrow-derived microglia play a critical role in restricting senile plaque formation in Alzheimer's disease. Neuron. 2006, 49（4）：489-502.

[153] Town T, Laouar Y, Pittenger C, Mori T, Mori T, Szekely CA, Tan J, et al. Blocking TGFbeta-Smad2/3 innate immune signaling mitigates Alzheimer-like pathology. Nat Med，2008，14（6）：681-687.

[154] Danielyan L, Beer-Hammer S, Stolzing A, Schäfer R, Siegel G, Fabian C, et al. Intranasal delivery of bone marrow- derived mesenchymal stem cells, macrophages, and microglia to the brain inmouse models of Alzheimer's and Parkinson's disease. Cell Transplant，2014，23 Supple：123-139.

[155] Blesch A, Tuszynski M. Ex vivo gene therapy for Alzheimer's disease and spinal cord injury. Clin Neurosci, 1995, 3（5）：268-274.

[156] 　Tuszynski MH Gage FH. Bridging grafts and transient nerve growth factor infusions promote long-term central nervous system neuronal rescue and partial functional recovery. Proc Natl Acad Sci, 1995, 92（10）：4621-4625.

[157] Tuszynski MH ThalL, Pay M, Salmon DP, U HS, Bakay R, et al. A phase 1 clinical trial of nerve growth factor gene therapy for Alzheimer disease. Nat. Med, 2005, 11（5）：551-555.

[158] Sargin D, El-Kordi A, Agarwal A, Müller M, Wojcik SM, Hassouna I, et al. Expression of constitutively active erythropoietin receptor in pyramidal neurons of cortex and hippocampus boosts higher cognitive functions in mice. BMC Biol, 2011, 9：27.

[159] Avagyan H, Goldenson B, Tse E, Masoumi A, Porter V, Wiedau-Pazos M, et al. Immune blood biomarkers of Alzheimer disease patients. J. Neuroimmunol, 2009, 210（1-2）：67-72.

[160] Fiala M，Liu PT, Espinosa-Jeffrey A, Rosenthal MJ, Bernard G, Ringman JM, et al. Innate immunity and transcription of MGAT-Ⅲ and Toll-like receptors in Alzheimer's disease patients are improved by bisdemethoxycurcumin. Proc. Natl. Acad. Sci, 2007, 104（31）：12849-12854.

[161] Saresella M, Marventano I, Calabrese E, Piancone F, Rainone V, Gatti A, et al. A Complex Proinflammatory Role for Peripheral Monocytes in Alzheimer's Disease. J. Alzheimers Dis, 2014, 38 (2): 403-413.

[162] Zaghi J, Goldenson B, Inayathullah M, Lossinsky AS, Masoumi A, Avagyan H, et al. Alzheimer disease macrophages shuttle amyloid-beta from neurons to vessels. ; contributing to amyloid angiopathy. Acta Neuropathol, 2009, 117 (2): 111-124.

[163] DanielyanL, Schäfer R, Schulz A, Ladewig T, Lourhmati A, Buadze M, et al. neuron-like differentiation and functionality of mesenchymal stem cells in neurotoxic environment: the critical role of erythropoietin. Cell Death Differ, 2009, 16 (12): 1599-1614.

[164] Lee ST, Chu K, Park JE, Jung KH, Jeon D, Lim JY, et al. Erythropoietin improves memory function with reducing endothelial dysfunction and amyloid-beta burden in Alzheimer's disease models. JNeurochem, 2012, 120 (1): 115-124.

[165] Malhotra M, Tomaro-Duchesneau C, Saha S, Prakash S. Intranasal, delivery to of chitosan-siRNA nanoparicle formulation to the brain. Methods Mol Biol, 2014, 1141: 233-247.

[166] Kim TH, Park CW, Kim HY, Chi MH, Lee SK, Song YM, et al. Low molecular weight (1 kDa) polyethylene glycol conjugation markedly enhances the hypoglycemic effects of intranasally administered exendin-4 in type 2 diabetic db/db mice. Biol Pharm Bull, 2012, 35 (7): 1076-1083.

[167] Nema T, Jain A, Jain A, Shilpi S, Gulbake A, Hurkat P, et al. Insulin delivery through nasal route using thiolated microspheres. Drug Deliv, 2013, 20 (5): 210-215.

[168] Cui Z, Han D, Sun X, Zhang M, Feng X, Sun C, et al. Mannose-modified chitosan microspheres enhance OprF-OprI-mediated protection of mice against Pseudomonas aeruginosa infection via induction of mucosal immunity. Applied microbiology and biotechnology, 2015, 99 (2): 667-680.

[169] Wang HW, Jiang PL, Lin SF, Lin HJ, Ou KL, Deng WP, et al. Application of galactose-modified liposomes as a potent antigen presenting cell targeted carrier for intranasal immunization. Acta biomaterialia, 2013, 9 (3): 5681-5688.

[170] Jiang PL, Lin HJ, Wang HW, Tsai WY, Lin SF, Chien MY, et al. Galactosylated liposome as a dendritic cell-targeted mucosal vaccine for inducing protective anti-tumor immunity. Acta biomaterialia, 2015, 11: 356-367.

[171] Bossolasco P, Cova L, Levandis G, Diana V, Cerri S, Lambertenghi Deliliers G, et al. Noninvasive near-infrared live imaging of human adult mesenchymal stem cells transplanted in a rodent model of Parkinson's disease. International journal of nanomedicine, 2012, 7: 435-447.

[172] Frenkel D, Solomon B. Filamentous phage as vector-mediated antibody delivery to the brain. Proc Natl Acad Sci USA, 2002, 99 (8): 5675-5679.

[173] Carrera MR, Kaufmann GF, Mee JM, Meijler MM, Koob GF, Janda KD. Treating cocaine addiction with viruses. Proc Natl Acad Sci USA, 2004, 101 (28): 10416-10421.

[174] Dickerson TJ, Kaufmann GF, Janda KD. Bacteriophage-mediated protein delivery into the central nervous system and its application in immunopharmacotherapy. Expert Opin Biol Ther, 2005, 5 (6): 773-781.

[175] Migliore MM, Vyas TK, Campbell RB, Amiji MM, Waszczak BL. Brain delivery of proteins by the intranasal route of administration: a comparison of cationic liposomes versus aqueous solution formulations. J Pharm Sci, 2010, 99 (4): 1745-1761.